ATLAS COLORIDO DE ANATOMIA VETERINÁRIA
DO CÃO E GATO

SEGUNDA EDIÇÃO

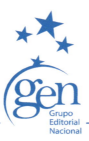

O GEN | Grupo Editorial Nacional – maior plataforma editorial brasileira no segmento científico, técnico e profissional – publica conteúdos nas áreas de ciências da saúde, exatas, humanas, jurídicas e sociais aplicadas, além de prover serviços direcionados à educação continuada e à preparação para concursos.

As editoras que integram o GEN, das mais respeitadas no mercado editorial, construíram catálogos inigualáveis, com obras decisivas para a formação acadêmica e o aperfeiçoamento de várias gerações de profissionais e estudantes, tendo se tornado sinônimo de qualidade e seriedade.

A missão do GEN e dos núcleos de conteúdo que o compõem é prover a melhor informação científica e distribuí-la de maneira flexível e conveniente, a preços justos, gerando benefícios e servindo a autores, docentes, livreiros, funcionários, colaboradores e acionistas.

Nosso comportamento ético incondicional e nossa responsabilidade social e ambiental são reforçados pela natureza educacional de nossa atividade e dão sustentabilidade ao crescimento contínuo e à rentabilidade do grupo.

ATLAS COLORIDO DE
ANATOMIA VETERINÁRIA
DO CÃO E GATO

SEGUNDA EDIÇÃO

Stanley H. Done
BA BVetMed PhD DECPHM DECVP FRCVS FRCPath
Visiting Professor of Veterinary Pathology
University of Glasgow Veterinary School
Former Lecturer in Veterinary Anatomy
Royal Veterinary College
London

Peter C. Goody (*in memoriam*)
MSC (Ed) PhD
Former Lecturer in Veterinary Anatomy
Royal Veterinary College
London

Neil C. Stickland
BSc PhD DSc
Professor of Veterinary Anatomy
Department of Veterinary Basic Sciences
Royal Veterinary College
London

Susan A. Evans
MIScT AIMI MIAS
Former Chief Technician in Anatomy
Department of Veterinary Basic Sciences
Royal Veterinary College
London

Com radiografias fornecidas por:

Elizabeth A. Baines
MA VetMB DVR DipECVDI MRCVS
Lecturer in Veterinary Radiology
Department of Veterinary Clinical Sciences
Royal Veterinary College
London

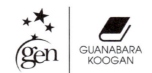

Os autores deste livro e a editora empenharam seus melhores esforços para assegurar que as informações e os procedimentos apresentados no texto estejam em acordo com os padrões aceitos à época da publicação. Entretanto, tendo em conta a evolução das ciências, zas atualizações legislativas, as mudanças regulamentares governamentais e o constante fluxo de novas informações sobre os temas que constam do livro, recomendamos enfaticamente que os leitores consultem sempre outras fontes fidedignas, de modo a se certificarem de que as informações contidas no texto estão corretas e de que não houve alterações nas recomendações ou na legislação regulamentadora.

Os autores e a editora se empenharam para citar adequadamente e dar o devido crédito a todos os detentores de direitos autorais de qualquer material utilizado neste livro, dispondo-se a possíveis acertos posteriores caso, inadvertida e involuntariamente, a identificação de algum deles tenha sido omitida.

Atendimento ao cliente: (11) 5080-0751 | faleconosco@grupogen.com.br

Traduzido de
COLOR ATLAS OF VETERINARY ANATOMY, THE DOG & CAT, 2nd EDITION
Copyright © 1996, Times Mirror International Publishers Limited.
Copyright © 2000, Mosby International Limited.
Copyright © 2002, Elsevier Science Limited.
Copyright © 2009, Elsevier Limited.
First edition 1996. Second edition 2009. All rights reserved.
This edition of Color Atlas of Veterinary Anatomy, The Dog & Cat, 2nd edition by Stanley H. Done, Peter C. Goody and Susan A. Evans is published by arrangement with Elsevier, Inc.
ISBN: 978-0-7234-3415-3
Esta edição de Color Atlas of Veterinary Anatomy, The Dog & Cat, 2nd edition, de Stanley H. Done, Peter C. Goody e Susan A. Evans, é publicada por acordo com a Elsevier, Inc.

Direitos exclusivos para a língua portuguesa
Copyright © 2010, 2023 (12ª impressão) by
GEN | Grupo Editorial Nacional S.A.
Publicado pelo selo Editora Guanabara Koogan Ltda.
Travessa do Ouvidor, 11
Rio de Janeiro – RJ – 20040-040
www.grupogen.com.br

Reservados todos os direitos. É proibida a duplicação ou reprodução deste volume, no todo ou em parte, em quaisquer formas ou por quaisquer meios (eletrônico, mecânico, gravação, fotocópia, distribuição pela Internet ou outros), sem permissão, por escrito, do GEN | Grupo Editorial Nacional Participações S/A.

Capa: Folio Design

Editoração eletrônica: WM Design

NOTA

Esta obra foi produzida por GEN - Grupo Editorial Nacional sob sua exclusiva responsabilidade. Médicos e pesquisadores devem sempre fundamentar-se em sua experiência e no próprio conhecimento para avaliar e empregar quaisquer informações, métodos, substâncias ou experimentos descritos nesta publicação. Devido ao rápido avanço nas ciências médicas, particularmente, os diagnósticos e a posologia de medicamentos precisam ser verificados de maneira independente. Para todos os efeitos legais, a Elsevier, os autores, os editores ou colaboradores relacionados a esta obra não assumem responsabilidade por qualquer dano/ou prejuízo causado a pessoas ou propriedades envolvendo responsabilidade pelo produto, negligência ou outros, ou advindos de qualquer uso ou aplicação de quaisquer métodos, produtos, instruções ou ideias contidos no conteúdo aqui publicado.

FICHA CATALOGRÁFICA

A891

    Atlas colorido de anatomia veterinária do cão e gato / Stanley H. Done... [et al.] ; [tradução Danuza Pinheiro Bastos... et al.]. - 2ª ed. - [Reimpr.]. Rio de Janeiro : GEN | Grupo Editorial Nacional.
Publicado pelo selo Editora Guanabara Koogan Ltda., 2023.
   il.

    Tradução de: Color atlas of veterinary anatomy, 2nd ed
    ISBN 978-85-352-3594-4
    1. Cão - Anatomia. 2. Gato - Anatomia . 3. Anatomia veterinária - Atlas. I. Done, Stanley H.

09-6115.

CDD: 636.70891
CDU: 636.1.09:611

25.11.09   04.12.09   016499

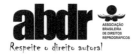

REVISÃO CIENTÍFICA E TRADUÇÃO

SUPERVISÃO DA REVISÃO CIENTÍFICA

Francisco Javier Hernandez Blazquez
Professor Titular do Departamento de Cirurgia, Setor de Anatomia da Faculdade de Medicina Veterinária e Zootecnia da Universidade de São Paulo (USP)

REVISÃO CIENTÍFICA

Caio Biasi (Caps. 1 a 3 e 10)
Mestre em Anatomia dos Animais Domésticos e Silvestres pela Faculdade de Medicina Veterinária e Zootecnia da USP
Professor da Universidade Paulista (UNIP) dos *Campi* Indianópolis e Dutra
Professor da Universidade Metropolitana de Santos (UNIMES)

Francisco Javier Hernandez Blazquez (Caps. 8, 9 e Índice)

Mauricio de Rosa Trotta (Caps. 4 a 7)
Graduação em Medicina Veterinária pela Faculdade de Medicina Veterinária e Zootecnia da USP
Mestrando em Fisiopatologia Experimental pela Faculdade de Medicina da USP

TRADUÇÃO

Adriana de Siqueira (Cap. 4)
Graduada em Economia pela USP
Graduada em Medicina Veterinária pela Universidade Federal do Paraná
Mestranda pelo Programa de Patologia Experimental e Comparada da Faculdade de Medicina Veterinária e Zootecnia da USP

Danuza Pinheiro Bastos Garcia de Mattos (Caps. 1, 9 e Índice)
Professora Assistente do Departamento de Microbiologia e Parasitologia do Instituto Biomédico da Universidade Federal Fluminense (UFF)
Médica Veterinária pela UFF
Mestre em Ciências pelo Instituto Oswaldo Cruz da Fundação Oswaldo Cruz
Doutoranda em Medicina Veterinária pela UFF

Fernando Yutaka Moniwa Hosomi (Cap. 2)
Médico Veterinário pela Faculdade de Medicina Veterinária e Zootecnia da USP
Especialista em Saúde, Coordenação de Vigilância em Saúde de São Paulo, Gerência do Centro de Controle de Zoonoses
Mestrando em Ciências pela Faculdade de Medicina Veterinária e Zootecnia da USP

Francisco Javier Hernandez Blazquez (Caps. 6 e 10)

Maria Lucia Zaidan Dagli (Caps. 3 e 8)
Professora Titular do Departamento de Patologia da Faculdade de Medicina Veterinária e Zootecnia da USP
Pós-doutora pela International Agency for Research on Cancer, Lyon, França
Mestre e Doutora em Patologia Experimental e Comparada

Rodrigo Neto-Ferreira (Cap. 7)
Professor Adjunto das disciplinas de Anatomia Veterinária Comparada I e Anatomia Veterinária Comparada II, da Faculdade de Medicina Veterinária do Centro de Ensino Superior de Valença (CESVA-FAA)
Coordenador Adjunto do Núcleo Biomédico do CESVA/FAA
Mestre em Morfologia pela Universidade do Estado do Rio de Janeiro (UERJ)
Doutorando em Biologia Humana e Experimental pela UERJ

Vinicius Novaes Rocha (Cap. 5)
Médico Veterinário pela Universidade Estadual do Norte Fluminense (UENF)
Mestre em Ciências pela Universidade da UERJ
Doutorando em Ciências pela Universidade da UERJ

AGRADECIMENTOS

Durante a primeira edição, nosso colega Peter Goody faleceu. Ele foi nosso amigo, colega e colaborador. Ele era um anatomista meticuloso e artista considerável, e sentimos muito a falta de sua contribuição nesta edição revisada. Portanto, dedicamos esta edição a sua memória e faremos dele o primeiro autor. Sem seus esforços, a primeira edição desta obra nunca teria sido desenvolvida.

As dissecções e fotografias para este livro foram realizadas na divisão de Anatomy do Department of Veterinary Basic Sciences do The Royal Veterinary College de Londres. Somos gratos ao departamento pelo fornecimento de instalações especializadas sem os quais este trabalho não seria possível. Enquanto a dissecção foi compartilhada, a responsabilidade pela fotografia restou unicamente para Sue Evans. Além disso, com autores morando em diferentes locais, a logística da produção do livro baseou-se em sua organização. Os demais autores gostariam de aproveitar esta oportunidade para expressar a dívida de gratidão que têm para com ela por seu tempo, preocupação e atenção a detalhes que demonstrou na produção de esplêndidas fotografias, e por sua destreza na condução de todo o trabalho.

Várias pessoas e organizações auxiliaram na produção do livro. Estendemos nossos agradecimentos ao recurso inicial para o projeto foi fornecido pela Gower Medical Publishing. A tarefa de preparar e cuidar dos espécimes antes e durante as dissecções foi realizada por Andrew Crook e Graham Hagger. Algumas dissecções do gato receberam a assistência de Fay Cullingham.

Os animais foram cedidos para as fotografias pela Sra. J. Lonsdale, Sra. V. Pritchard, Sr. I. Bailey e Sr. J. Moseley.

O processamento do filme foi realizado pela Lightbox Creative Services de Camden Town – seu rápido e eficiente serviço foi muito apreciado. Os serviços bibliotecários foram realizados pelo The Royal Veterinary College em Camden Town e pelo Ministry of Agriculture, Fisheries and Food em Weybridge. A assistência na interpretação das radiografias na primeira edição foi fornecida pelo Sr. S. Dean BVetMed DVR MRCVS, com quem temos uma dívida de gratidão. Somos gratos ao Ministry of Agriculture, Fisheries and Food pelo trabalho em "horário flexível" e fornecimento de férias anuais sem os quais o autor Stan Done não poderia ter encontrado tempo para dissecção. Estamos também em dívida com colegas clínicos pela revisão de nossas notas clínicas.

Não há dúvida de que sem a contribuição significativa do Dr. R. R. Ashdown esta obra não haveria um perfil para seguirmos ou um padrão para direcioná-la.

A ideia de produzir um atlas de anatomia canina para acompanhar os equivalentes voltados a ruminantes e cavalos resultou de discussões com a Gower Medical Publishing nos primórdios dos anos 1980. Infelizmente o projeto não começou até o início dos anos 1990, e por diversas razões levou vários anos para se concretizar. Somos muito gratos aos editores, designers e ilustradores (especialmente Jane Catherall, que produziu grande parte dos desenhos), pelo suporte e paciência que tiveram conosco durante esse período frustrante de interrupções, apesar de nossos atrasos e falhas individuais. Apesar de tais problemas, a confiança da editora no produto final seguramente o conduziu para sua finalização, pela qual estendemos nossos agradecimentos.

Neil Stickland
Stan Done

DEDICATÓRIA

Este volume é dedicado à memória de Peter Goody.

PREFÁCIO

Esta obra destina-se principalmente a estudantes de medicina veterinária e cirurgiões veterinários atuantes. Entretanto, esperamos que ela agrade um público mais amplo, incluindo admiradores de cães e gatos, pesquisadores, anatomistas comparativos, estudantes da área médica, na verdade, qualquer pessoa que deseje apreciar a anatomia topográfica dos carnívoros domésticos.

O livro apresenta importantes aspectos da anatomia regional e topográfica em uma série de fotografias coloridas de dissecções detalhadas. Essas estruturas são identificadas em desenhos coloridos e detalhados que acompanham as fotografias. A nomenclatura é baseada na *Nomina Anatomica Veterinaria* (1983)* com a terminologia em latim usada para músculos, artérias, veias, linfáticos e nervos, mas com a terminologia adaptada para a maioria das outras estruturas. As legendas das fotografias oferecem informação adicional necessária para suas interpretações, assim como esclarecem sobre as estruturas removidas ou deslocadas para obtenção da imagem.

Uma crítica ao emprego de cadáveres fixados para a dissecção é que lhes falta o "realismo" do material fresco, tendo perdido sua forma e a coloração normal, e muitas vezes de pouca semelhança com os órgãos em seu estado natural. Essa crítica de fato tem alguma validade caso realmente se esteja fazendo a dissecção – o material fixado não apresenta as "características" do material fresco, tendo perdido sua elasticidade e flexibilidade. Entretanto, se alguém estiver considerando as relações topográficas entre as estruturas e suas posições relativas, muitas das críticas desaparecerão, uma vez que o cadáver fixado pode ser considerado mais adequado para a demonstração dessas relações. As fotografias dos espécimes fixados são também mais claras e mais facilmente interpretadas que as fotografias do material fresco. Consequentemente, a fotografia de espécimes fixados injetados com látex foi escolhida na tentativa de transmitir uma avaliação inicial da anatomia regional e topográfica.

As dissecções e fotografias foram especialmente preparadas para este livro, exceto por algumas fotografias de espécimes da coleção do Anatomy Museum do Department of Veterinary Basic Sciences do The Royal Veterinary College, em Londres. As radiografias foram originalmente preparadas com fins didáticos e correspondem em alto grau a radiografias que cirurgiões veterinários rotineiramente interpretarão.

*Nota da Revisão Científica: na edição brasileira, a nomenclatura anatômica se baseou na *Nomina Anatomica Veterinaria* (2005) e os termos latinos foram traduzidos para o português.

Três cães machos, duas cadelas e dois gatos foram dissecados para este trabalho. Não foi o objetivo deste livro considerar as variações intraespecíficas, dessa forma, as diferenças entre as raças foram ignoradas nas dissecções. Cada animal foi completamente dissecado por meio de séries progressivas de dissecções, de maneira a abordar os mesmos problemas que um estudante de veterinária encontraria ao dissecar o mesmo cadáver por um período de alguns meses com sua consequente deterioração.

Os espécimes foram fixados usando métodos rotineiramente empregados no Department of Veterinary Basic Sciences do The Royal Veterinary College. Seus vasos sanguíneos foram subsequentemente injetados com látex neoprene colorido e foram armazenados em formol (7%).

O objetivo das dissecções é demonstrar a topografia do animal para o estudante de veterinária e o cirurgião, dentre outros. Diferente do boi e do cavalo, entretanto, o exame clínico de rotina para cão e gato não está restrito a uma abordagem lateral com o animal em pé. Assim, apesar de os aspectos laterais predominarem para corresponder e fazer comparação com o cavalo e o boi, eles foram complementados por numerosas dissecções para uma avaliação ventral. Também, assim como com o boi e o cavalo, evitamos tanto quanto foi possível as fotografias de partes removidas do corpo ou o uso de aspectos de ângulos não usuais ou posições corporalmente incomuns.

Esta obra se apresenta diferente de várias formas. O capítulo geral introdutório e a inclusão de radiografias não foi um recurso empregado anteriormente. A radiografia do boi e do cavalo, independentemente dos problemas práticos para obtenção de boas radiografias, tem também um valor restrito no fornecimento de informações topográficas. Nos animais domésticos menores é obviamente mais fácil realizar e oferecer informação muito útil para complementar as dissecções. Em segundo lugar, um capítulo adicional foi dedicado especificamente à coluna vertebral com ênfase especial na disposição da musculatura epaxial. Em terceiro, cortes transversais de várias regiões foram usados para auxiliar na interpretação da topografia tridimensional, como em métodos modernos de imagem.

Uma diferença significativa entre esta edição e as anteriores é o acréscimo de novas imagens radiográficas, de TC e de RM que foram inseridas no livro em capítulos apropriados. A segunda maior diferença é a inclusão de notas clínicas no início de cada capítulo principal. Essas notas destacam as áreas da anatomia que são de particular relevância clínica.

INTRODUÇÃO

Esta obra foi especificamente produzida para ajudar a compensar a eventual falta de dissecção individual de espécies de animais domésticos por estudantes de veterinária. Ainda que a maioria das dissecções do estudante seja realizada em cadáveres de cão ou gato, mesmo esta pode não ser uma dissecção detalhada completa de um espécime inteiro. À medida que as modernas técnicas diagnósticas substituem tecnologias mais convencionais, a dissecção formal deixa de fazer parte do currículo. Os espécimes de dissecção sempre foram compartilhados entre vários dissecadores, mas, atualmente, por uma variedade de razões como custo, disponibilidade, tempo de alocação, a quantidade de dissecções "práticas" que cada estudante pode realizar individualmente é menor que nos anos anteriores. A reduzida disponibilidade de material para demonstração, associada à pouca disponibilidade de mão-de-obra para preparar e manter as peças anatômicas significa que a preparação de uma boa demonstração, assim como das peças de museu de uma gama completa de fases de dissecção de uma região específica, já não é viável.

Esperamos que este atlas fotográfico de dissecção: (a) ajude a compensar os estudantes que por alguma razão não podem realizar dissecções detalhadas por si mesmos; e (b) forneça um lembrete permanente do que foi visto ou deveria ter sido visto por aqueles estudantes que fizeram suas próprias dissecções detalhadas.

Reiteramos o fundamento de que não queremos tirar os estudantes da sala de dissecção e desviá-los das peças anatômicas para o conforto do estudo prático de anatomia topográfico em poltronas. Em vez disso, tentamos oferecer um atlas com o qual eles podem confirmar e aumentar seus estudos pessoais de dissecções do cão e do gato quando as dissecções não estejam mais disponíveis. No entanto, para os leitores que não podem dissecar pessoalmente ou ver as preparações anatômicas prontas, este atlas vai, esperamos, provê-los com o recurso mais próximo – uma seleção abrangente das fotografias e desenhos interpretativos identificados podem ser examinados no seu tempo livre.

As dissecções apresentadas neste volume representam sequências completas de dissecções desde a superfície para o interior – uma sequência lateral suplementada por uma sequência ventral e uma sequência dorsal. Estágios progressivos foram fotografados em intervalos regulares à medida que as estruturas foram reveladas, expostas e definidas, e muitas removidas por fim. Um comentário é necessário na técnica de dissecção mostrada nestas fotografias. Em muitos casos não removemos todo o tecido conjuntivo das estruturas mostradas, mas reconhecemos que isso é necessário para limpar a gordura de todos os locais, a fim de revelar as estruturas proeminentes. Nas dissecções "completas" é quase sempre impossível preservar fielmente as relações topográficas originais dos vasos e nervos. Além disso, as dissecções completas podem levar o estudante a pensar que os desenhos do livro-texto são "reais" e que os tecidos adiposo, fascial e areolar não existem. Tentamos fazer fotografias que representem as estruturas como de fato elas aparecem no decorrer de uma dissecção real.

Embora os estudantes veterinários sejam o alvo principal desta obra, não é intenção torná-lo um atlas de anatomia veterinária aplicada. Nenhuma ênfase especial é dada a qualquer região ou estrutura particular: o detalhamento que incluímos formará uma espécie de base para qualquer aplicação específica.

O primeiro capítulo oferece um quadro geral do cão concentrando-se em sua anatomia de superfície, nas relações superficiais de suas vísceras e na estrutura esquelética. Os componentes do esqueleto serão mostrados apenas como unidades articuladas formando a base do corpo de uma região específica. Preparações osteológicas isoladas não foram incluídas, uma vez que pouco acrescentariam em uma avaliação topográfica. Cada um dos capítulos subsequentes lidará com regiões específicas do corpo começando com fotografias de características superficiais regionais do animal vivo junto a fotografias complementares de um esqueleto canino articulado, para ilustrar as importantes saliências ósseas palpáveis destas regiões. A maior parte de cada capítulo em seguida dá uma sequência detalhada de dissecções de aspectos lateral e ventral, e termina com uma série de cortes transversais através da região. O tórax e o abdome incluem sequências de dissecções com abordagens tanto da lateral esquerda quanto lateral direita: a cabeça e a coluna vertebral também incluem sequências de um aspecto dorsal. O capítulo final trata do gato e concentra-se naquelas características que o diferencia significativamente do cão demonstradas nos capítulos anteriores.

Esta obra não parte da premissa de que os leitores já obtiveram as bases da anatomia sistemática, mas de certamente será consultada por estudantes em um estágio inicial do curso de anatomia ou por outros tendo pouca base na anatomia macroscópica. Assim, considera-se que algumas notas sobre os termos de posição e de relação rotineiramente utilizadas nos títulos e subtítulos são necessárias. Também serão necessárias se o livro for consultado por um leitor familiarizado com anatomia humana na qual a posição anatômica de referência normal é ereta. Os termos humanos de referência incluem anterior e posterior, superior e inferior, que não são aplicáveis na anatomia veterinária.

As relações anatômicas das estruturas serão descritas com o animal em uma posição anatômica em quatro apoios – apoiando-se em todos os quatro membros com a cabeça e a cauda estendidas, também chamada em estação.

Dorsal/ventral – relativo às costas ou lado superior (dorso)/relativo ao abdome ou lado inferior (ventre). Nos membros, o termo dorsal é usado como referência da parte superior das mãos e pés, enquanto palmar/plantar são usados para a parte inferior (lado de baixo) da mão e do pé, respectivamente.

Craniano/caudal – relativo à cabeça/relativo à cauda. Na cabeça propriamente dita, o termo rostral (relativo ao rostro ou focinho) é usado em vez de craniano, que seria ambíguo. Nos membros, os termos craniano e caudal são usados para remeter às superfícies anterior e posterior acima (proximal) do carpo e tarso.

Medial/lateral – relativo à linha média (plano mediano)/relativo ao lado ou distante da linha média. Nos membros, os termos são usados para remeter às superfícies interna ou externa, respectivamente.

Proximal/distal – relativo ao eixo central do corpo (ou à origem de uma estrutura) mais distante do eixo central do corpo (ou da origem de uma estrutura), particularmente relevante nos membros, a região proximal sendo próxima ao tronco e a mão ou pé sendo a parte mais distante.

Axial/abaxial – próximo à linha média (eixo central) de um membro/estruturas afastadas dessa linha média de um membro. Nas patas, esse eixo central do membro passa entre dedos III e IV, desse modo, a superfície axial de um dedo volta-se para a linha média/a superfície abaxial está virada para longe da linha média.

Profundo (interno)/superficial (externo) – afastado da superfície do corpo ou no centro de um órgão sólido/relativo à superfície do corpo ou à superfície de um órgão sólido.

Direito/esquerdo – determinado em relação ao animal e não ao observador, uma importante distinção quando o animal está em decúbito dorsal ou quando um corte transversal do corpo esta sendo visto do aspecto craniano.

A cabeça, o tronco e os membros foram seccionados para a obtenção de algumas das fotografias. Nesse contexto, é feita a referência a planos específicos:

Plano mediano – plano longitudinal que divide o animal em metades, direita e esquerda, iguais.

Plano sagital – plano paralelo ao plano mediano.

Plano transversal – cruza o corpo ou membro em ângulo reto ao maior eixo de um órgão ou de uma parte do corpo, ou em ângulo reto ao próprio corpo.

Com relação às radiografias, o aspecto é descrito em relação à direção em que os raios X seguem de um ponto de entrada no animal para um ponto de saída, ou incidência.

Também é essencial assinalar que apenas um número limitado de animais foi dissecado nos estudos deste volume. Em nossos muitos anos de experiência, encontramos variações individuais consideráveis entre os animais. Isso especialmente no que diz respeito a artérias e veias. Portanto, variações podem ser encontradas entre outras dissecções e as descritas neste livro.

SUMÁRIO

Introdução — *xi*

1 Anatomia clínica
e esquelética — *1*

2 A cabeça — *9*

3 O pescoço — *107*

4 Membro torácico — *139*

5 O tórax — *195*

6 O abdome — *261*

7 Membro pélvico — *333*

8 A pelve — *379*

9 A coluna vertebral — *419*

10 O gato: aspectos
comparativos — *441*

Índice — *505*

BIBLIOGRAFIA

Adams DR (1986) *Canine Anatomy a Systemic Study.* Ames: Iowa State University Press.

Ammann K, Seiferle E & Pelloni G. (1978) *Atlas of Topographical Surgical Anatomy of the Dog – Atlas zur Chirnrgisch-topographischen Anatomie des Hundes.* Berlin, Hamburg: Paul Parey.

Anderson W & Anderson BG (1994) *Atlas of Canine Anatomy.* Philadelphia: Lea & Febiger.

Barone R (1976) *Anatomic Compareé des Mammifères Domestiques.* 3 vols. Paris: Vigot Frères.

Baum H & Zietzschmann D. (1936) *Handbuch der Anatomie des Hundes.* 2nd edition. Berlin: Paul Parey.

Bolk L, Göppert E, Kallius E & Lubosch W. (Eds) (1931–1938) *Handbuch der vergleichenden Anatomic der Wirbeltiere.* 6 Vols. Berlin & Vienna: Urban & Schwarzenberg. (Reprinted Asher & Co: Amsterdam 1967).

Boyd JS & Patterson C. (1991) *A Colour Atlas of Clinical Anatomy of the Dog and Cat.* London: Wolfe.

Bradley DC. (1959) *Topographical Anatomy of the Dog.* 6th edition revised by T. Grahame. Edinburgh: Oliver & Boyd.

Budras K–D & Fricke W. (1991) *Atlas Anatomic des Hundes.* Lehrbuch für Tierärtze und Studierende, 3rd Edition. Hannover: Schlütersche.

Budras K–D & Fricke W. (1995) *Anatomy of the Dog: An Illustrated Text.* (Translation of 3rd Edition). London: Mosby–Wolfe.

Crouch JE. (1969) *Text-atlas of Cat Anatomy.* Philadelphia: Lea & Febiger.

deLahunta A. (1983) *Veterinary Neuroanatomy and Clinical Neurology.* 2nd Edition. Philadelphia: Saunders.

deLahunta A. & Habel RE. (1986) *Applied Veterinary Anatomy.* Philadelphia: W B Saunders.

Dyce KM, Sack WO & Wensing CJG. (1987) *Textbook of Veterinary Anatomy.* Philadelphia: W B Saunders.

Ellenberger W & Baum H. (1943) *Handbuch der vegleichenden Anatomic der Haustiere.* 18th edition. Edited by Zietzschmann O. Ackernecht E & Grau H. Berlin: Springer.

Ellenberger W, Baum H & Dittrich O. (1925) *An Atlas of Animal Anatomy for Artists.* 2nd edition revised by LS Brown, New York: Dover.

Evans HE & Christensen GC. (1979) *Miller's Anatomy of the Dog.* 2nd edition. Philadelphia: W B Saunders.

Evans HE & deLahunta A. (1988) *Miller's Guide to the Dissection of the Dog.* 3rd edition. Philadelphia: W B Saunders.

Feaney DA. (1991) *Atlas of Correlative Imaging Anatomy of the Normal Dog: Ultrasound and Computed Tomography.* Philadelphia: W B Saunders.

Field EJ & Harrison RJ. (1968) *Anatomical Terms. Their Origin and Derivation.* 3rd edition. Cambridge: Heffer.

Field HE, Taylor ME & Butterworth BB. (1969) *Atlas of Cat Anatomy.* Chicago: University of Chicago Press.

Ghoshal NG, Koch T & Popesko P. (1981) *The Venous Drainage of the Domestic Animals.* Philadelphia: W B Saunders.

Grassé PP. (Editor) (1950–1970) *Traité de Zoologie: Anatomic, Systematique. Biologic.* Vertebrates vols. 13–17. Paris: Masson.

Gilbert SG. (1975) *Pictorial Anatomy of the Cat.* Revised Edition. Seattle: University of Washington Press.

Hudson LC & Hamilton WP. (1993) *Atlas of Feline Anatomy for Veterinarians.* Philadelphia: W B Saunders.

International Committee on Veterinary Gross Anatomical Nomenclature, World Association of Veterinary Anatomists (1983) *Nomina Anatomica Veterinaria.* 3rd edition. Ithaca: International Committee on Veterinary Gross Anatomical Nomenclature.

Jayne H. (1898) *Mammalian Anatomy. Part I The Skeleton of the Cat.* Philadelphia: J B Lippincott.

McClure RC, Dallman MJ & Garrett PD. (1973) *Cat Anatomy An Atlas. Text and Dissection Guide.* Philadelphia: Lea & Febiger.

McFadyean J. (1964) *Osteology and Arthrology of the Domesticated Animals.* 4th edition. Edited by H.V. Hughes & J.W. Dransfield. London: Bailliere Tindall. Cox.

Miller ME. (1962) *Guide to the Dissection of the Dog.* 3rd edition. Ithaca: Edwards Bros.

Miller ME, Christensen GC & Evans HE. (1964) *Anatomy of the Dog.* Philadelphia: W B Saunders.

Montané L, Bourdelle E & Bressou C. (1953) *Anatomie Régionale des Animaux Domestiques.* Vol. IV – Carnivores: Chien et Chat. Paris: J–B Baillière.

Nickel R, Schummer A & Seiferle E. (1961–1967) *Lehrbuch der Anatomie der Haustiere.* Vol. 1–IV. Berlin, Hamburg: Paul Parey. (Revised and translated into English 1979–1986).

> **Volume 1** (1986) *The Locomotor System of the Domestic Mammals.* 5th Edition – Revised by J. Frewein, K–H. Wille & H. Wilkens. Translated by WG Siller & WM Stokoe. Berlin, Hamburg: Paul Parey.

> **Volume 2** (1979) *The Viscera of the Domestic Animals.* 2nd Edition – Translated and Revised by A. Schummer, R. Nickel & WO Sack. New York: Springer.

> **Volume 3** (1981) *The Circulatory System, the Skin and the Cutaneous Organs of the Domestic Mammals.* 2nd Edition – Revised by A. Schummer, H. Wilkens, B. Vollmerhaus & K–H. Habermehl – Translated by WG Siller & PAL Wight. Berlin, Hamburg: Paul Parey.

> **Volume 4** (1986) *The Nervous System, the Endocrine Glands, and the Sensory Organs of the Domestic Mammals.* 2nd Edition – Revised by E. Seiferle & G. Bohme. Berlin, Hamburg: Paul Parey.

Pierard J. (1972) *Anatomie Appliquée des Carnivores Domestiques. Chien et Chat.* Quebec: Sornabec.

Popesko P. (1977) *Atlas of Topographical Anatomy of the Domestic Animals.* 2nd edition. Philadelphia: W B Saunders.

Reighard J & Jennings HS. (1935) *Anatomy of the Cat.* 3rd edition. Edited by R Elliot. New York: Holt, Rinehart & Winston.

Schebitz H & Wilkens H. (1986) *Atlas of Radiographic Anatomy of the Dog and Cat – Atlas der Rontgenanatomie von Hund and Katze.* 4th edition revised. Berlin: Paul Parey. Philadelphia: W B Saunders.

Sisson S & Grossman JD. (1953) *The Anatomy of the Domestic Animals.* 4th edition, revised. Philadelphia: W B Saunders.

Sisson S & Grossman JD. (1975) *The Anatomy of the Domestic Animals.* Vol 2. 5th edition. Edited by R Getty. Philadelphia: W B Saunders.

Taylor JA. (1955–1970) *Regional and Applied Anatomy of the Domestic Animals.* Parts I–III. Edinburgh: Oliver & Boyd.

Vollmerhaus B & Habermehl KH. (undated) *Topographical Anatomical Diagrams of Injection Technique in Horses. Cattle, Dogs and Cats.* Marburg, Lahn: Hoechst. Behringwerke AG.

Walker WF Jr. (1967) *A Study of the Cat.* Philadelphia: W B Saunders.

1. ANATOMIA CLÍNICA E ESQUELÉTICA

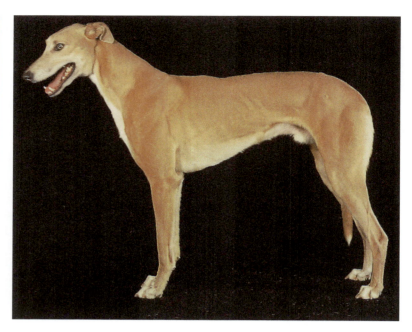

Fig. 1.1 Características superficiais do cão: aspecto lateral esquerdo. Esta imagem tem por objetivo mostrar de uma maneira muito básica as principais partes do corpo. Consequentemente a terminologia descritiva usada na identificação do desenho é intencionalmente mantida em termos muito genéricos e em alguns casos termos coloquiais de uso frequente foram incluídos. A consideração mais detalhada da anatomia superficial de várias partes do corpo (cabeça e pescoço; tórax, abdome e pelve; e os membros) são mostradas posteriormente neste capítulo introdutório. A Figura 1.1A em sequência mostra as principais regiões topográficas em que o corpo é subdividido descritivamente. A visualização do corpo em termos de regiões é especialmente útil para a descrição da posição dos órgãos internos em relação à superfície. Subdivisões mais detalhadas dessas regiões topográficas principais são ilustradas mais adiante neste capítulo.

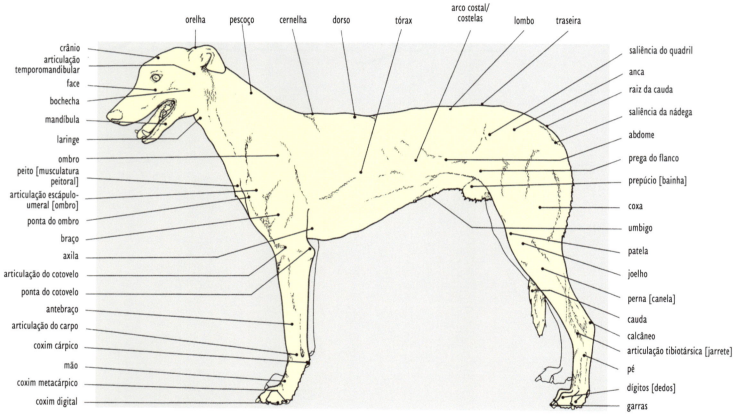

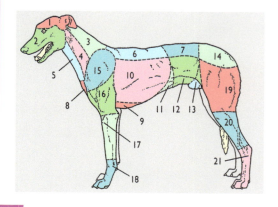

Fig 1.1A Regiões topográficas do cão: aspecto lateral esquerdo. **1** Regiões Cranianas. **2** Regiões Faciais. **3-5** Regiões do Pescoço. **3** Região Dorsal do Pescoço. **4** Região Lateral do Pescoço. **5** Região Ventral do Pescoço **6-7** Regiões Dorsais. **6** Região Vertebral Torácica. **7** Região Lombar. **8-10** Regiões Torácicas (Peitoral). **8** Região Pré-esternal. **9** Região Esternal. **10** Região Costal. **11-13** Regiões do Abdome. **11** Região Cranial do Abdome. **12** Região Média do Abdome. **13** Região Caudal do Abdome. **14** Região Pélvica. **15-18** Regiões do Membro Torácico. **15** Região Escapular. **16** Região Braquial. **17** Regiões Antebraquiais. **18** Região da mão. **19-21** Regiões do Membro Pélvico. **19** Região Femoral. **20** Região da Perna. **21** Região do Pé.

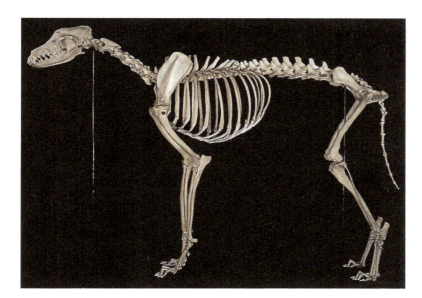

Fig. 1.2 Esqueleto do cão: aspecto lateral esquerdo. Assim como o aspecto superficial na página anterior o desenho do esqueleto tem o propósito de mostrar de modo muito geral os principais componentes do esqueleto. Em termos gerais o esqueleto é divisível em duas partes de acordo com a sua posição no corpo. Esqueleto axial – a base esquelética da cabeça, pescoço, tronco e cauda, consistindo na coluna vertebral, costelas e esterno, e crânio. Esqueleto apendicular – ossos dos membros e dos cíngulos associados ligando os membros ao tronco. Estão ausentes desta preparação esquelética o frágil aparelho hioide, um componente do crânio que no animal vivo suspende a língua e laringe no assoalho da faringe, e o osso peniano desenvolvido nos tecidos moles na extremidade livre do pênis.

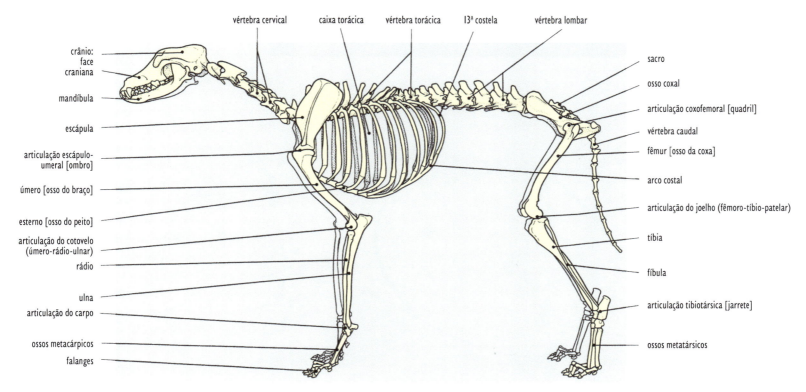

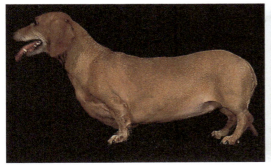
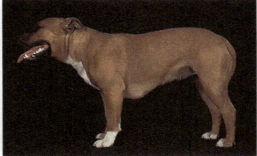
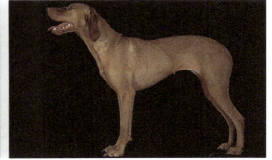

Fig. 1.2A Variação na conformação do cão: aspecto lateral esquerdo. A ampla variação no formato do corpo dentro da espécie é demonstrada por três exemplos dentre as mais de 300 raças de cão doméstico existentes: A Dachshund; B Staffordshire bull terrier; C Hungarian vizla.

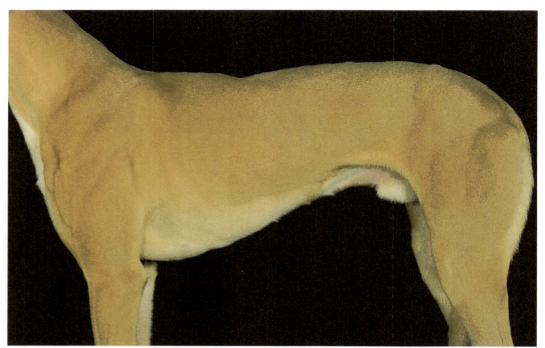

Fig. 1.3 Características superficiais do tórax e abdome: aspecto lateral esquerdo. As principais características ósseas do tronco são apresentadas. Além das superfícies laterais das 13ª à 5ª costelas são palpáveis através dos músculos mais superficiais nas mesmas na posição normal em estação. Quando o membro torácico é estendido as 2ª a 5ª costelas também são palpáveis, pelo menos por parte do seu comprimento. A palpação craniomedial na fossa jugular para a articulação do ombro (escápulo-umeral) permite detectar a extremidade da 1ª costela na entrada torácica. Na posição em estação o ângulo cranial da escápula está nivelado com a ponta do processo espinhoso da vértebra torácica; o ângulo caudal nivela com os corpos das vértebras torácicas IV e V; a articulação escápulo-umeral (ombro) situa-se lateralmente à extremidade ventral da 1ª costela; o olécrano da ulna situa-se abaixo da terminação ventral do 5º espaço intercostal.

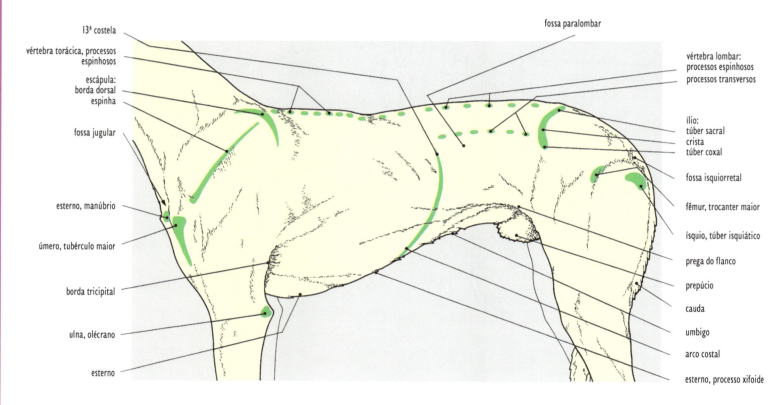

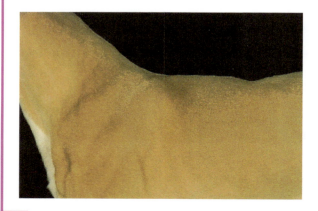

Fig. 1.3A Regiões topográficas do tórax e abdome: aspecto lateral esquerdo. **1-3** Regiões Dorsais. **1** Região Interescapular. **2** Região Vertebral Torácica. **3** Região Lombar. **4-7** Regiões Torácicas (Peitoral). **4** Região Pré-esternal. **5** Região Esternal. **6** Região Escapular. **7** Região Costal. **8-9** Região Cranial do Abdome. **8** Região Hipocondríaca Esquerda. **9** Região Xifoide. **10-11** Região Abdominal Média. **10** Região Lateral Esquerda do Abdome. **11** Região Umbilical. **12-13** Região Caudal do Abdome. **12** Região Inguinal Esquerda. **13** Região Prepucial (Púbica).

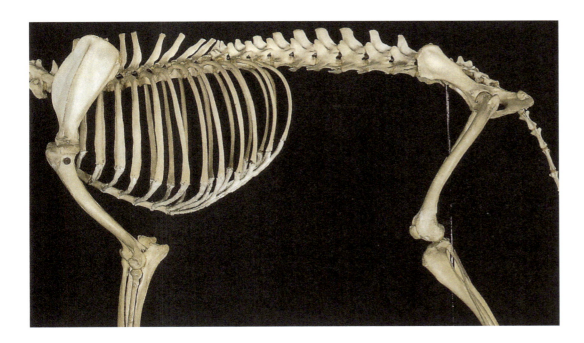

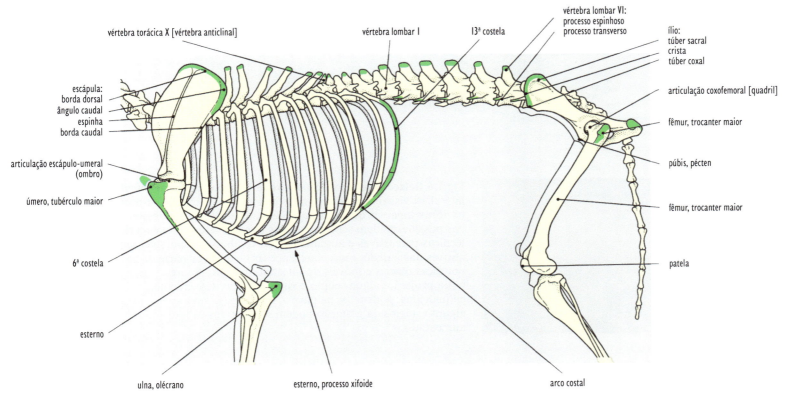

Fig. 1.4 Esqueleto do tórax e abdome: aspecto lateral esquerdo. As características ósseas palpáveis mostradas no aspecto superficial do tronco estão coloridas no desenho. A 13ª costela, costela flutuante, está livre na parede abdominal e ocasionalmente vestígios de costelas adicionais estão presentes (consulte a Figura 6.18, na qual uma pequena 14ª costela está localizada na parte craniodorsal da parede abdominal). As costelas são longas e bastante estreitas, enquanto as cartilagens costais se dobram quase em ângulo reto para atingir a ligação esternal para as nove primeiras. A orientação praticamente vertical das costelas mais craniais torna-se progressivamente mais caudoventral ainda mais para trás. O arco costal forma o limite cranial da parede abdominal acessível: o limite caudal é a entrada da pelve onde apenas o pécten é palpável. A cavidade pélvica comunica-se com a abdominal apesar de ela ser consideravelmente menor e estende-se dentro dos limites da pelve, vértebras sacrais e caudais articuladas.

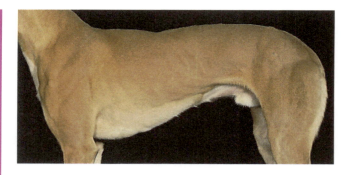

Fig. 1.5 As relações superficiais das vísceras torácicas e abdominais do cão: aspecto lateral esquerdo. As principais vísceras internas no tórax e abdome são mostradas na projeção de superfície nesta e na Figura 1.6 em aspectos laterais. Para o propósito destes desenhos é assumido que o cão está parado em linha reta com seus quatro membros em posição normal de estação. A linha da reflexão pleural costodiafragmática imediatamente cranial ao arco costal marca o limite caudal da cavidade torácica. O limite cranial da cavidade abdominal é marcado pelo diafragma que na linha mediana se estende para uma considerável distância cranial para o arco costal. Consequentemente uma parte considerável do abdome e seu conteúdo (fígado e estômago, principalmente) estende-se adiante no arco costal dentro da margem do caixa torácica.

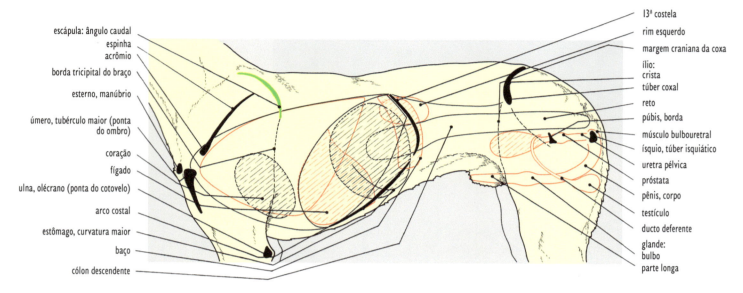

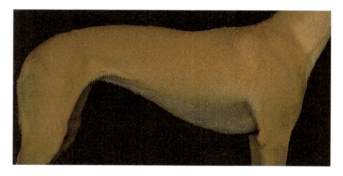

Fig 1.6 Relações de superfície das vísceras torácicas e abdominais da cadela: aspecto lateral. A visualização da posição das vísceras internas é especialmente importante no tórax uma vez que a palpação é inaplicável, apesar de que algumas verificações das posições podem ser conseguidas por um veterinário experiente utilizando técnicas percussivas e auscultatórias. No abdome é possível uma palpação limitada através das paredes musculares, apesar de a maior parte da cavidade estar ocupada por alças macias e móveis do intestino delgado. Sobre os órgãos esquematizados nesta projeção, alguns como o rim e o cólon descendente, se este conter fezes endurecidas, podem ser palpáveis, mas apenas em animais magros e calmos. Em alguns estágios da gestação podem ser sentidos os fetos no interior do útero aumentado.

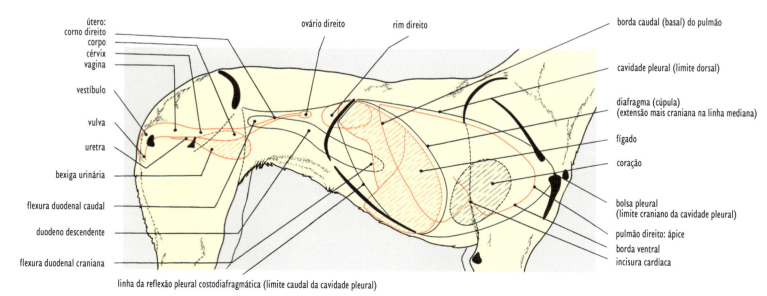

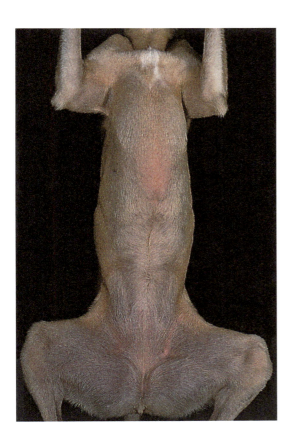

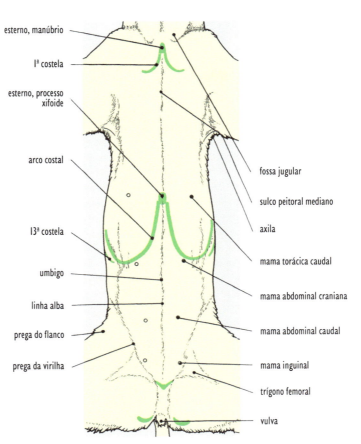

Fig. 1.7 Características superficiais do tórax e abdome da cadela: aspecto ventral. As principais características palpáveis do tronco são apresentadas nesta figura.

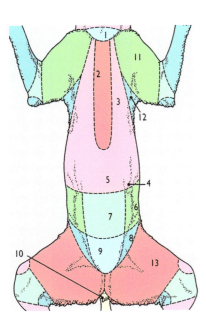

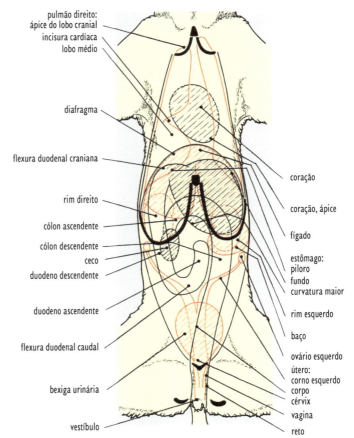

Fig. 1.7.A Regiões topográficas: 1-3 Regiões Torácicas (Peitorais). **1** Região Pré-esternal. **2** Região Esternal. **3** Região Costal. **4-9** Regiões Abdominais. **4-5** Região Abdominal Cranial **4** Região Hipocondríaca Esquerda **5** Região Xifoide **6**-7 Regiões Médias do Abdome. **6** Região Lateral Esquerda do Abdome. **7** Região Umbilical. **8-9** Região Caudal do Abdome. **8** Região Inguinal Esquerda. **9** Região Púbica. **10** Componente Urogenital da Região Perineal. **11-12** Regiões do Membro Pélvico Beirando o Tronco. **11** Região Braquial **12** Região Braquial, Região do Membro Torácico Margeando o Tronco. **13** Região Femoral.

Fig. 1.8 Relações superficiais das vísceras torácicas e abdominais da cadela: aspecto ventral. As principais vísceras internas são apresentadas na projeção de superfície nesta figura. Nota: As relações superficiais das vísceras, especialmente as torácicas, serão distintamente diferentes quando o animal está em decúbito dorsal com os membros torácicos puxados para frente e os pélvicos para trás, do que eles estão em posição normal em estação e visualizados do aspecto lateral.

2. A CABEÇA

A cabeça do cão está frequentemente envolvida em traumatismos, ou por acidentes ou brigas. A posição dos vasos subcutâneos, dessa forma, é importante nesses casos. A reparação cirúrgica de lesões cutâneas é uma ocorrência comum e danos aos olhos, orelha e boca, incluindo a língua, não são incomuns. A língua também pode sofrer queimaduras ou eletrocução. Os dentes podem ser danificados por traumatismos, mastigação excessiva e corpos estranhos. Esses corpos estranhos podem ficar presos na língua, palato mole ou dentes. Vale lembrar que os orifícios oral e nasais fornecem fácil acesso a patógenos ou antígenos em excesso.

As membranas mucosas da boca, olhos, língua e nariz são valiosas na avaliação clínica do sistema cardiovascular. Palidez pode indicar anemia, cianose (coloração azulada) pode ser o resultado de oxigenação deficiente e coloração amarelada indica icterícia. Existe uma grande variedade de causas que podem se originar no fígado, incluindo doenças tóxicas, neoplásicas e metabólicas. Hemorragias (pequenas ou grandes) também podem ser vistas em quaisquer dos vasos e nas membranas mucosas. Estas podem estar particularmente associadas a venenos para ratos. O pulso pode ser verificado no tronco linguofacial e na artéria profunda da língua (sob a ponta desta).

A maioria dos grandes vasos sanguíneos da cabeça e seus nervos são protegidos por fáscias profundas. Contudo, os nervos cranianos V e VII suprem a cabeça. A extensa distribuição motora do nervo facial (VII) para os músculos da cabeça contrasta com a distribuição menos aparente dos nervos sensoriais do nervo craniano V que supre a inervação cutânea da pele da cabeça. O nervo craniano VII é facilmente lesado sobre a superfície do músculo masseter e, dessa forma, paralisia facial não é incomum. Isso não afeta a pálpebra superior, a qual é suprida por ramificações do nervo craniano III.

Os olhos são valiosos no diagnóstico clínico, fornecendo uma impressão de alerta e vivacidade. Eles são importantes indicadores do estado de saúde, possibilitado pelo exame da retina. A presença da gordura de revestimento orbital também é importante. Esta se desidrata rapidamente e eleva a terceira pálpebra, dando, dessa forma, uma aparência "encapuzada" ao olho. Em casos de inanição, em que a gordura de revestimento orbital é reduzida mais severamente, uma parte maior da terceira pálpebra será exposta. Além disso, o olho é protegido lateralmente e caudalmente pelo ligamento orbital, de forma que o olho se mantém em posição. Em algumas raças exoftálmicas, como o pequinês, o olho pode "saltar para fora" e ser "recolocado para dentro" ou enucleado (removido). A remoção da pálpebra requer sutura dos nervos e vasos sanguíneos, assim como a remoção do globo ocular. A artéria óptica, inserida na porção posterior do olho é importante, e no caso de remoção do globo ocular, deve-se tomar cuidado para não puxá-lo com muita força, ou o quiasma óptico pode ser lesado. Uma grande variedade de operações pode ser realizada no olho, incluindo a ceratotomia superficial, que consiste na remoção do estroma anterior da córnea. A ceratotomia por quadrantes e o debridamento são procedimentos frequentemente realizados. Outros exemplos de cirurgias oculares incluem o entrópio, no qual as pálpebras superior e inferior podem se virar sobre o olho, produzindo irritação. A condição oposta, o ectrópio, também ocorre e é corrigido reduzindo-se a pálpebra inferior e fornecendo suporte com um enxerto de pele. A condição conhecida como distriquíase (na qual pelos extras irritam a córnea), assim como cílios ectópicos, pode ser corrigida por remoção parcial da placa tarsal; basicamente, uma faixa da pálpebra é removida. Em casos nos quais a córnea é lesada ou ulcerada, é possível utilizar-se enxertos conjuntivais para cobrir a córnea para promover a regeneração ou então utilizar-se lentes de contato.

Nos casos em que o olho se torne excessivamente seco (ceratite seca), é possível transplantar-se o ducto parotídeo. Essa condição pode estar associada a doenças autoimunes e pode ser tratada com o uso de medicamentos (Optimmune®) em muitos casos. O ducto se abre na altura do dente carniceiro (quarto pré-molar superior) em uma papila proeminente. A abertura da glândula salivar zigomática é levemente posterior e mais próxima da margem gengival. O ducto é dissecado e transplantado sob o ângulo lateral superior do olho, ou sobre o saco conjuntival inferior.

Conectados com as glândulas salivares, por vezes esses ductos ficam bloqueados (mucocele) e as glândulas se tornam císticas. O complexo glandular sublingual/mandibular pode ser então removido na totalidade, pois é difícil de ser separado. Deve-se tomar cuidado para evitar superficialmente a veia maxilar mais dorsal e a veia linguofacial mais ventral. Contrastes radiopacos injetados na carúncula sublingual podem ser usados para se verificar presença de obstruções. A glândula salivar mandibular é uma estrutura importante, palpável no ângulo da mandíbula e pode ser facilmente confundida com os linfonodos mandibulares.

O linfonodo parotídeo não é normalmente palpável em sua posição próxima à cartilagem do meato acústico, mas pode ser lesionado durante cirurgia auricular. Os linfonodos mandibulares são maiores, mais importantes e podem ser identificados em doenças infecciosas ou neoplásicas. Eles são palpáveis caudalmente à borda ventral e ao ângulo da mandíbula. O tronco linguofacial e o ducto parotídeo situam-se lateralmente a esses linfonodos.

A articulação temporomandibular pode ser um local de dor em alguns cães e pode ser palpada rostralmente à base da orelha. Ela pode ser sentida quando a boca é aberta e fechada cuidadosamente. O deslocamento pode requerer reposicionamento sob anestesia. Outras condições que afetam a mandíbula incluem fratura da sínfise (que pode requerer sutura com cabos) e ocasionalmente fratura dos ramos da mandíbula pode requerer correção cirúrgica. Esta pode ser iatrogênica em cães jovens por ocasião da remoção de dentição temporária ou dos caninos inferiores. A condição específica de osteodistrofia mandibular craniana também pode ocorrer.

A dentição pode ser vital para se estimar a idade dos cães, já que a cavidade pulpar estreita-se com o evoluir da idade, embora seja mais natural estimar-se com base no grau de acúmulo de tártaro formado e na saúde geral da gengiva. Os dentes estão obviamente em estreita associação da mandíbula e a maxila. Um abscesso malar pode ocorrer ao redor da raiz do quarto pré-molar superior (carniceiro). Ele pode causar inchaço da face abaixo do olho e pode por fim fistular pela pele, requerendo a remoção para permitir sua drenagem. Pode ser necessária a remoção de dentes decíduos persistentes, geralmente os caninos. Os dentes caninos nos adultos possuem uma raiz larga, maior que os alvéolos, e requerem elevação ou remoção da parede lateral dos alvéolos para se remover uma raiz. Os caninos superiores e inferiores possuem longas raízes que avançam caudalmente por debaixo das raízes dos dois primeiros pré-molares. O dente carniceiro superior possui três raízes, é mais difícil de se remover e é facilmente lesado quando o animal mastiga ossos. Ele pode facilmente ser afetado por um granuloma de raiz ou uma fístula. A odontologia prostética também é realizada em cães de exposição ou cães policiais. A tonsila pode tornar-se infectada; ela é geralmente ocultada pela mucosa sobrejacente da cripta, mas protrui-se desta quando se apresenta infectada.

A tonsilectomia (remoção) pode ser necessária. O palato pode estar sujeito a dois problemas principais. Podem ocorrer anomalias congênitas como uma fenda palatina. Enxertos (*flaps*) adicionais são feitos por incisão e o palato é então suturado às criptas tonsilares. O palato mole normalmente não se estende além do limite caudal das criptas tonsilares e deve apenas entrar em contato com a epiglote, a qual se posiciona dorsalmente ao palato mole durante a respiração normal.

Em raças braquicefálicas, o palato mole pode ser excessivamente longo e necessitar ser cirurgicamente reseccionado em um tamanho adequado. Se após a cirurgia ele for deixado longo demais, o cão apresentará dificuldade respiratória (dispneia), resultando em respiração ruidosa, mas se for excessivamente aparado, o alimento pode adentrar a cavidade nasal durante a deglutição. Um tubo endotraqueal pode ser introduzido na laringe e traqueia através da cavidade oral, e requer que o palato mole seja elevado dorsalmente para expor a epiglote, para que o tubo penetre a *entrada da laringe*.

As orelhas podem ser a causa de muitos problemas clínicos; podem ficar presas, sofrer mordidas e hematomas. A infecção da orelha externa (otite externa) é a mais comum dentre as queixas referentes à orelha. A infecção da orelha interna pode ocasionar paralisia facial. Nos cães, a otite média pode afetar as fibras simpáticas que correm através da orelha média. Os oto-hematomas requerem remoção do sangue e sutura plana sobre uma matriz. Existem outros métodos, que incluem suturas acolchoadas e inserção de drenos, mas em muitos casos ocorre recidiva da afecção. Uma considerável quantidade das atividades veterinárias tem como foco o meato acústico externo (conduto auditivo) bloqueado (pelos e cera em excesso, corpos estranhos). O problema é a existência de um canal vertical que se preenche, fornece um excelente meio de cultura para patógenos e não se autolimpa facilmente. Esse quadro é pior em raças como os cães Spaniel, com aurículas pendulares de pelos longos, os quais precisam ser tosados e limpos com um otoscópio. Ocasionalmente, esse procedimento não é suficiente e precisa ser realizada uma ressecção ótica, na qual a porção ventral do meato acústico externo é removida, levando a uma maior aeração e drenagem através de uma abertura do canal horizontal diretamente na pele. Esse procedimento somente pode ser utilizado quando o canal horizontal apresenta boa condição clínica.

A bolha timpânica está localizada medialmente ao processo muscular da mandíbula e ao osso hioide. A bolha pode ser aberta ventralmente para sua drenagem. É necessário grande cuidado para evitar danos às estruturas adjacentes, incluindo o nervo hipoglosso, a artéria carótida interna e os vasos maxilares internos. Removem-se os detritos, assim como os tecidos secretórios e qualquer tecido inflamado, limpando-se o local, podendo ser removido por meio de uma osteotomia bular lateral ou medial.

A última das principais áreas de interesse clínico são as narinas e a cavidade nasal; esta última pode tornar-se infectada ou ser local de retenção de corpos estranhos. Procedimentos nessa área são realizados raramente; às vezes para o tratamento de condições como a aspergilose nasal. A cavidade nasal pode ser examinada por meio de rinoscopia em busca de sinais como obstruções, sendo que o ducto nasolacrimal pode ser verificado quanto à obstrução. Em casos de descarga nasal purulenta persistente ou ocorrência de pólipos, é possível realizar-se a rinectomia (remoção dos ossos das conchas nasais) com uma incisão pela linha média, partindo dos seios frontais até o borda rostral dos ossos nasais. Incisões paralelas removem o osso central, com subsequente remoção das conchas nasais, seguida de hemostasia e sutura da incisão cutânea sem o fragmento ósseo subjacente.

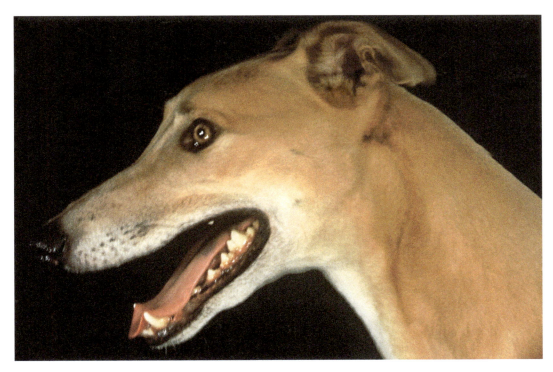

Fig. 2.1 Estruturas superficiais da cabeça: aspecto lateral esquerdo. As principais estruturas ósseas imediatamente palpáveis e/ou visíveis na superfície da cabeça estão indicadas nesta figura. Esses "pontos" correspondem àqueles coloridos em verde nos ossos ilustrados na Figura 2.2. Estruturas palpáveis adicionais incluem a cartilagem tireoide, o ligamento orbital, os músculos temporal e masseter, e os linfonodos mandibulares. A posição da articulação temporomandibular rostral à base da cartilagem auricular também é imediatamente palpável quando a boca é aberta e fechada cuidadosamente. As Figuras 2.55, 2.59 e 2.125 mostram a superfície da cabeça partindo dos aspectos dorsal e ventral e devem ser comparados com esta figura.

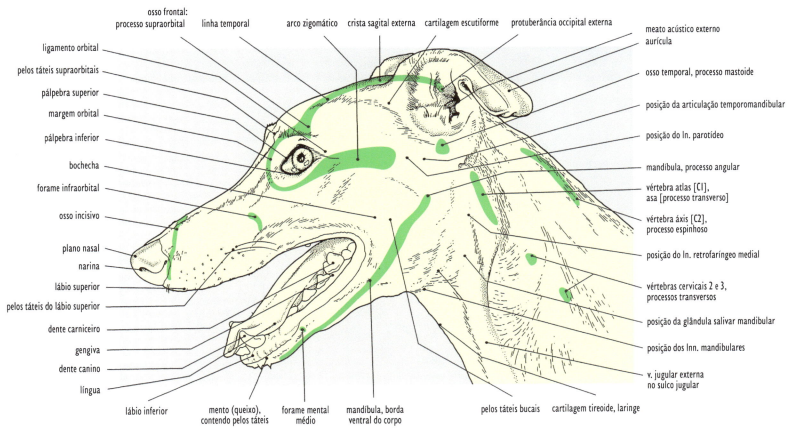

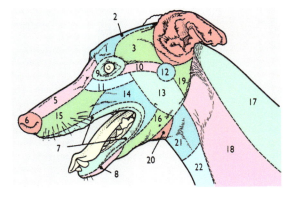

Fig. 2.1A Regiões topográficas da cabeça: aspecto lateral esquerdo. As principais regiões topográficas nas quais a cabeça é descritivamente subdividida são mostradas neste diagrama. Essas regiões são baseadas nos ossos e nos tecidos moles subjacentes. **1-4** Região Craniana. **1** Região Frontal. **2** Região Parietal. **3** Região Temporal. **4** Região Auricular. **5-16** Regiões Faciais. **5-6** Regiões Nasais. **5** Regiões Nasais Dorsal e Lateral. **6** Região das Narinas. **7** Região Oral. **8** Região Mental. **9** Região Orbital. **10** Região Zigomática. **11** Região Infraorbital. **12** Região da Articulação Temporomandibular. **13** Região Massetérica. **14** Região Bucal. **15** Região Maxilar. **16** Região Mandibular. **17-22** Regiões Cervicais. **17** Região Cervical Dorsal. **18** Região Cervical Lateral. **19** Região Parótidea. **20** Região Faríngea. **21-22** Regiões Cervicais Ventrais. **21** Região Laríngea. **22** Região Traqueal.

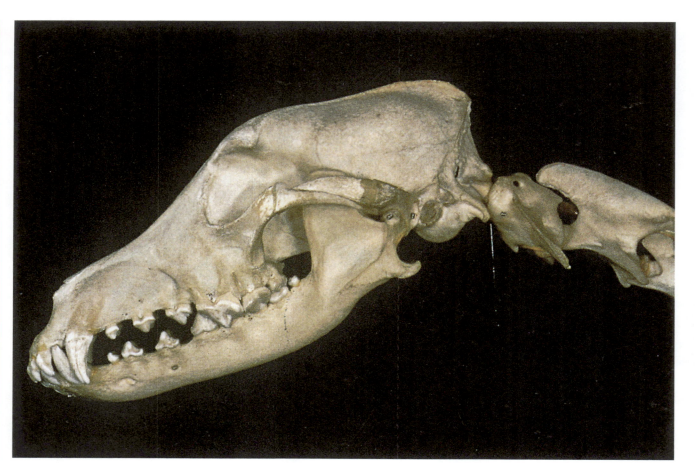
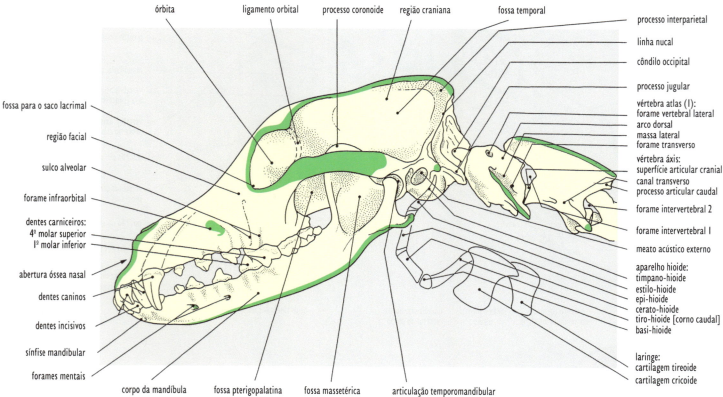

Fig. 2.2 Esqueleto da cabeça: aspecto lateral esquerdo. As estruturas ósseas palpáveis mostradas na Figura 2.1 estão coloridas em verde neste crânio e nas três primeiras vértebras cervicais. Estão ausentes nesta preparação esquelética o aparelho hioide (seus componentes e posição topográfica estão demonstradas em dissecções da região faríngea – em aspecto lateral nas Figuras 2.78-2.83; em aspecto medial nas Figuras 2.93 e 2.94; e em aspecto ventral nas Figuras 2.129-2.133), as cartilagens nasais (mostradas nas Figuras 2.99-2.106), e as cartilagens auriculares (mostradas nas Figuras 2.32 e 2.33, e Figuras 2.61-2.67). Em adição aos "pontos" palpáveis distintos, grandes áreas ósseas podem ser sentidas através da musculatura sobrejacente, particularmente na região facial.

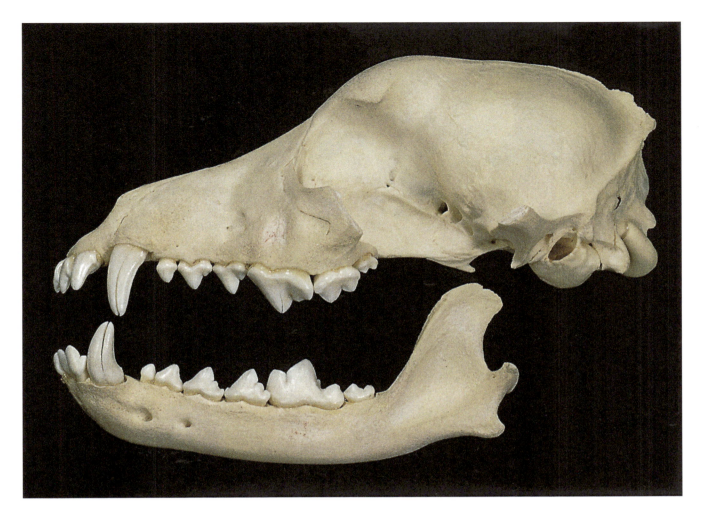

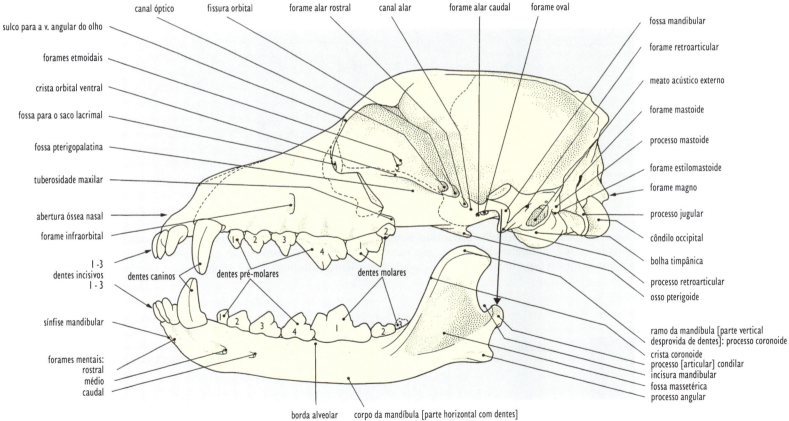

Fig. 2.3 Crânio após a remoção do arco zigomático e desarticulação da mandíbula: aspecto lateral esquerdo. A mandíbula foi desarticulada na articulação temporomandibular e deslocada ventralmente, e o arco zigomático foi removido, abrindo-se a as fossas temporal e pterigopalatina lateralmente. Vários forames foram expostos, e sua identificação fornecerá subsídios para a interpretação do trajeto dos vasos sanguíneos e nervos em dissecações detalhadas. Pode-se notar que neste animal o terceiro dente molar está ausente.

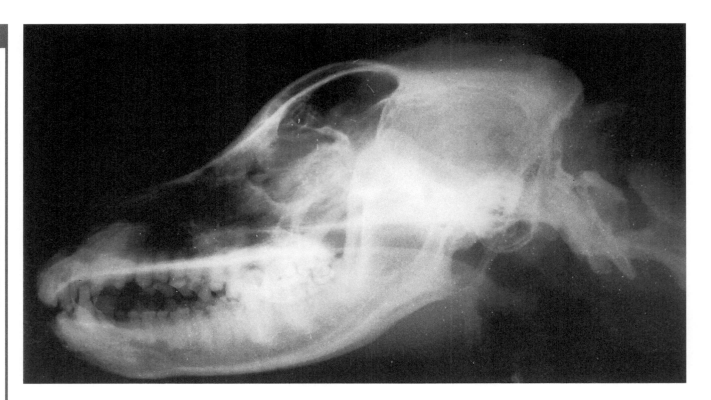

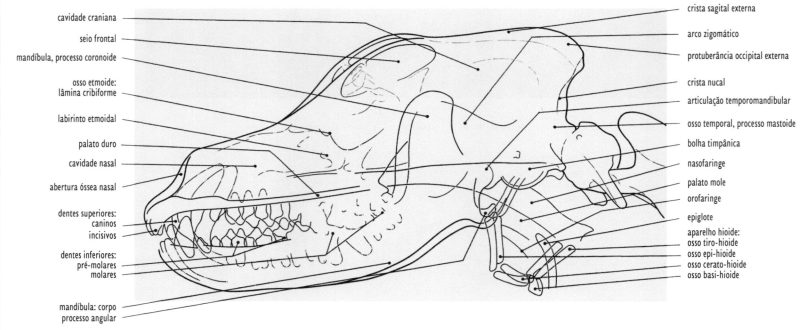

Fig. 2.4 Radiografia da cabeça: aspecto lateral esquerdo. As estruturas aqui indicadas são principalmente aquelas palpáveis da superfície. Também estão incluídas estruturas tais como a lâmina cribiforme, que marca internamente o limite entre as cavidades craniana e nasal. Mais detalhes da anatomia interna do crânio foram especificamente excluídas da consideração radiográfica e serão lidadas osteologicamente posteriormente.

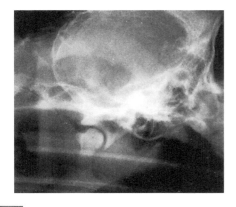

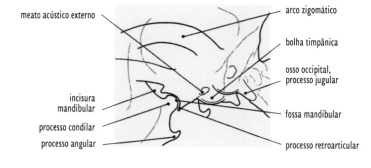

Fig. 2.5 Radiografia da articulação temporomandibular: aspecto lateral oblíquo. A articulação temporomandibular não é demonstrada claramente em radiografias laterais devido ao excesso de sobreposição. Ela pode ser demonstrada utilizando-se uma leve alteração do ângulo de visão quando projetada contra as densidades de ar da nasofaringe.

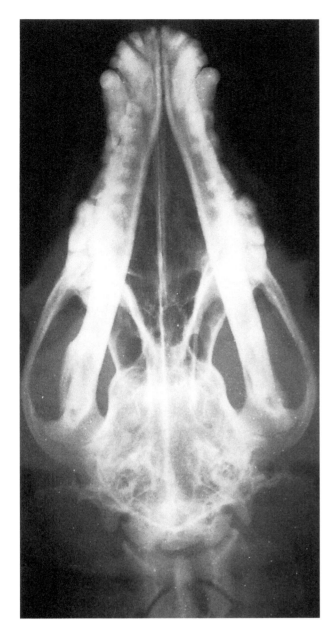
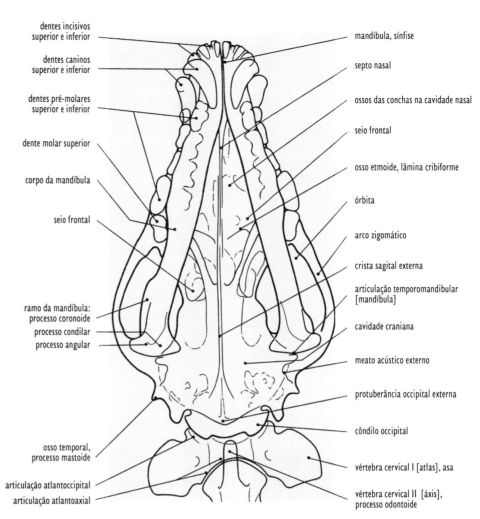

Fig. 2.6 Radiografia da cabeça: aspecto ventrodorsal. Apenas as principais estruturas estão indicadas aqui, assim como na Figura 2.4. Uma nota particular é a orientação transversal das articulações temporomandibulares, e a mandíbula e arcada dentária inferior de certa forma mais estreitas. Como o movimento da mandíbula é semelhante ao de uma "dobradiça", os dentes da arcada inferior, especialmente o primeiro molar inferior, mostram mordida em cisalha contra as superfícies linguais dos dentes da arcada superior.

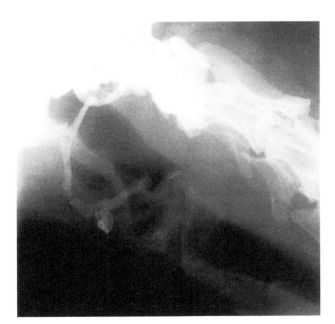
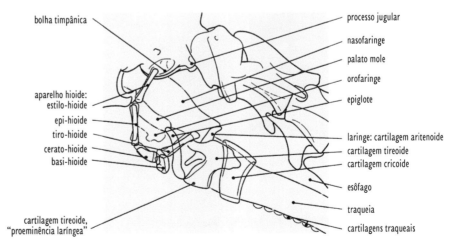

Fig. 2.7 Radiografia do aparelho hioide e laringe: aspecto lateral. Como o elemento do hioide mais dorsal (timpano-hioide) é cartilaginoso, ele é radiotransparente. Entretanto, as cartilagens laríngeas são suficientemente densas e apresentam algum grau de calcificação, de forma que seus contornos estão aparentes.

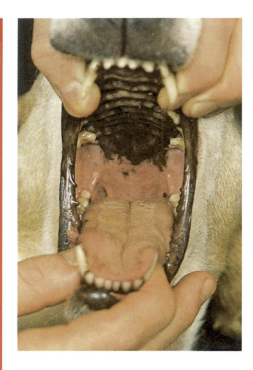
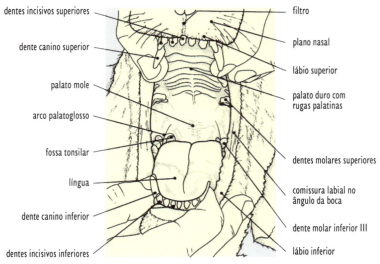

Fig. 2.8 Estruturas superficiais da cabeça com a boca aberta: aspecto rostral. Quando a boca é fechada, a língua praticamente preenche a cavidade oral (Fig. 2.143 da cabeça em secção transversal): com a boca aberta visualiza-se a membrana mucosa recobrindo a língua e o palato, seguindo pelo revestimento interno das bochechas. O comprimento do palato mole deve ser observado (Fig. 2.87), pois nas raças braquicefálicas essa estrutura pode interferir no fluxo de ar através da laringe.

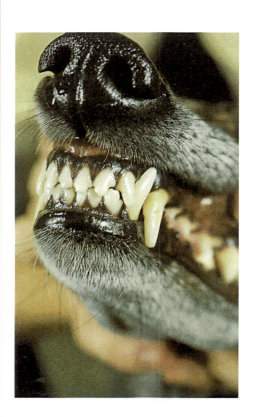
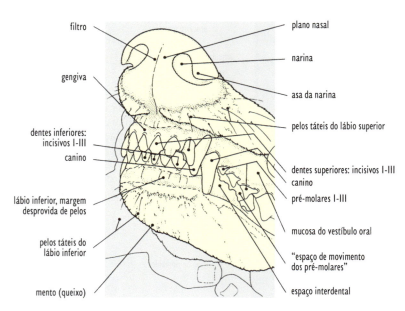

Fig. 2.9 Estruturas superficiais do plano nasal (focinho): aspecto rostrolateral. A oclusão entre os dentes incisivos e caninos é demonstrada mediante a exposição dos dentes. O comprimento maior da arcada superior faz com que os incisivos superiores possuam superfície de oclusão com a superfície labial dos incisivos inferiores. A relação dos dentes com os lábios e as narinas também é demonstrada, com os lábios e as bochechas formando um grande vestíbulo oral. O ângulo da boca está no nível dos pré-molares III ou IV, demonstrando que as bochechas são bem diminutas, facilitando uma ampla abertura da boca.

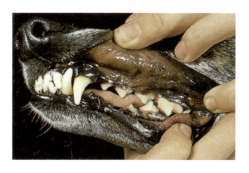
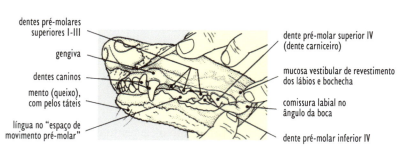

Fig. 2.10 Dentes: aspecto lateral esquerdo. A oclusão cruzada entre os dentes incisivos e caninos e a ampla sobreposição entre as superfícies dos dentes contrasta com a oclusão entre os pré-molares mais rostrais no "espaço de movimento dos pré-molares".

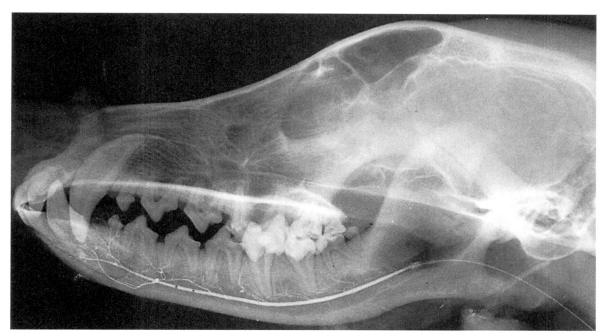

Fig. 2.11 Radiografia das arcadas dentárias e dentes permanentes: aspecto lateral. A sobreposição das arcadas superior e inferior vista pelo aspecto lateral cria uma imagem confusa das arcadas dentárias (Fig. 2.4). Por essa razão, uma cabeça seccionada sagitalmente foi radiografada e a dentição permanente de apenas um dos lados é mostrada. Os dentes carniceiros – pré-molar superior IV e molar inferior I – foram marcados no diagrama. A fórmula dentária permanente é:

$$2 \left(I\, \frac{3}{3}\ C\, \frac{1}{1}\ PM\, \frac{4}{4}\ M\, \frac{2}{3} \right) = 42$$

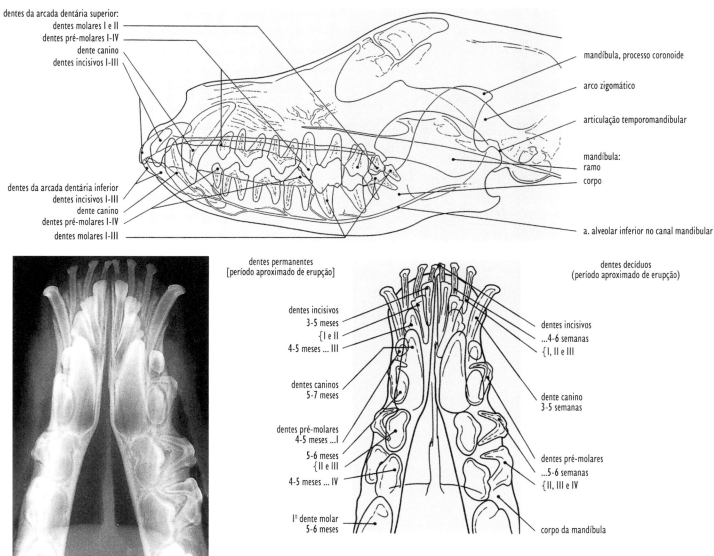

Fig. 2.12 Radiografia dos dentes decíduos e permanentes da arcada dentária inferior: aspecto dorsoventral. Os dentes decíduos e os permanentes estão demonstrados nesta radiografia. A fórmula dentária presente aos dois meses de idade é:

$$2 \left(I\, \frac{3}{3}\ C\, \frac{1}{1}\ PM\, \frac{3}{3} \right) = 28$$

A substituição inicia-se em torno dos três meses de idade, completando-se em torno dos sete meses, embora possa haver alguma variação entre os períodos de erupção dependendo da raça e do porte. O pré-molar I (claramente visível) não possui um precursor decíduo e sua erupção ocorre entre o quarto e o quinto mês.

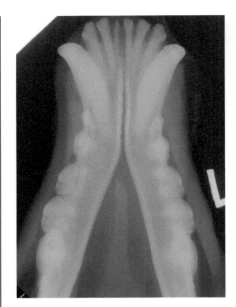
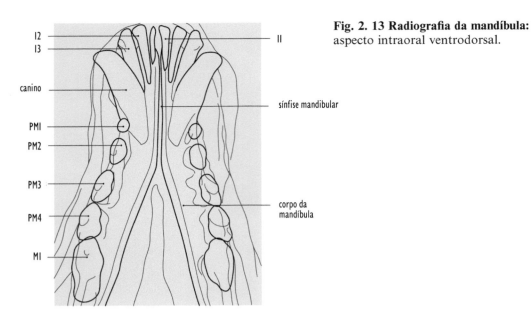

Fig. 2.13 Radiografia da mandíbula: aspecto intraoral ventrodorsal.

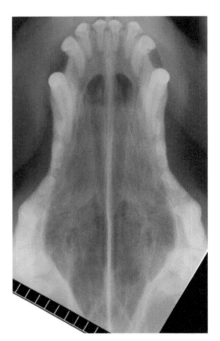
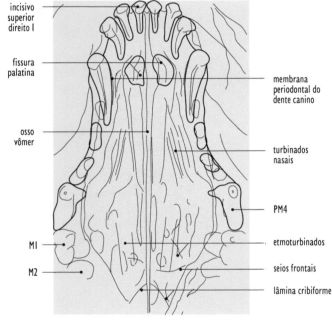

Fig. 2.14 Radiografia do crânio e cavidades nasais: aspecto intraoral dorsoventral. As raízes dos dentes parecem encurtadas neste aspecto, pois estão em ângulo em relação ao feixe de raios X. As duas cavidades nasais podem ser vistas sem sobreposição.

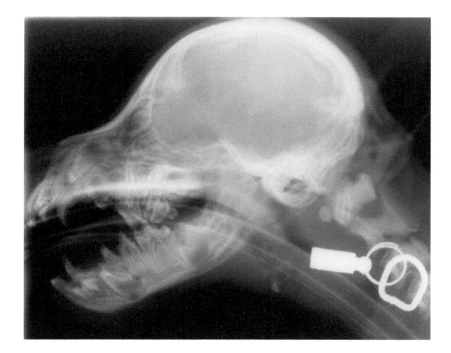
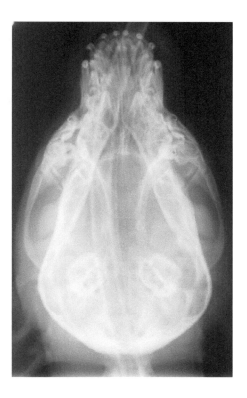
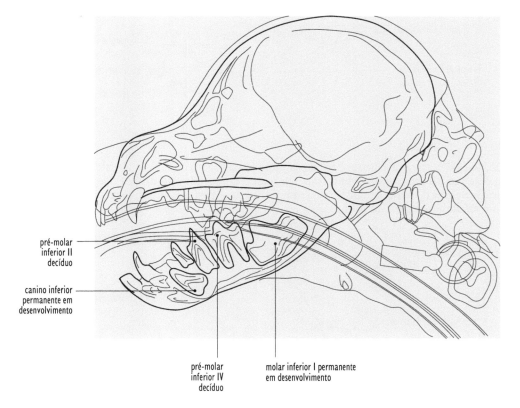
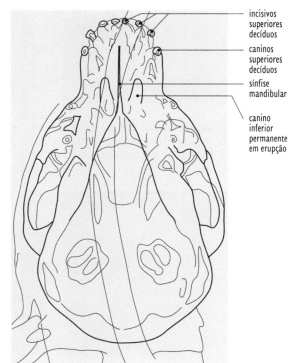

Fig. 2.15 Radiografia da cabeça: aspecto lateral, cão com imaturidade dental. Os dentes permanentes em desenvolvimento podem ser vistos dentro das arcadas superior e inferior. Os dentes decíduos, incluindo suas raízes, são pequenos.

Fig. 2.16 Radiografia da cabeça: aspecto ventrodorsal, cão com imaturidade dental. Os dentes permanentes desenvolvem-se medialmente a suas contrapartes decíduas que nascem lateralmente. A sutura entre o processo zigomático do osso temporal e o processo temporal do osso zigomático está visível neste cão jovem.

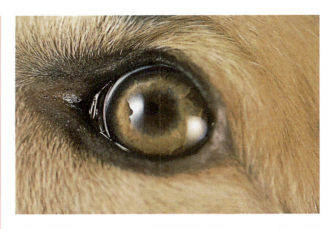
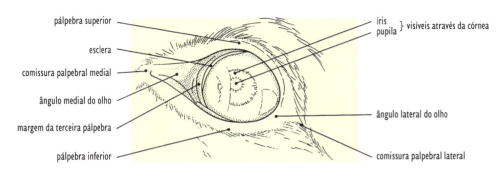

Fig. 2.17 Estruturas superficiais do olho: aspecto lateral esquerdo (1). O olho é mostrado com as pálpebras abertas. A margem óssea orbital palpável é completada lateralmente por um ligamento orbital que liga o processo supraorbital ao arco zigomático (Fig. 2.39). Um cão possui um campo de visão muito amplo, em torno de 240°, e há algum grau de sobreposição entre os campos dos olhos esquerdo e direito quando ele olha para a frente.

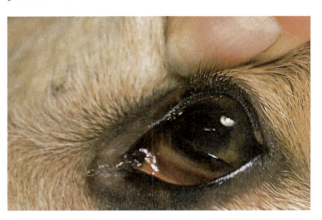
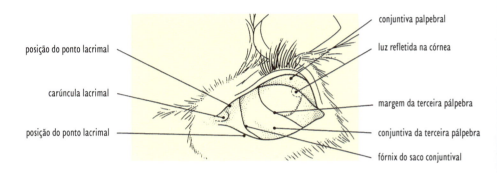

Fig. 2.18 Estruturas superficiais do olho: aspecto lateral esquerdo (2). A terceira pálpebra foi exposta por pressão manual exercida através das pálpebras. Este procedimento empurra o bulbo ocular levemente para o interior da órbita comprimindo o corpo adiposo orbital. Um componente normal de gordura intraorbital é necessário para sustentar o bulbo ocular firmemente ligado às superfícies internas das pálpebras fazendo com isso que ele se protrua a uma distância suficiente além da margem da órbita.

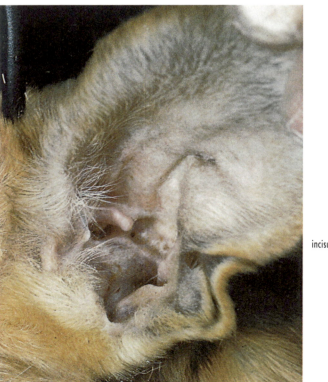
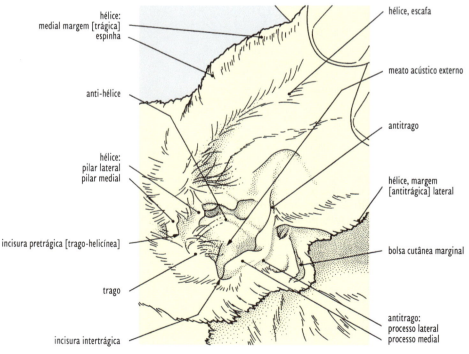

Fig. 2.19 Estruturas superficiais da orelha: aspecto lateral esquerdo. A hélice da aurícula foi levantada e mantida ereta. Da abertura visível na figura, o meato acústico externo penetra para baixo quase verticalmente e então curva-se quase 90° em direção à membrana timpânica (Fig. 2.145, da cabeça em secção transversal). Consequentemente, uma tração lateral sobre a aurícula endireitará o canal.

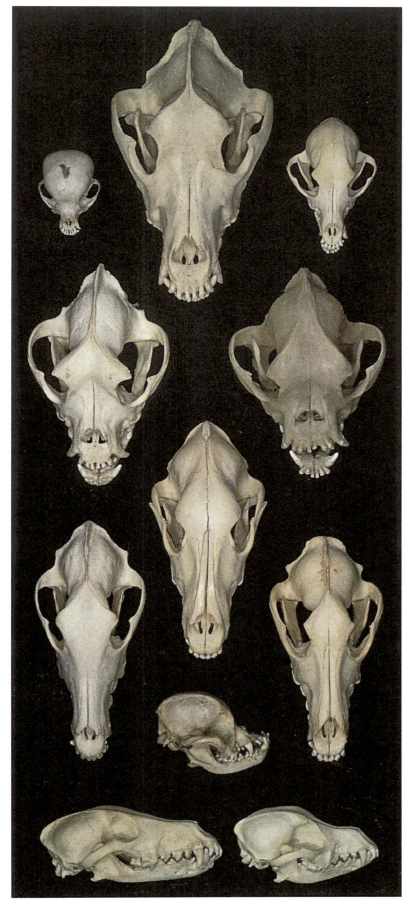

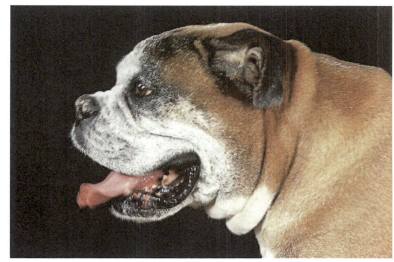

Fig. 2.20 Base esquelética da variação na conformação da cabeça: aspectos dorsal e lateral. A forma da cabeça é determinada em grande parte pelo crânio, em particular a região facial. Dentro do espectro de construção craniana, três amplas categorias são geralmente reconhecidas – braquicefálicos, mesaticefálicos e dolicocefálicos. A montagem de crânios na figura anexa mostra todas as categorias; por exemplo, buldogue (braquicefálico), Basset hound (mesaticefálico) e collie de pelo duro (dolicocefálico). É a porção facial do crânio que é encurtada/alargada em braquicefálicos, e alongado/estreitado em dolicocefálicos. Essas categorias referem-se especificamente ao tipo de cabeça e não dizem nada do corpo. Esse fato é demonstrado pelos três aspectos laterais ao pé da página – braquicefálico (Pequinês), mesaticefálico (Dachshund) e dolicocefálico (Sealyhan terrier). Os aspectos laterais também mostram a diferença de nível entre os contornos dorsais do crânio e da face. Apesar de estarem em planos aproximadamente paralelos, o pronunciado declive entre os planos craniano e facial produz o ângulo nasofrontal ou *stop*. Em raças braquicefálicas a face encurtada e alargada é acompanhada de um pronunciado *stop* e os olhos são orientados mais à frente. Cruzamentos seletivos também produziram uma discrepância entre o comprimento das arcadas superior e inferior – uma face curta é geralmente prognata com uma arcada inferior mais comprida que a superior: uma face alongada é geralmente acompanhada de uma arcada inferior braquignata e recuada. A montagem também demonstra uma grande variação intraespecífica, especialmente bem-demonstrada pela justaposição dos crânios do Chihuahua e do cão Dinamarquês no topo da página. A cabeça de uma raça braquicefálica (Boxer) também é mostrada ao topo da página.

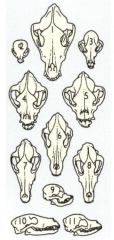

1. Dinamarquês
2. Chihuahua
3. Yorkshire terrier
4. Boxer
5. Buldogue
6. Basset hound
7. Collie de pelo duro
8. Doberman pinscher
9. Pequinês
10. Sealyhan terrier
11. Dachshund

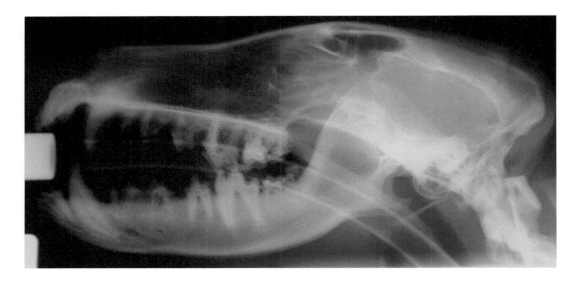
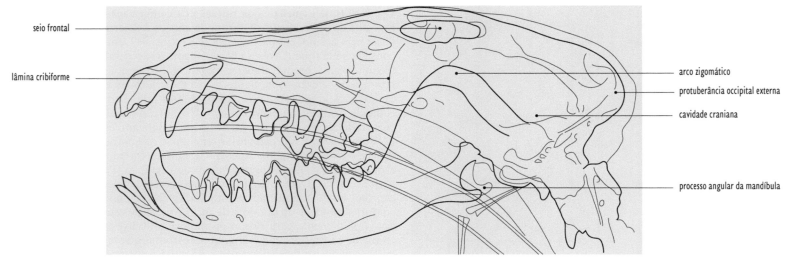

Fig. 2.21 Radiografia da cabeça: aspecto lateral, raça dolicocefálica. O focinho é alongado e há pouco *stop*. O seio frontal é achatado dorsoventralmente.

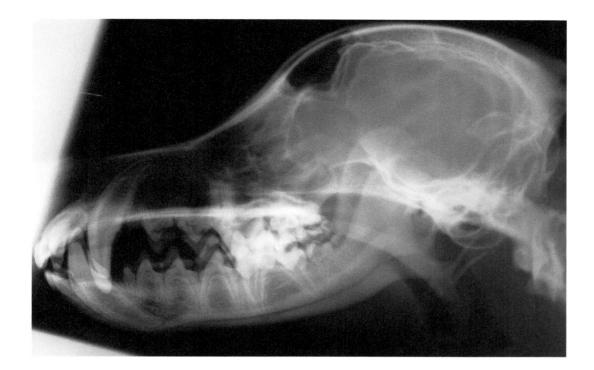

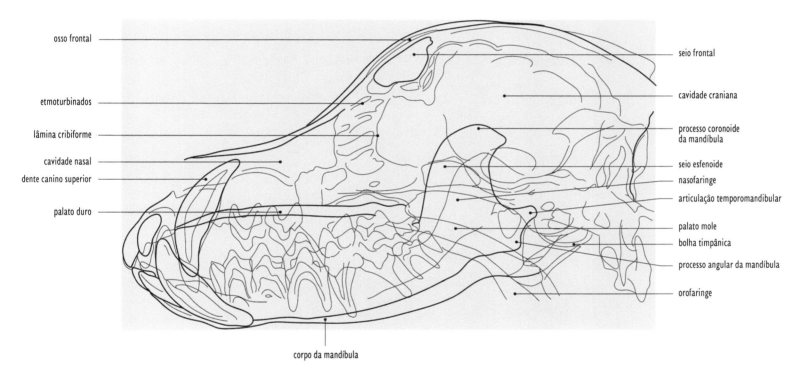

Fig. 2.22 Radiografia da cabeça: aspecto lateral, raça mesaticefálica. O focinho e a abóbada craniana compreendem proporções iguais do crânio.

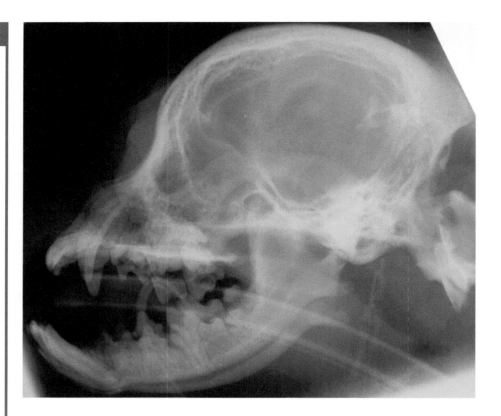

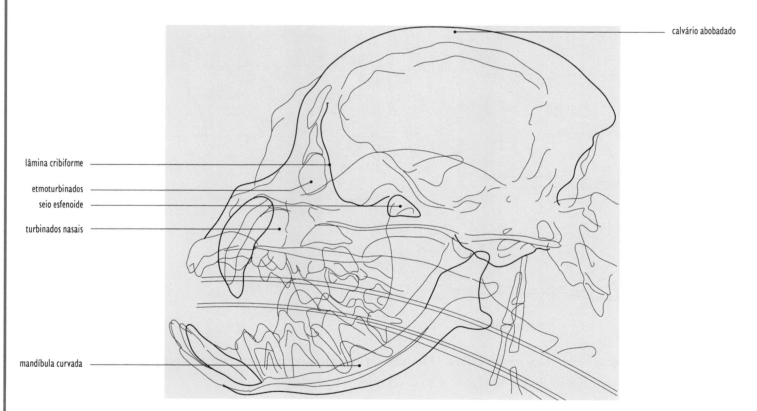

Fig. 2.23 Radiografia da cabeça: aspecto lateral, raça braquicefálica. O focinho é claramente encurtado e há um "*stop*" pronunciado. O seio frontal é praticamente ausente. O crânio é abobadado e a mandíbula possui um contorno convexo. Prognatia mandibular está presente.

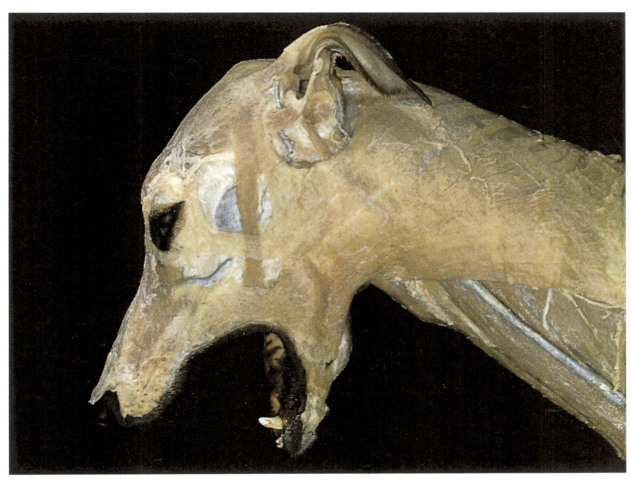

Fig. 2.24 Estruturas superficiais da cabeça e extremidade cranial do pescoço: aspecto lateral esquerdo. A pele foi removida, com exceção de um pequeno anel ao redor do lábios, das narinas e dos olhos, e na porção distal da escafa da cartilagem auricular. Como o animal foi embalsamado com a boca aberta e a cabeça levemente flexionada sobre o pescoço, a gordura e a fáscia na parte inferior da "garganta" foi preservada como uma massa comprimida e de aspecto encharcado. No processo de remoção dessa massa os poucos e delicados filamentos do músculo esfíncter superficial do pescoço foram removidos (Fig. 3.6). As estruturas superficiais da cabeça também são mostradas em aspecto dorsal nas Figuras 2.57 e 2.61, e em aspecto ventral na Figura 2.125.

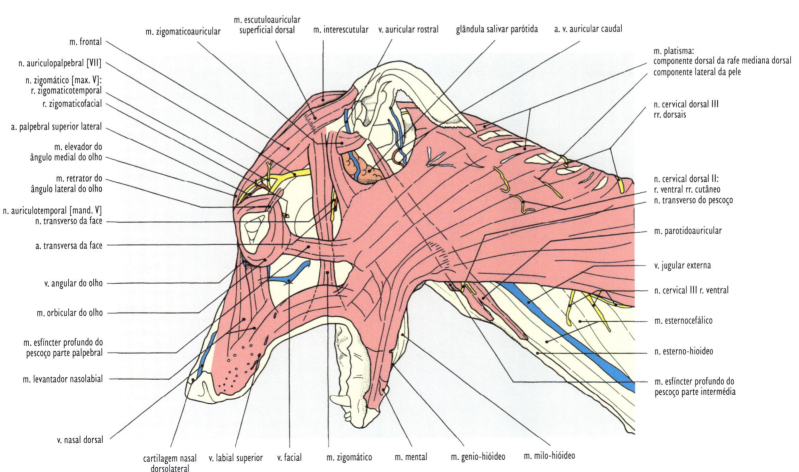

A Cabeça

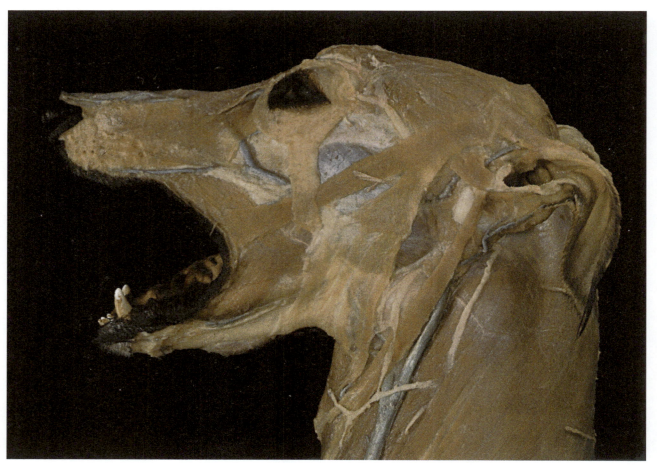

Fig. 2.25 Estruturas superficiais da cabeça após a remoção do músculo platisma: aspecto lateral esquerdo. As fibras musculares do borda dorsal do platisma estão entremeadas com aqueles do componente intermédio, de forma que o rompimento dessa associação durante a remoção do platisma deixou uma linha "esfarrapada" na superfície do intermédio na área identificada com um "X" no esquema. A remoção completa do músculo orbicular da boca é difícil, pois suas fibras se entremeiam com aquelas do levantador nasolabial. Algumas de suas porções estão localizadas entre as raízes e os folículos dos pelos táteis sensoriais. O músculo mental está infiltrado por gordura e tecido fibroso no mento (queixo), de forma que seus limites são difíceis de definir.

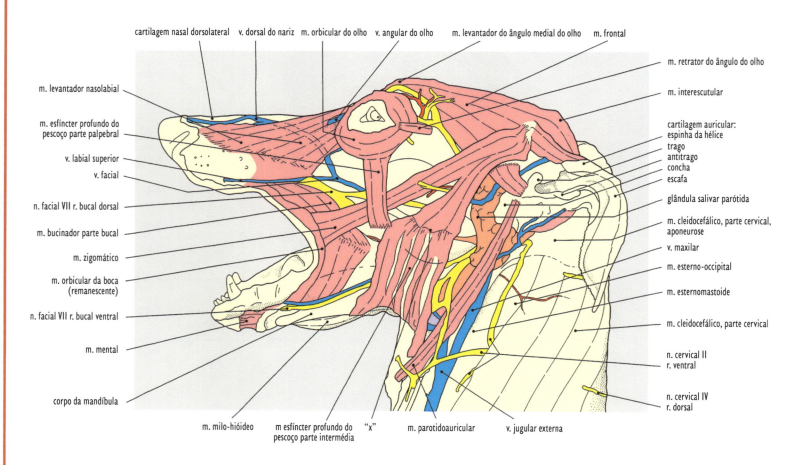

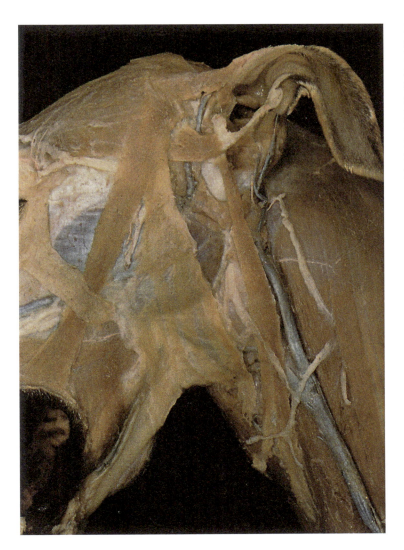

Fig. 2.26 Estruturas superficiais das regiões temporal, auricular, parotídea e massetérica após a remoção do músculo platisma: aspecto lateral esquerdo. Este é um aspecto em maior aumento de uma porção da dissecção mostrada na Figura 2.25. Uma pequena limpeza da fáscia superficial ao redor da concha da cartilagem auricular expôs a glândula salivar parótida e a porção proximal de seu ducto. A inervação cutânea da cabeça é feita pelo nervo trigêmeo (V); alguns de seus ramos são mostrados nesta dissecção (Fig 2.58). Contudo, muitas de suas ramificações terminais foram removidas junto com a pele e o músculo platisma, de forma que na melhor das hipóteses apenas alguns pontos de tais nervos estão preservados intactos.

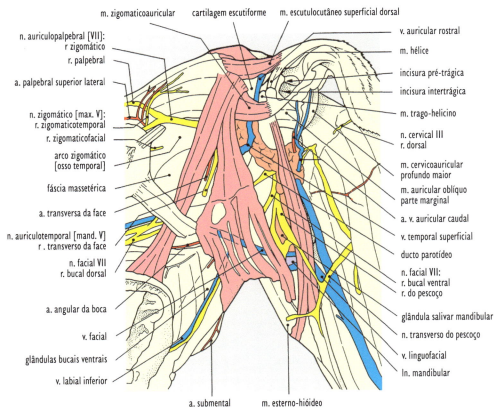

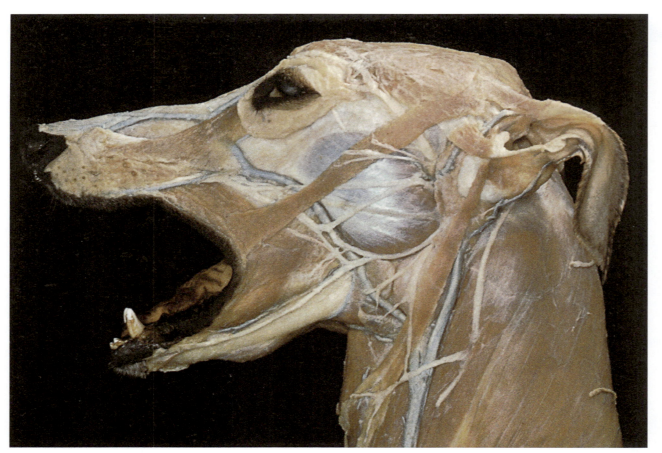

Fig. 2.27 Estruturas superficiais da cabeça após remoção dos músculos platisma e esfíncter profundo do pescoço: aspecto lateral esquerdo. O componente intermédio do esfíncter profundo do pescoço e a porção nasofrontal do músculo levantador nasolabial foram removidos. A extensa distribuição do nervo facial (VII) para a musculatura facial contrasta com a distribuição menos aparente dos ramos sensoriais do nervo trigêmeo (V). As ramificações dos nervos cutâneos são geralmente removidas com a pele. A extensa e pronunciada drenagem venosa na fáscia superficial contrasta grandemente com a distribuição mais restrita das artérias (Fig. 2.127).

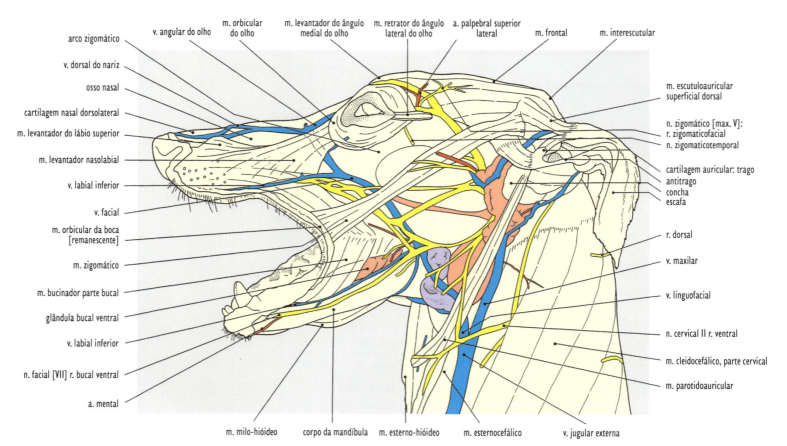

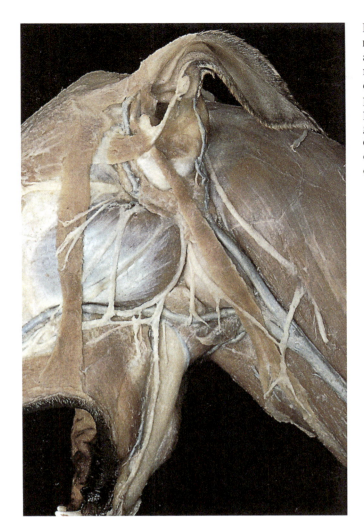

Fig. 2.28 Estruturas superficiais das regiões temporal, auricular, parotídea e massetérica após a remoção dos músculos platisma e esfíncter profundo do pescoço: aspecto lateral esquerdo. Este é um aspecto em maior aumento da porção dissecada mostrada na Figura 2.27. A remoção da porção intermédia do esfíncter profundo do pescoço expôs os linfonodos mandibulares (Fig. 2.127). Estes linfonodos possuem dimensões consideráveis quando comparados com os linfonodos parotídeos extremamente pequenos expostos na Figura 2.30. Os linfonodos são geralmente poucos em número e pequenos em dimensões (relativo ao tamanho corpóreo) no cão, e o tecido linfático é geralmente demonstrado de forma deficiente. Os vasos linfáticos (à exceção do ducto torácico – Cap. 5) não estão demonstrados.

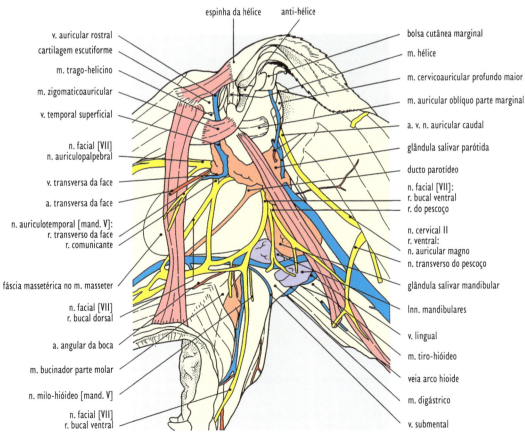

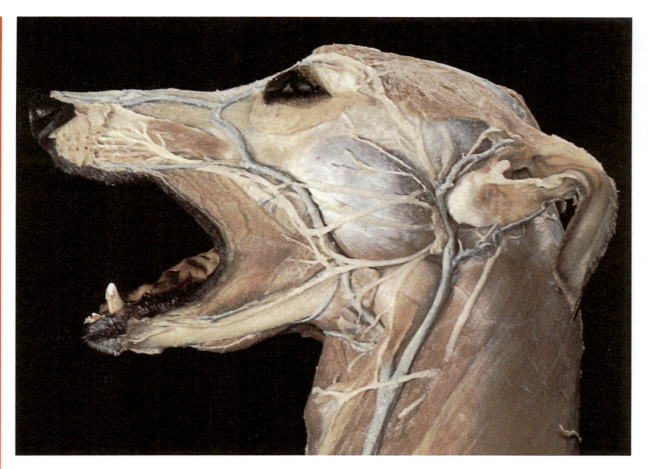

Fig. 2.29 **Nervos e vasos sanguíneos superficiais da cabeça:** aspecto lateral esquerdo. Os músculos zigomático e zigomaticoauricular, uma parte do músculo parotidoauricular e o componente maxilar do músculo levantador nasolabial foram removidos. A extremidade ventral do músculo parotidoauricular foi mantida de forma a manter intacto o ramo cervical do nervo facial (VII) que se liga ao componente transverso cervical do nervo cervical II em sua superfície. A glândula salivar parótida foi removida parcialmente, até que apenas o pequeno componente do qual se origina o ducto permanecesse em posição.

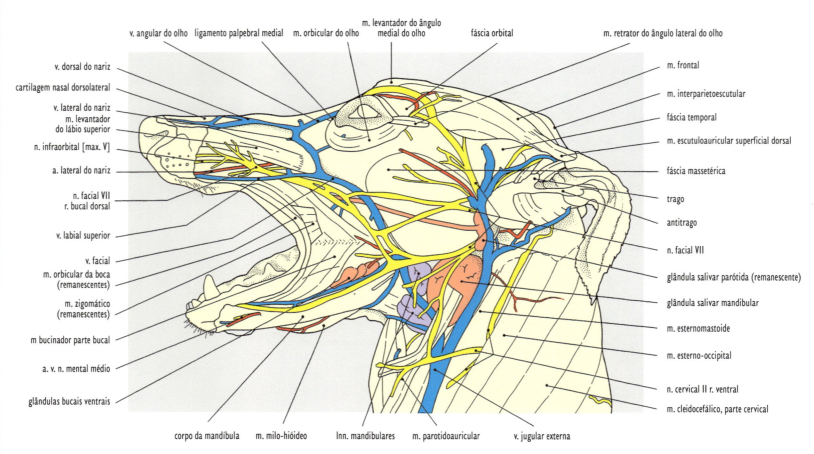

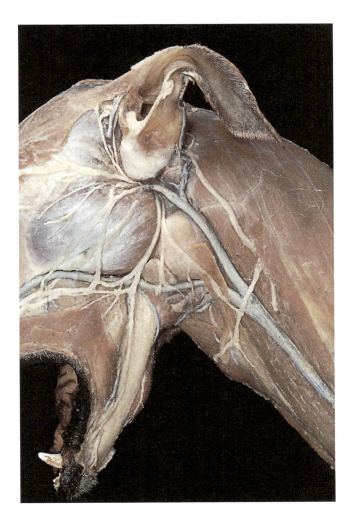

Fig. 2.30 Nervos e vasos sanguíneos superficiais das regiões temporal, auricular, parotídea e massetérica após a remoção dos músculos faciais e glândula salivar parótida: aspecto lateral esquerdo. Este é um aspecto em maior aumento de uma porção da dissecção mostrada na Figura 2.29, mas com a glândula salivar parótida removida, incluindo a porção proximal de seu ducto, assim como a remoção do componente da veia temporal superficial que estava no tecido glandular. As extremidades seccionadas da veia estão visíveis em suas emergências da fáscia temporal dorsal ao arco zigomático, imediatamente anterior à sua inserção na veia maxilar caudoventral à concha da cartilagem auricular. O pequeno linfonodo parotídeo, agora descoberto, encobre parcialmente o ramo comunicante ligando o ramo auriculotemporal do nervo trigêmeo (V) com o ramo bucal dorsal do nervo facial (VII).

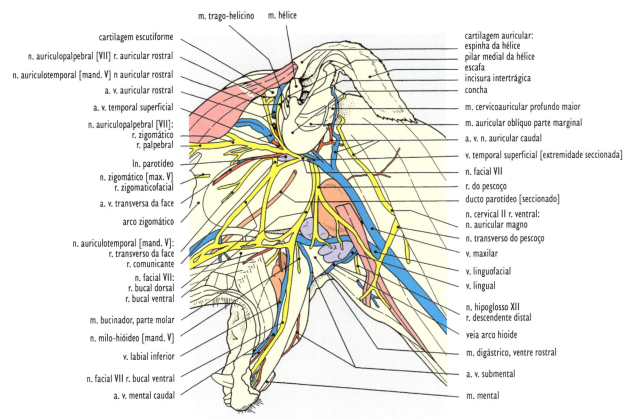

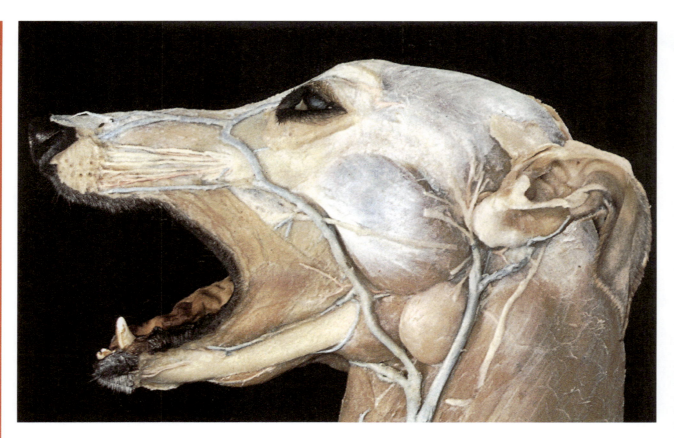

Fig. 2.31 Cartilagens auriculares e músculos temporal e masseter após a remoção dos músculos faciais: aspecto lateral esquerdo. Os músculos faciais remanescentes foram removidos juntamente com os linfonodos mandibular e parotídeo e as ramificações terminais do nervo facial (VII). Os ramos infraorbitais do nervo maxilar (trigêmeo V) estão agora visíveis estendendo-se rostralmente desde o forame infraorbital até o focinho. O leve deslocamento da veia facial para longe da borda rostroventral do músculo masseter expôs a veia profunda da face, a artéria facial e a extensão do nervo milo-hióideo pela face (Fig. 2.98).

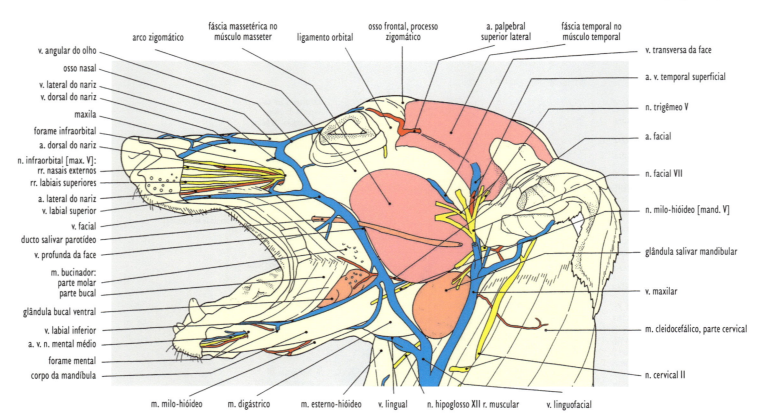

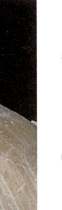
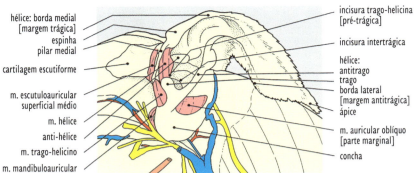

Fig. 2.32 Cartilagens auricular e escutiforme após a remoção dos músculos superficiais e glândula salivar parótida: aspecto lateral esquerdo. Este aspecto em maior aumento da região auricular (Fig. 2.31) mostra as cartilagens escutiformes auriculares e alguns músculos auriculares intrínsecos.

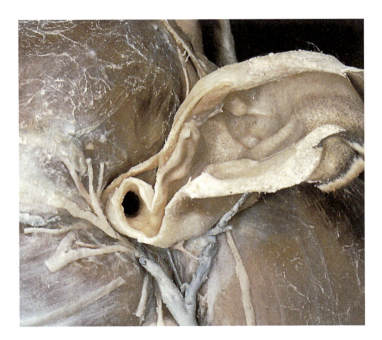
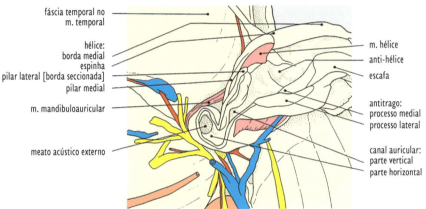

Fig. 2.33 Cartilagem auricular e meato acústico externo após ressecção do trago: aspecto lateral esquerdo. O canal da orelha está aberto para demonstrar sua flexura em ângulo reto antes de atingir o meato acústico externo e a membrana timpânica (veja também secções, Figs. 2.145 e 2.146).

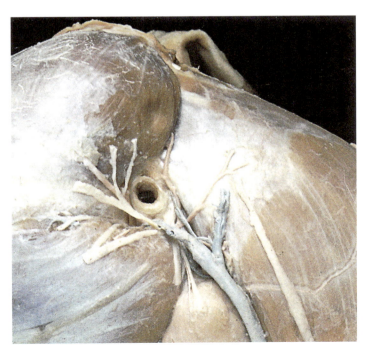
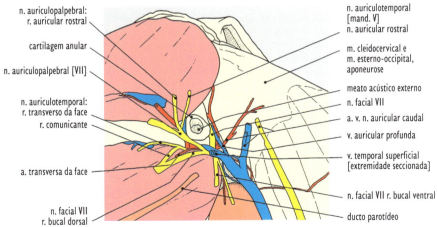

Fig. 2.34 Regiões temporal, parotídea, auricular e massetérica e meato acústico externo após remoção da cartilagem auricular: aspecto lateral esquerdo. O nervo facial (VII) emerge do forame estilomastoide caudal ao meato (Fig. 2.3) e praticamente o contorna.

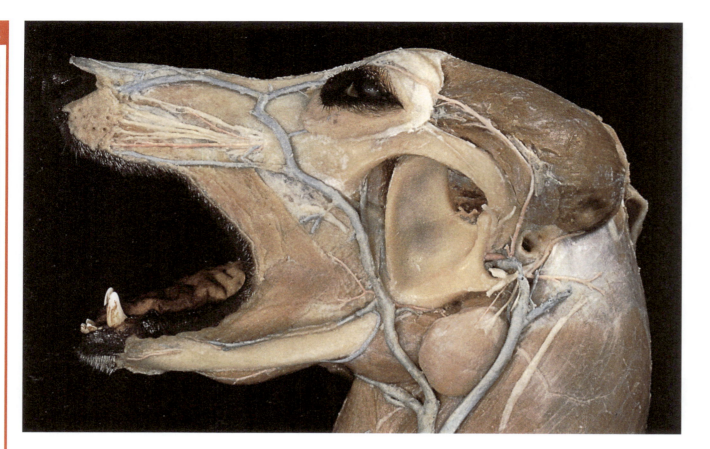

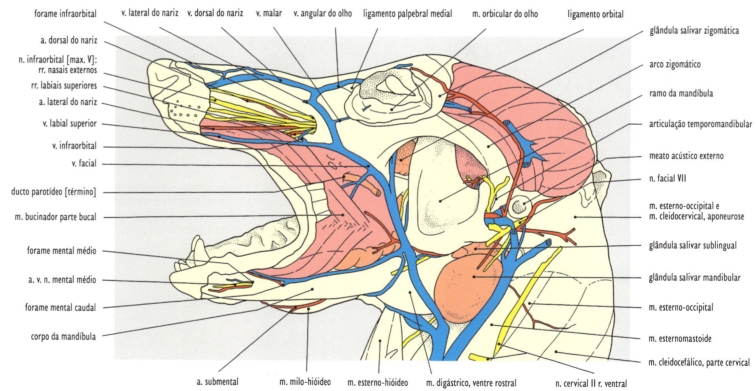

Fig. 2.35 Ramo da mandíbula e músculo temporal após remoção do músculo masseter e fáscia temporal: aspecto lateral esquerdo (1). A remoção das cartilagens auricular e escutiforme evidenciou a robusta fáscia temporal, a qual foi subsequentemente removida. Algumas áreas "irregulares" da superfície do músculo temporal mostram onde inúmeras fibras se originavam da face interna da própria fáscia temporal. A remoção do músculo masseter envolveu a ressecção adicional dos componentes de ambos os nervos trigêmeo (V) e facial (VII). As porções remanescentes desses nervos estão visíveis acima e abaixo da artéria e veia maxilar, lateral à articulação temporomandibular.

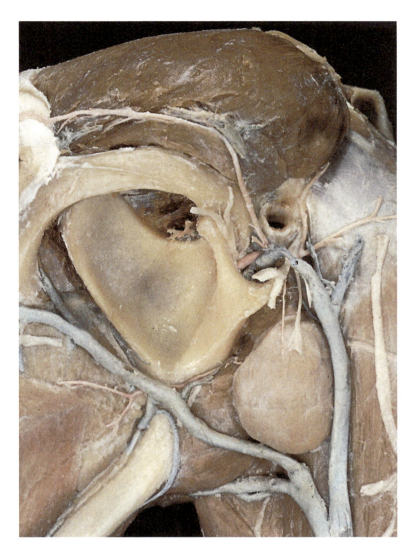

Fig. 2.36 Ramo da mandíbula e músculo temporal após remoção do músculo masseter e fáscia temporal: aspecto lateral esquerdo (2). Este é um aspecto em maior aumento das regiões temporal e massetérica da dissecção mostrada na Figura 2.35. Esta figura mostra a veia profunda da face emergindo da fossa pterigopalatina e ligada em certa extensão à glândula salivar zigomática. O nervo bucal do ramo mandibular do nervo trigêmeo (V) aparece na bochecha imediatamente rostral ao processo coronoide da mandíbula. Caudal ao meato acústico externo, os remanescentes dos vasos e nervos auriculares foram deslocados caudalmente após a remoção da cartilagem auricular. Eles estão espalhados nas aponeuroses dos músculos cleidocefálico, parte cervical e esterno-occipital na região da asa do atlas.

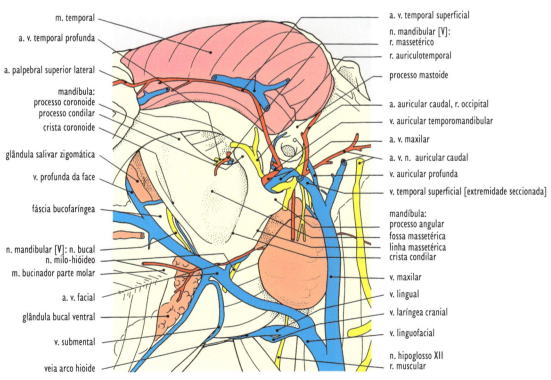

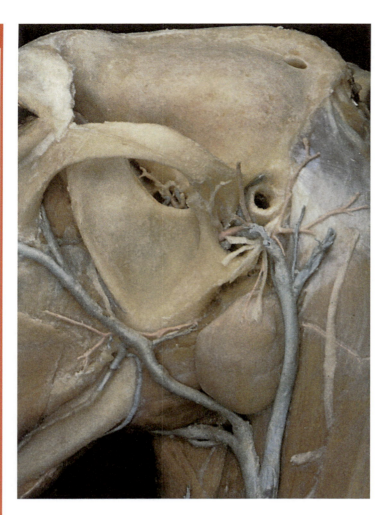

Fig. 2.37 Fossa temporal e ramo da mandíbula após a remoção dos músculos temporal e masseter: aspecto lateral esquerdo. A remoção "por fragmentos" do músculo temporal deixou os seus nervos e suprimento sanguíneo intactos e visíveis através da incisura mandibular (Figs. 2.69 e 2.70). No processo de remoção do músculo temporal, o isolamento das estruturas orbitais na periórbita ficou aparente de forma clara: a fáscia temporal se funde com o ligamento orbital, enquanto o músculo temporal propriamente dito apenas toca e não se liga à periórbita (Fig. 2.70). Da mesma forma, a separação do músculo temporal do nervo maxilar e vasos sanguíneos e nervo bucal na fossa pterigopalatina ventral foi prontamente cumprida (Fig. 2.72). O orifício no crânio identificado com um "X" foi feito para permitir a inserção de um gancho para a sustentação da cabeça após o embalsamamento do cadáver.

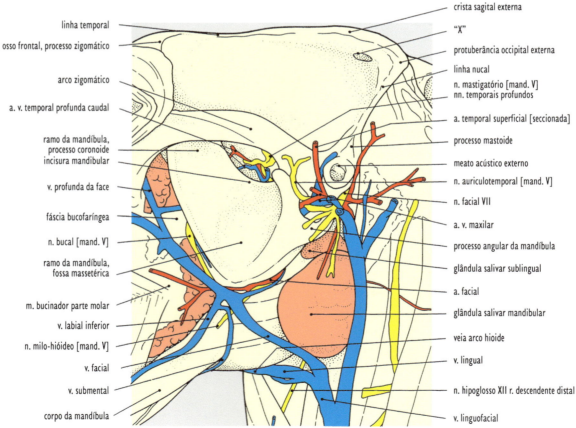

Fig. 2.38 Fossas temporal e pterigopalatina após a remoção do processo coronoide da mandíbula: aspecto lateral esquerdo. O processo coronoide da mandíbula foi serrado e removido, abrindo a fossa pterigopalatina em um aspecto lateral. A gordura e a fáscia foram removidas ao redor da veia profunda da face e da glândula salivar zigomática, assim como a fáscia bucofaríngea subjacente rostral ao músculo pterigoide medial. Uma pequena porção da veia facial em seu cruzamento com a mandíbula também foi removida, de forma que a bochecha e a base muscular de músculo bucinador possa ser seguida por uma curta distância caudalmente, internamente ao ramo da mandíbula.

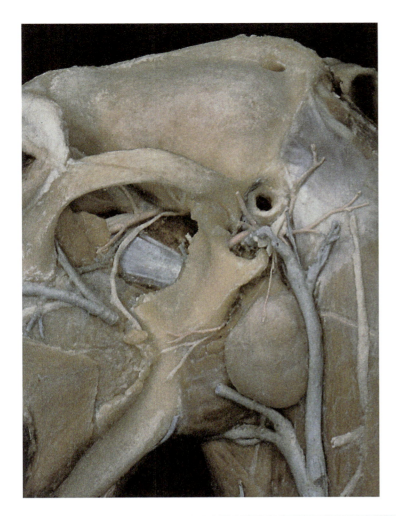

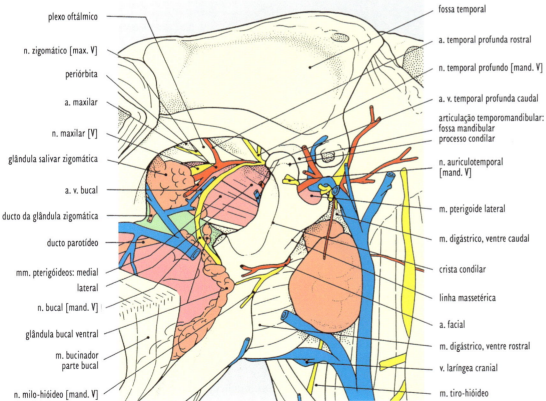

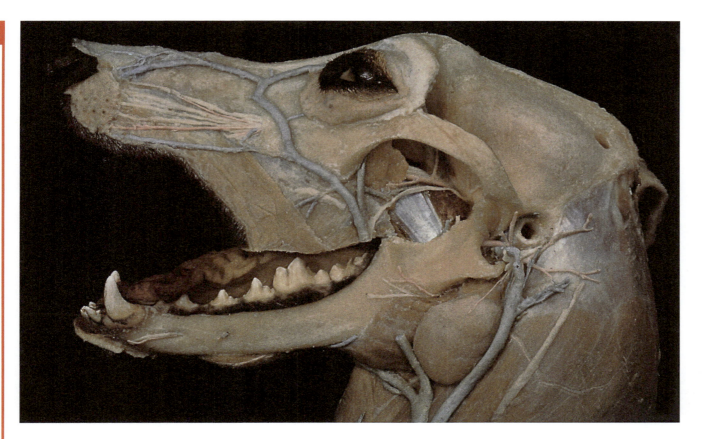
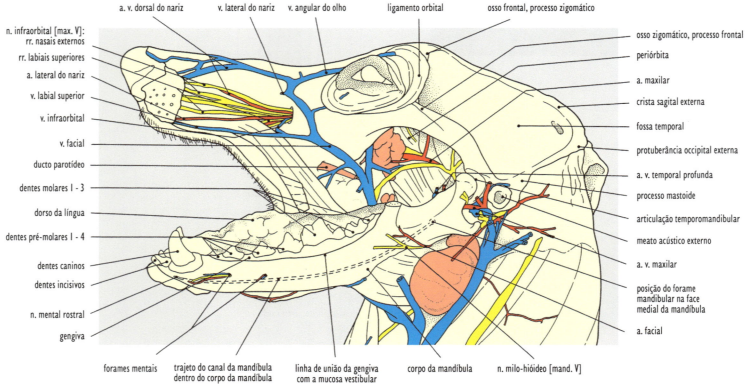

Fig. 2.39 Mandíbula após a remoção do músculo masseter, da porção ventral da bochecha e do lábio inferior: aspecto lateral esquerdo. A mandíbula foi exposta pela remoção da porção inferior da bochecha. Uma incisão foi feita do ângulo da boca através do músculo bucinador e da fáscia bucal até o ramo da mandíbula na altura em que o processo coronoide foi removido (Fig. 2.38). O músculo bucinador foi separado da mandíbula e a mucosa bucal foi separada em sua linha de reflexão da superfície interna do lábio e bochecha na mandíbula.

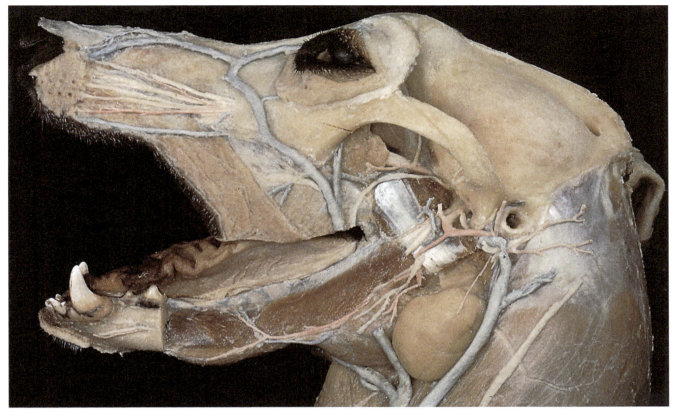

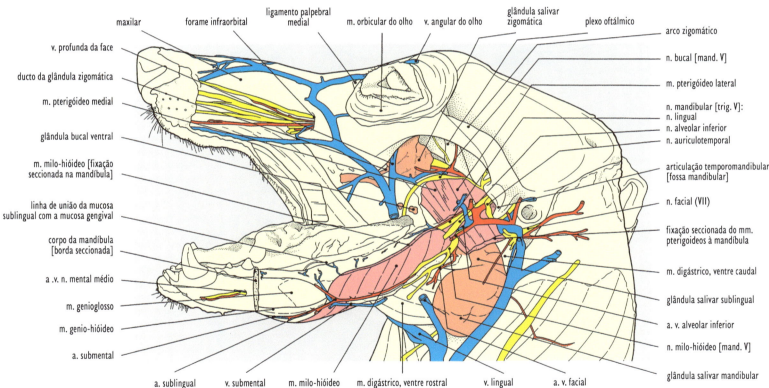

Fig. 2.40 Fossa pterigopalatina e arcada inferior após a remoção da mandíbula: aspecto lateral esquerdo. A porção remanescente da mandíbula esquerda foi removida por: um corte vertical através do corpo da mandíbula caudal ao dente pré-molar inferior II; desarticulação da articulação temporomandibular; secção dos músculos digástrico, pterigóideo medial, pterigoideo lateral, milo-hióideo, genio-hióideo e genioglosso em suas fixações; foram cortados os vasos e nervo alveolares da mandíbula em suas inserções no canal mandibular (Fig. 2.98); corte da mucosa sublingual no assoalho da boca em sua linha e reflexão na face interna da mandíbula.

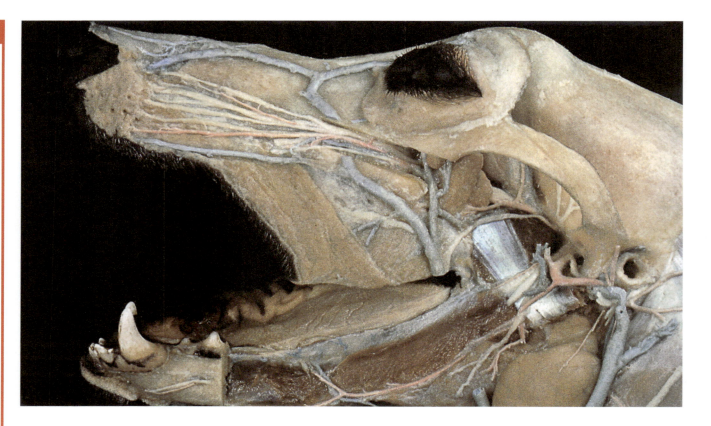

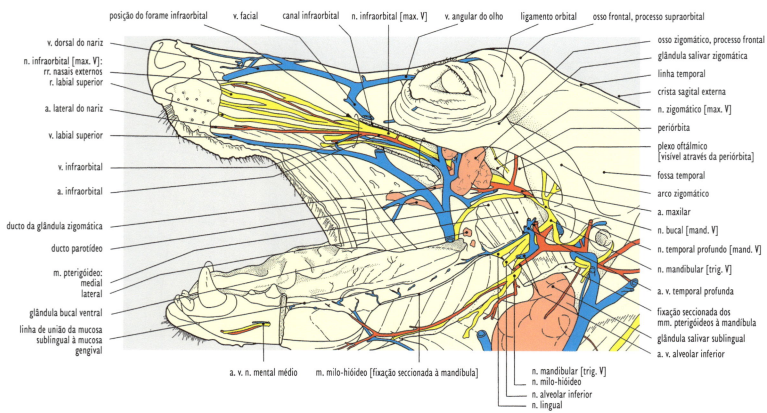

Fig. 2.41 Osso maxilar e fossa pterigopalatina, após a remoção da parede do canal infraorbital: aspecto lateral esquerdo. O canal infraorbital foi aberto através de cortes paralelos com serra através do osso maxilar dos limites dorsal e ventral do forame infraorbital. Caudalmente, os cortes com serra passam através do osso zigomático e abriram a parte rostral da fossa pterigopalatina abaixo da órbita. O corte ventral com a serra também expôs as raízes dos dentes jugais (PM4 e M1 superiores), enquanto o corte dorsal passou através da parede medial do canal e entrou no recesso maxilar (Figs. 2.99, 2.100 e 2.141).

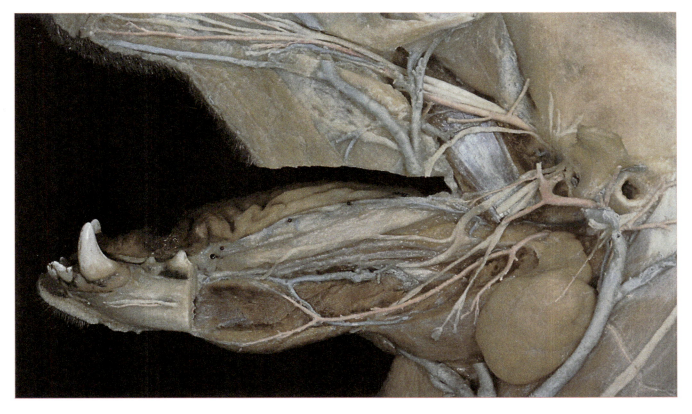

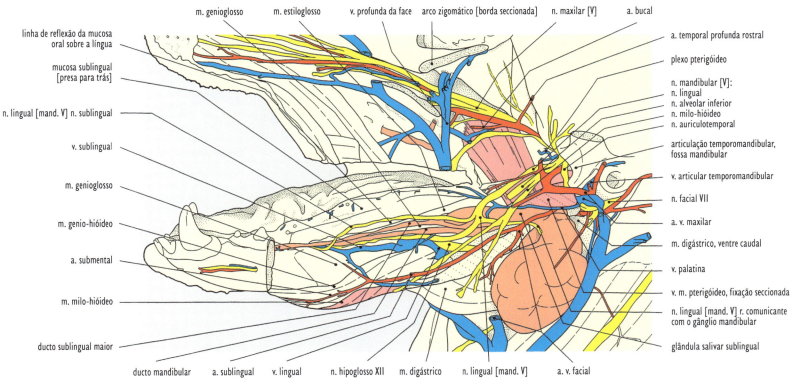

Fig. 2.42 Mandíbula – nervo lingual, glândulas e ductos salivares mandibular e sublingual: aspecto lateral esquerdo. O componente mais fino e quase vertical do músculo milo-hióideo foi removido. A mucosa do assoalho da boca entre a margem gengival seccionada e a língua inclui a prega de mucosa sublingual. A prega de mucosa foi reunida e presa contra a superfície lateral da língua, e cortada de forma a mostrar o nervo sublingual e os ductos salivares maior e menor. A dissecção adicional das extremidades seccionadas dos músculos pterigóideos expôs a extensão total da porção monostomática da glândula salivar sublingual.

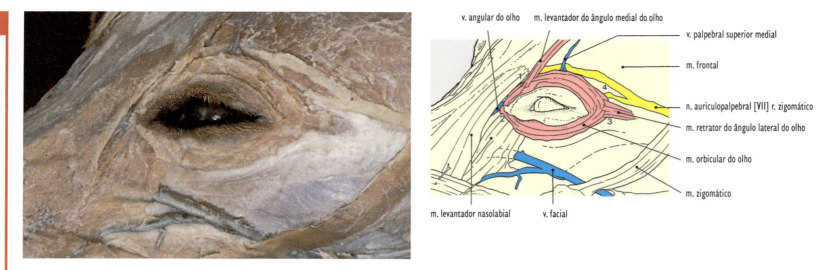

Fig. 2.43 Estruturas superficiais do olho e região orbital (1). Musculatura das pálpebras: aspecto lateral esquerdo. A pele foi removida e a fáscia superficial foi retirada. Os ramos cutâneos do nervo trigêmeo (V) foram removidos com a pele. Suas posições estão indicadas nos pontos: (1) ramo frontal e; (2) ramo infratroclear do nervo oftálmico; (3) ramo zigomático-facial; e (4) ramo zigomático-temporal do nervo maxilar.

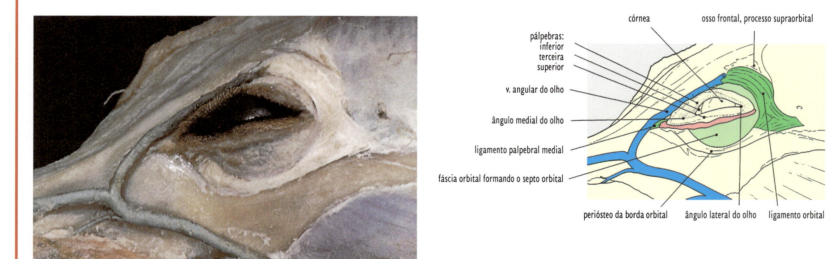

Fig. 2.44 Estruturas superficiais do olho e região orbital (2). Fáscia orbital e ligamento orbital: aspecto lateral esquerdo. Os músculos superficiais foram removidos e o músculo orbicular foi aparado para expor o ligamento orbital. A remoção do músculo levantador nasolabial expôs a veia angular do olho e o ligamento palpebral medial, o qual ancora o ângulo medial do olho.

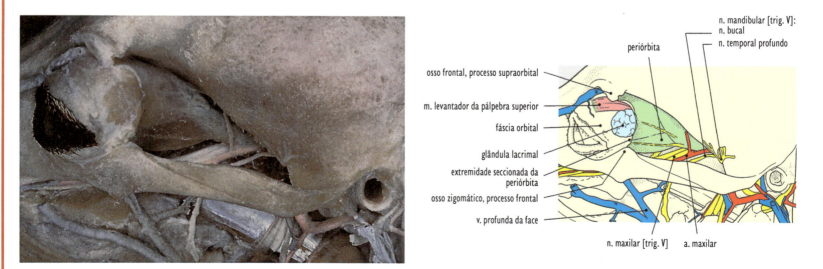

Fig. 2.45 Órbita e fossa temporal após a remoção do músculo temporal e do ligamento orbital: aspecto lateral esquerdo. Os músculos temporal e masseter foram removidos, expondo os "conteúdos" circundados e confinados pela periórbita. O ligamento orbital também foi removido, abrindo a borda orbital dorsolateramente e mostrando a superfície de corte da periórbita que se une a este.

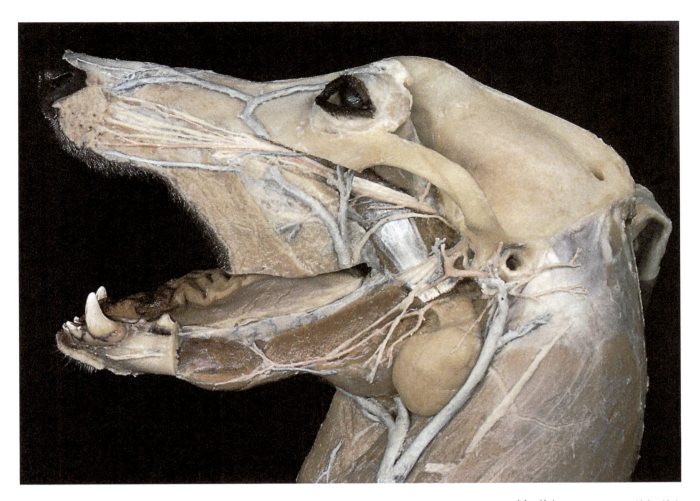

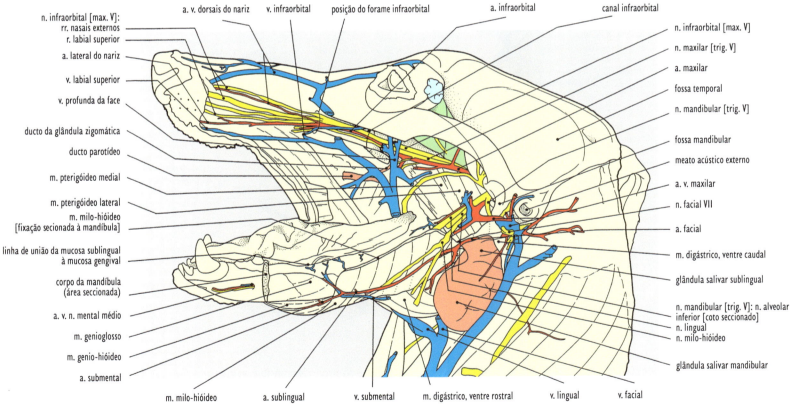

Fig. 2.46 Maxila, artéria e nervo maxilar após a abertura do canal infraorbital: aspecto lateral esquerdo. O ponto alcançado pela dissecção da órbita ilustrado na Figura 2.45 é um aspecto aumentado desse estágio da dissecção da cabeça. Por meio da remoção do ligamento orbital, a órbita está agora aberta dorsolateralmente na fossa temporal, assim como ventralmente na fossa pterigopalatina (Fig. 2.71 desse estágio em aspecto dorsal). A glândula salivar zigomática foi removida, já que não está firmemente fixada em sua posição e não possui uma cápsula bem-desenvolvida. Ela foi removida da fossa pterigopalatina ao redor dos ramos da veia profunda da face.

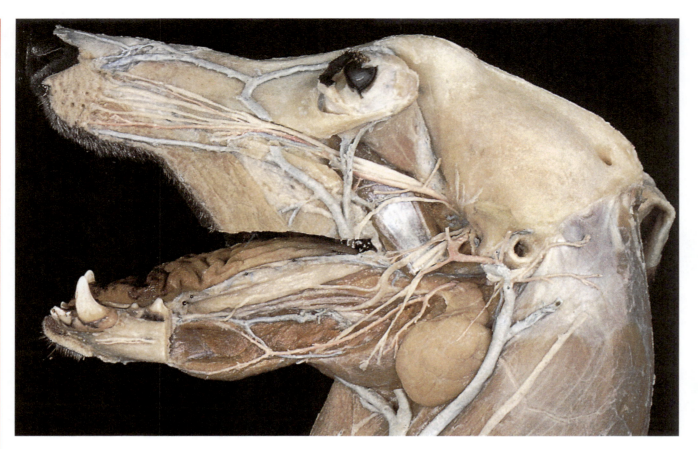

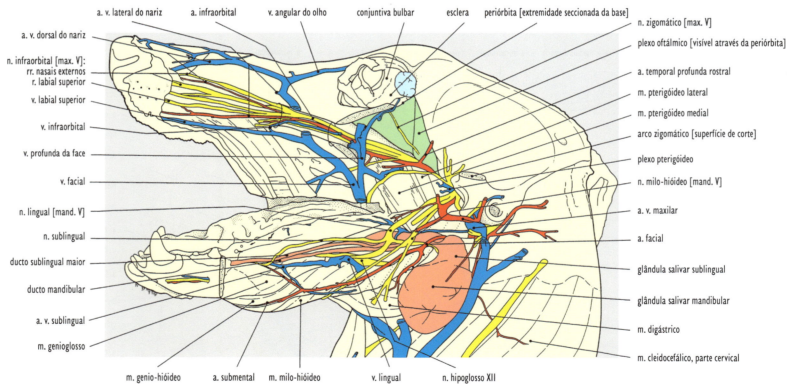

Fig. 2.47 Maxila, artéria e nervo maxilar e veia profunda da face após a remoção do arco zigomático: aspecto lateral esquerdo. A remoção do músculo orbicular do olho e do ligamento orbital inicia a dissecção profunda da órbita, através da "abertura" do saco periorbital em sua base. A remoção da glândula salivar zigomática dos arredores da veia profunda da face na fossa pterigopalatina expõe a periórbita e demonstra como a cobertura fascial confina os "conteúdos" orbitais. Dois dos maiores tributários da veia profunda da face estão expostos intactos: uma conexão anastomótica com a veia oftálmica ventral através da periórbita (Fig. 2.142), e uma conexão com a veia temporal superficial.

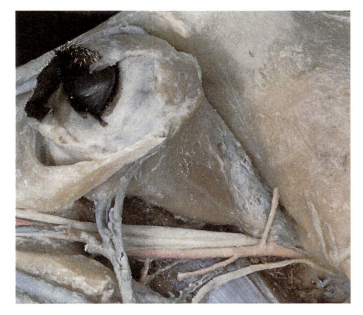
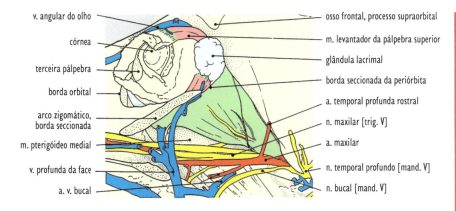

Fig. 2.48 Órbita e fossa pterigopalatina após a remoção do arco zigomático: aspecto lateral esquerdo. Este é um aspecto aumentado das fossas orbital e pterigopalatina da Figura 2.47. As metades laterais da pálpebras superior e inferior e a conjuntiva palpebral foram removidas. O septo orbital também foi removido dos aspectos lateral e ventral do globo ocular.

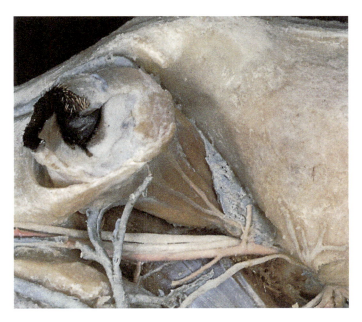
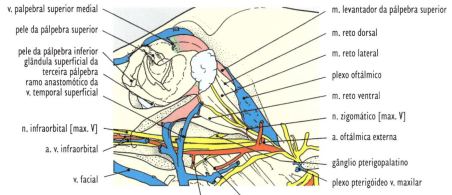

Fig. 2.49 Órbita e fossa pterigopalatina após remoção da periórbita: aspecto lateral esquerdo. A periórbita foi removida dos arredores dos conteúdos orbitais e a gordura periorbital foi removida da margem ventral da órbita, expondo a glândula superficial da terceira pálpebra.

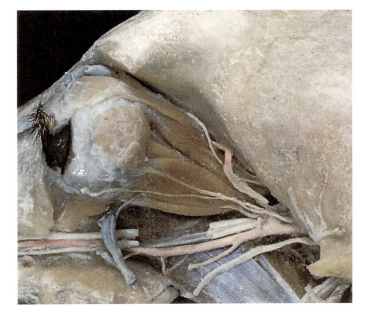
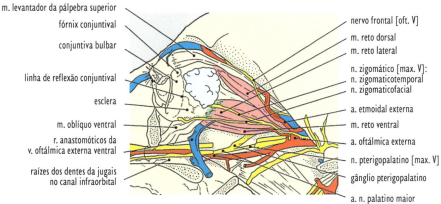

Fig. 2.50 Órbita e fossa pterigopalatina após a remoção dos limites ventrais da borda orbital: aspecto lateral esquerdo. O restante do arco zigomático foi removido, assim como o plexo venoso oftálmico e a gordura infiltrada entre os músculos extrínsecos do globo ocular, fornecendo uma exposição mais detalhada dos conteúdos orbitais.

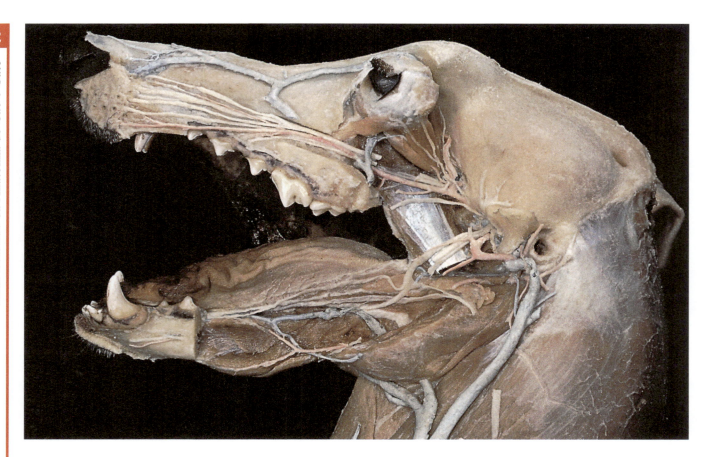
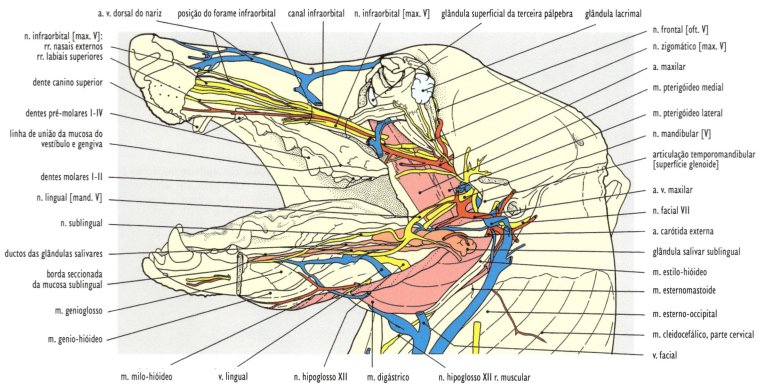

Fig. 2.51 Maxila, nervo e artéria maxilar após a remoção da porção dorsal da bochecha e do lábio superior: aspecto lateral esquerdo. A porção superior da bochecha e o lábio superior foram parcialmente removidos rostralmente até o pré-molar I, de forma que as ramificações do componente maxilar do nervo trigêmeo (V) do lábio superior permanecem à mostra. A mucosa bucal que reveste o vestíbulo oral foi seccionada em sua linha de reflexão da superfície interna do lábio e da bochecha na superfície da maxila. A porção remanescente do arco zigomático foi removida abaixo da órbita e a periórbita foi removida juntamente com o plexo oftálmico.

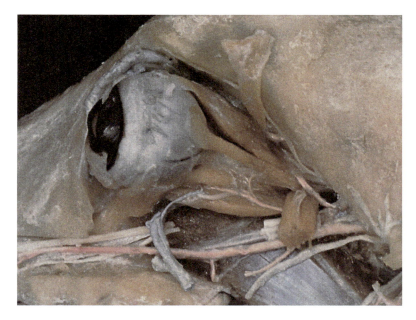
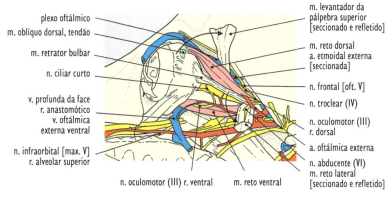

Fig. 2.52 Conteúdos orbitais e gânglio pterigopalatino: aspecto lateral esquerdo. O músculo levantador da pálpebra superior e o músculo reto lateral foram seccionados e refletidos para longe do globo ocular. Uma porção do nervo maxilar foi removida da fossa pterigopalatina, expondo o gânglio pterigopalatino e suas conexões com os ramos pterigopalatino e palatino maior do nervo maxilar (trigêmeo V).

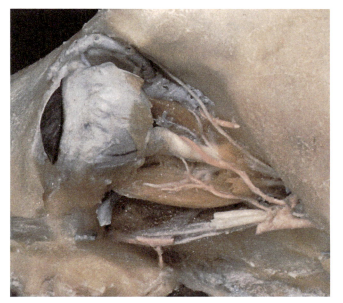
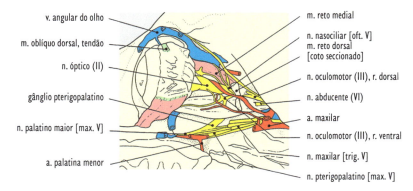

Fig. 2.53 Conteúdos orbitais – artéria oftálmica externa e nervo oculomotor: aspecto lateral esquerdo. Os músculos reto dorsal, o levantador da pálpebra superior e duas porções do músculo retrator do bulbo foram removidas da órbita. A artéria e o nervo infraorbital, a veia facial profunda e a maior parte do músculo pterigóideo foram removidos da fossa pterigopalatina.

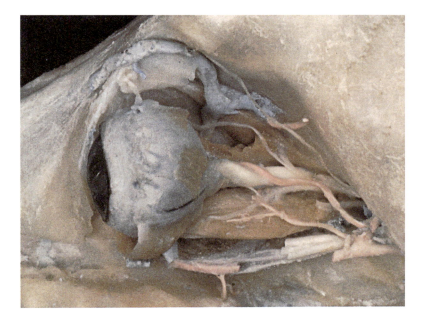
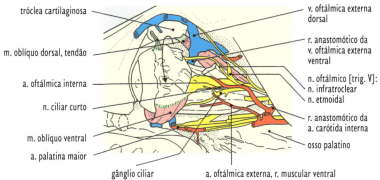

Fig. 2.54 Conteúdos orbitais – Músculos oblíquos, nervos frontal e nasociliar: aspecto lateral esquerdo. A rotação lateral do globo ocular expôs a tróclea cartilaginosa com seu músculo oblíquo dorsal e tendão associados, e permitiu que parte do músculo reto medial fosse removido. A remoção das partes dos músculos reto lateral e dorsal e do músculo retrator do bulbo revela o gânglio ciliar, um curto nervo ciliar e a artéria oftálmica externa que acompanham o nervo óptico (II).

47

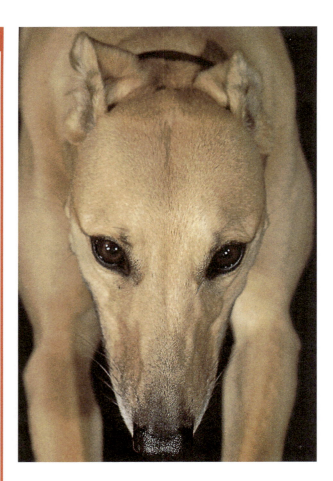
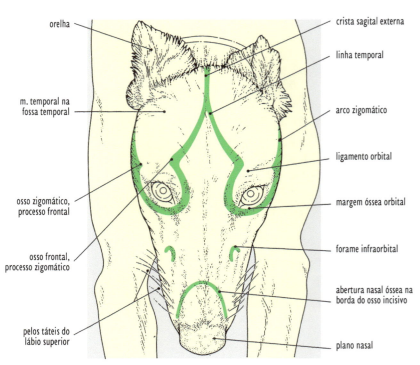

Fig. 2.55 Estruturas superficiais da cabeça: aspecto dorsal. As principais estruturas ósseas prontamente palpáveis e/ou visíveis na superfície da cabeça estão indicadas. Esses "pontos" correspondem àqueles coloridos nos ossos ilustrados a seguir (Fig. 2.56). Compare com os aspectos superficiais lateral (Fig. 2.1) e ventral (Fig. 2.125).

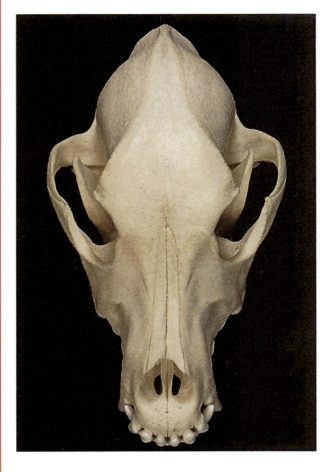
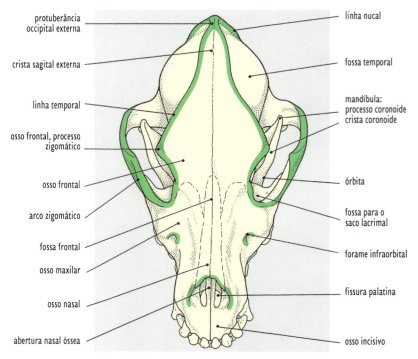

Fig. 2.56 Crânio: aspecto dorsal. As estruturas ósseas palpáveis mostradas no aspecto superficial anterior (Fig. 2.55) estão coloridas nesse crânio. Além dos "pontos" palpáveis, grandes áreas ósseas podem ser palpadas através da musculatura.

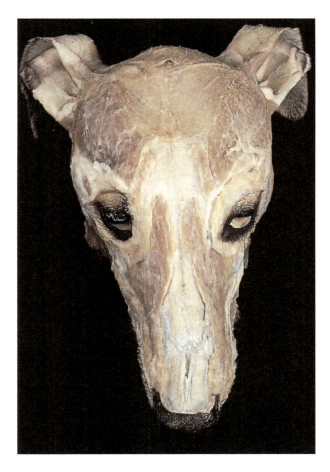
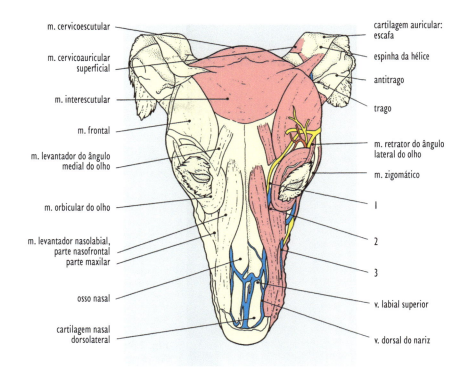

Fig. 2.57 Estruturas superficiais das regiões craniana e facial: aspecto dorsal (1). A pele foi removida da cabeça, deixando-se um estreito anel de pele nos lábios, ao redor das narinas e olhos, assim como na escafa da cartilagem auricular. No dorso e na lateral do focinho, ramificações cutâneas do ramo oftálmico do nervo trigêmeo (V) não foram identificadas. 1) Nervo frontal; 2) Nervo infratroclear; 3) Nervo nasal externo.

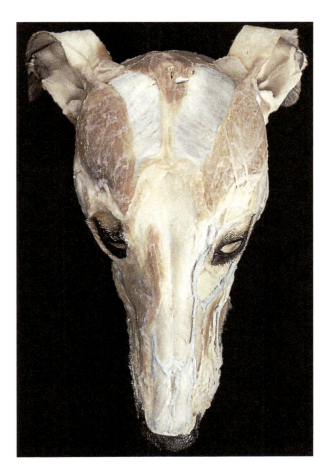
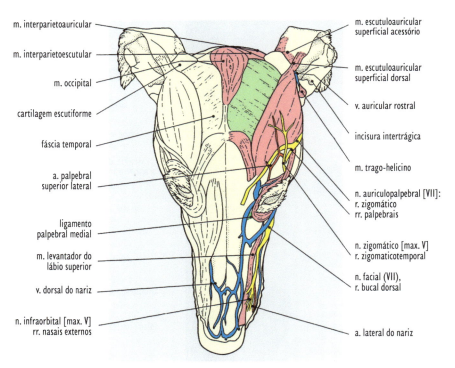

Fig. 2.58 Estruturas superficiais das regiões craniana e facial: aspecto dorsal (2). Os músculos interescutular e levantador nasolabial do lado esquerdo foram removidos e o músculo orbicular do olho foi aparado. Uma remoção da fáscia nasofrontal expôs os ossos do dorso da face. Como os músculos das imediações das camadas superficiais se entrelaçam consideravelmente em suas margens, a demarcação precisa dos músculos faciais individuais é geralmente difícil e de certa forma arbitrária.

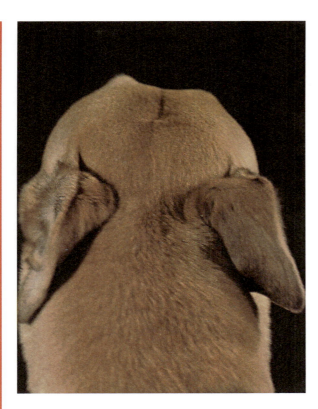
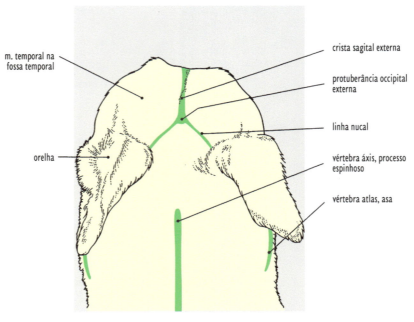

Fig. 2.59 Estruturas superficiais da cabeça e extremidade cranial do pescoço: aspecto dorsal. As principais estruturas ósseas prontamente palpáveis e/ou visíveis na superfície dessa região estão indicadas. Esses "pontos" correspondem àqueles coloridos nos ossos ilustrados na Figura 2.60. A superfície da cabeça é mostrada em um aspecto lateral na Figura 2.1.

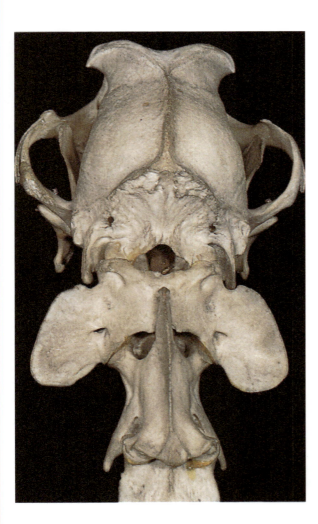
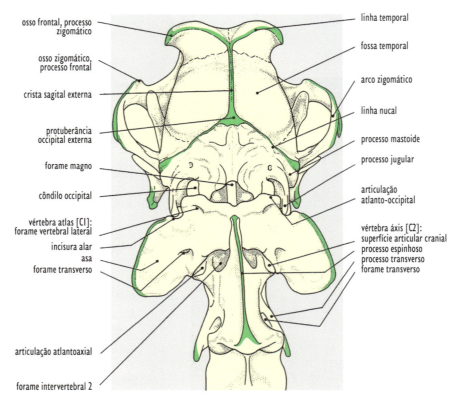

Fig. 2.60 Esqueleto da cabeça e extremidade cranial do pescoço: aspecto dorsal. As estruturas ósseas palpáveis mostradas em aspecto superficial na Figura 2.59 estão coloridas nesta figura.

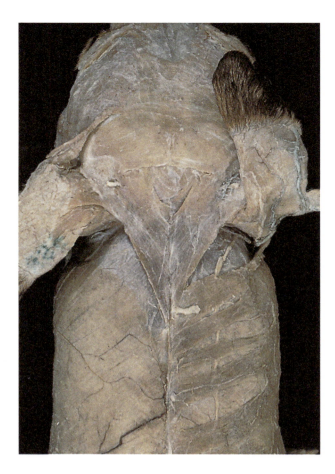
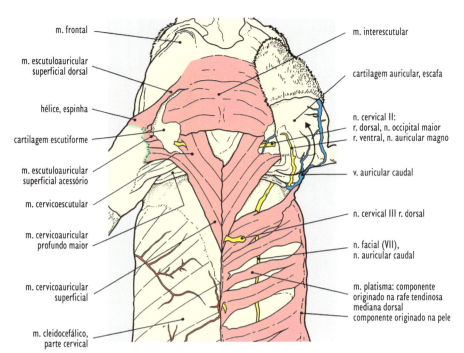

Fig. 2.61 Estruturas superficiais das regiões craniana, auricular e retroauricular (1). Músculos auricular dorsal e platisma: aspecto dorsal. A pele foi removida juntamente com certa remoção da fáscia superficial, de forma a mostrar as estruturas superficiais. No lado direito, a orelha foi refletida rostralmente para mostrar os nervos caudais e vasos sanguíneos da orelha, assim como a continuação do ramo auricular caudal do nervo facial (VII) que supre o músculo platisma (Fig. 3.7).

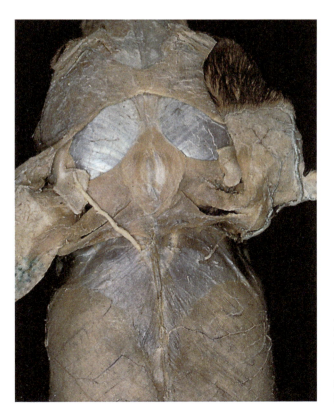
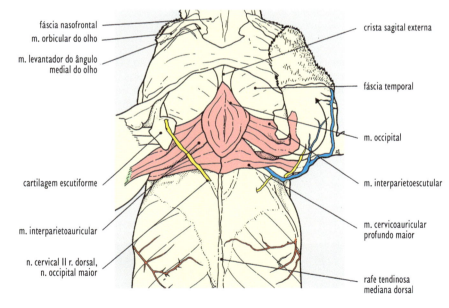

Fig. 2.62 Estruturas superficiais das regiões craniana, auricular e retroauricular (2). Músculos auriculares dorsais profundos e cartilagem escutiforme: aspecto dorsal. Os músculos interescutular, cervicoescutular e cervicoauricular superficial foram removidos, expondo os músculos interparietoescutular e interparietoauricular (levantadores mediais da orelha) e os músculos cervicoauricular profundo maior e menor (rotatores externos longo e curto da orelha).

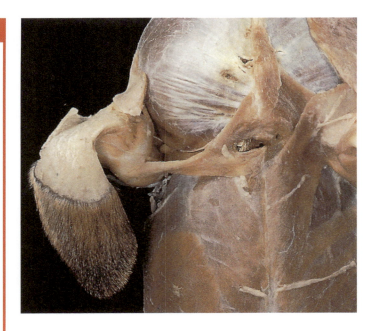
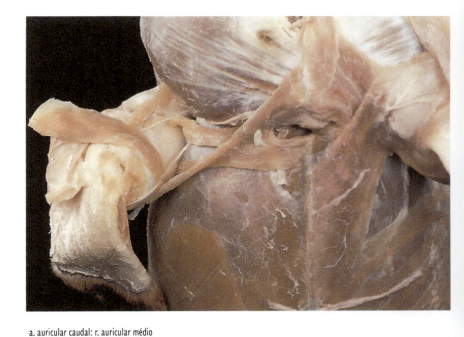
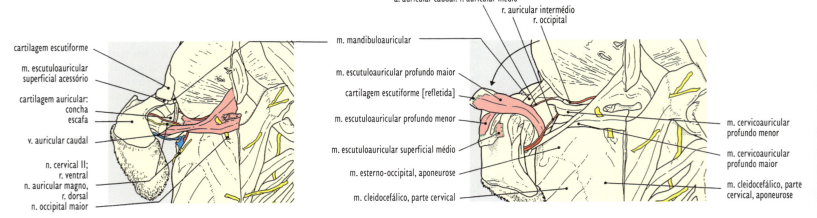

Fig. 2.63 Cartilagens auricular e escutiforme do lado esquerdo (1). Vasos e nervo auriculares caudais: aspecto dorsal. Os músculos interparietoscutular e interparietoauricular do lado esquerdo foram removidos juntamente com o componente escutuloauricular superficial dorsal do músculo frontal. Após a remoção desses componentes, a cartilagem escutiforme foi levemente deslocada ventralmente.

Fig. 2.64 Cartilagens auricular e escutiforme do lado esquerdo (2). Músculos intrínsecos profundos após reflexão escutiforme: aspecto dorsal. A cartilagem escutiforme foi refletida caudolateralmente da superfície da fáscia temporal, expondo o proeminente músculo escutuloauricular profundo maior (rotator da grande concha) em sua face ventral. A dissecção das cartilagens e músculos profundos da orelha envolve a remoção do revestimento de gordura profundo na cartilagem escutiforme e ao redor da base da cartilagem auricular.

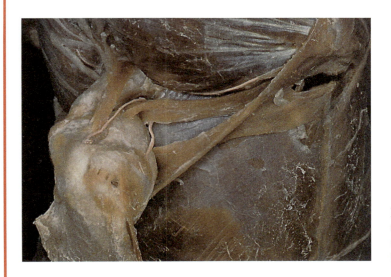
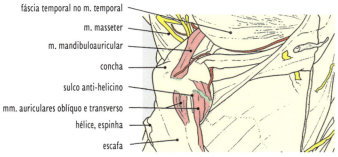

Fig. 2.65 Cartilagem auricular do lado esquerdo – músculo mandibuloauricular após remoção da cartilagem escutiforme: aspecto dorsolateral. O raso sulco anti-helicino localiza-se sob a anti-hélice na superfície côncava da orelha (Figs. 2.32 e 2.33) e marca a distinção entre a concha e a escafa.

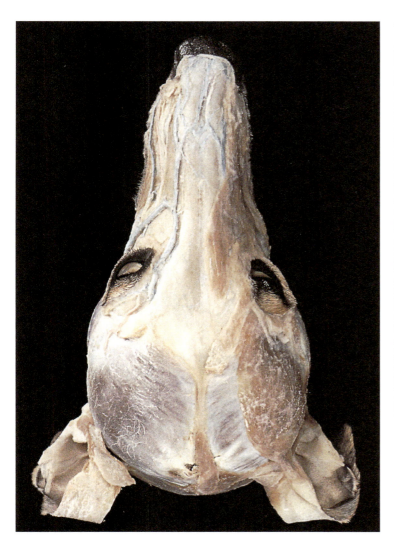

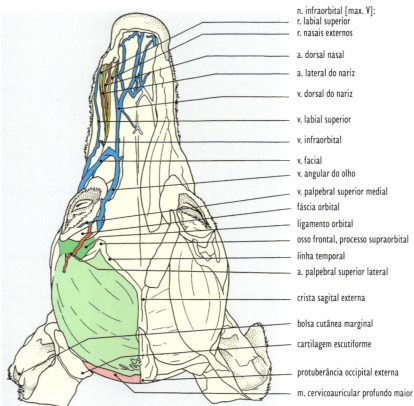

n. infraorbital [max. V]:
r. labial superior
r. nasais externos
a. dorsal nasal
a. lateral do nariz
v. dorsal do nariz
v. labial superior
v. infraorbital
v. facial
v. angular do olho
v. palpebral superior medial
fáscia orbital
ligamento orbital
osso frontal, processo supraorbital
linha temporal
a. palpebral superior lateral
crista sagital externa
bolsa cutânea marginal
cartilagem escutiforme
protuberância occipital externa
m. cervicoauricular profundo maior

Fig. 2.66 Regiões craniana e facial após a remoção dos músculos superficiais: aspecto dorsal. Praticamente todos os músculos superficiais foram removidos da superfície da cabeça juntamente com os ramos terminais do nervo facial (VII). As cartilagens auricular e escutiforme, isoladas do lado esquerdo da cabeça, continuam em posição na fáscia temporal.

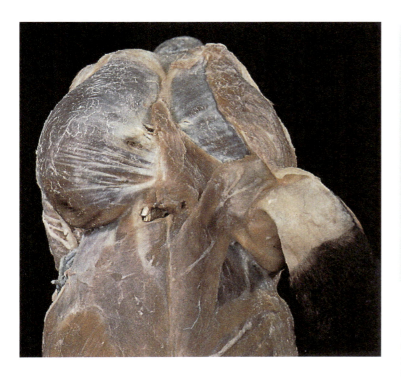

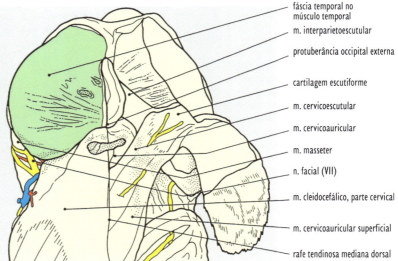

fáscia temporal no músculo temporal
m. interparietoescutular
protuberância occipital externa
cartilagem escutiforme
m. cervicoescutular
m. cervicoauricular
m. masseter
n. facial (VII)
m. cleidocefálico, parte cervical
m. cervicoauricular superficial
rafe tendinosa mediana dorsal

Fig. 2.67 Regiões craniana, auricular e retroauricular – músculo temporal após a remoção das cartilagens auricular e escutiforme: aspecto dorsal. A cartilagem auricular do lado esquerdo foi removida juntamente com os músculos auriculares remanescentes de forma a expor a superfície do músculo temporal coberto com a fáscia temporal.

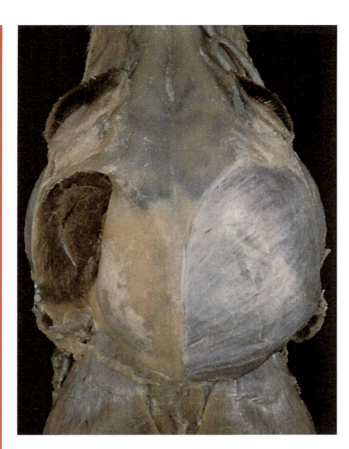

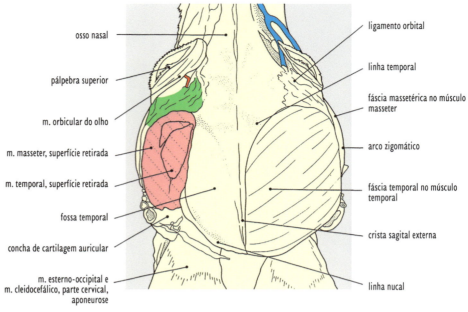

Fig. 2.68 Fossa temporal do lado esquerdo após a remoção do músculo temporal: aspecto dorsal. A fáscia temporal foi removida do lado esquerdo da cabeça e o músculo temporal subjacente foi praticamente removido. A porção terminal do músculo ligada ao processo coronoide ainda está em posição e o processo permanece oculto. Medialmente ao arco zigomático, o músculo masseter se junta em alguma extensão ao temporal.

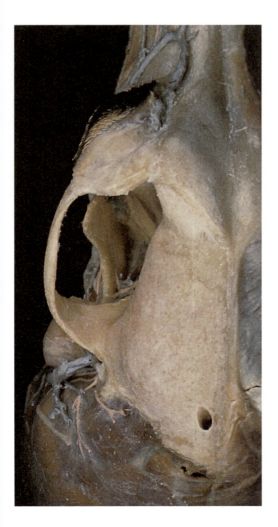

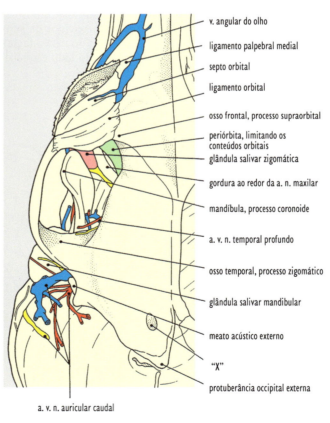

Fig. 2.69 Órbita, fossas pterigopalatina e temporal do lado esquerdo após a remoção dos músculos temporal e masseter: aspecto dorsal. Os músculos temporal e masseter foram removidos, expondo toda a superfície do crânio. Este aspecto demonstra claramente como a remoção do músculo temporal não perturba de forma alguma os conteúdos orbitais, os quais estão confinados dentro da periórbita. Nota: O orifício no crânio no ponto identificado com um "X" no desenho foi realizado para a inserção de um gancho para o suporte do cão embalsamado.

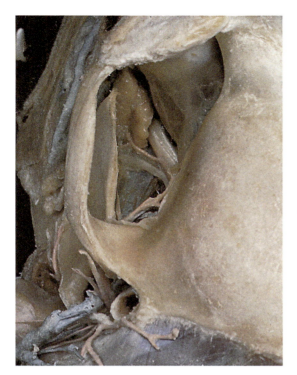
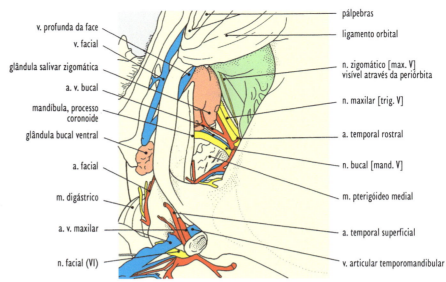

Fig. 2.70 Fossa pterigopalatina do lado esquerdo – glândula zigomática e processo coronoide da mandíbula: aspecto dorsolateral. Este é um aspecto em maior aumento do espécime ilustrado na Figura 2.69, mas visto de um ângulo ligeiramente mais lateral. Uma leve remoção da gordura e fáscia do assoalho da fossa pterigopalatina revelou a glândula zigomática juntamente com a artéria e nervo maxilar na superfície do músculo pterigoideo medial.

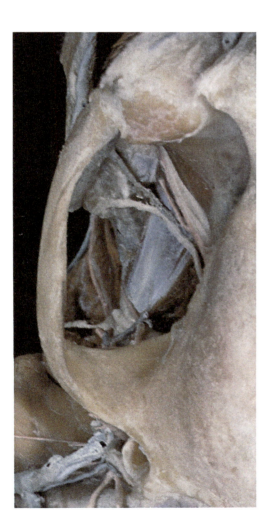
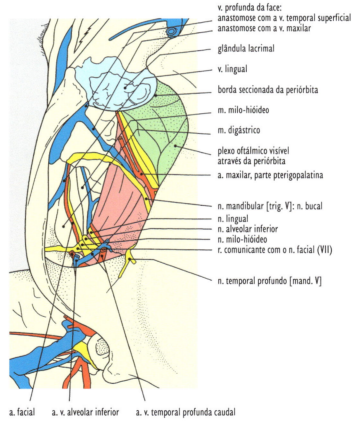

Fig. 2.71 Fossas pterigopalatina e infratemporal do lado esquerdo – componentes maxilar e mandibular do nervo trigêmeo: aspecto dorsal. O ligamento orbital foi removido, abrindo a borda orbital e expondo a glândula lacrimal. A extremidade seccionada da periórbita está exposta onde ela se junta com o ligamento orbital, "fechando" o cone periorbital em sua base. A remoção da mandíbula permitiu a glândula zigomática ser removida da fossa pterigopalatina e do assoalho orbital.

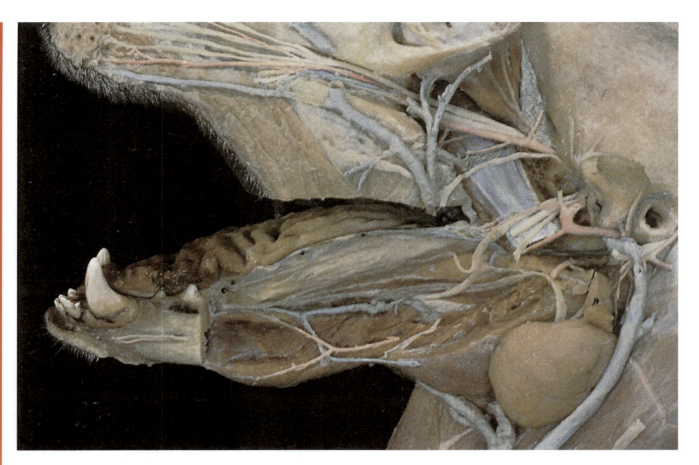
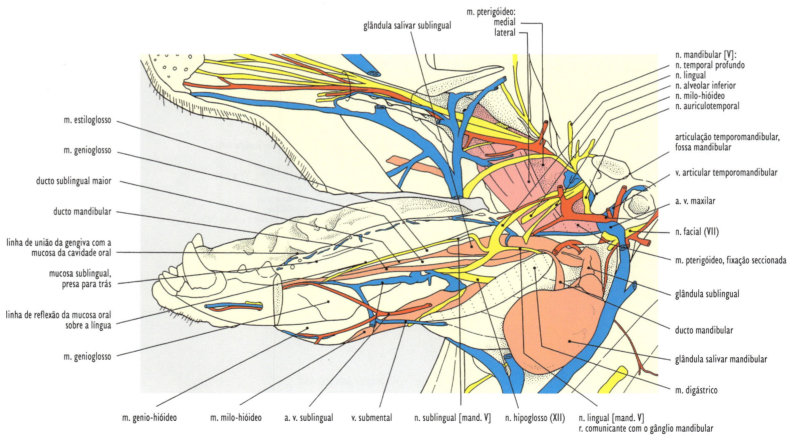

Fig. 2.72 Fossa pterigopalatina e mandíbula – glândulas salivares mandibular e sublingual e seus ductos: aspecto lateral esquerdo. Esta dissecção profunda envolveu a remoção dos músculos temporal e masseter, o arco zigomático e a mandíbula. Na fossa pterigopalatina e órbita, tanto a glândula zigomática quanto a periórbita foram removidas e os músculos pterigoideos foram aparados ainda mais. Na mandíbula, o nervo milo-hióideo e a artéria facial foram removidos e os anexos mandibulares dos músculos digástrico e milo-hióideo seccionados foram adicionalmente aparados. A glândula salivar sublingual foi deslocada e presa fora do caminho, de forma a expor o ducto mandibular.

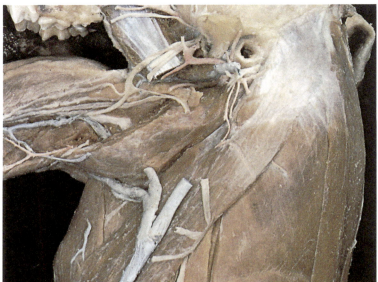

Fig. 2.73 Regiões faríngea e laríngea (1). Músculo digástrico após a remoção da glândula salivar mandibular: aspecto lateral esquerdo. A porção inicial da glândula sublingual e toda a glândula salivar mandibular foram removidas, juntamente com a porção da veia maxilar adjacente à glândula mandibular. Como este espécime foi embalsamado com sua boca aberta e sua cabeça flexionada sobre o pescoço, os músculos digástrico e esterno-occipital estão próximos e ocultam as estruturas da região faríngea que estariam mais visíveis se a boca estivesse fechada (Figs. 3.17-3.21). Esta região na transição entre pescoço e cabeça é abordada no Capítulo 3.

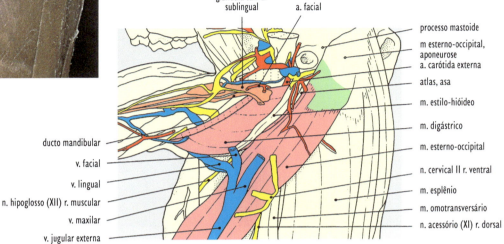

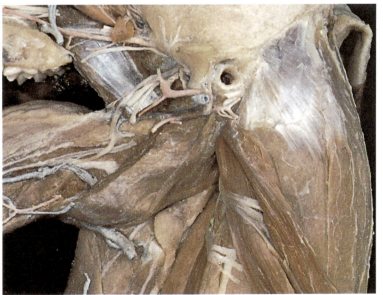

Fig. 2.74 Regiões faríngea e laríngea (2). Linfonodo retrofaríngeo medial após a reflexão dos músculos mastoideos: aspecto lateral esquerdo. A veia jugular externa e o componente esterno-occipital do músculo esternocefálico foram removidos; os músculos esternomastoide e cleidomastoide foram seccionados e refletidos. O linfonodo retrofaríngeo medial está exposto em uma certa extensão, apesar de estar exposto em maior detalhe nas Figuras 3.14-3.20 e seccionado nas Figuras 3.35 e 3.36.

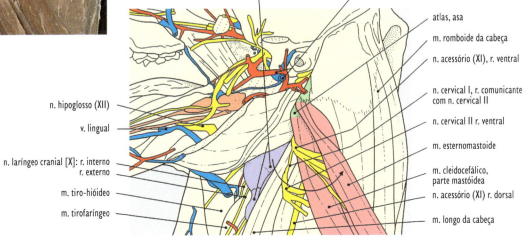

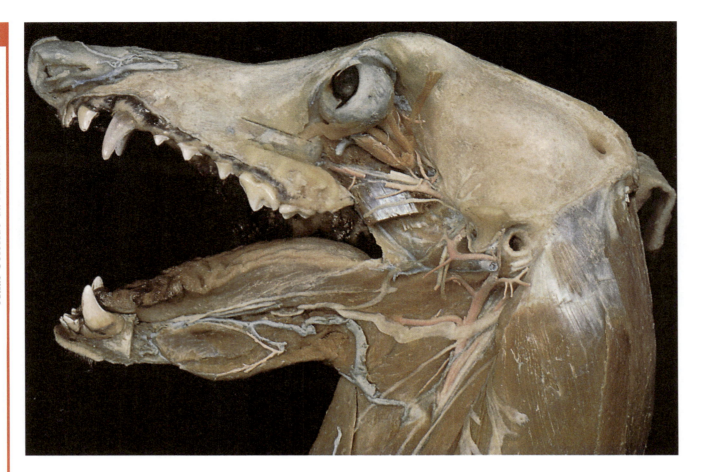
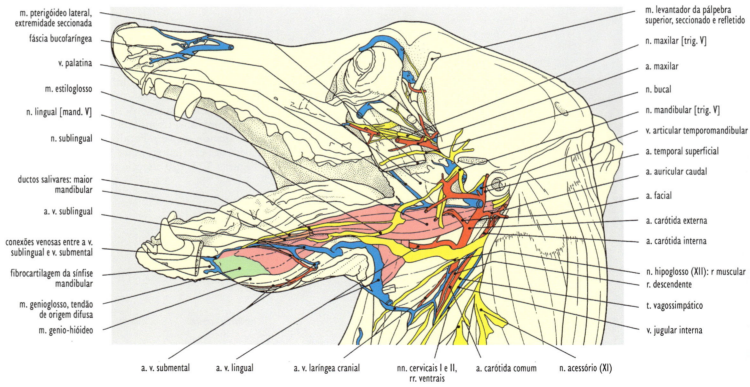

Fig. 2.75 Faringe e língua (1). Nervo hipoglosso, artéria carótida externa e músculo estiloglosso: aspecto lateral esquerdo. A região faríngea e a raiz da língua foram expostas através da remoção dos músculos digástrico, estilo-hióideo, esternomastoide e cleidomastoide, da glândula salivar sublingual e do linfonodo retrofaríngeo medial. Uma alça extremamente delicada do nervo hipoglosso é visível na superfície da artéria carótida comum, apesar de um ramo muscular do nervo hipoglosso ir até o músculo esterno-hióideo, passando por trás da veia laríngea cranial, sendo uma estrutura consideravelmente mais substancial.

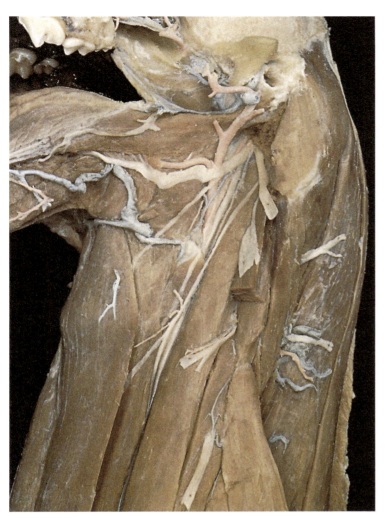

Fig. 2.76 Faringe e língua (2). Nervo hipoglosso, nervo acessório e ramos ventrais do nervo cervical 1: aspecto ventrolateral esquerdo. Esta figura mostra essencialmente o mesmo estágio da dissecção faríngea da Figura 2.75, mas de um ângulo levemente diferente. Na região nasofaríngea a parte proximal do ramo mandibular dos nervos trigêmeos (V) e os músculos pterigoideos foram removidos. A porção mais distal do nervo, o componente lingual, permanece no músculo estiloglosso, mas está deslocado dorsalmente para demonstrar sua inserção na língua, ventralmente ao músculo. A remoção dos músculos pterigoideos expôs os ossos palatino e pterigoide onde eles formam os limites mediais da fossa pterigopalatina e a parede lateral da nasofaringe (mostradas em secção, Fig. 2.143). Dorsalmente no pescoço, os músculos esplênio, romboide e omotransversário foram removidos, exceto por um pequeno segmento do omotransversário ligado à asa do atlas. Para obter detalhes sobre esta parte do pescoço, consulte os Capítulos 3 e 9.

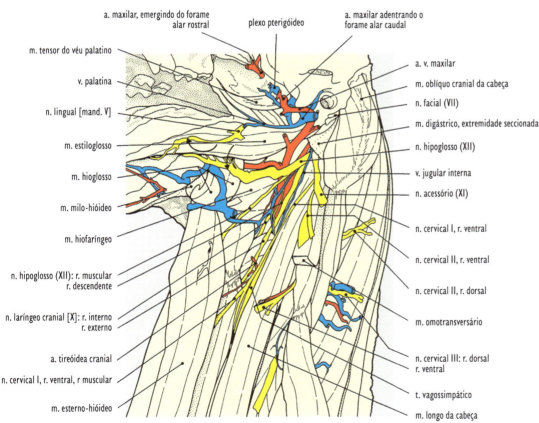

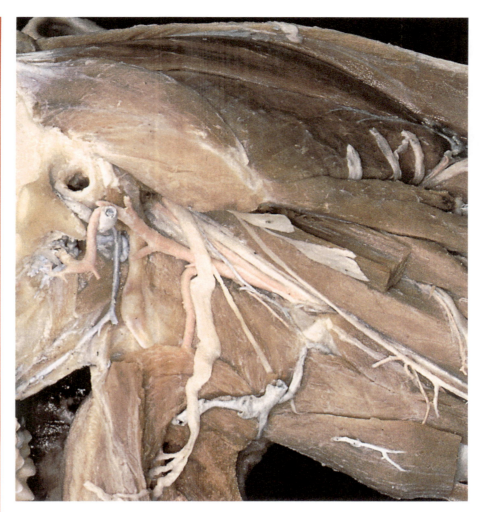

Fig. 2.77 **Faringe e língua (3). Corno cranial do hioide e raiz da língua:** aspecto lateral esquerdo. A porção proximal do músculo estiloglosso foi removida para expor os ossos estilo-hioide e epi-hioide. O deslocamento do nervo hipoglosso (XII) e os remanescentes do nervo lingual demonstra a inserção do músculo hioglosso na língua entre a artéria e a veia lingual. Rostralmente ao corno hioide, a remoção adicional da fáscia faríngea revela os músculos tensor do véu palatino e pterigofaríngeo. Dorsalmente, o músculo esplênio foi removido, mostrando os músculos oblíquos da cabeça e os ramos musculares dos ramos dorsais dos nervos cervicais II e III.

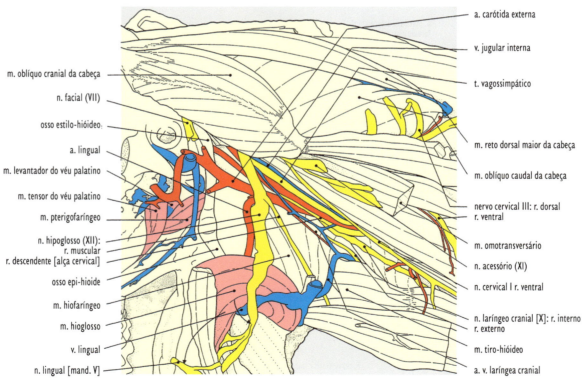

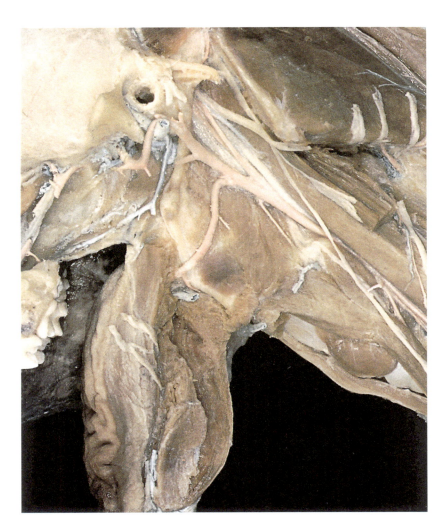

Fig. 2.78 Faringe e língua (4). Aparelho hioide e ramificações da artéria carótida: aspecto lateral esquerdo. O nevo hipoglosso (XII) foi refletido juntamente com os remanescentes do nervo lingual. A veia lingual e o músculo hioglosso também foram removidos, apesar de seus cotos permanecerem em posição. A remoção das veias da região faríngea tornou claros os limites dos músculos faríngeos caudais à artéria lingual. Dorsalmente no pescoço, a remoção dos músculos oblíquo cranial da cabeça e reto lateral da cabeça expôs o nervo acessório (XI), o ramo ventral do nervo cervical 1 e as continuações das artérias carótida interna e occipital.

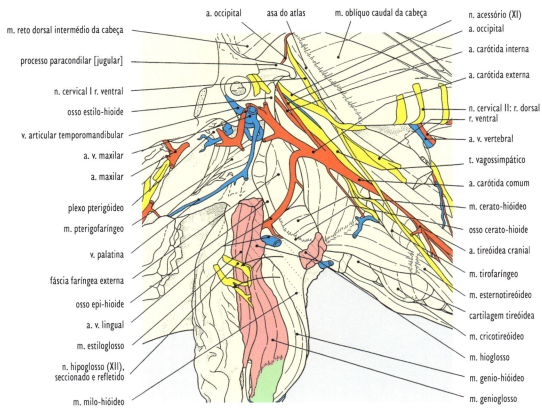

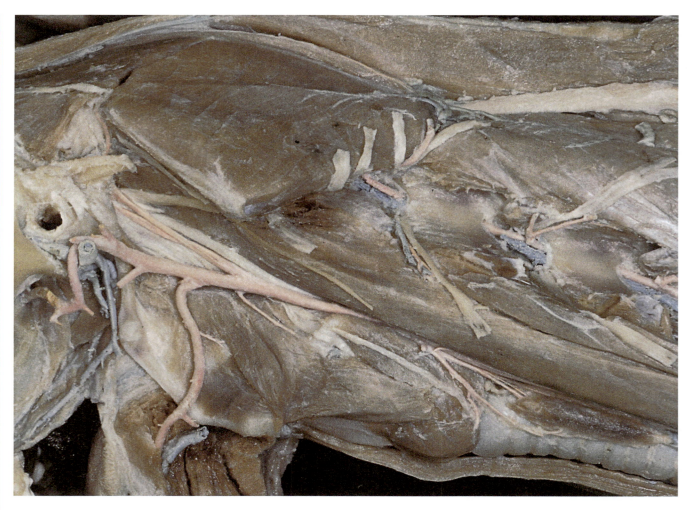

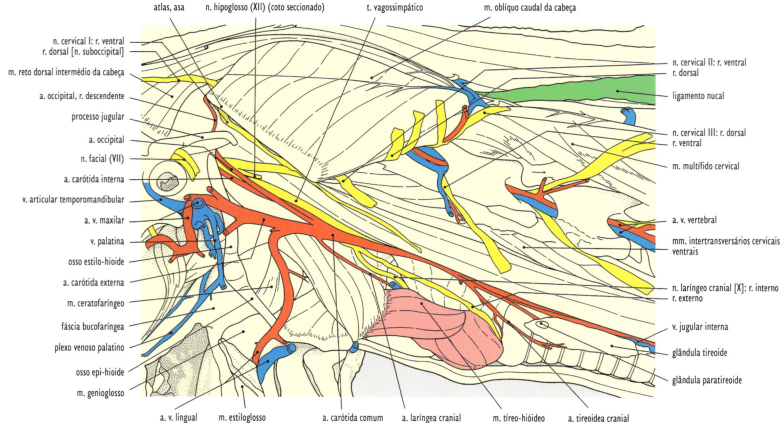

Fig. 2.79 Faringe e laringe (1). Aparelho hioide e músculos extrínsecos da laringe: aspecto lateral esquerdo. Esta figura e as seis na sequência mostram estágios progressivos da exposição da laringe e musculatura do palato e faringe. Sua inervação através dos ramos dos nervos glossofaríngeo (IX) e vago (X) e o sistema simpático é mostrado. A estrutura laríngea também é mostrada de um aspecto ventral nas Figuras 2.131 e 2.135, e em secções transversais no Capítulo 3. A remoção dos músculos esterno-hióideo e esterno-tireóideo iniciam a exposição da laringe. Os remanescentes dos músculos omotransversário, biventre, complexo, longuíssimo e intertransversário foram removidos, expondo as vértebras cervicais III e IV com os vasos vertebrais (Cap. 3).

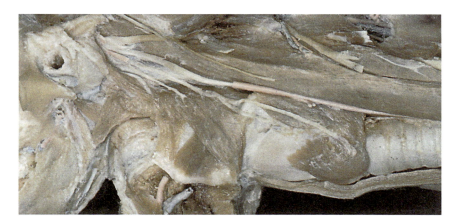

Fig. 2.80 Faringe e laringe (2). Músculos palatino e faríngeo e a inervação da laringe: aspecto lateral esquerdo. Os músculos palatino e faríngeo e o suprimento nervoso faríngeo e laríngeo foram expostos através da remoção: das ramificações terminais da artéria carótida comum; dos remanescentes da veia maxilar e suas tributárias; uma secção do corno hioide; da fáscia faríngea externa e do músculo tiro-hióideo. A remoção da glândula tireoide também expôs o nervo laríngeo caudal (X).

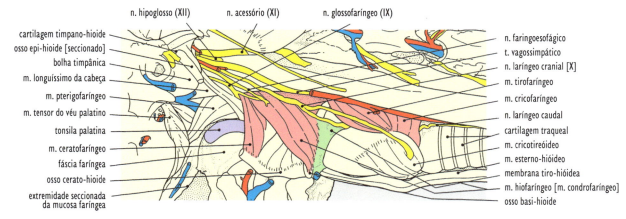

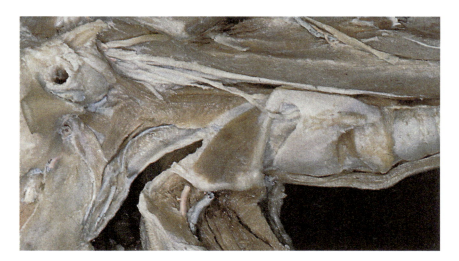

Fig. 2.81 Faringe e laringe (3). Palato mole, nervos e músculos faríngeos e cartilagens laríngeas: aspecto lateral esquerdo. A dissecção adicional envolveu a remoção: dos músculo ceratofaríngeo, hiofaríngeo, tireofaríngeo, cricofaríngeo e cricotireóideo; das fáscia e tonsilas palatinas, e de parte da mucosa orofaríngea caudalmente ao arco palatoglosso. A total extensão dos músculos palatofaríngeo e estilofaríngeo está exposta na parede nasofaríngea (Figs. 2.91 e 2.92 do aspecto medial).

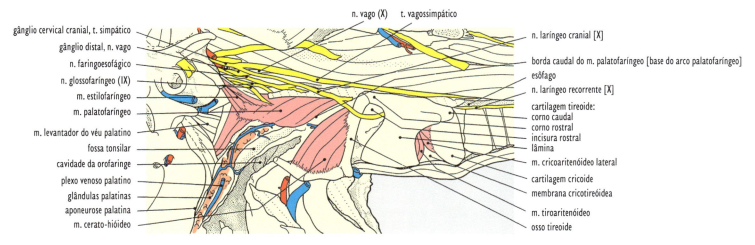

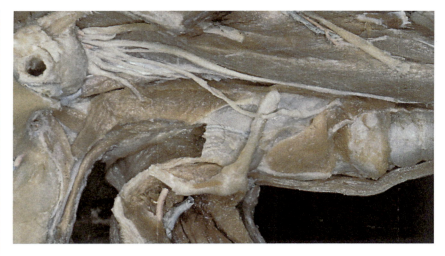

Fig. 2.82 Faringe e laringe (4). Músculos intrínsecos da laringe, ventrículo da laringe e inervação da laringe: aspecto lateral esquerdo. O tecido glandular e venoso do palato mole foi removido de forma a expor o músculo palatino, longitudinal. A lâmina tireoide foi removida, expondo os músculos intrínsecos da laringe e o ventrículo da laringe com formato sacular. Na base da língua, a remoção do músculo cerato-hióideo expôs os músculos genio-hióideo, milo-hióideo e músculos da língua convergindo os ossos basi-hioide e cerato-hioide.

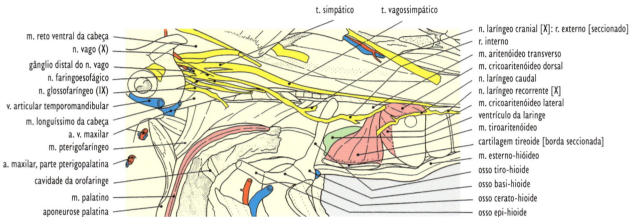

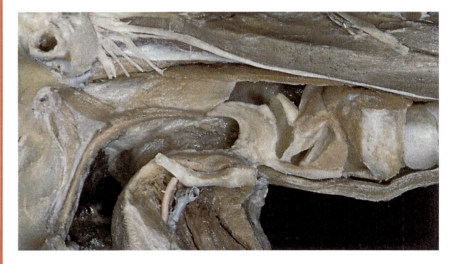

Fig. 2.83 Faringe e laringe (5). Músculos intrínsecos da laringe e interior da laringe: aspecto lateral esquerdo. Esta figura completa a dissecção de um aspecto lateral com a remoção na laringe do osso tiro-hioide, do músculo tiroaritenoide e do ventrículo da laringe. A remoção da mucosa faríngea também revelou a epiglote, seu ápice relacionado à borda caudal do palato mole, marcado pelo término do músculo palatofaríngeo no arco palatofaríngeo.

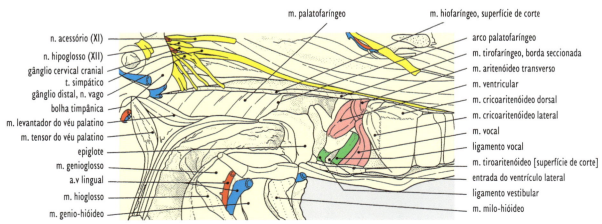

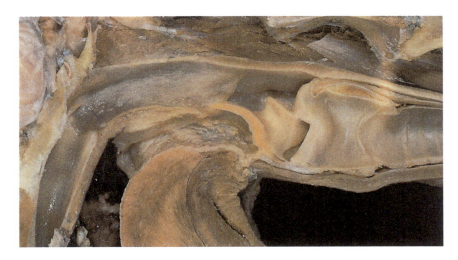

Fig. 2.84 Faringe, laringe e raiz da lingua em secção mediana: aspecto medial da metade direita. A faringe, a laringe e a raiz da língua foram seccionadas no plano mediano fornecendo uma visão medial da metade direita da faringe e laringe. A extensão aproximada do ventrículo lateral está indicada no esquema por uma linha tracejada.

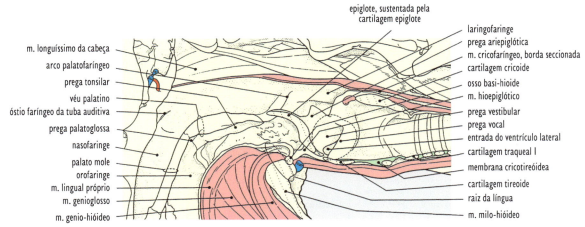

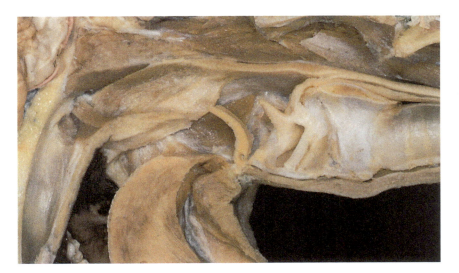

Fig. 2.85 Músculos faríngeos e laríngeos da metade direita: aspecto medial. Na retirada do revestimento mucoso da parede da faringe e laringe a epiglote ficou livre de suas conexões fibrosas com a cartilagem tireoide e osso basi-hioide e foi presa para trás em sua posição aproximada. A estrutura da laringe está mostrada na Figura 2.134 e no Capítulo 3.

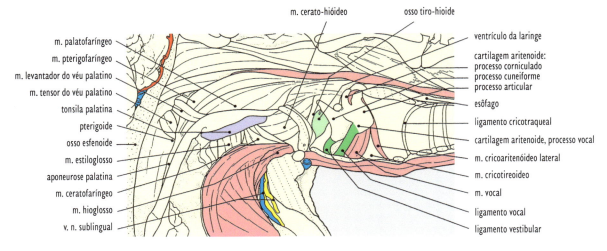

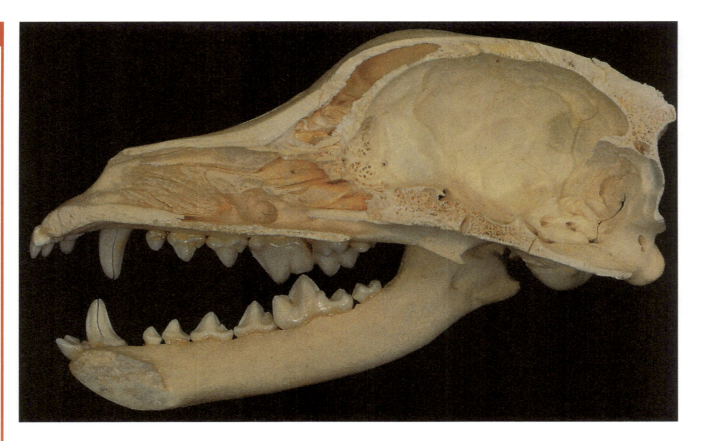

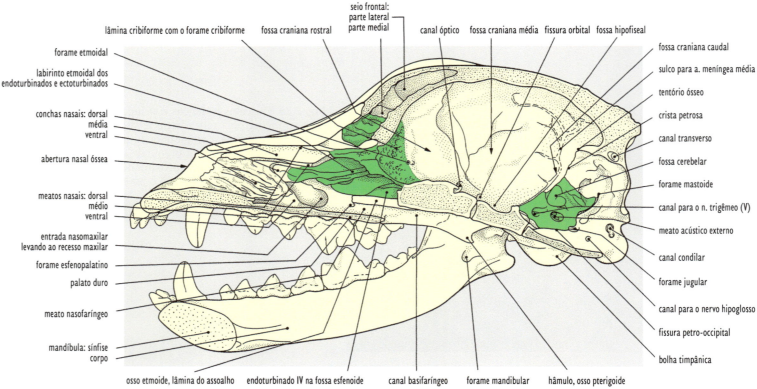

Fig. 2.86 Crânio em secção mediana: aspecto medial da metade direita. Esta figura está incluída para fornecer uma base para a interpretação de muitas das próximas 30 figuras. Após a secção, os processos septais dos ossos frontal e nasal foram removidos, abrindo o seio frontal do lado direito. Seu compartimento medial contém as extensões dos turbinados do labirinto etmoidal (Fig. 2.105). O septo internasal também foi removido, abrindo a fossa nasal direita. Para esclarecimento, o osso etmoide e o complexo osso temporal petroso (pirâmide) estão coloridos no esquema (Figs. 2.115 e 2.116).

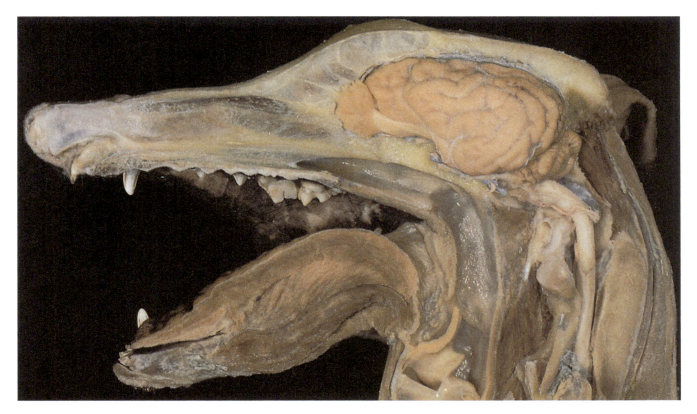

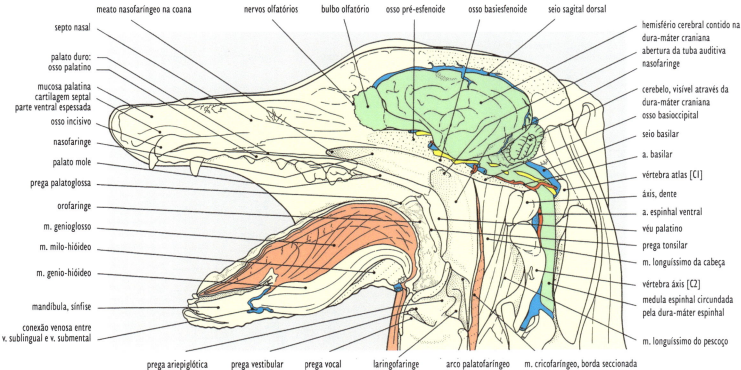

Fig. 2.87 Cavidade nasal, língua, faringe e laringe em secção mediana: aspecto medial da metade direita. A secção mediana da região nasal expôs o septo nasal (mostrado em mais detalhe na Figura 2.103) A língua na secção mediana inicia uma sequência continuada nas Figuras 2.89-2.94. A faringe e laringe na secção mediana continuam nas Figuras. 2.91-2.94. O cérebro foi mantido intacto dentro de suas meninges quando os ossos cranianos foram removidos "por fragmentos" e é mostrado em mais detalhe nas Figuras 2.109-2.115 e Figuras 2.118-2.121. O atlas foi seccionado medianamente, porém o áxis apenas teve a parede lateral de seu arco removida.

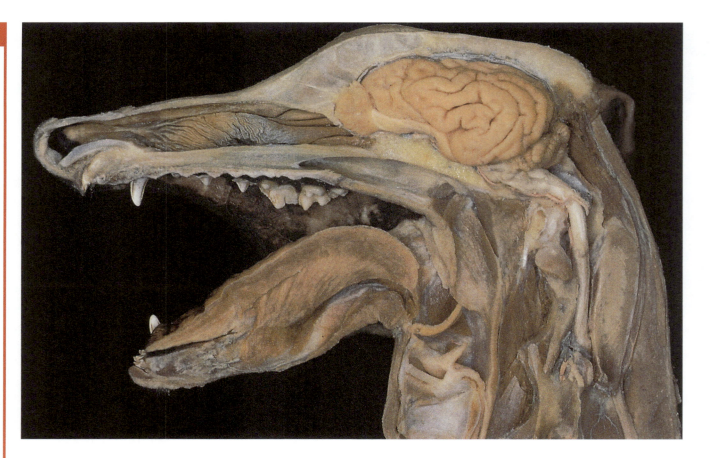

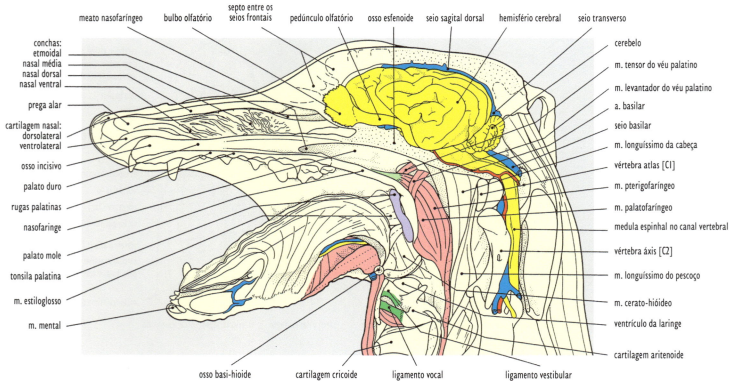

Fig. 2.88 Cavidade nasal, língua, faringe e laringe do lado direito: aspecto medial. A remoção do septo nasal abrindo a fossa nasal inicia a dissecção do lado direito do nariz (aumentado na Figura 2.104). Na língua, a remoção do músculo genio-hióideo inicia a exposição dos vasos e nervos, continuada nas dissecções mostradas nas Figuras 2.89 e 2.90.

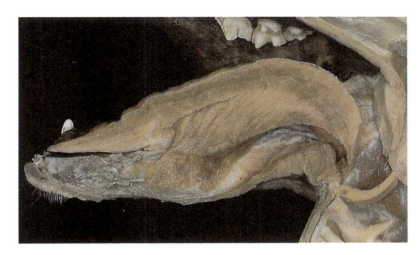

Fig. 2.89. Língua (1). Músculos do lado direito: aspecto medial. Este é um aspecto em maior aumento da língua mostrada na Figura 2.88. O músculo genio-hióideo foi removido e o músculo genioglosso com sua distribuição "semelhante a um leque" está exposto. A remoção da mucosa orofaríngea caudal à prega palatoglossa expôs o músculo estiloglosso. A estrutura da língua é mostrada de seu aspecto ventral nas Figuras 2.129 e 2.130, e sua estrutura interna nas secções das Figuras 2.139-2.145.

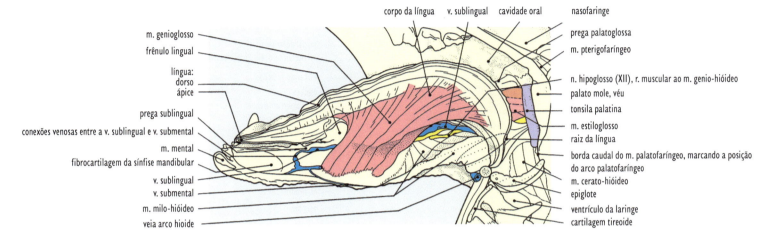

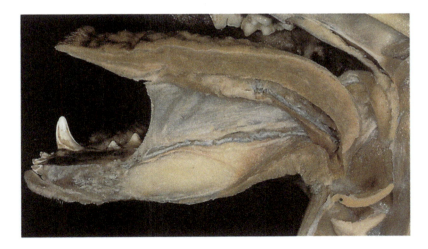

Fig. 2.90 Língua (2). Suprimento sanguíneo e nervoso para o lado direito: aspecto medial. A remoção do músculo genioglosso permitiu a elevação da língua, estendendo a mucosa sublingual e expondo os ductos salivares, como também vasos e nervos sublinguais (secções, Figs 2.139-2.142). A elevação da língua rotacionou sua raiz caudalmente deslocando a cartilagem epiglótica – da mesma forma como ocorreria na deglutição normal.

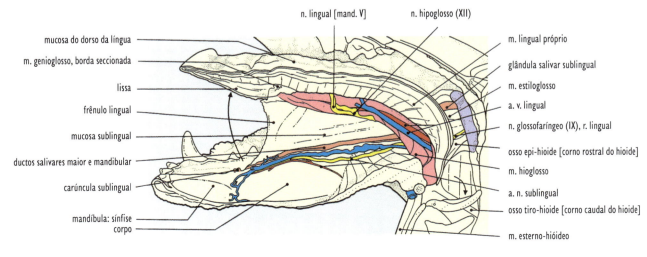

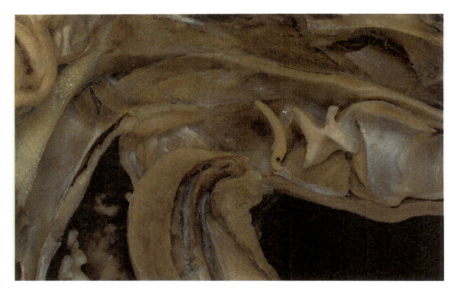

Fig. 2.91 Faringe e laringe (1). Músculos faríngeos e tonsila palatina do lado direito e raiz da língua: aspecto medial. Esta figura continua o estágio atingido na Figura 2.85. A remoção dos músculos genioglosso e genio-hióideo expôs os nervos e vasos sanguíneos mostrados em maior detalhe na Figura 2.90. Os ligamentos vocal e vestibular e o músculo vocal foram removidos, expondo a cartilagem aritenoide (Figs. 2.78-2.81 no aspecto lateral).

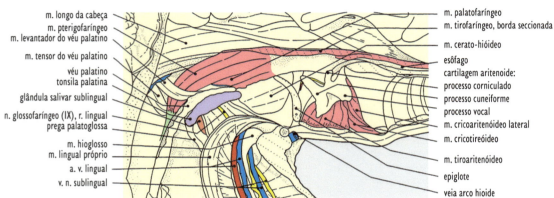

m. longo da cabeça
m. pterigofaríngeo
m. levantador do véu palatino
m. tensor do véu palatino
véu palatino
tonsila palatina
glândula salivar sublingual
n. glossofaríngeo (IX), r. lingual
prega palatoglossa
m. hioglosso
m. lingual próprio
a. v. lingual
v. n. sublingual

m. palatofaríngeo
m. tirofaríngeo, borda seccionada
m. cerato-hióideo
esôfago
cartilagem aritenoide:
processo corniculado
processo cuneiforme
processo vocal
m. cricoaritenóideo lateral
m. cricotireóideo
m. tiroaritenóideo
epiglote
veia arco hioide

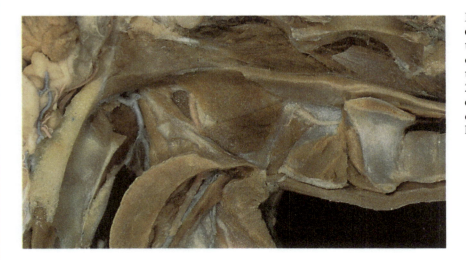

Fig. 2.92 Faringe e laringe (2). Músculos faríngeos e hióideos do lado direito e raiz da língua: aspecto medial. A remoção da tonsila palatina, véu palatino e músculos palatinos quebrou a divisão entre oro- e nasofaringe (a estrutura do palato mole também é mostrada no aspecto ventral nas Figuras 2.135 e 2.136 e em secção nas Figuras 2.143-2.145). A remoção das cartilagens epiglote e aritenoide e as extremidades superiores das primeiras duas cartilagens traqueais expôs os nervos laríngeos cranial e caudal.

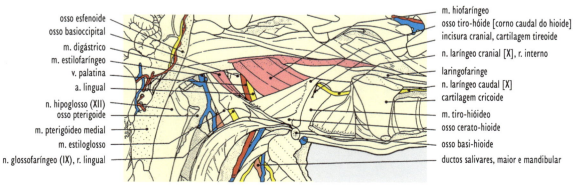

osso esfenoide
osso basioccipital
m. digástrico
m. estilofaríngeo
v. palatina
a. lingual
n. hipoglosso (XII)
osso pterigoide
m. pterigóideo medial
m. estiloglosso
n. glossofaríngeo (IX), r. lingual

m. hiofaríngeo
osso tiro-hóide [corno caudal do hioide]
incisura cranial, cartilagem tireoide
n. laríngeo cranial [X], r. interno
laringofaringe
n. laríngeo caudal [X]
cartilagem cricoide
m. tiro-hióideo
osso cerato-hioide
osso basi-hioide
ductos salivares, maior e mandibular

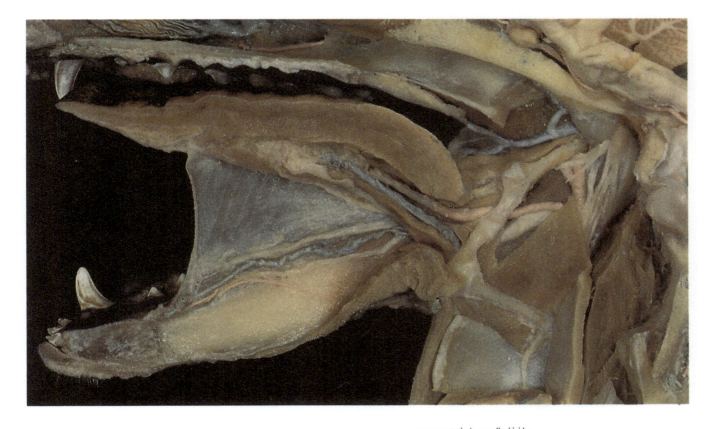

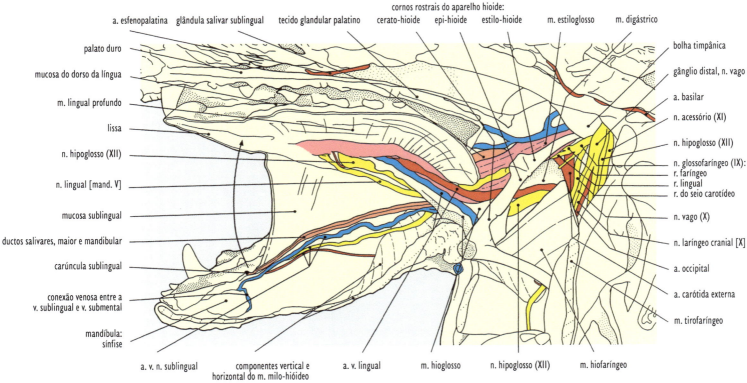

Fig. 2.93 Aparelho hioide, vasos sanguíneos e nervos presentes no lado direito da faringe: aspecto medial (1). A remoção dos músculos cerato-hioideo, estilofaringeo e longo da cabeça expôs os nervos e vasos sanguíneos que revestem a faringe, assim como os dois cornos hioides (Figs. 2.132 e 2.133). A ligação dos músculos intrínsecos da língua ao hioide também foi seccionada e uma parte removida, permitindo a artéria e veia lingual e o ramo lingual do nervo glossofaríngeo ser acompanhados até a língua.

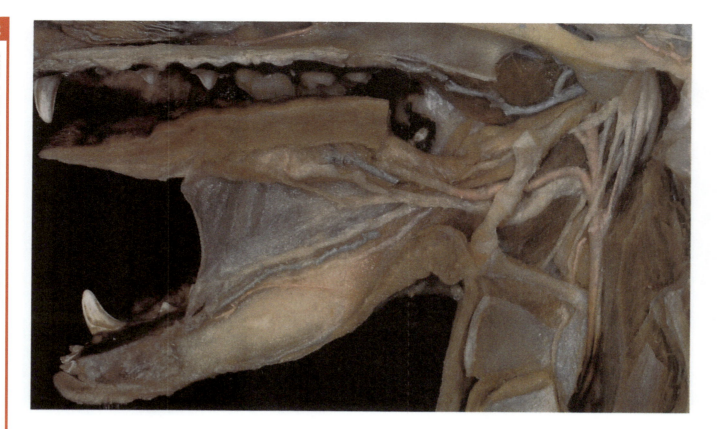

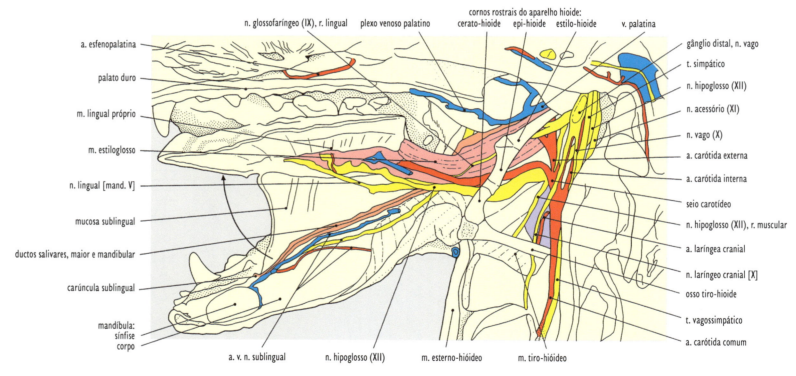

Fig. 2.94 Aparelho hioide, vasos sanguíneos e nervos presentes no lado direito da faringe: aspecto medial (2). A remoção do músculo hiofaríngeo completa a exposição dos nervos e artérias que revestem a faringe. O músculo hioglosso foi removido, juntamente com uma grande secção do músculo intrínseco da língua, expondo o músculo estiloglosso. As porções lingual e proximal da veia sublingual foram removidas de forma a expor a passagem do nervo hipoglosso (XII) até a língua. Os remanescentes dos músculos palatinos e tecido glandular palatino foram removidos e uma parte da mucosa bucal caudal ao 3º dente molar inferior foi removida.

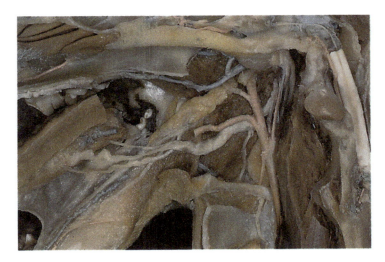

Fig. 2.95 Nervo mandibular, glândula salivar sublingual e músculo milo-hióideo do lado direito: aspecto medial. A glândula salivar sublingual e o ducto mandibular foram expostos após remoção do corno hioide cranial e o músculo estiloglosso. A remoção dos nervos vago [X] e glossofaríngeo (IX) e o tronco simpático revelou as artérias occipital (parcialmente preenchida com látex colorido) e a carótida interna.

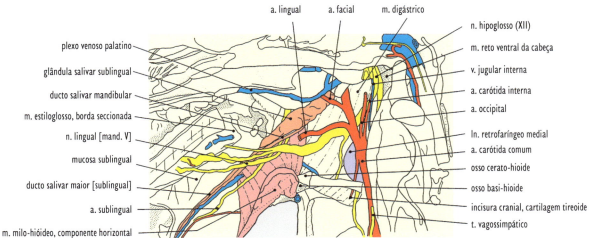

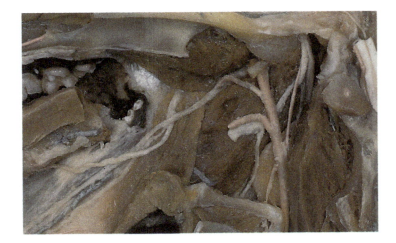

Fig. 2.96 Músculos pterigóideo e digástrico do lado direito: aspecto medial. A remoção da glândula salivar sublingual, uma parte do nervo hipoglosso (XII) e das veias que drenam o plexo palatino revelou os músculos pterigóideo medial, digástrico e milo-hióideo. A remoção dos nervos glossofaríngeo (IX) e vago (X) expôs as porções proximais dos nervos hipoglosso (XII) e acessório (XI) (mostrados em aspecto lateral nas Figuras 2.75-2.77).

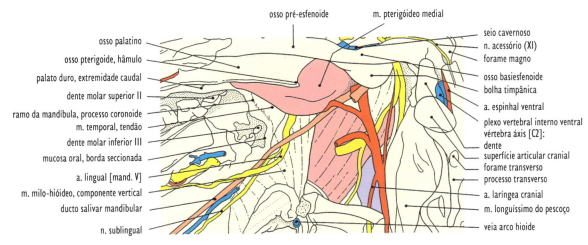

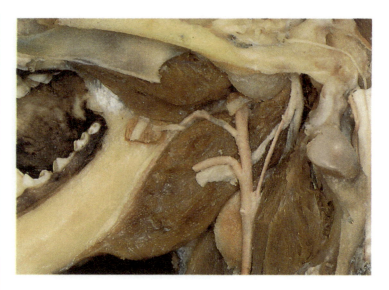

Fig. 2.97 Artéria carótida externa, linfonodo retrofaríngeo medial e músculo digástrico do lado direito: aspecto medial. As porções remanescentes da língua foram removidas, assim como o músculo milo-hióideo, o nervo lingual e o ducto salivar mandibular. A mandíbula foi exposta com o músculo digástrico ligado a sua borda ventral. O nervo milo-hióideo e o ramo sublingual da artéria facial correm juntos na região desta junção (Figura 2.40 no aspecto lateral e Figura 2.143 em secção).

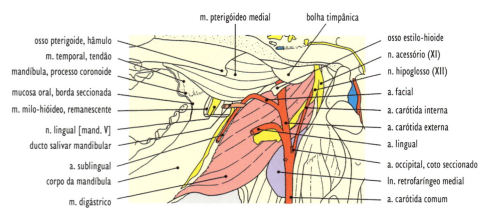

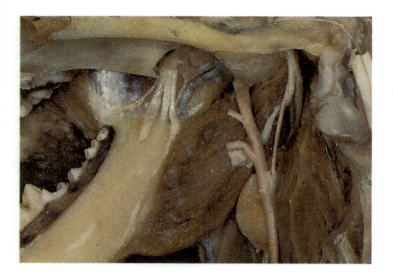

Fig. 2.98 Nervo e vasos alveolares inferiores adentrando o forame mandibular da metade direita da mandíbula: aspecto medial. A remoção "por partes" do músculo pterigóideo expôs o nervo mandibular (trigêmeo V) e seus três principais ramos que cruzam as superfícies dorsal e lateral do músculo (Figs. 2.46 e 2.47). Uma parte da mucosa oral foi removida, expondo o músculo masseter rostralmente à junção coronoide do músculo temporal.

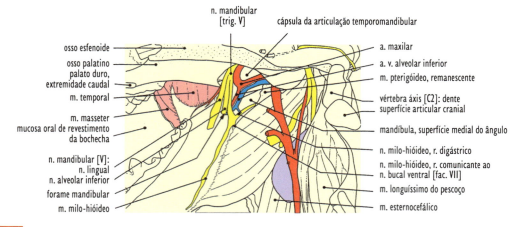

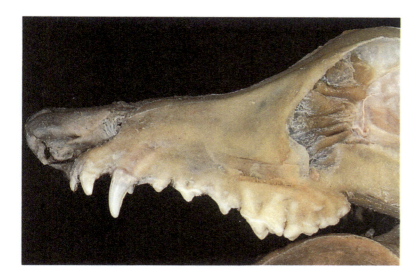

Fig. 2.99 Cavidade nasal (1). Labirinto etmoidal, fundo do nariz e seio frontal: aspecto lateral esquerdo. Para iniciar esta sequência de dissecções da cavidade nasal, o fundo do nariz e os seios frontais do lado esquerdo foram abertos pela remoção da parede orbital medial na fossa pterigopalatina até o forame esfenopalatino. A distinção entre as mucosas olfatória e a condicionadora de ar é indicada pela extensa vascularização da última, a qual foi preenchida com látex azul.

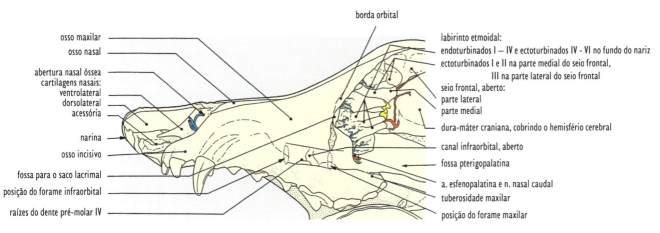

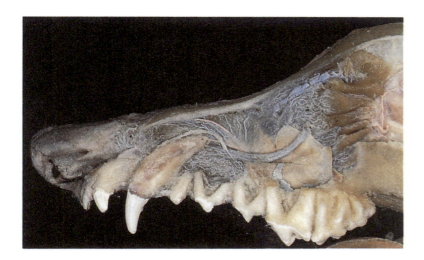

Fig. 2.100 Cavidade nasal (2). Canal lacrimal e interior da cavidade nasal: aspecto lateral esquerdo. A parede nasal lateral foi removida exceto por parte da lamina interna do osso maxilar, onde ele carrega o ducto nasolacrimal. O percurso do ducto está indicado pelo látex azul que se infiltrou no revestimento da mucosa do canal lacrimal. As raízes dos dentes estão expostas, apesar de as raízes do pré-molar IV terem sido serradas quando o canal infraorbital foi aberto (Fig. 2.41). A posição do processo unciforme do etmoide nas aberturas nasomaxilares está indicada por uma faixa de mucosa impregnada por látex, visível através da maxila, onde ele forma a parede medial do canal infraorbital.

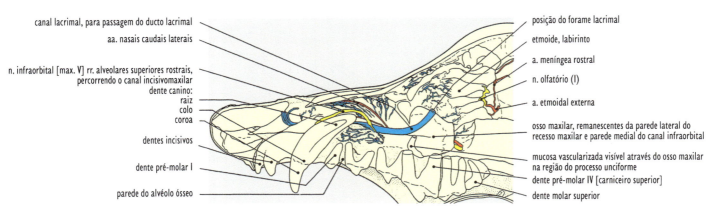

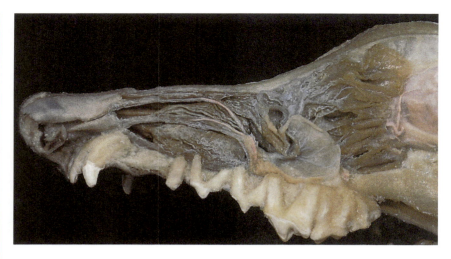

Fig. 2.101 Cavidade nasal (3). Recesso maxilar e vasos sanguíneos das conchas nasais: aspecto lateral esquerdo. A completa remoção do osso maxilar abriu o recesso maxilar, expondo a lamina lateral (orbital) do etmoide, o qual forma sua parede medial. A posição das aberturas nasomaxilares no recesso é marcada pelo processo unciforme do etmoide. O vestíbulo nasal está aberto após a maior parte de a cartilagem nasal ventrolateral ter sido removida, expondo a prega alar.

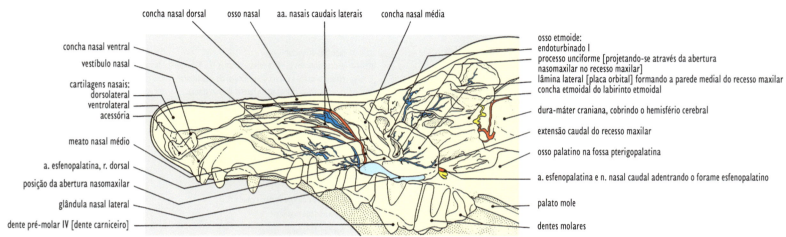

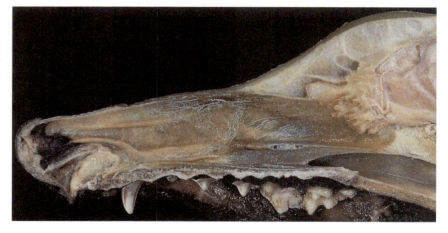

Fig. 2.102 Cavidade nasal (4). Septo nasal e órgão vomeronasal: aspecto lateral esquerdo. A cavidade nasal e palato foram seccionados levemente à esquerda do plano mediano, e as porções à esquerda foram removidas. A mucosa de revestimento do septo nasal está exposta e a perda de pigmentação indica a transição do epitélio superficial para o nasal. Caudalmente ao osso incisivo, a secção passa através da fissura palatina do lado esquerdo (Fig. 2.126).

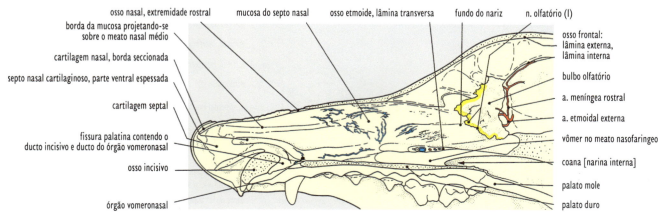

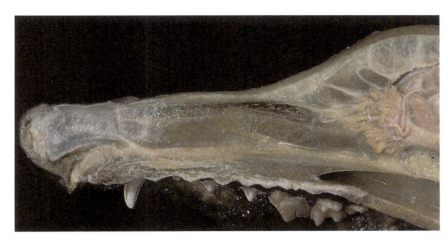

Fig. 2.103 Cavidade nasal (5). Em secção mediana: aspecto medial da metade direita. A metade esquerda da cavidade nasal e palato foram removidas e a cavidade nasal é mostrada em secção mediana. Contudo, o septo nasal e sua mucosa de revestimento permanecem intactos e as várias contribuições para o septo são distinguíveis.

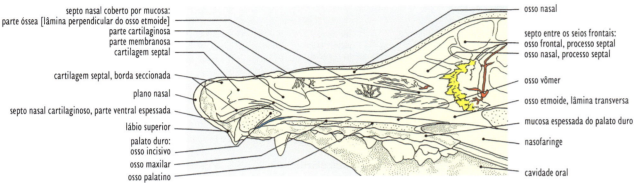

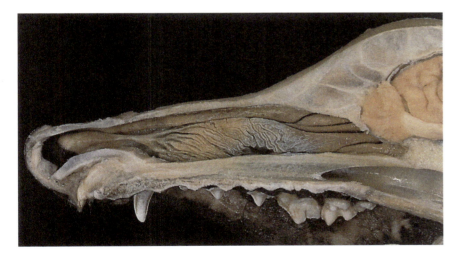

Fig. 2.104 Cavidade nasal (6). Cavidade nasal e conchas nasais do lado direito: aspecto medial. O septo nasal foi removido, exceto pelo vômer, abrindo a cavidade nasal direita e mostrando as conchas nasais. A prega alar contínua à concha ventral é uma estrutura proeminente, ocupando a maior parte do vestíbulo nasal (Fig. 2.138).

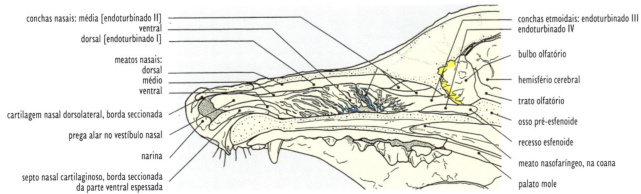

A Cabeça

77

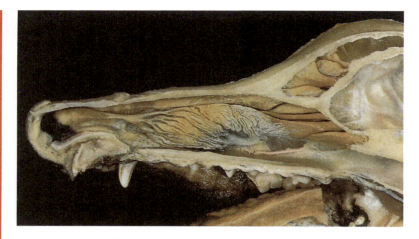

Fig. 2.105 Cavidade nasal (7). Conchas nasais e seio frontal da metade direita: aspecto medial. Após a remoção do vômer e da lâmina do etmoide, a posição longitudinal dos meatos nasais está à mostra (Figs. 2.139-2.142). O recesso esfenoide foi aberto com seus endoturbinados, o seio frontal foi aberto após remoção do processo septal do osso frontal.

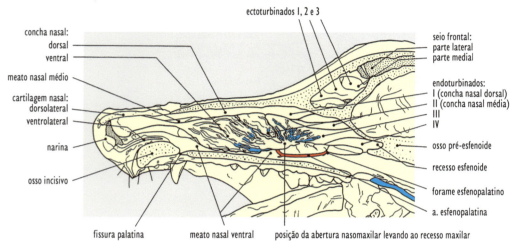

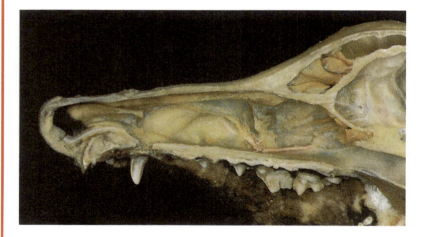

Fig. 2.106 Cavidade nasal (8). Recesso maxilar e parede da cavidade nasal do lado direito: aspecto medial. As conchas nasais, exceto a dorsal, foram removidas, expondo a lâmina lateral do etmoide no fundo do nariz, formando a parede medial do recesso maxilar. A abertura nasomaxilar dentro do recesso está visível ventrolateral ao processo unciforme da concha nasal dorsal.

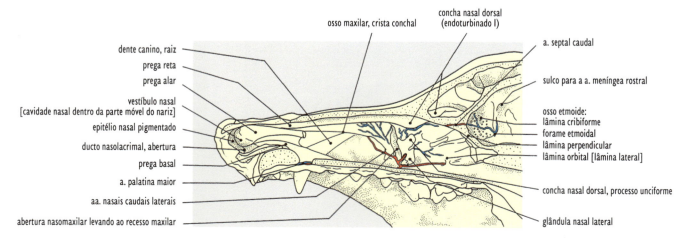

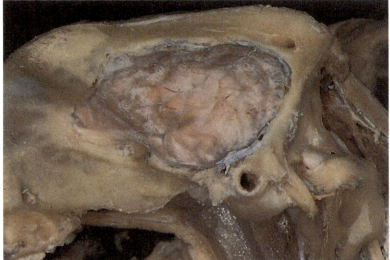

Fig. 2.107 Crânio e dura-máter craniana: aspecto lateral esquerdo. Para iniciar a sequência das dissecções do cérebro, a parede craniana foi removida do forame etmoidal, na parede medial da órbita, até a crista nucal. Ventralmente, a fossa mandibular da articulação temporomandibular também foi removida. A remoção delicada do osso assegurou que a dura-máter permanecesse intacta e exposta junto com seus seios venosos. O seio venoso temporal sai do crânio através do forame retroarticular para se tornar a veia articular temporomandibular (Fig. 2.42). A remoção do músculo reto dorsal da cabeça expôs o côndilo occipital, onde ele entra pela articulação atlanto-occipital

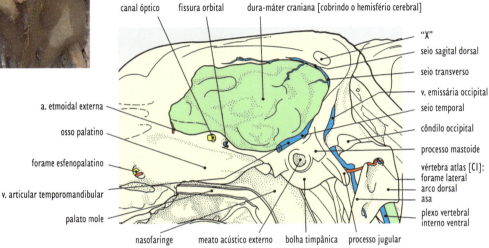

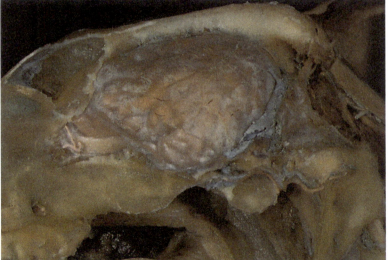

Fig. 2.108 Dura-máter craniana, seios venosos durais e artéria carótida interna: aspecto lateral esquerdo. A parede craniana foi removida até a linha mediana dorsalmente e caudalmente. Ventrolateralmente, a maior parte do osso temporal foi removida e a artéria carótida interna está à mostra, pois o canal carotídeo do osso temporal foi aberto após a remoção da bolha timpânica. Rostralmente a parede orbital foi removida lateralmente ao fundo do nariz e seio frontal. A área marcada com um "X" nesta figura e na anterior marca o dano provocado por um gancho inserido para sustentar a cabeça durante a preservação.

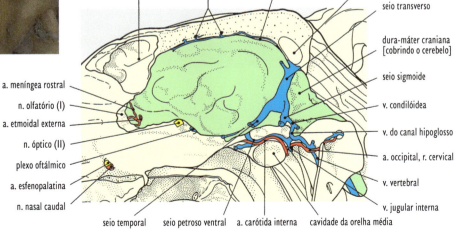

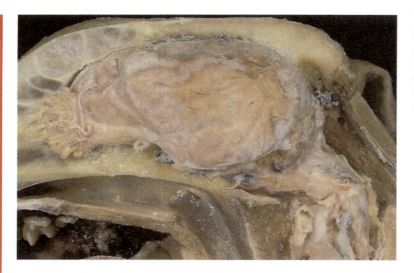

Fig. 2.109 Dura-máter craniana e espinhal, bulbo olfatório e nervo olfatório: aspecto lateral esquerdo. Os ossos cranianos foram todos seccionados no plano mediano, assim como o atlas. Os seios venosos durais foram removidos e a continuidade da dura-máter craniana e espinhal é evidente no forame magno. Estão evidenciados o bulbo olfatório e os numerosos filamentos do nervo olfatório (I) preservados após a remoção da metade esquerda da lâmina cribiforme.

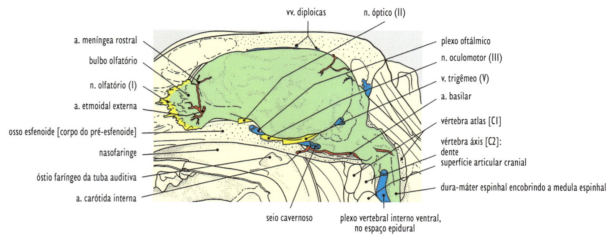

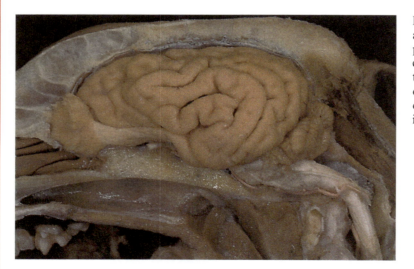

Fig. 2.110 Encéfalo *in situ* após a remoção das meninges cranianas: aspecto lateral esquerdo. A remoção da dura-máter, juntamente com a pia-máter e aracnoide subjacente, expôs o encéfalo. O hemisfério cerebral é marcado por sulcos e giros e apresenta uma subdivisão topográfica geral em quatro lobos: frontal, parietal, temporal e occipital. Um quinto lobo, o piriforme, tem continuidade com o bulbo olfatório através do pedúnculo olfatório (Fig. 2.124 do encéfalo isolado).

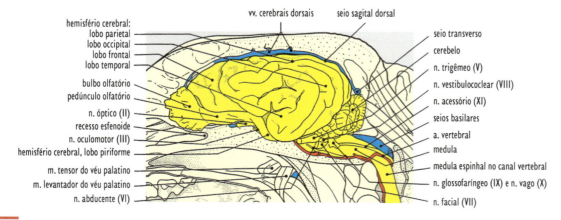

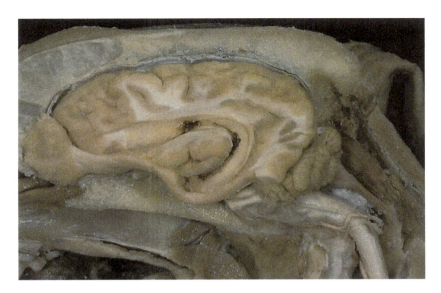

Fig. 2.111 Encéfalo (1). Ventrículo lateral e hipocampo: aspecto lateral esquerdo. Uma grande parte do hemisfério cerebral esquerdo foi removida estendendo-se um corte sagital, da superfície dorsal através do corpo caloso até a cavidade do ventrículo lateral. A remoção do hemisfério cerebral, lateral à incisão, abriu o ventrículo através da remoção de seu teto e parede lateral. A extremidade rostral do plexo coroide marca a posição do forame interventricular.

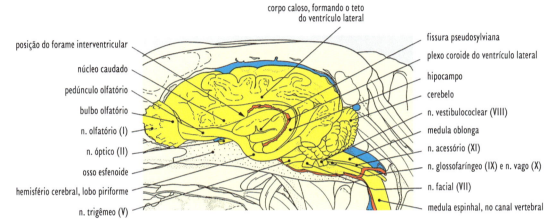

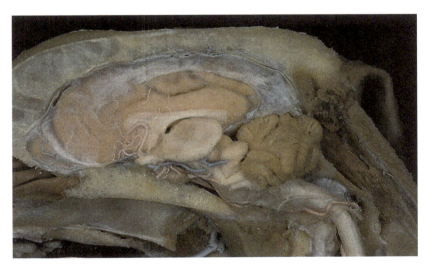

Fig. 2.112 Encéfalo (2). Tronco encefálico, cérebro e foice cerebral: aspecto lateral esquerdo. O hemisfério cerebral esquerdo foi removido seccionando-se o tálamo rostral ao trato óptico, o corpo caloso, fórnix, comissura rostral, lâmina terminal, epitálamo e comissura caudal até a linha mediana. Na linha mediana, a foice cerebral estende-se ventralmente, ocultando a maior parte do hemisfério direito. Os vasos sanguíneos da base do cérebro são mostrados em maior detalhe no cérebro isolado (Fig. 2.124).

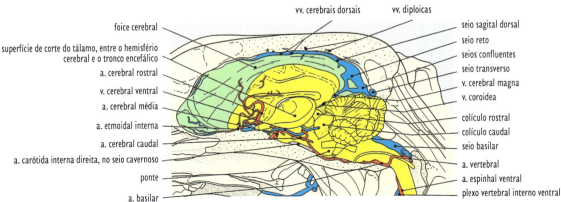

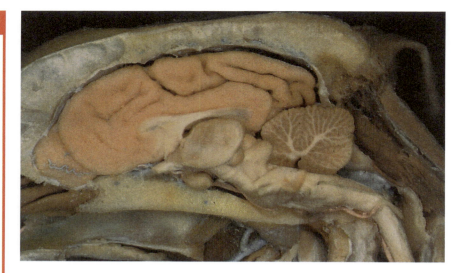

Fig. 2.113 Encéfalo (3). Tronco encefálico e hemisfério cerebral direito: aspecto lateral esquerdo. A foice cerebral, o tentório cerebelar e os seios venosos associados foram removidos para expor o hemisfério cerebral direito do aspecto medial. Os vasos sanguíneos da base do cérebro foram removidos do lado esquerdo expondo a hipófise, a qual eles circundavam (Fig. 2.144 em secção). O cerebelo foi cortado na linha mediana e a metade esquerda foi removida, seccionando os pedúnculos cerebelares.

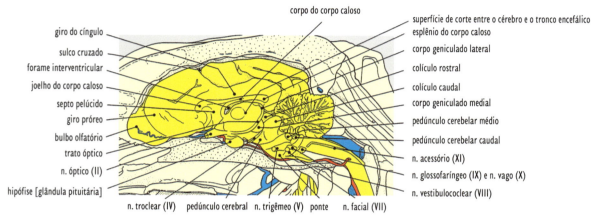

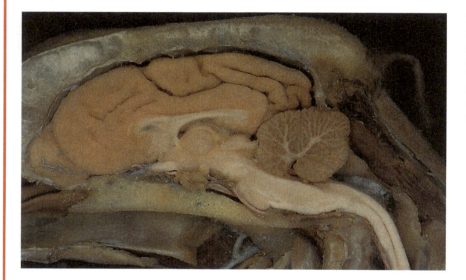

Fig. 2.114 Encéfalo (4). Em secção mediana: aspecto medial da metade direita. O encéfalo foi seccionado no plano mediano. O sistema ventricular é mostrado, exceto pelo ventrículo lateral do lado direito, apesar de o forame interventricular estar visível. A adesão intertalâmica está cortada através da linha mediana e abaixo dela, no assoalho do terceiro ventrículo, o quiasma óptico, a hipófise e o corpo mamilar foram todos seccionados.

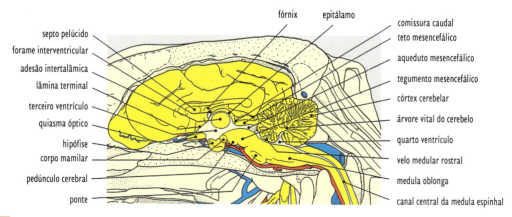

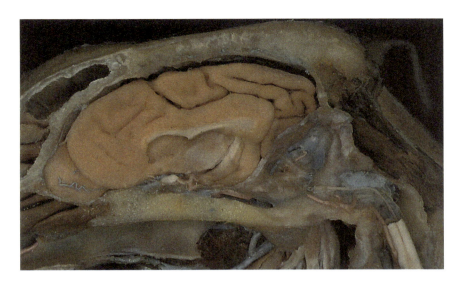

Fig. 2.115. Encéfalo (5). Hemisfério cerebral direito *in situ* após remoção do cerebelo e do tronco encefálico: aspecto medial. O tronco encefálico e o cerebelo remanescente foram removidos, seccionando o tálamo do lado direito e as raízes dos nervos cranianos. Da superfície medial do hemisfério cerebral direito, a coluna rostral do fórnix foi removida rostral ao forame interventricular juntamente com o septo pelúcido abrindo o ventrículo lateral.

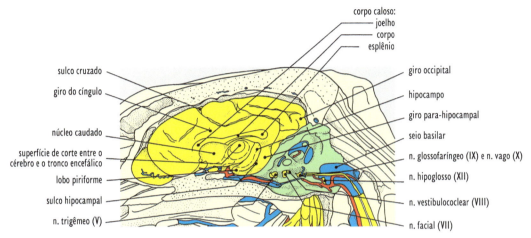

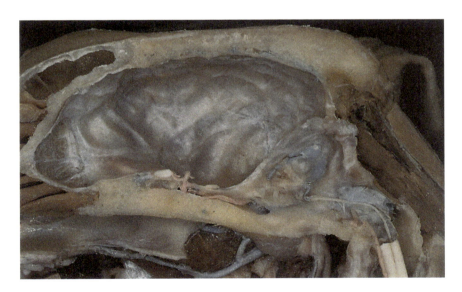

Fig. 2.116 Dura-máter e seios durais do lado direito após remoção do encéfalo: aspecto medial. O hemisfério cerebral direito foi removido das fossas cranianas rostral e média, deixando a dura-máter craniana em seu lugar onde ela forma o periósteo dos ossos cranianos. Os seios sigmoide e temporal estão visíveis em relação à pirâmide do osso temporal, enquanto no assoalho da caixa craniana os seios cavernoso e petroso ventral estão visíveis (Figs. 2.86 e 2.122).

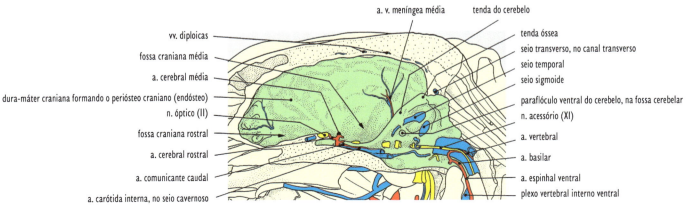

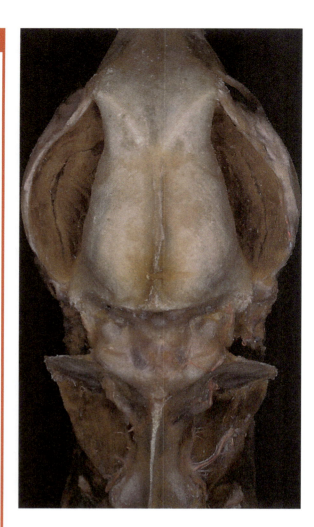
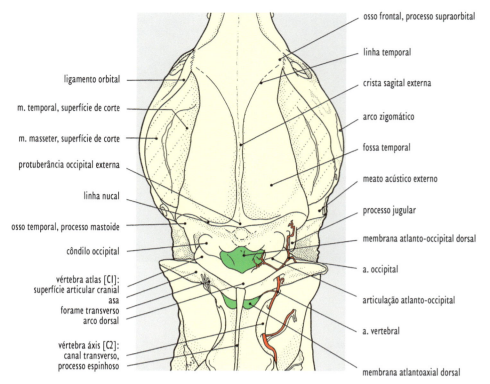

Fig. 2.117 Crânio após a remoção dos músculos temporal e dorsais do pescoço: aspecto dorsal. Os músculos temporal de ambos os lados e os músculos dorsais do pescoço que se ligavam à porção caudal do crânio, ao atlas e ao áxis foram removidos. Os côndilos occipitais e as articulações atlanto-occipitais foram expostas e a membrana atlanto--occipital está estendida. No lado direito, a anastomose da artéria vertebral com a artéria occipital é mostrada na fossa do atlas.

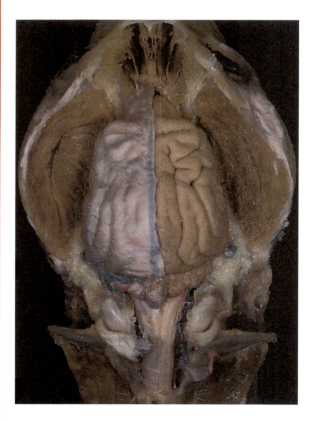
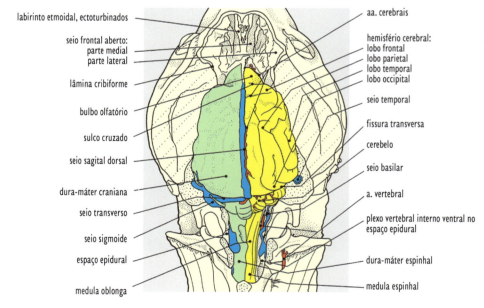

Fig. 2.118 Encéfalo (1). Cérebro, dura-máter craniana e seios venosos durais: aspecto dorsal. O teto e a parede caudal do crânio foram removidas, assim como o arco dorsal do atlas e a extremidade cranial do processo espinhoso e o arco do áxis. No lado esquerdo, a dura-máter foi mantida em posição; no lado direito ela foi removida. Os seios venosos durais estão consequentemente visíveis no lado esquerdo através da camada periosteal dural. No lado direito, no forame magno, o seio basilar continua como o plexo venoso vertebral ventral, no espaço epidural.

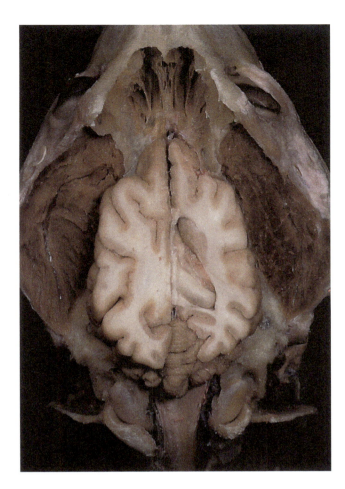

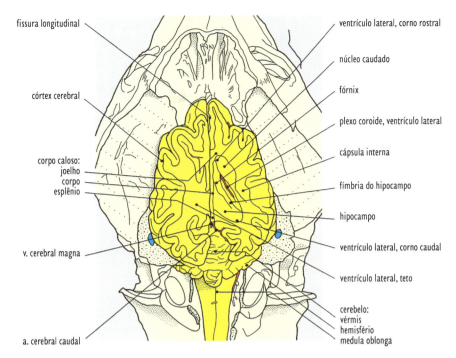

Fig. 2.119 Encéfalo (2). Córtex cerebral, corpo caloso e ventrículo lateral: aspecto dorsal. Ambos os córtex cerebrais foram seccionados horizontalmente: à esquerda até quase o corpo caloso; à direita, a secção removeu o corpo caloso abrindo o ventrículo lateral. Na linha mediana uma faixa do corpo caloso permanece em posição, de seu esplênio até o seu joelho. A secção removeu porções consideráveis dos lobos occipitais do cérebro, revelando mais do vérmis do cerebelo na linha mediana. (Fig. 2.111).

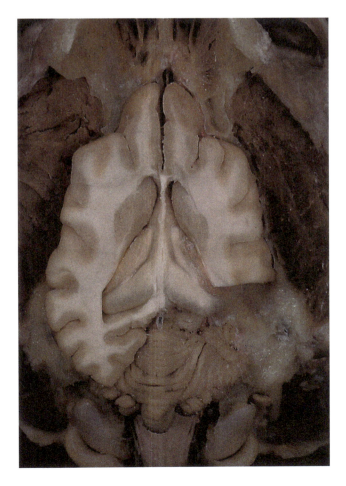

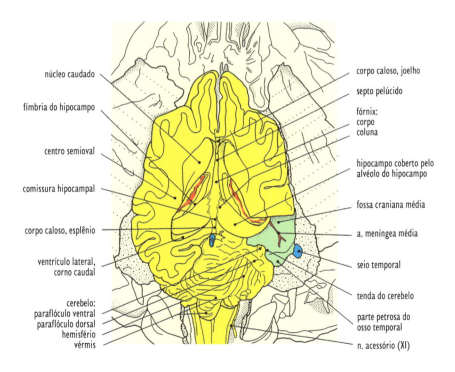

Fig. 2.120 Encéfalo (3). Hipocampo, fórnix e cerebelo: aspecto dorsal. O hemisfério cerebral esquerdo foi seccionado até o mesmo nível que o lado direito abrindo o ventrículo lateral. No lado direito, os remanescentes do lobo occipital e parte do lobo temporal do hemisfério cerebral foram removidos através de um corte vertical. A tenda do cerebelo está exposta, onde ela separa o hemisfério cerebral do cerebelar, e um ramo da artéria meníngea média está visível sobre ela (Fig. 2.115).

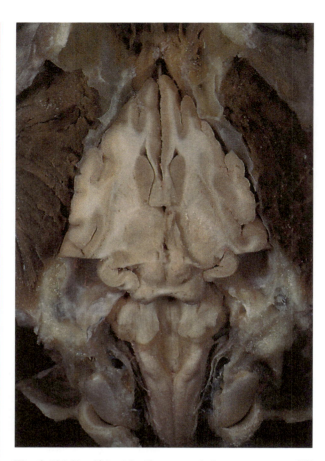
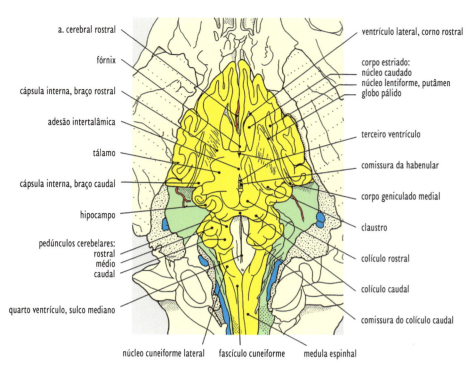

Fig. 2.121 Encéfalo (4). Corpo estriado e tronco encefálico: aspecto dorsal. A secção horizontal dos hemisférios cerebrais foi continuada. O fórnix e o hipocampo foram desconectados de suas porções caudoventrais, as quais contêm os cornos caudais dos ventrículos laterais. A remoção do cerebelo expôs a medula oblonga, a cavidade do quarto ventrículo e o corpo quadrigêmeo. No lado direito, a tenda do cerebelo foi discretamente seccionada até o nível da crista petrosa, de forma que a fossa cerebelar da parte pertrosa do osso temporal foi exposta (Figs. 2.115 e 2.116).

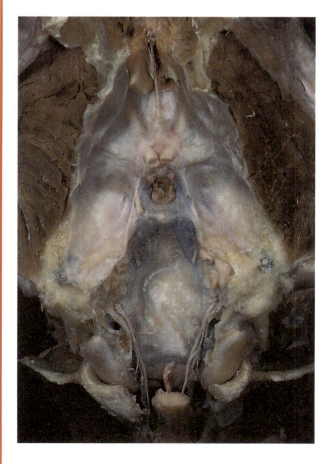
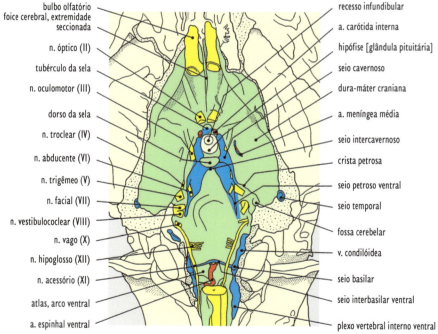

Fig. 2.122 Dura-máter e seios venosos dural do assoalho craniano, após a remoção do encéfalo: aspecto dorsal. O remanescente do encéfalo foi removido, através da secção dos bulbos olfatórios, da medula espinhal e das raízes dos nervos cranianos. O suprimento arterial do encéfalo foi levemente injetado com látex e foi removido com o encéfalo (Fig. 2.124), as extremidades seccionadas das artérias carótidas externas estão visíveis onde elas penetram a dura-máter, rostral à hipófise. Os seios venosos durais no assoalho craniano são distinguíveis pela lâmina interna da dura-máter.

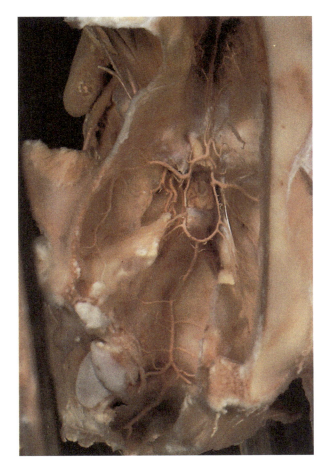

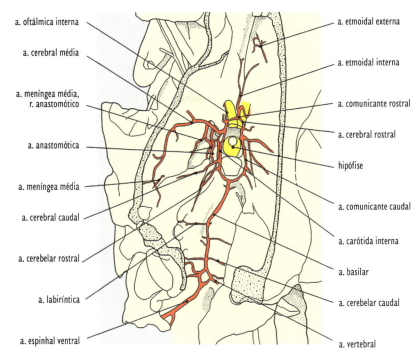

Fig. 2.123 Suprimento sanguíneo para o encéfalo (1). Artérias cerebrais *in situ* após a remoção do encéfalo: aspecto dorsal. Nesta dissecção o encéfalo foi removido deixando as artérias no assoalho craniano. O círculo arterial circunda a hipófise e o dorso da sela, e as artérias cerebrais rostral, média e caudal que saem dele estão claramente mostradas no lado esquerdo localizadas dorsalmente ao seio cavernoso. A dura-máter foi removida, abrindo o seio e mostrando a artéria carótida interna medialmente.

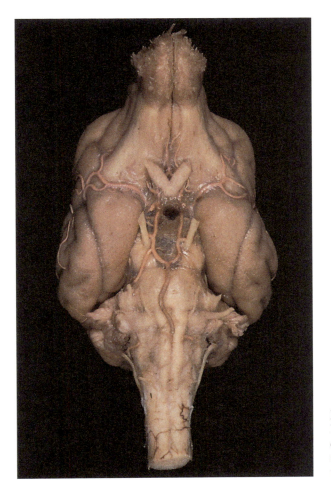

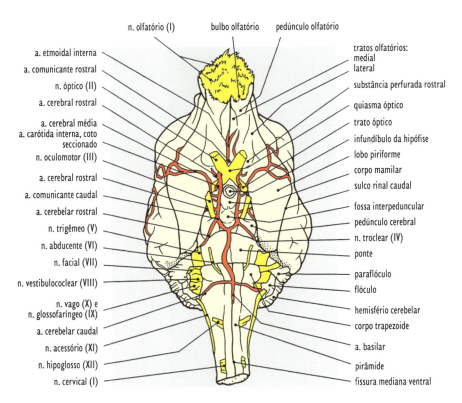

Fig. 2.124 Suprimento sanguíneo do encéfalo (2). Encéfalo isolado: aspecto ventral. Nesta dissecção o encéfalo foi removido do crânio com seus vasos sanguíneos ainda em posição, nas suas superfícies ventral e lateral. Após a remoção das leptomeninges sobre a superfície do encéfalo, as artérias foram visualizadas mais distintamente e também todas as raízes dos nervos cranianos em suas ligações com o encéfalo.

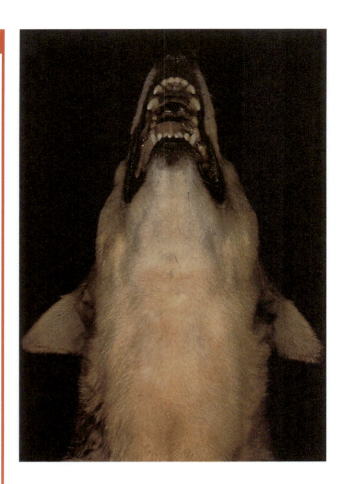
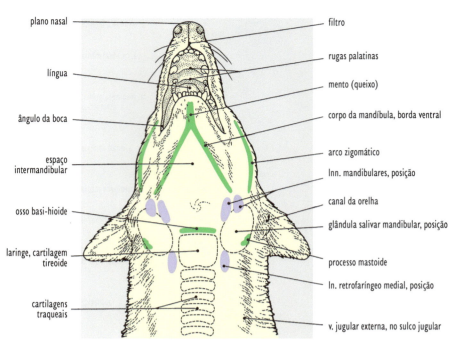

Fig. 2.125 Estruturas superficiais da cabeça: aspecto ventral. As principais estruturas ósseas facilmente palpáveis e/ou visíveis no lado ventral da cabeça e extremidade cranial do pescoço estão ilustradas nesta figura. Estes "pontos" correspondem àqueles coloridos em verde nos ossos ilustrados na Figura 2.126. As Figuras 2.1, 2.55 e 2.59 mostram aspectos superficiais da cabeça dos aspectos lateral e dorsal e devem ser vistos em conjunto com esta figura.

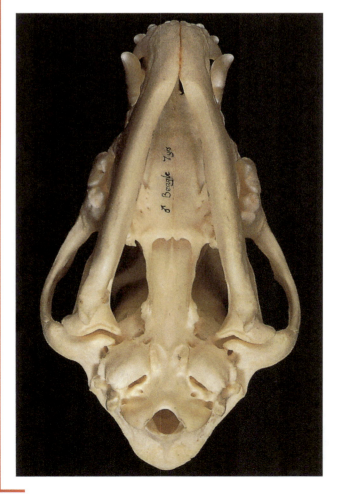
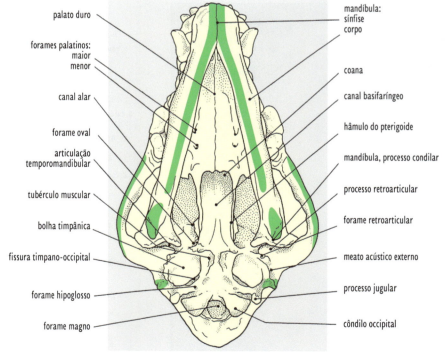

Fig. 2.126 Crânio: aspecto ventral. As estruturas ósseas palpáveis mostradas na face superficial na Figura 2.125 estão coloridas neste crânio. Estão ausentes nesta preparação esquelética os componentes hioides suspendendo a laringe. As Figuras 2.132 e 2.133 mostram estas estruturas em posição, após dissecção posterior.

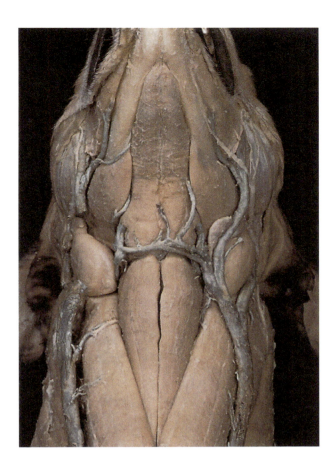
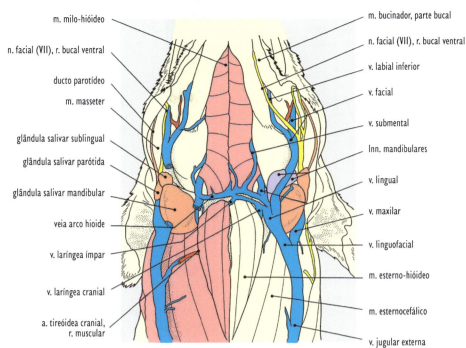

Fig. 2.127 Estruturas superficiais da cabeça após a remoção da fáscia superficial e músculos faciais: aspecto ventral. A pele, a fáscia superficial e os músculos cutâneos foram removidos da superfície ventral da cabeça e pescoço. No lado direito, porções das veias facial, lingual e linguofacial e os linfonodos mandibulares também foram removidos. Este aspecto fornece uma clara indicação da natureza variável da distribuição venosa, com uma veia arco hioide única de um lado e dupla do outro.

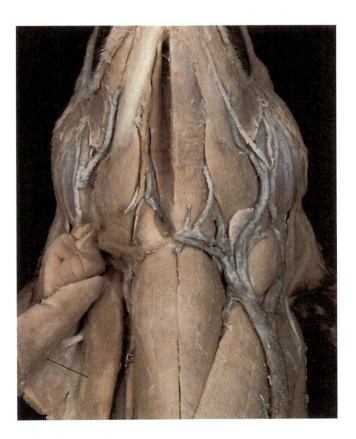
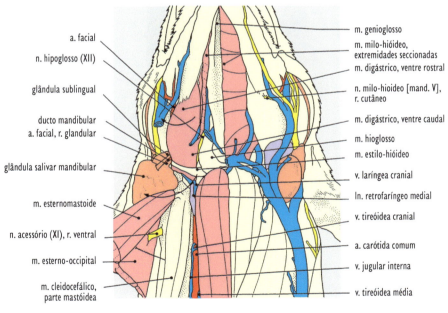

Fig. 2.128 Músculos extrínsecos da língua e glândulas salivares mandibular e sublingual: aspecto ventral. A dissecção do lado direito é continuada por: remoção das veias superficiais remanescentes e deslocamento lateral da extremidade seccionada da veia facial; remoção do componente horizontal do músculo milo-hioideo (Fig. 2.144, em secção) e o músculo genio-hioideo; deslocamento lateral da glândula salivar mandibular e músculo esternomastoide. A "linha" visível na superfície do músculo digástrico é o único indicador de sua divisão nas porções rostral e caudal.

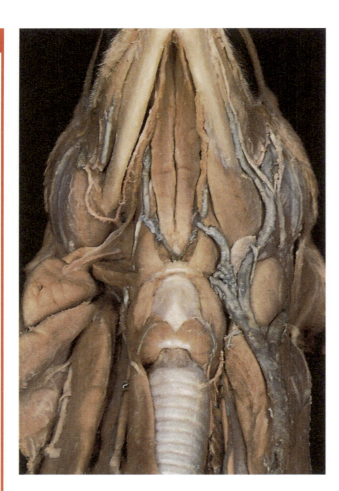

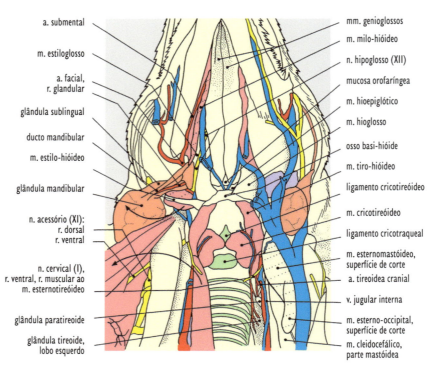

Fig. 2.129 Língua, hioide e laringe: aspecto ventral (1). No lado direito o ventre rostral do músculo digástrico foi removido; no lado esquerdo, o componente horizontal do músculo milo-hióideo e o músculo genio-hióideo. No lado esquerdo, a porção ventral do músculo esternocefálico também foi seccionada e removida até a altura da borda ventral da veia jugular externa. Os músculos esterno-hióideo dos dois lados foram removidos, juntamente com o músculo esternotireóideo do lado esquerdo.

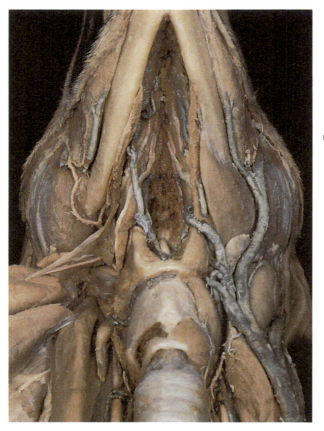

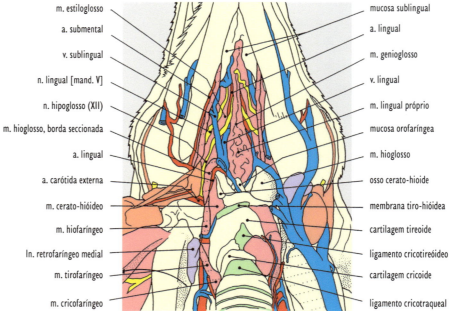

Fig. 2.130 Língua, hioide e laringe: aspecto ventral (2). Os músculos genioglossos de ambos os lados foram removidos juntamente com a porção rostral do músculo hioglosso e o ventre caudal do músculo digástrico do lado direito. Também no lado direito, a remoção dos músculos tiro-hióideo e cricotiróideo expôs o arco hioide e as cartilagens da laringe. Uma melhor visualização da musculatura do hioide, faringe e laringe é obtida nos aspectos lateral (Figs. 2.79-2.81) e medial (Figs. 2.91-2.94).

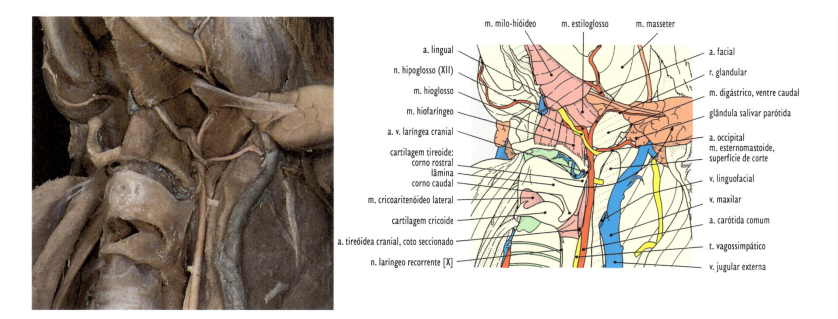

Fig. 2.131 Laringe e hioide: aspecto ventrolateral esquerdo (1). As veias superficiais e linfonodos mandibulares do lado esquerdo foram removidos, permitindo a reflexão lateral da glândula salivar mandibular. Remoções adicionais incluem o ventre rostral do músculo digástrico, os músculos cricotireóideo e tiro-hióideo, o músculo esternomastoide, as junções laríngeas dos músculos tirofaríngeo e cricofaríngeo, e a glândula tireoide.

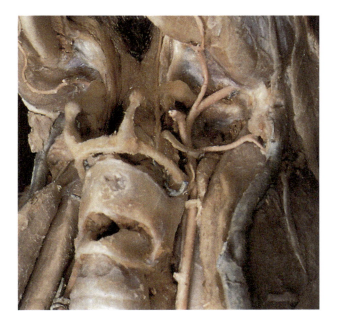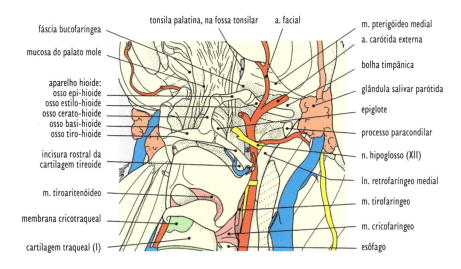

Fig. 2.132 Laringe e hioide: aspecto ventrolateral esquerdo (2). Os remanescentes da língua e assoalho da boca foram removidos por: secção das junções dos músculos hioglosso e estiloglosso ao hioide, do nervo hipoglosso e da artéria lingual; remoção das glândulas salivares e seus ductos, dos remanescentes dos músculos milo-hióideo, digástrico, hiofaríngeo e cerato-hióideo; secção do revestimento mucoso do assoalho da boca e paredes da orofaringe até a base da epiglote.

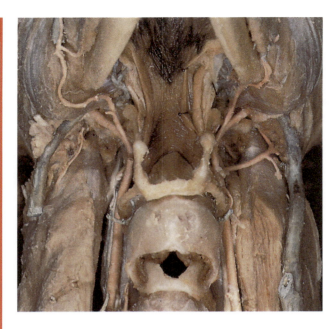
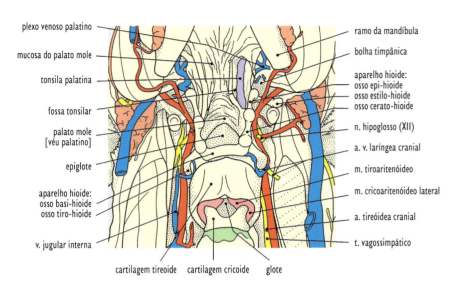

Fig. 2.133 Laringe, hioide, tonsila e palato mole: aspecto ventral. Este é um aspecto diferente da dissecção mostrada na Figura 2.132, com a adição de que a tonsila palatina do lado esquerdo foi mais exposta através da fixação das margens de sua fossa. A mucosa lateral à tonsila foi removida do lado ventral do músculo pterigoideo medial.

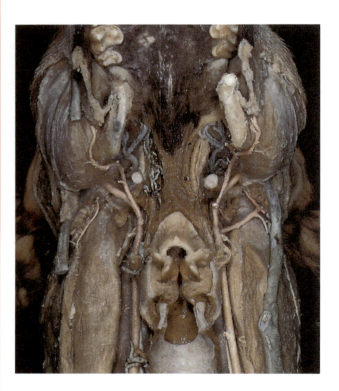
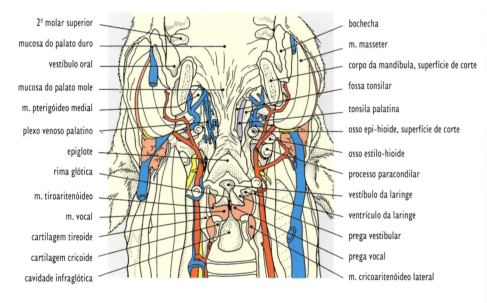

Fig. 2.134 Palato mole, tonsila palatina e interior da laringe: aspecto ventral. A mandíbula foi removida seccionando ambos os lados, do ângulo da boca, através da bochecha e corpo da mandíbula. A maior parte do hioide foi removida seccionando os ossos epi-hioide e tiro-hioide dos dois lados. A subsequente remoção da mucosa do palato mole e do teto da boca revelou as ramificações do plexo palatino. A laringe foi seccionada horizontalmente, apesar de a traqueia permanecer intacta.

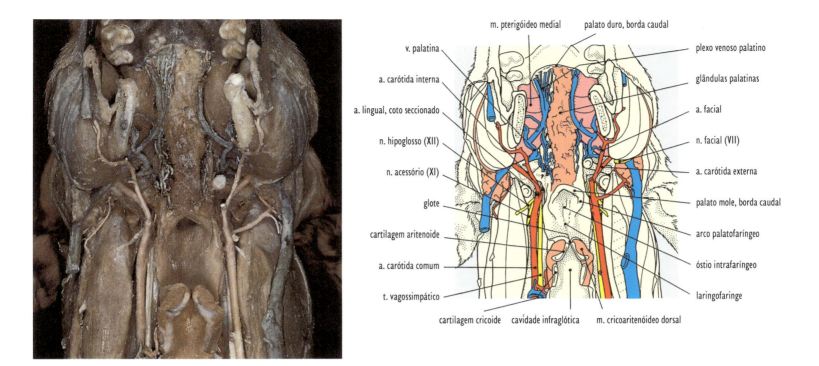

Fig. 2.135 Palato mole (1). Glândulas palatinas, plexo palatino e laringofaringe: aspecto ventral. A completa remoção da mucosa do palato mole e alguma limpeza do plexo platino no lado esquerdo expôs a densa massa de tecido glandular palatino. Um claro indicador da substancial "espessura" do palato mole também é mostrada em secção (Figs. 2.144 e 2.145). A dissecção horizontal adicional da laringe removeu a cartilagem tireoide e a epiglote, deixando as cartilagens aritenoides articuladas com a borda cranial da cricoide.

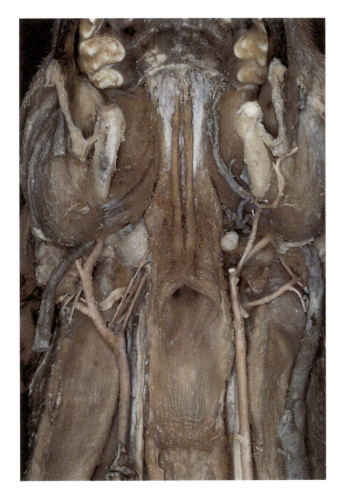

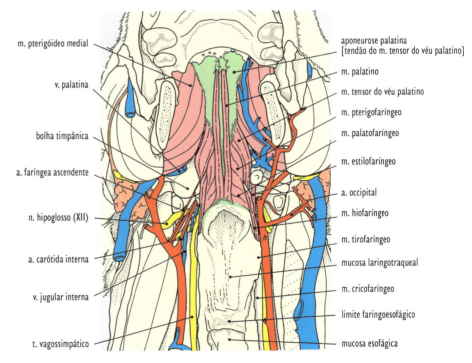

Fig. 2.136 Palato mole (2). Músculos palatinos e faríngeos e ramos da artéria carótida: aspecto ventral. O tecido glandular e o plexo venoso do palato foram removidos. No lado direito o músculo estilo-hióideo foi removido e as artérias facial e carótida externa foram deslocadas lateralmente. As porções remanescentes da laringe foram removidas e a transição entre a laringofaringe e o esôfago está visível.

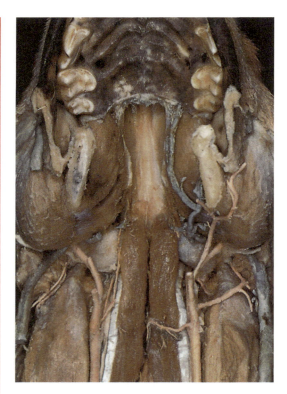
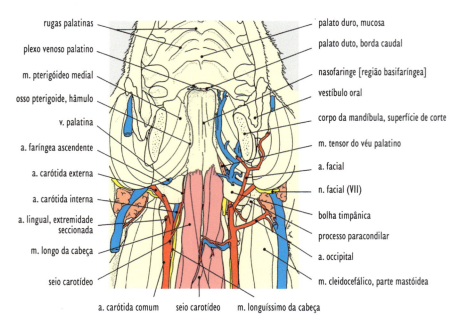

Fig. 2.137 Nasofaringe, bolha timpânica e músculos longos da cabeça: aspecto ventral: O palato mole e seus músculos foram removidos, abrindo a nasofaringe no canal basifaríngeo do crânio (Fig. 2.126). A borda caudal do palato duro marca a posição das coanas (narinas internas). A mucosa e músculos remanescentes do teto da laringofaringe e esôfago também foram removidos e o músculos longos da cabeça, longos e em forma de cinta, estão expostos ligados ao assoalho da caixa craniana entre as bolhas timpânicas.

Figs. 2.138-2.146 Secções transversais 1-9 através da cabeça: aspectos rostrais. As secções transversais da cabeça iniciam uma sequência de cortes por todo o corpo e membros. As secções da cabeça são todas vistas pelo aspecto rostral e os esquemas que as acompanham mostram níveis aproximados em que os cortes foram realizados.

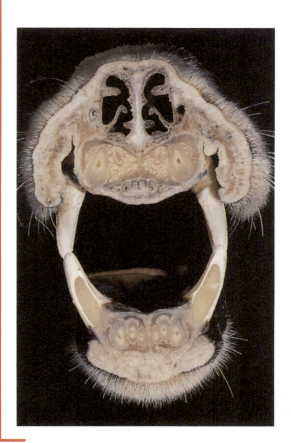
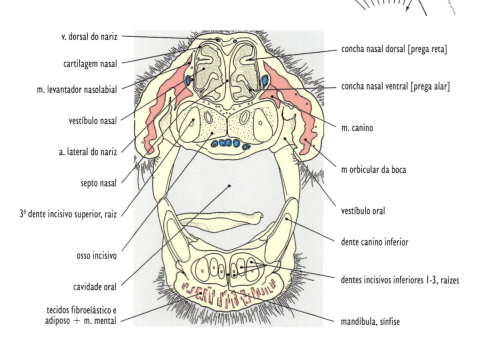

Fig. 2.138 Secção transversal (1). Através do vestíbulo nasal e mandíbula na altura dos dentes caninos: aspecto rostral. Esta primeira secção é através do vestíbulo nasal e mostra a estrutura cartilaginosa da parte móvel do nariz.

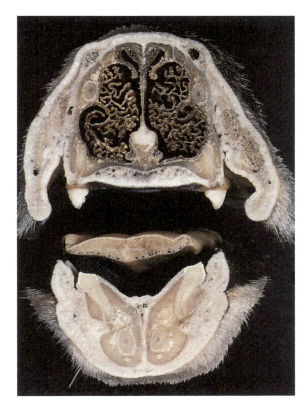
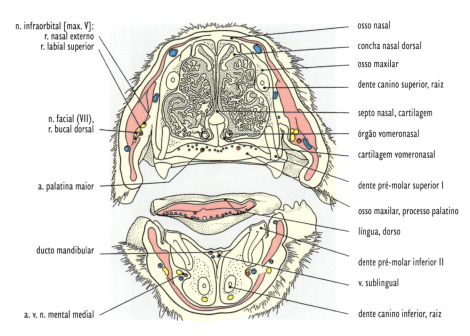

Fig. 2.139 Secção transversal (2). Através da cavidade nasal na altura do dente pré-molar superior I e mandíbula na altura do dente pré-molar II: aspecto rostral. Esta secção é através da cavidade nasal propriamente dita e demonstra a complexa ramificação da concha nasal ventral (maxiloturbinada) e a extensa vascularização dos tecidos submucosos de revestimento da cavidade nasal (Figs. 2.101 e 2.102). Os órgãos vomeronasais e suas cartilagens vomeronasais associadas são visíveis em ambos os lados da base do septo nasal (Fig. 2.102).

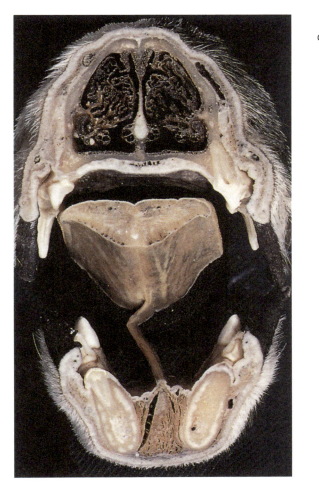
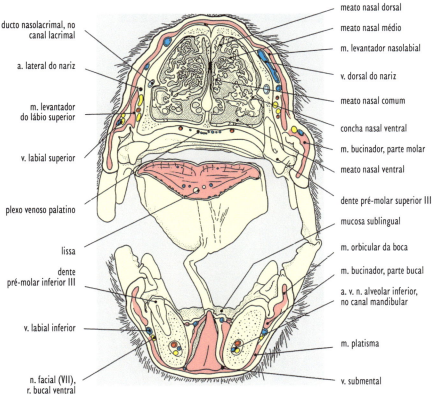

Fig. 2.140 Secção transversal (3). Através da cavidade nasal, língua e mandíbula na altura dos dentes pré-molares superior e inferior III: aspecto rostral. Esta secção através da cavidade nasal demonstra como a mucosa nasal sobre sua sustentação de ossos conchais preenche praticamente toda a cavidade nasal. Os meatos nasais longitudinais consequentemente estão indistintos, exceto pelo ventral. A sínfise mandibular é mostrada mais detalhadamente na Figura 2.139, enquanto nesta secção os músculos genioglosso e genio-hióideo são mostrados em suas origens imediatamente caudais à sínfise.

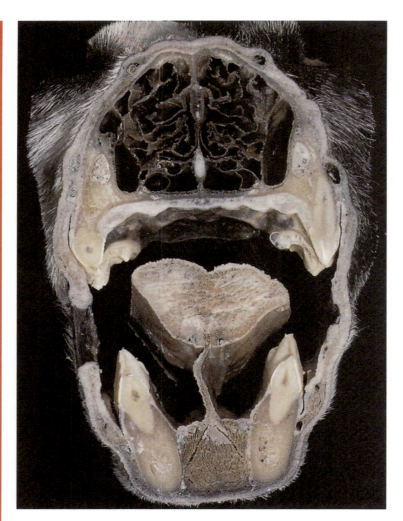

Fig. 2.141 Secção transversal (4). Através da cavidade nasal, língua e mandíbula na altura do dente pré-molar superior IV e dente molar inferior I: aspecto rostral. Esta secção passa através do dente carniceiro na altura do ângulo da boca. Na cavidade nasal, a secção passa através da porção rostral do labirinto etmoidal, demonstrando os ectoturbinados e os endoturbinados sustentando a mucosa olfatória (Figs. 2.104 e 2.105). O frênulo da língua contém extensões bilaterais dos músculos genioglossos passando até a língua entre os elementos dos músculos hioglossos, que correm rostralmente. Grande parte da língua é constituída por inúmeros feixes de músculos intrínsecos, com predomínio de fibras transversais e perpendiculares. Os músculos extrínsecos da língua são vistos facilmente no aspecto lateral (Fig. 2.77) e, especialmente, no aspecto medial (Figs. 2.87-2.94).

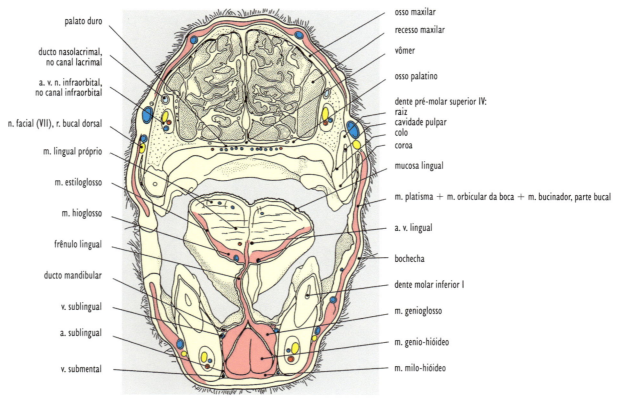

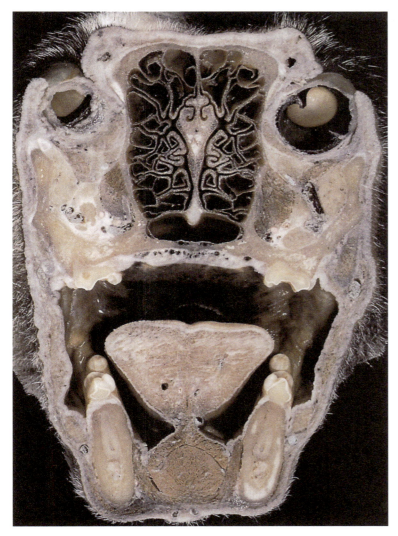

Fig. 2.142 Secção transversal (5). Através da cavidade nasal, órbitas, fossa pterigopalatina, língua e mandíbula: aspecto rostral. Esta secção passa através das órbitas e da fossa pterigopalatina. Os globos oculares foram seccionados, assim como os músculos extrínsecos e a camada periorbital limitante. No lado esquerdo, a periórbita está perfurada pela conexão entre a veia oftálmica externa ventral e a veia profunda da face (Figs. 2.48 e 2.52). A artéria e o nervo maxilar são visíveis junto a seu aparecimento no canal no canal infraorbital no forame maxilar. A presença da glândula salivar zigomática e da gordura oculta essas estruturas em certo grau. O músculo milo-hioideo que se estende através do espaço intermandibular está claramente mostrado formando um "diafragma" ao longo do assoalho da boca.

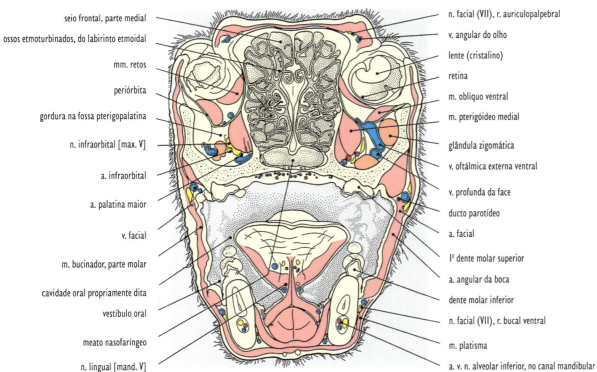

Labels (left): seio frontal, parte medial; ossos etmoturbinados, do labirinto etmoidal; mm. retos; periórbita; gordura na fossa pterigopalatina; n. infraorbital [max. V]; a. infraorbital; a. palatina maior; v. facial; m. bucinador, parte molar; cavidade oral propriamente dita; vestíbulo oral; meato nasofaríngeo; n. lingual [mand. V]

Labels (right): n. facial (VII), r. auriculopalpebral; v. angular do olho; lente (cristalino); retina; m. oblíquo ventral; m. pterigóideo medial; glândula zigomática; v. oftálmica externa ventral; v. profunda da face; ducto parotídeo; a. facial; 1º dente molar superior; a. angular da boca; dente molar inferior; n. facial (VII), r. bucal ventral; m. platisma; a. v. n. alveolar inferior, no canal mandibular

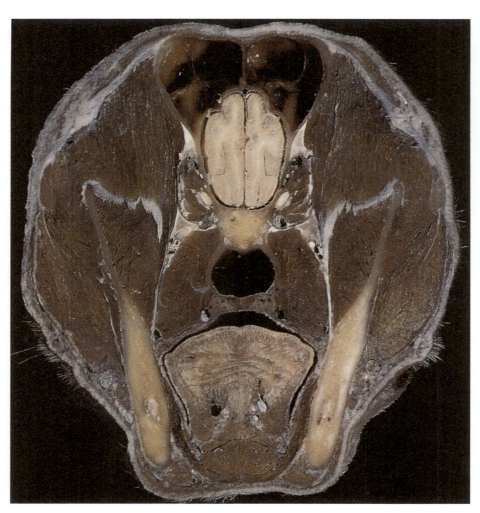

Fig. 2.143 Secção transversal (6). Através dos seios frontais, extremidade rostral da cavidade craniana, nasofaringe, corpo da língua e ramos mandibulares: aspecto rostral. As órbitas e a fossa pterigopalatina ainda estão representadas nesta secção, porém a órbita está cortada fechada, próxima ao ápice do "cone" periorbital. Os músculos oculares extrínsecos e os nervos orbitais são visíveis, mas a secção passa caudal à emergência do nervo óptico (Figs. 2.48-2.54). A orofaringe está praticamente obliterada pelo volume da língua. Em suas paredes laterais, as glândulas salivares sublinguais localizam-se contra a face medial da mandíbula e do músculo milo-hióideo. Os lobos frontais dos hemisférios cerebrais estão identificados na cavidade craniana abaixo dos compartimentos laterais dos seios frontais. As Figuras 2.110-2.115 e 2.118-2.121 mostram detalhes da estrutura macroscópica do encéfalo, dos aspectos lateral e dorsal, respectivamente.

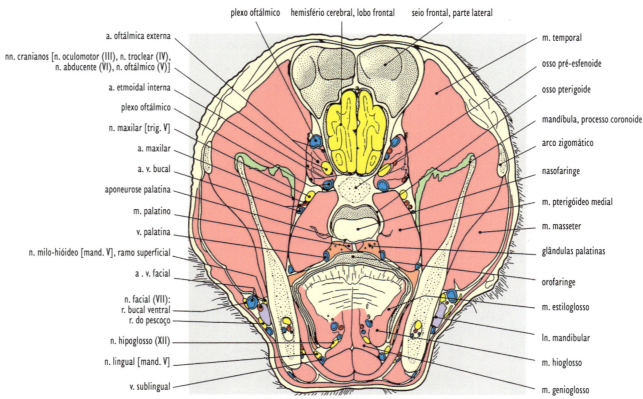

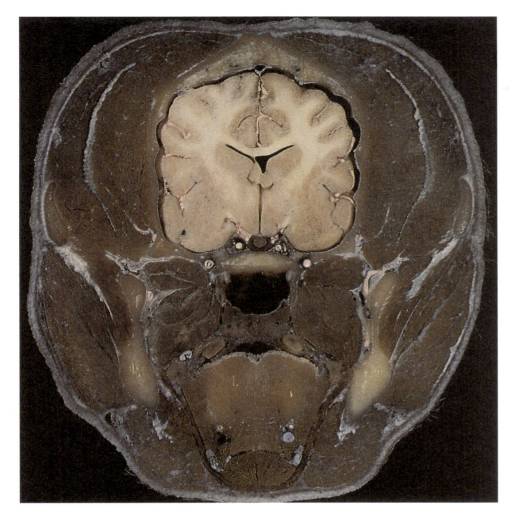

Fig. 2.144 Secção transversal (7). Através dos hemisférios cerebrais, hipófise, nasofaringe, tonsilas palatinas e raiz da língua: aspecto rostral. Nesta secção, um número de estruturas estão evidentes ao redor da hipófise, em especial o círculo arterial do cérebro e a artéria carótida interna correndo no interior do seio cavernoso (Figs. 2.113, 2.115, 2.123 e 2.124). Lateralmente a essa estrutura, na superfície externa da caixa craniana, a artéria maxilar é visível em sua entrada no canal alar do osso esfenoide (Figs. 2.3 e 2.82). A mandíbula essá cortada através da incisura mandibular, rostral à articulação temporomandibular (Fig. 2.3), porém caudal ao forame mandibular. A artéria, a veia e o nervo alveolar mandibular surgem por entre os músculos pterigóideos lateral e medial, a caminho do forame mandibular (Fig. 2.98).

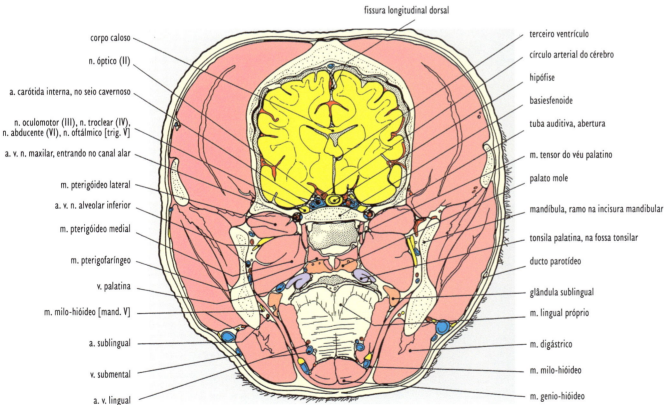

99

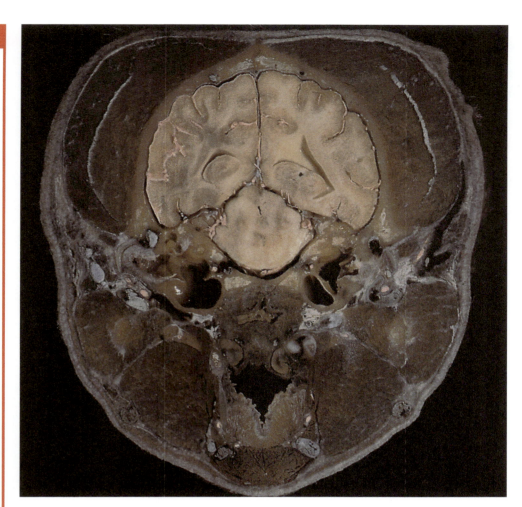

Fig. 2.145 Secção transversal (8). Através dos hemisférios cerebrais, mesencéfalo, membranas timpânicas, cavidades da orelha média, tonsilas palatinas e orofaringe: aspecto rostral. No lado direito desta secção dois dos três ossículos da orelha (bigorna e martelo), assim como o músculo tensor do tímpano e a membrana timpânica, são mostrados, e o meato acústico externo está parcialmente seccionado. As relações próximas da artéria e veia maxilar e nervo facial (VII) com o meato são visualizadas; essas estruturas localizam-se profundas à glândula salivar parótida (Figs. 2.39 e 2.45). A mandíbula está representada tão somente pelo processo angular, mas os músculos masseter, pterigoideo e digástrico permanecem como massas proeminentes.

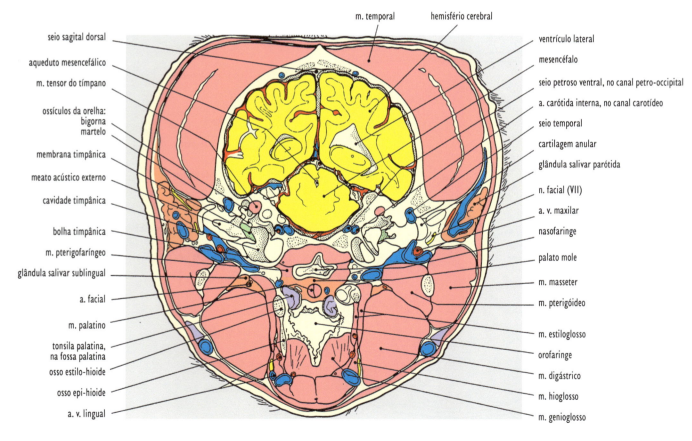

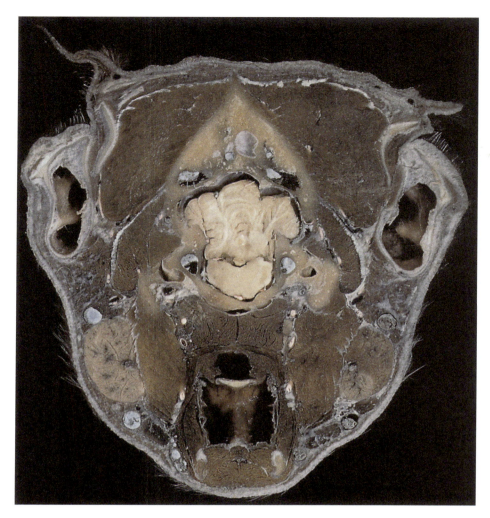

Fig. 2.146 Secção transversal (9). Através da região occipital, cerebelo, rombencéfalo, e glândulas salivares parótida e mandibular: aspecto rostral. Diversos nervos cranianos (X, XI e XII) e as artérias carótidas interna e externa estão seccionadas ventralmente à articulação atlanto-occipital, onde elas estão entre o músculo digástrico lateralmente e o músculo longo da cabeça medialmente (Figs. 2.78-2.82 e 2.92-2.95). Esta secção passa através da faringe imediatamente caudal a borda livre do palato mole, de forma que o ápice da cartilagem epiglote é visível no plano de secção. No interior da cavidade orofaríngea, a superfície oral da epiglote pode ser identificada.

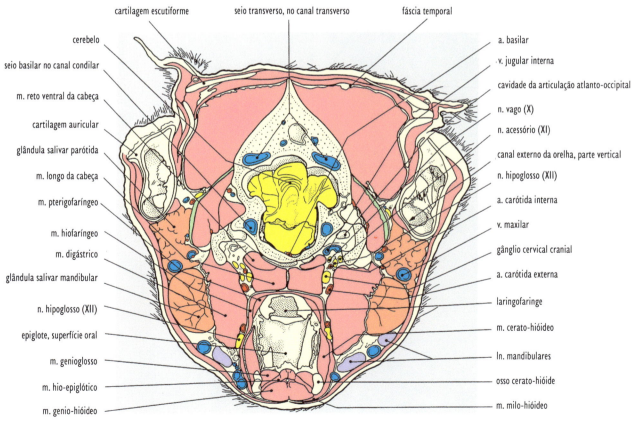

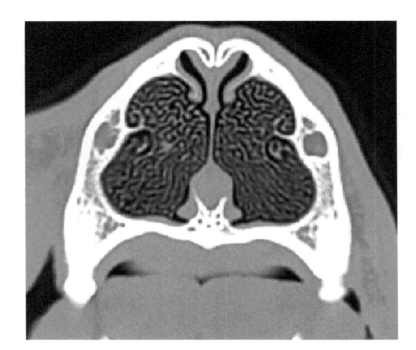

Fig. 2.147 Imagem por tomografia computadorizada do nariz: plano transversal, altura do pré-molar I.

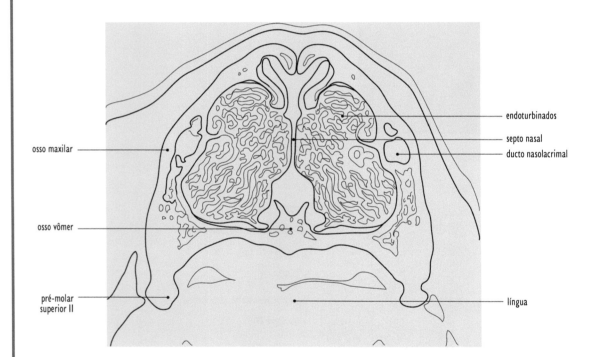

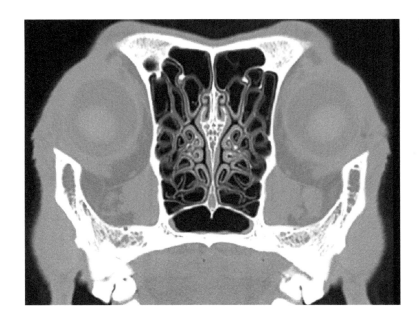

Fig. 2.148 Imagem por tomografia computadorizada do nariz: plano transversal, altura das órbitas.

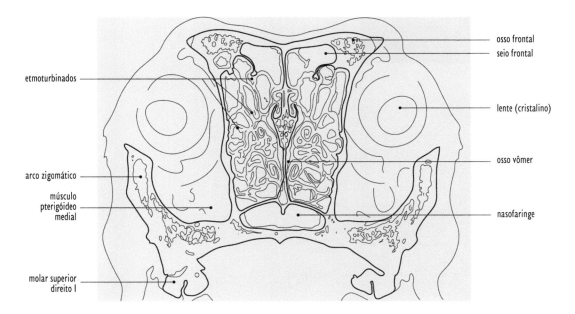

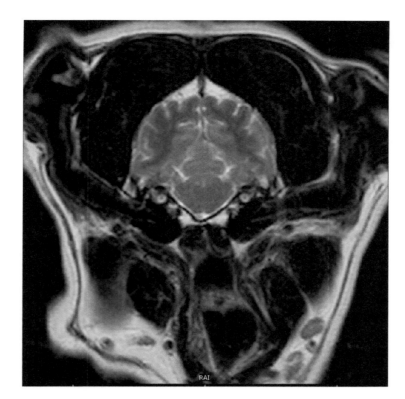

Fig. 2.149 Imagem por ressonância magnética da cabeça: plano transversal, na altura das bolhas timpânicas, imagem ponderada em T2.

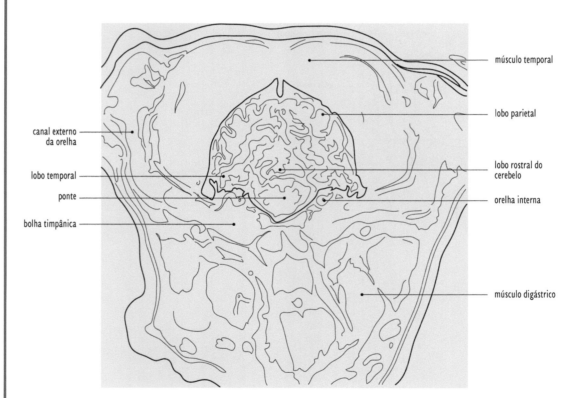

- músculo temporal
- lobo parietal
- canal externo da orelha
- lobo rostral do cerebelo
- lobo temporal
- orelha interna
- ponte
- bolha timpânica
- músculo digástrico

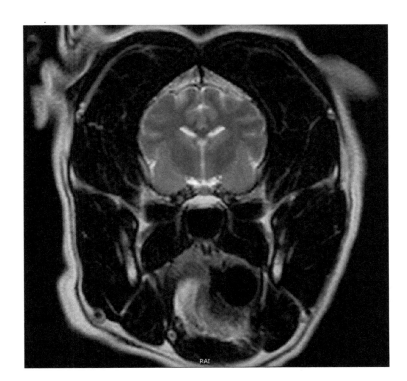

Fig. 2.150 Imagem por ressonância magnética da cabeça: plano transversal, na altura da hipófise, imagem ponderada em T2.

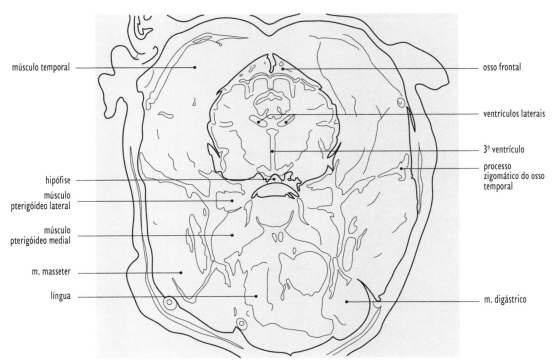

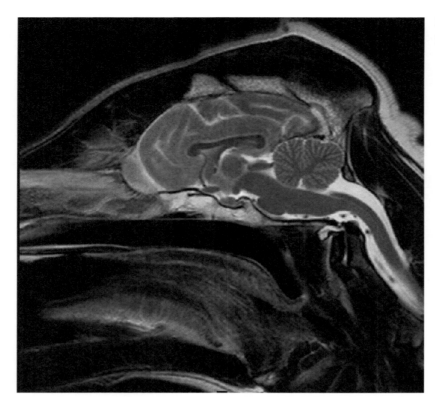

Fig. 2.151 Imagem por ressonância magnética da cabeça: plano sagital mediano, imagem ponderada em T2.

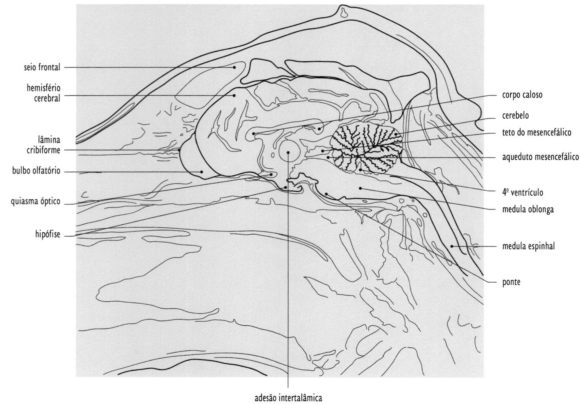

- seio frontal
- hemisfério cerebral
- lâmina cribiforme
- bulbo olfatório
- quiasma óptico
- hipófise
- adesão intertalâmica
- corpo caloso
- cerebelo
- teto do mesencefálico
- aqueduto mesencefálico
- 4º ventrículo
- medula oblonga
- medula espinhal
- ponte

3. O PESCOÇO

O pescoço é constituído por três regiões: a região parotídea, a margem ventral do pescoço e a região pré-escapular. Diversas doenças resultam da ligação entre a cabeça e o pescoço e uma das mais importantes é a do cão braquicefálico que tem síndrome nas vias aéreas superiores devido à distorção da face.

O pescoço é comumente lesionado em brigas com danos nos nervos e nos vasos superficiais. Na parte dorsal do pescoço, que não contém estruturas delicadas, há poucas estruturas vitais a serem lesionadas, de modo que são danificados a pele, a subcútis e os músculos. O ponto de referência mais importante é a cartilagem tireóidea da laringe (proeminência laríngea) caudal ao osso basi-hioide. As estruturas clínicas importantes são a tireoide, a laringe, a traqueia, o esôfago e as vértebras cervicais.

A glândula tireoide não é palpável no cão saudável. Aumentos de volume palpáveis, denominados bócios, podem ocorrer, mas são raros. A glândula tireoide ocupa a posição acima da 5ª à 9ª cartilagem traqueal. Há duas glândulas paratireoides no interior de cada lóbulo da tireoide. A interna se localiza sobre o polo caudal da tireoide e as outras duas se encontram nos forames craniais a cada um dos lóbulos tireóideos. Uma tireoidectomia deve manter as glândulas paratireoides intactas. Isso é particularmente importante em gatos. Clinicamente, é importante notar que a epiglote se localiza dorsalmente ao palato mole.

Uma das lesões clínicas comuns observadas em cães é a dificuldade em deglutir ou disfagia. Ela tem três fases: esofágica, faríngea e gastro-esofágica. Em casos de megaesôfago, que é um esôfago dilatado, o esôfago distendido preenchido por líquido pode ser raramente palpável. O acesso cirúrgico a essa região está habitualmente localizado no terço médio do pescoço. A persistência do arco aórtico direito é um interessante problema anatômico que leva ao megaesôfago. Uma cirurgia no esôfago requer o cuidado de localizar e proteger a artéria carótida e o tronco vagossimpático, e, no caso de deslocamento do esôfago, deve ser feita cuidadosamente para evitar danos no nervo laríngeo esquerdo recorrente. Ele se situa entre o esôfago e a traqueia à esquerda da linha média. O local habitual para cirurgia no pescoço é a rafe média fibrosa ventral com o animal em posição reclinada dorsal. São feitas incisões através dessa linha para minimizar o traumatismo nos tecidos em volta e reduzir a hemorragia. A faixa ventral muscular pode então se espalhar lateralmente. Esse local é usado para cirurgia da traqueia, esôfago, tireoide e de disco.

Uma doença relativamente comum em cães mais velhos, o colapso traqueal, é particularmente comum em Yorkshire terriers e também é corrigida através da fenda da linha média, situada 2 a 3 cm caudalmente à laringe na linha média. Nessa condição, há degeneração da cartilagem traqueal e o reparo consiste em estreitar o ligamento traqueal para reconstituir o formato arredondado da traqueia.

Usa-se uma fenestração no disco cervical ventral para aliviar os danos aos discos intervertebrais, que podem ocorrer na região cervical de cães pequenos em particular. O núcleo pulposo do disco pode se prolapsar tanto lateral quanto dorsalmente, o que produz pressão sobre a medula espinhal, e a dor resultante leva a espasmos musculares. O procedimento de correção também é feito em posição reclinada dorsal.

O entendimento da estrutura da laringe é essencial para assegurar uma boa entubação endotraqueal. Diversas outras condições clínicas envolvendo a laringe e a faringe também são tratadas cirurgicamente. Se necessário, as pregas (cordas) vocais podem ser removidas cirurgicamente. A lateralização da aritenoide é usada para o tratamento de paralisia laríngea e nesta as cartilagens aritenoides são deslocadas da cartilagem cricoide abaixo e são ligadas mais caudalmente à lâmina ipsilateral da cartilagem tireoide, desse modo afastando as pregas (cordas) vocais presas. A miotomia cricofaríngea é usada no tratamento de acalásia cricofaríngea, na qual o esfíncter cricofaríngeo não é capaz de relaxar e não permite a passagem de alimentos da faringe até o esôfago. Nesse caso, parte da massa muscular cricofaríngea é removida.

A entubação da faringe permite a deposição de um tubo *in situ*, para baixo no esôfago e ajuda no reparo de lesões esofágicas e de paralisia da faringe. É possível coletar fluido cerebrosspinhal (FCE) de um local a meio caminho entre as protuberâncias occipitais e a linha juntando as asas do atlas. Há pouquíssimo FCE nos cães.

Há duas outras estruturas importantes no pescoço. A primeira delas é o linfonodo cervical superficial ou cadeia de linfonodos. Este não é normalmente palpável nos cães a não ser que tenha sido patologicamente infectado com tumores ou doenças infecciosas. Os aumentos de volume dos linfonodos cervicais não serão normalmente palpáveis.

A segunda é a veia jugular externa que se localiza ventrolateralmente e é acessível para venopunctura para diversas finalidades (amostragem sanguínea, anestesia, administração de drogas etc.) e pode ser evidenciada pela pressão no limite caudal do pescoço. A veia cefálica está localizada no sulco peitoral. Tanto a veia cefálica quanto a veia cervical superficial desembocam na veia jugular externa, situada na fossa jugular. A veia omobraquial também desemboca na veia jugular externa.

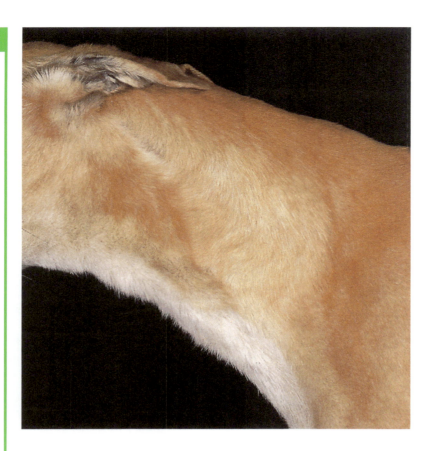
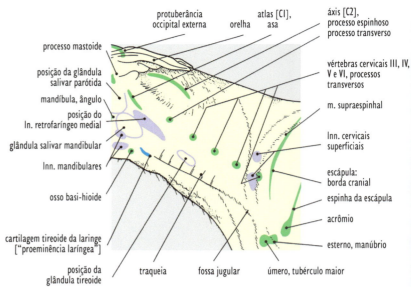

Fig. 3.1 Características da superfície: aspecto lateral esquerdo. As saliências ósseas palpáveis do pescoço estão destacadas. O osso hioide, a laringe e a traqueia são claramente palpáveis na parte ventral do pescoço. As estruturas moles, ocasionalmente palpáveis, incluem os linfonodos mandibulares e cervicais superficiais. A veia jugular externa pode ser evidenciada por meio de pressão sobre a fossa jugular na entrada do tórax.

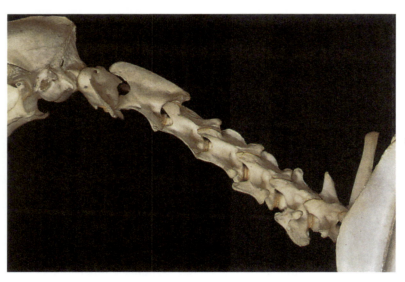
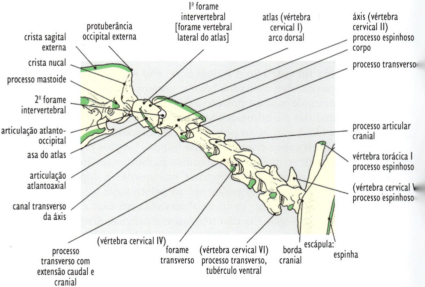

Fig. 3.2 Esqueleto: aspecto lateral esquerdo. As saliências ósseas palpáveis ilustradas na Figura 3.1 estão coloridas em verde neste diagrama, para referência. Entretanto, quaisquer características das vértebras cervicais III a VII são, até mesmo em cães magros, palpáveis com dificuldade, e não são palpáveis em cães de porte grande.

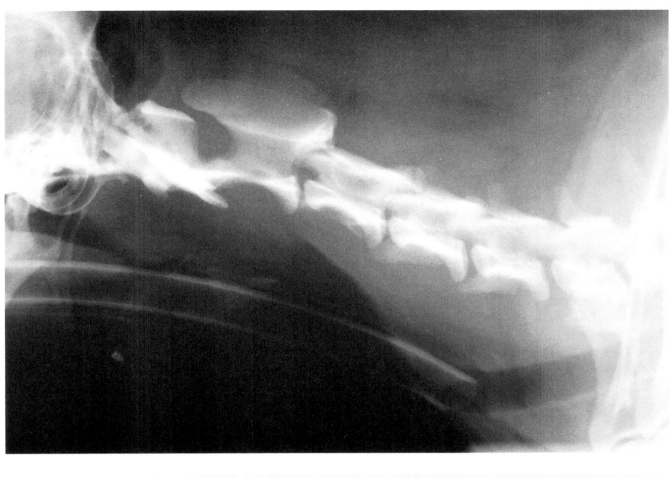
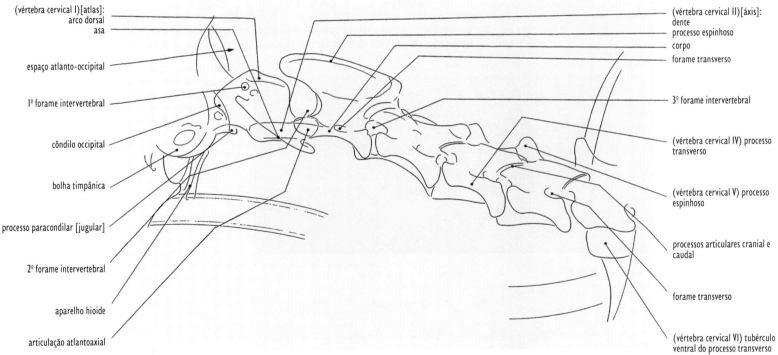

Fig. 3.3 Radiografia do pescoço: aspecto lateral esquerdo. As principais características estruturais do pescoço estão ilustradas nesta e na radiografia seguinte. Ambas dão uma visão clara do canal vertebral envolvendo a medula espinhal. O espaço atlanto-occipital se estende internamente à membrana atlanto-occipital abrangendo a fenda entre o arco dorsal do atlas e a borda dorsal do forame magno. O espaço é alargado quando a cabeça é dobrada para baixo sobre o pescoço gerando acesso ao canal vertebral através da membrana atlanto-occipital.

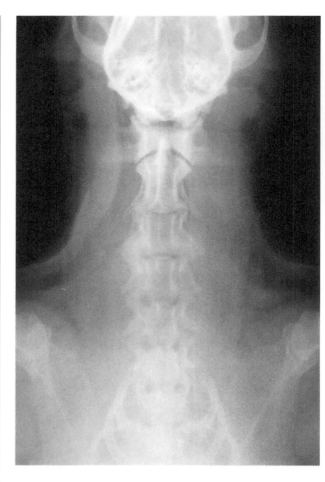
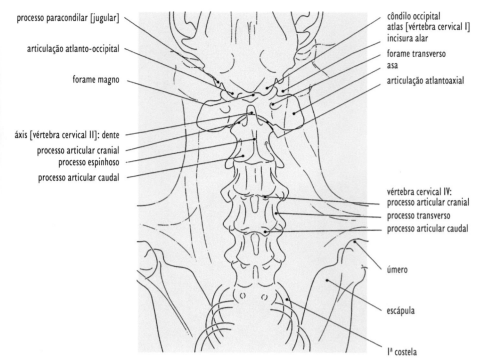

Fig. 3.4 Radiografia do pescoço: aspecto ventrodorsal. Esta radiografia mostra a posição dos processos transversos, especialmente as facilmente palpáveis asas do atlas. Ela também demonstra a variedade de articulações que promovem a extensa mobilidade da cabeça e do pescoço – (1) as articulações sinoviais sobrepostas entre os processos articulares das vértebras contíguas; (2) os discos intervertebrais cartilaginosos (radiolucentes) entre os corpos vertebrais; (3) a articulação atlanto-occipital nos côndilos occipitais que permite movimentos da cabeça e do pescoço para cima e para baixo: e (4) a articulação atlantoaxial baseada na ponta pivotal dos dentes que permite movimentos rotacionais da cabeça e do pescoço. A ausência de clavícula é claramente aparente por esta visão do ombro.

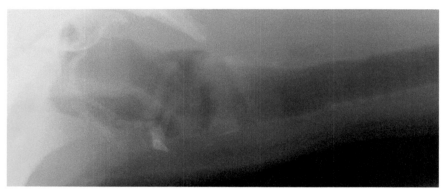

Fig. 3.5 Radiografia da laringe: aspecto lateral. As cartilagens laríngeas são observadas com dificuldade, com o aspecto de opacidades de tecidos moles mal definidas, ressaltadas pelo ar contido no interior da laringe. O osso timpano-hioide é cartilaginoso e também não é visível contra os tecidos moles retrofaríngeos.

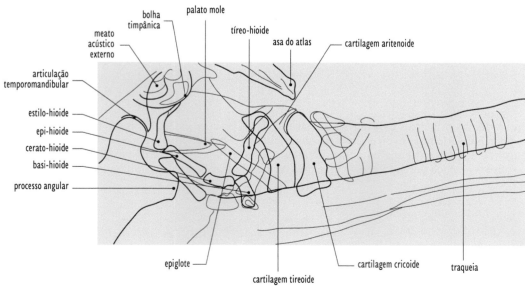

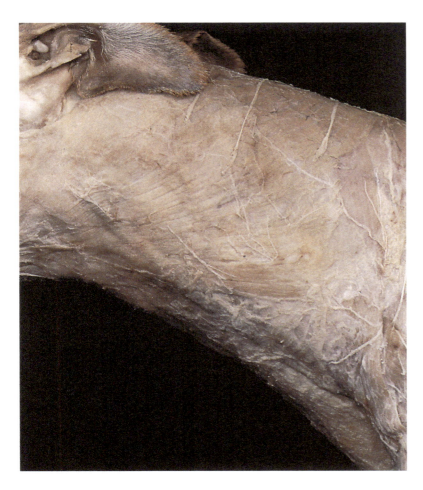
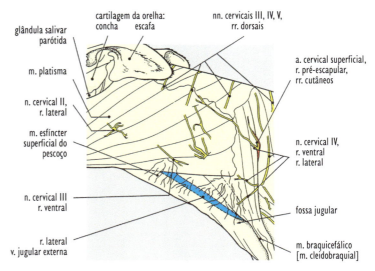

Fig. 3.6 Estruturas superficiais (1). Fáscia superficial, músculos cutâneos e nervos cutâneos: aspecto lateral esquerdo. A fáscia superficial do pescoço fica exposta após a remoção da pele. Ela continua cranialmente (sobre as regiões parotídea, temporal e massetérica) como a fáscia superficial da cabeça, e caudalmente como as fáscias superficiais braquial e peitoral. Estão expostos o proeminente músculo platisma e algumas faixas isoladas do músculo esfíncter superficial do pescoço.

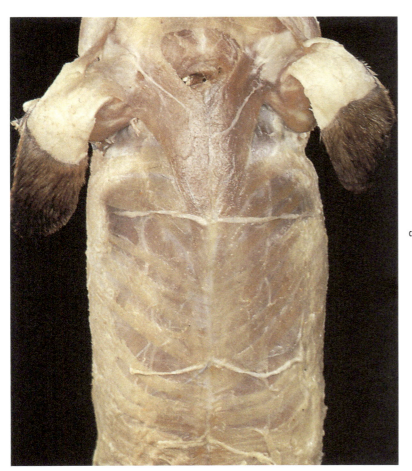
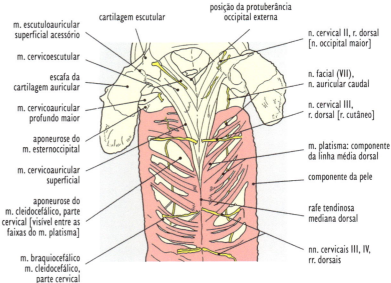

Fig. 3.7 Estruturas superficiais (2). Músculos e nervos cutâneos: aspecto dorsal. Os dois componentes do músculo platisma podem ser observados como algumas fibras separadas originadas da linha média dorsal do pescoço, e como um componente mais substancial saindo da superfície interna da própria pele. As duas se unem dorsolateralmente sobre o pescoço. Os ramos cutâneos das faixas dorsais dos nervos espinhais cervicais aparecem próximos à linha média dorsal e se espalham sobre a superfície do platisma.

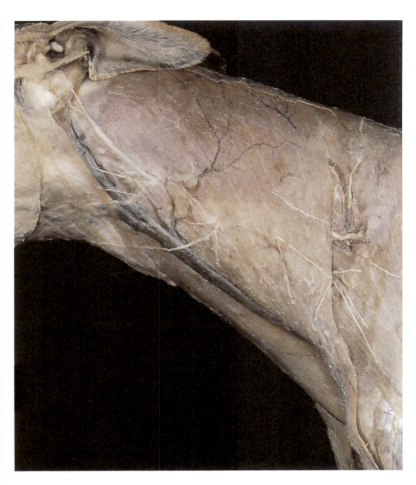
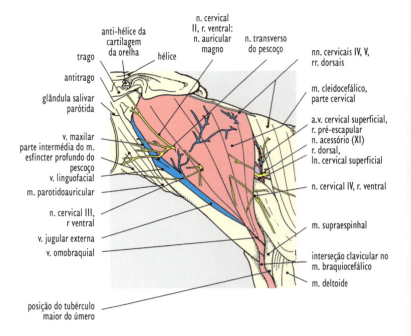

Fig. 3.8 Estruturas superficiais (3). Nervos cutâneos e veia jugular externa: aspecto lateral esquerdo. O músculo platisma e fáscia superficial foram removidos para expor os músculos abaixo, e isolar as ramificações cutâneas dos nervos cervicais II, III e IV. O nervo cervical V está desprovido dos ramos cutâneos laterais, enquanto que os nervos VI, VII e VIII contribuem para a formação do plexo braquial (Fig. 3.19). Os ramos cutâneos do nervo cervical IV se distribuem pela base do pescoço.

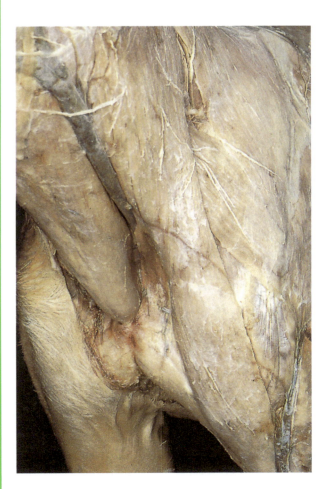
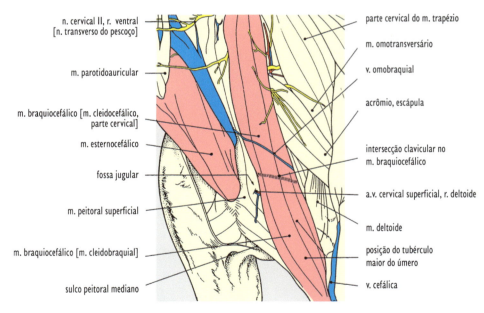

Fig. 3.9 Estruturas superficiais (4). Nervos cutâneos, veia externa jugular e fossa jugular: aspecto craniolateral esquerdo. Ela claramente demonstra a fossa jugular na base do pescoço e a depressão profunda e de certo modo triangular delimitada pelo músculo esternocefálico, braquiocefálico e peitoral superficial (Fig. 3.41). Também é evidente a interseção clavicular no interior do músculo braquiocefálico, denotada por uma linha fascial indistinta lateral à fossa jugular.

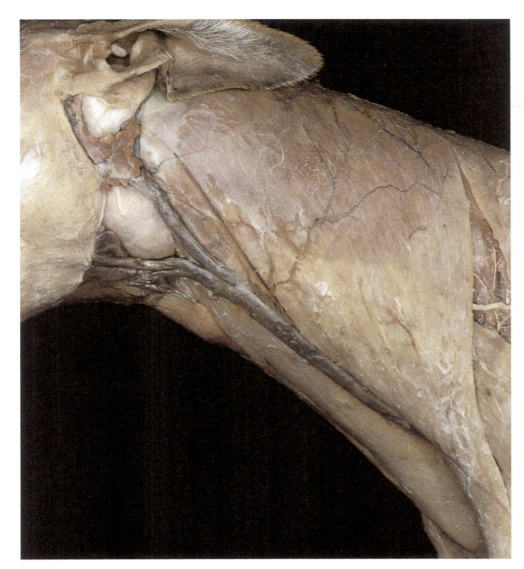

Fig. 3.10 Musculatura superficial: aspecto lateral esquerdo. A fáscia superficial solta na região pré-escapular e na fossa retromandibular foi retirada, e os músculos cutâneos foram removidos. Isso expôs as glândulas salivares parótida e mandibular, os linfonodos mandibulares, e os principais vasos tributários da veia jugular externa.

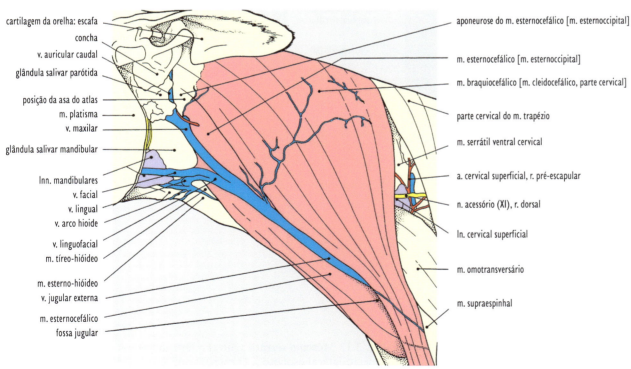

- cartilagem da orelha: escafa
- concha
- v. auricular caudal
- glândula salivar parótida
- posição da asa do atlas
- m. platisma
- v. maxilar
- glândula salivar mandibular
- lnn. mandibulares
- v. facial
- v. lingual
- v. arco hioide
- v. linguofacial
- m. tíreo-hióideo
- m. esterno-hióideo
- v. jugular externa
- m. esternocefálico
- fossa jugular

- aponeurose do m. esternocefálico [m. esternoccipital]
- m. esternocefálico [m. esternoccipital]
- m. braquiocefálico [m. cleidocefálico, parte cervical]
- parte cervical do m. trapézio
- m. serrátil ventral cervical
- a. cervical superficial, r. pré-escapular
- n. acessório (XI), r. dorsal
- ln. cervical superficial
- m. omotransversário
- m. supraespinhal

O Pescoço

113

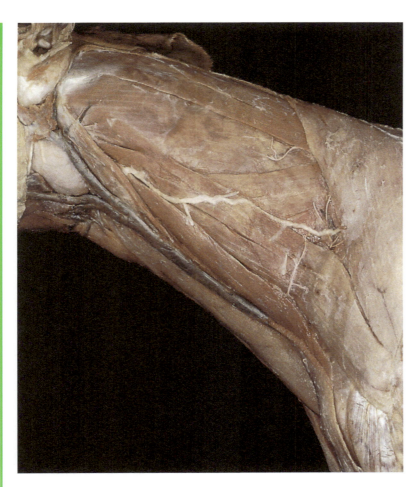
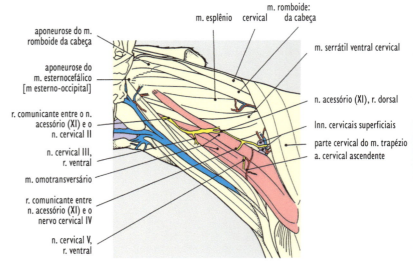

Fig. 3.11 Músculo omotransversário e ramo dorsal do nervo acessório: aspecto lateral esquerdo. A orelha foi puxada para frente em direção à cabeça para expor a parte craniodorsal do pescoço. Os músculos cervicoauricular e cervicoescutular foram removidos na linha mediana dorsal do pescoço. O músculo cleidocefálico, parte cervical, foi retirado da superfície lateral do pescoço por um corte através de seu ventre em uma linha com a borda dorsal da veia jugular externa. Isso expôs toda a extensão do ramo dorsal do nervo acessório (XI) ao músculo trapézio.

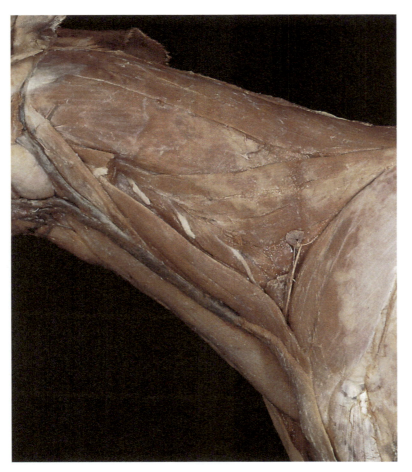
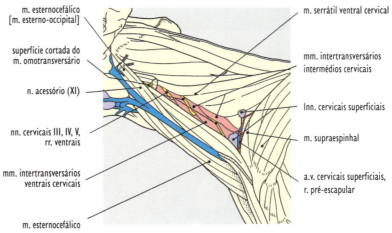

Fig. 3.12 Músculo serrátil ventral e linfonodos cervicais superficiais: aspecto lateral esquerdo. O músculo omotransversário e a parte cervical do músculo trapézio foram removidos ao longo do ramo dorsal do nervo acessório (XI) que os inerva, expondo o músculo serrátil ventral.

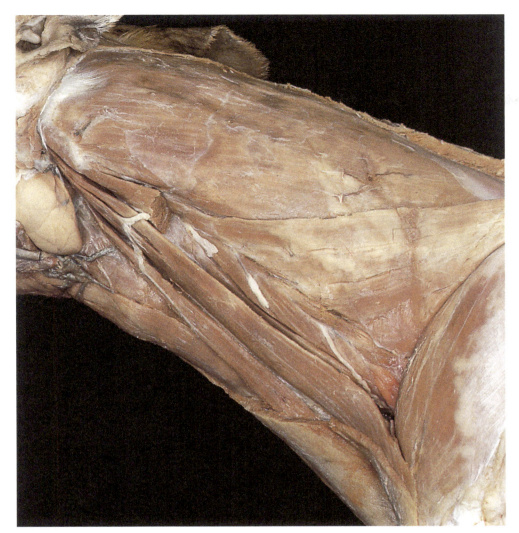

Fig. 3.13 Músculos esternomastoide e m. cleidocefálico, parte mastóidea, e ramo ventral do nervo acessório: aspecto lateral esquerdo. A veia jugular externa e o componente externo-occipital do músculo esternocefálico foram removidos para expor todo o comprimento dos músculos esternomastoide e cleidocefálico, parte mastóidea.

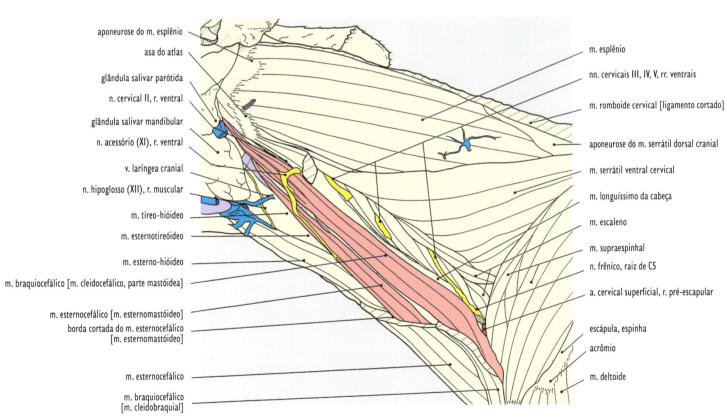

- aponeurose do m. esplênio
- asa do atlas
- glândula salivar parótida
- n. cervical II, r. ventral
- glândula salivar mandibular
- n. acessório (XI), r. ventral
- v. laríngea cranial
- n. hipoglosso (XII), r. muscular
- m. tíreo-hióideo
- m. esternotireóideo
- m. esterno-hióideo
- m. braquiocefálico [m. cleidocefálico, parte mastóidea]
- m. esternocefálico [m. esternomastóideo]
- borda cortada do m. esternocefálico [m. esternomastóideo]
- m. esternocefálico
- m. braquiocefálico [m. cleidobraquial]

- m. esplênio
- nn. cervicais III, IV, V, rr. ventrais
- m. romboide cervical [ligamento cortado]
- aponeurose do m. serrátil dorsal cranial
- m. serrátil ventral cervical
- m. longuíssimo da cabeça
- m. escaleno
- m. supraespinhal
- n. frênico, raiz de C5
- a. cervical superficial, r. pré-escapular
- escápula, espinha
- acrômio
- m. deltoide

O Pescoço

115

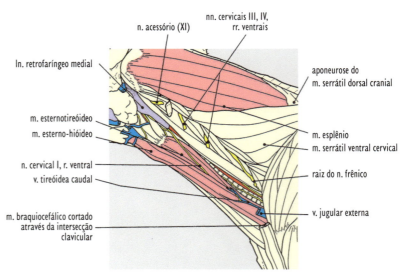
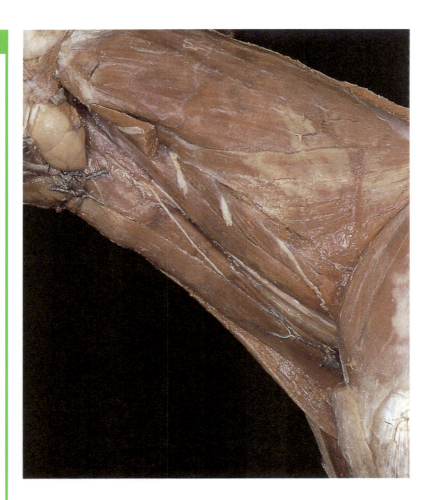

Fig. 3.14 **Estruturas mais profundas (1). Músculos esterno-hióideo e esternotireóideo e linfonodo retrofaríngeo medial:** aspecto lateral esquerdo. Os restos do músculo esternocefálico foram removidos caudalmente à sua origem no manúbrio esterno. O músculo m. cleidocefálico, parte mastóidea, e os restos do músculo cleidocefálico, parte cervical também foram removidos pelo corte através da intersecção clavicular (Fig. 3.9).

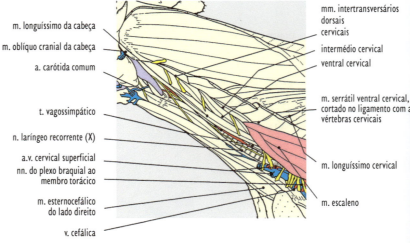
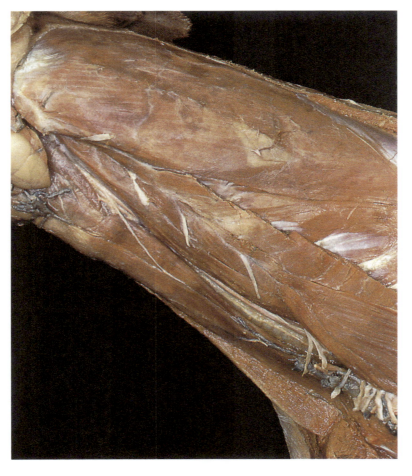

Fig. 3.15 **Estruturas mais profundas (2). Após a remoção do membro torácico:** aspecto lateral esquerdo. Os músculos romboide, serrátil ventral e os músculos peitorais (*i.e.*, os músculos remanescentes extrínsecos dos membros) foram cortados e os membros torácicos foram removidos. O músculo esplênio proeminente foi removido e os músculos escalenos que fazem uma ponte sobre a área entre o tórax e o pescoço foram expostos, assim como as vísceras cervicais na parte ventral do pescoço. Uma seleção de nervos e vasos sanguíneos separados do membro torácico está evidente abaixo dos músculos escalenos.

Fig. 3.16 Estruturas mais profundas (3). Músculos longuíssimos: aspecto lateral esquerdo. O músculo esplênio foi removido para expor os dois componentes da cabeça do músculo semiespinhal, o biventre cervical e o complexo, e os dois componentes, cervical e da cabeça, do músculo longuíssimo.

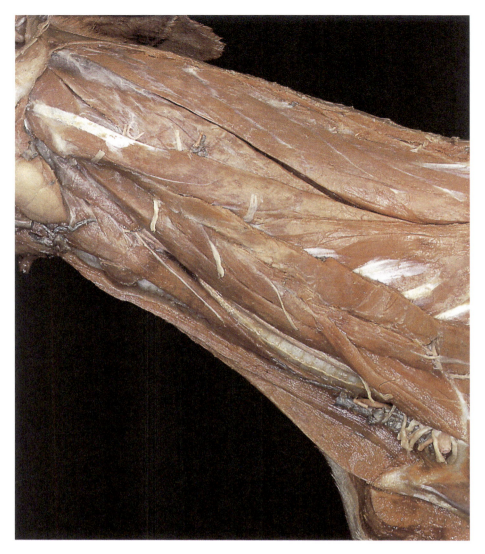

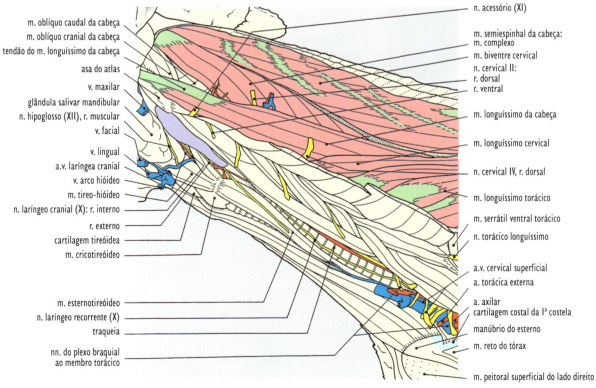

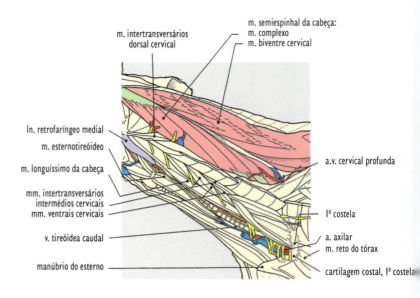

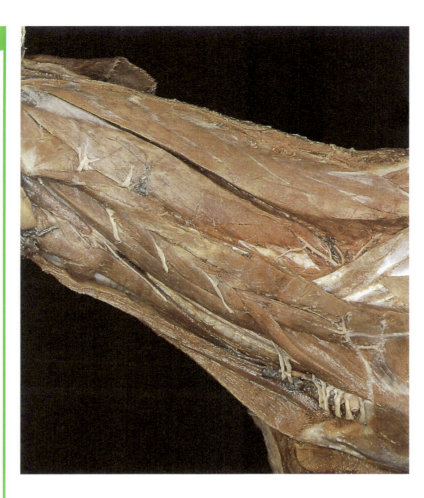

Fig. 3.17 Estruturas profundas (1). Músculos biventre e complexo: aspecto lateral esquerdo. Os componentes cervical e da cabeça do músculo longuíssimo foram removidos para expor os músculos biventre cervical e complexo (os componentes do semiespinhal da cabeça). Algumas ramificações da artéria cervical profunda foram expostas caudodorsalmente enquanto, cranialmente, os ramos são mostrados dos ramos dorsais dos nervos espinhais cervicais II e III. A remoção das partes média e dorsal do músculo escaleno revela a 1ª costela.

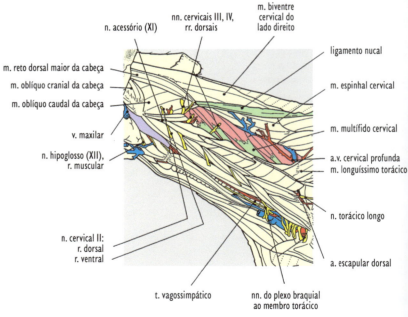

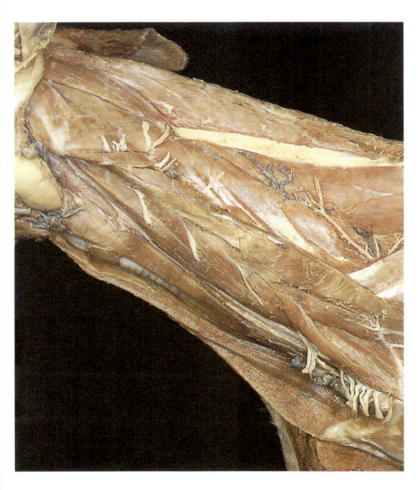

Fig. 3.18 Estruturas profundas (2). Vasos cervicais profundos, músculos multífidos, retos da cabeça e oblíquos: aspecto lateral esquerdo. Os músculos biventre cervical e complexo foram removidos, expondo o ligamento da linha média da nuca preso à espinha do áxis e os músculos multífidos e espinhal cervical ventralmente.

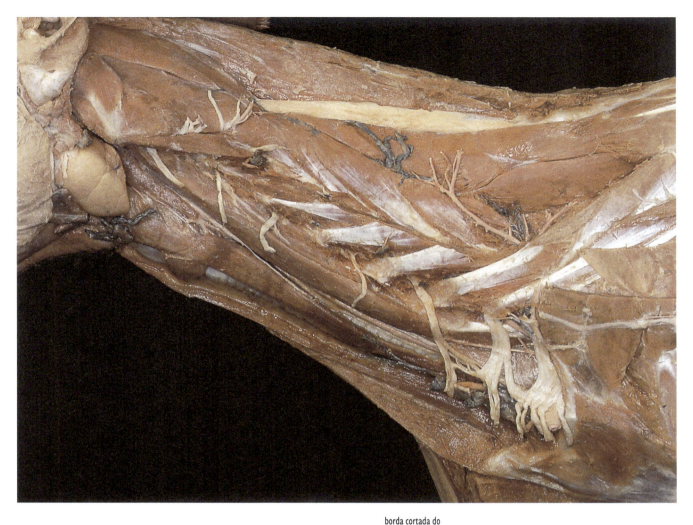
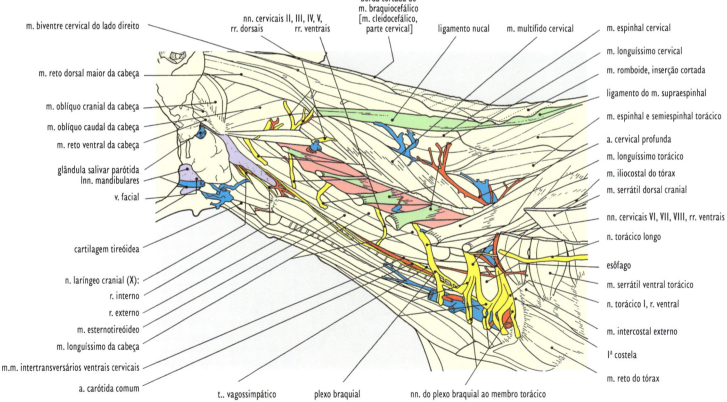

Fig. 3.19 Estruturas profundas (3). Ligamento nucal: aspecto lateral esquerdo. As partes remanescentes do músculo serrátil ventral no pescoço foram removidas, assim como os componentes dorsal e intermédio dos músculos intertransversários e as partes remanescentes do músculo escaleno presos à 1ª costela. Os ligamentos do músculo longuíssimo cervical às vertebras cervicais estão evidenciados. Os nervos cervicais II ao V estão mostrados em sequência e a formação do plexo braquial partindo dos ramos ventrais dos nervos cervicais VI, VII e VIII e do nervo torácico I está sendo mostrada.

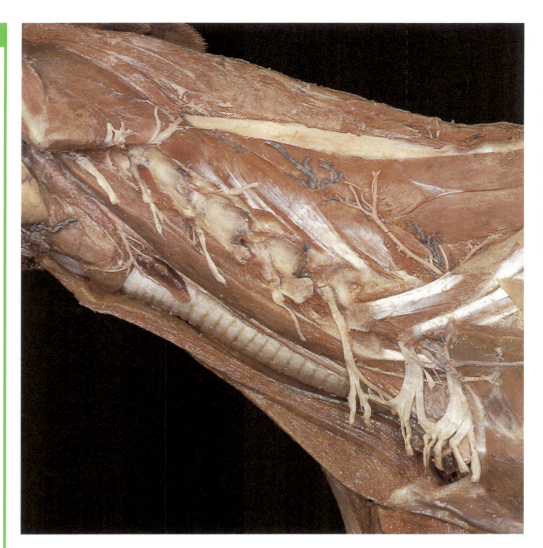

Fig. 3.20 Estruturas profundas (4). Linfonodo retrofaríngeo medial, glândula tireoide e vísceras: aspecto lateral esquerdo. Os anexos cortados do músculo longuíssimo cervical foram removidos para expor os arcos e os processos transversos das vértebras cervicais III a VI. Os nervos cervicais espinhosos estão expostos em série ao longo do pescoço, embora a maioria dos ramos dorsais primários dos nervos tenha sido removida com a musculatura epaxial na qual eles se ramificam. A remoção dos músculos esterno-hióideo e esternotireóideo da superfície ventral do pescoço expôs o manúbrio do externo e a cartilagem costal da 1ª costela na entrada do tórax, e a traqueia ao longo da maior parte do pescoço.

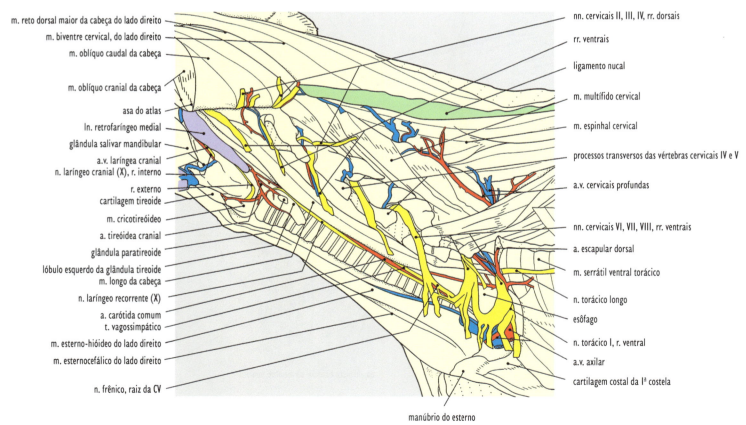

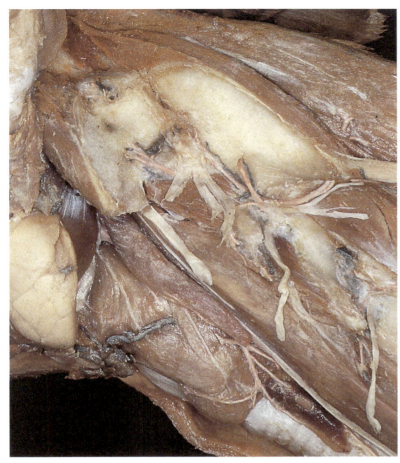
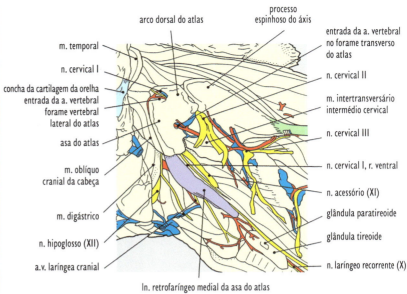

Fig. 3.21 Estruturas profundas na porção cranial do pescoço (1). Vértebras atlas e áxis, linfonodo retrofaríngeo medial e glândula tireoide: aspecto lateral esquerdo. Os músculos oblíquos da cabeça foram removidos expondo as vértebras atlas (C1) e áxis (C2), e o nervo cervical espinhal II, deixando o segundo forame intervertebral entre eles. O nervo cervical espinhal I e os vasos vertebrais são visíveis no forame vertebral lateral do atlas.

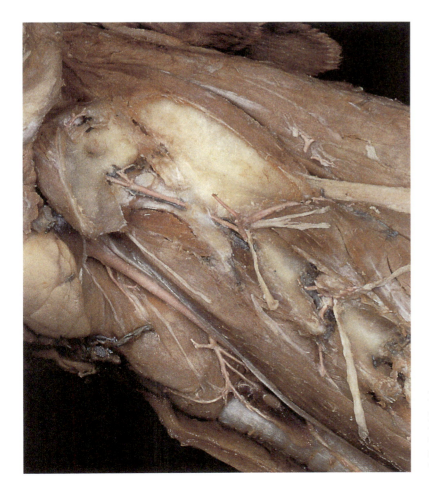
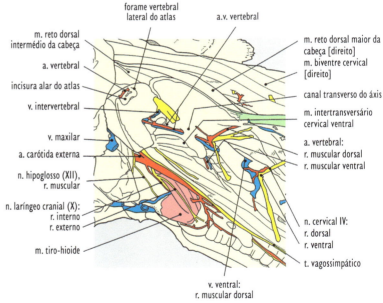

Fig. 3.22 Estruturas profundas na porção cranial do pescoço (2). Artérias e veias vertebrais, laringe e artéria carótida comum: aspecto lateral esquerdo. O linfonodo retrofaríngeo medial foi removido expondo a região faríngea com a artéria carótida comum, e a entrada dos nervos e vasos laríngeos craniais na laringe entre os músculos tiro-hioide e tirofaríngeo (Cap. 2).

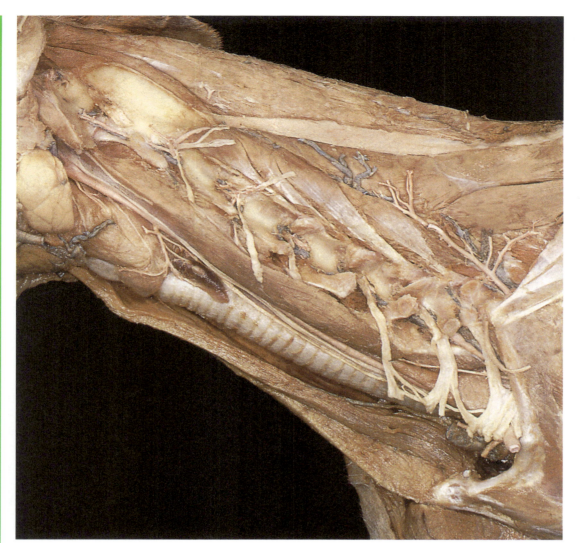

Fig. 3.23 **Estruturas profundas (5). Nervos cervicais espinhais e plexo braquial:** aspecto lateral esquerdo. A coluna vertebral cervical está quase completamente exposta devido à remoção dos músculos intertransversários ventrais remanescentes, dos elementos do músculo longuíssimo torácico acima da vértebra cervical VI e da continuação cervical do músculo torácico iliocostal acima da vértebra cervical VII. As artérias e veias vertebrais estão evidenciadas na base do pescoço.

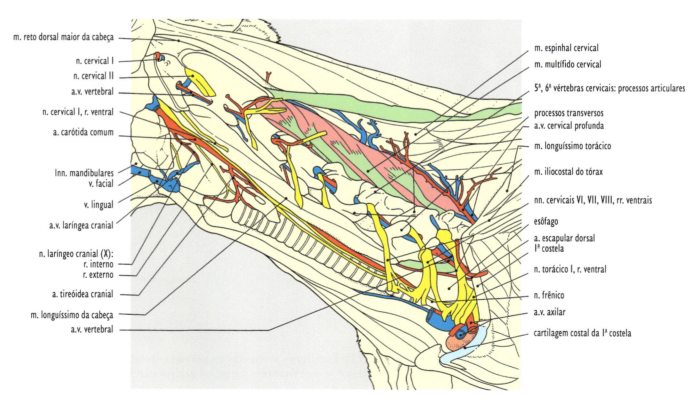

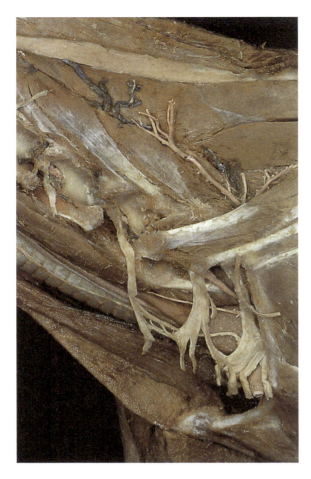
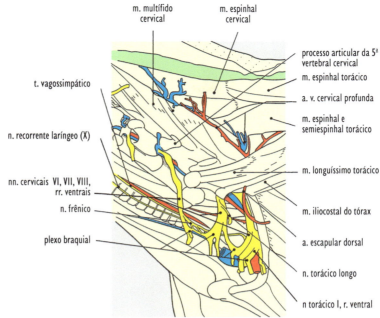

Fig. 3.24 Estruturas profundas na entrada do tórax (1). Plexo braquial: aspecto lateral esquerdo. Os músculos serrátil ventral e escaleno no tórax foram removidos para expor aproximadamente todo o comprimento da 1ª costela. Podem ser vistos os ramos do tronco costocervical – a artéria escapular dorsal emergindo em torno da 1ª costela, e a artéria cervical profunda emergindo do 1º espaço intercostal.

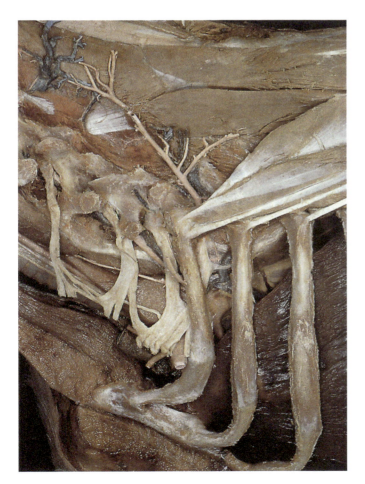
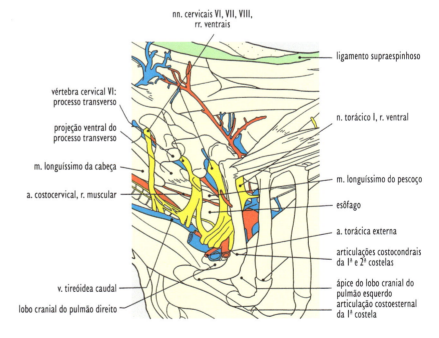

Fig. 3.25 Estruturas profundas na entrada do tórax (2). Plexo braquial, vasos vertebral e cervical profundos: aspecto lateral esquerdo. Os músculos reto do tórax e do abdome foram removidos da 1ª costela, e o espaço intercostal foi desprovido de músculos e fáscia, evidenciando praticamente toda a primeira costela além do nervo torácico I. Os componentes remanescentes do músculo longuíssimo cervical e os componentes do longuíssimo torácico inseridos na vértebra cervical VII foram removidos, assim como o multífido cervical. A maior parte das vértebras cervicais VI e VII, a parte emergente dos nervos cervicais VII e VIII e os vasos vertebrais que entram no pescoço podem agora ser vistos.

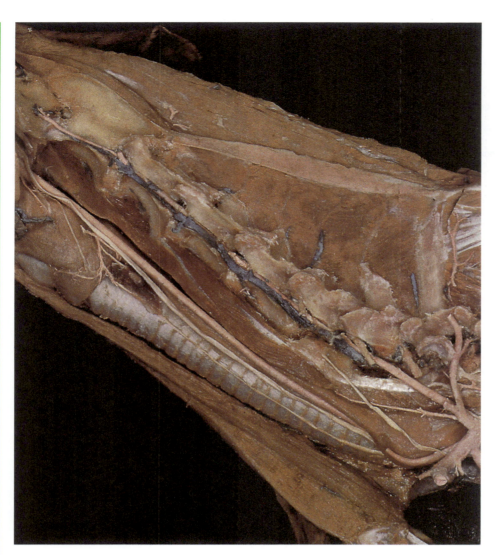

Fig. 3.26 **Estruturas profundas (6). Coluna vertebral cervical e artéria e veia vertebral:** aspecto lateral esquerdo. Os músculos do pescoço multífido e espinhal remanescentes foram removidos das faces dorsais das vértebras cervicais, junto com as ramificações dos vasos cervicais profundos. O músculo longo da cabeça, ventral às vértebras do pescoço, foi removido para expor o músculo longo do pescoço. Há exposição lateral quase completa das vértebras do pescoço e todo o comprimento das artérias e veias vertebrais está evidenciado.

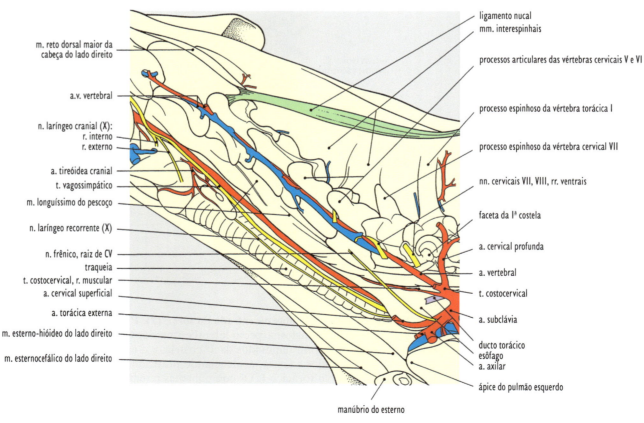

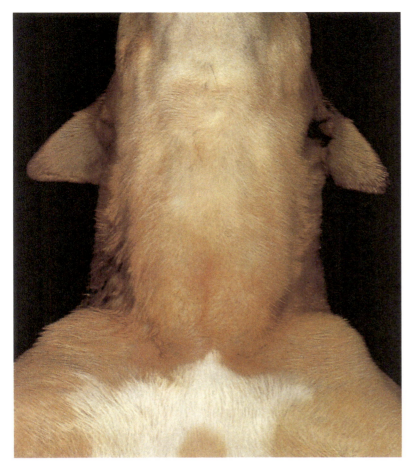
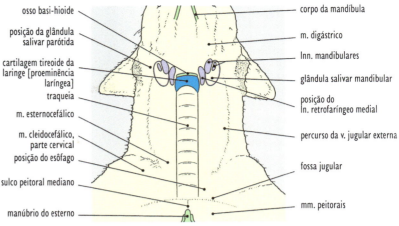

Fig. 3.27 Características superficiais: aspecto ventral. Praticamente não há "saliências" ósseas palpáveis na parte ventral do pescoço, exceto o osso basi-hioide cranialmente e o manúbrio do esterno caudalmente. As cartilagens da laringe e da traqueia são, entretanto, claramente palpáveis embora não haja contornos visíveis.

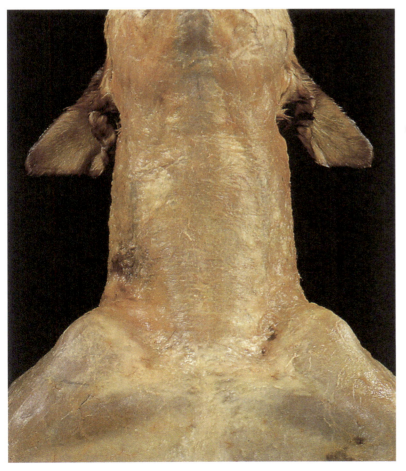
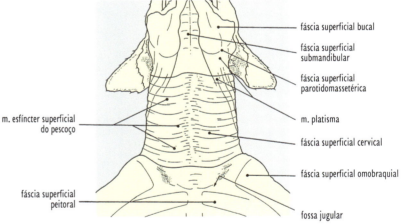

Fig. 3.28 Estruturas superficiais das regiões intermandibular, sub-hióidea e cervical ventral (1). Fáscia superficial: aspecto ventral. A pele foi removida expondo a fáscia superficial sob a forma de um cilindro solto em torno do pescoço. Ela é contínua com a fáscia superficial da cabeça nas regiões laríngea e parotidomassetérica, e com as fáscias superficiais peitoral e omobraquial nas regiões pré-esternal e do ombro. Ela contém fibras reconhecíveis do músculo esfíncter superficial do pescoço além do músculo platisma.

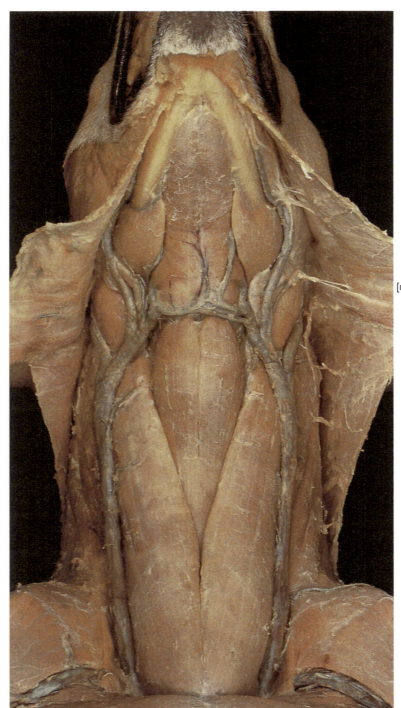
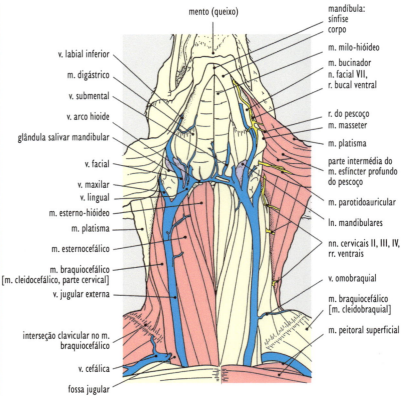

Fig. 3.29 Estruturas superficiais das regiões intermandibular, sub-hióidea e cervical ventral (2) Músculos cutâneos: aspecto ventral. A remoção bilateral da pele e a limpeza preliminar da fáscia superficial expõem os músculos e as veias superficiais da superfície ventral do pescoço. Os componentes transversais irregulares e pouco definidos do músculo cutâneo do pescoço foram removidos. Estes se localizam sobre a fáscia superficial das regiões laríngea e sub-hióidea (Fig. 3.28). Além disso, o músculo platisma (Figs 3.6, 3.7), que se estende cranioventralmente sobre a superfície ventrolateral das regiões sub-hióidea e intermandibular, foi rebatido em ambos os lados. Em sua superfície interna, as fibras do músculo parotidoauricular e componente intermédio do músculo esfíncter profundo do pescoço são visíveis.

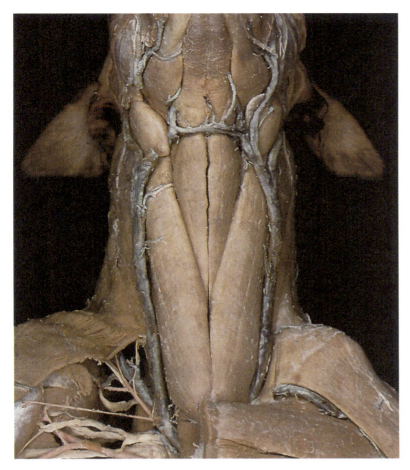
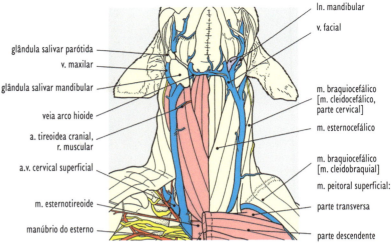

Fig. 3.30 **Estruturas superficiais:** aspecto ventral. Parte das veias facial, lingual e linguofacial, juntamente com os linfonodos mandibulares, foram removidas do lado direito. A glândula salivar mandibular está exposta na articulação da cabeça e do pescoço. Nesta, e nas três figuras seguintes, a base do lado direito do pescoço retirada, em uma pequena extensão, quando os nervos e vasos do membro torácico foram dissecados (Cap. 4).

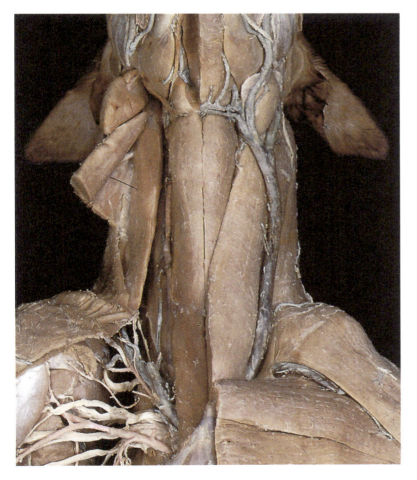
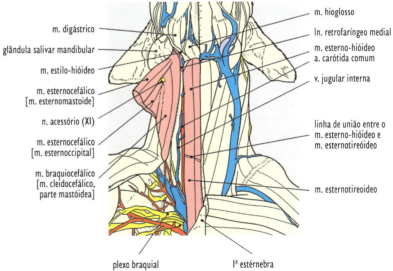

Fig. 3.31 **Músculo esternocefálico e bainha da carótida:** aspecto ventral. O músculo esternocefálico direito foi cortado transversalmente no meio do pescoço, e sua parte cranial foi rebatida lateralmente, deslocando a glândula salivar mandibular. Isso evidenciou o linfonodo retrofaríngeo medial, a artéria carótida comum direita e a veia jugular interna que a acompanha. Além disso, o ramo ventral do nervo acessório (XI) pode ser visto emergindo através do músculo cleidocefálico, parte mastóidea.

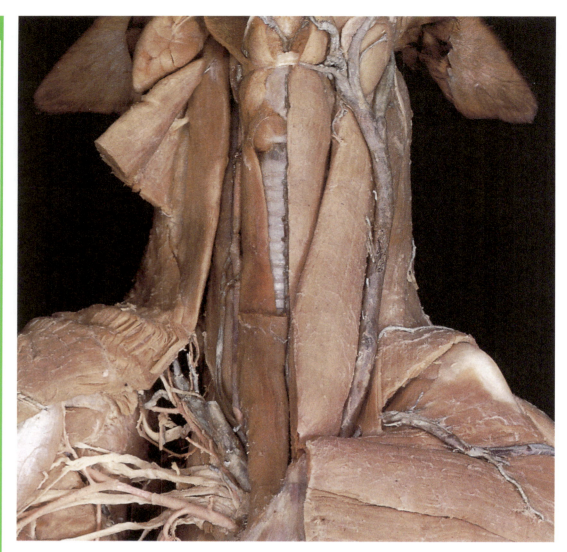

Fig. 3.32 Músculo esternotireóideo, laringe e traqueia: aspecto ventral. A remoção da metade cranial do músculo esterno-hióideo direito começa a expor as cartilagens da laringe tireoide e cricoide, com seus músculos extrínsecos associados (cricotireoide e tiro-hioide). Apesar da sua remoção, o suprimento nervoso do hipoglosso (XII) foi retido e é visível sobre o músculo esternotireóideo. A remoção da metade inferior do músculo esternocefálico evidencia a parte do esterno-hióideo que se junta ao esternotireóideo.

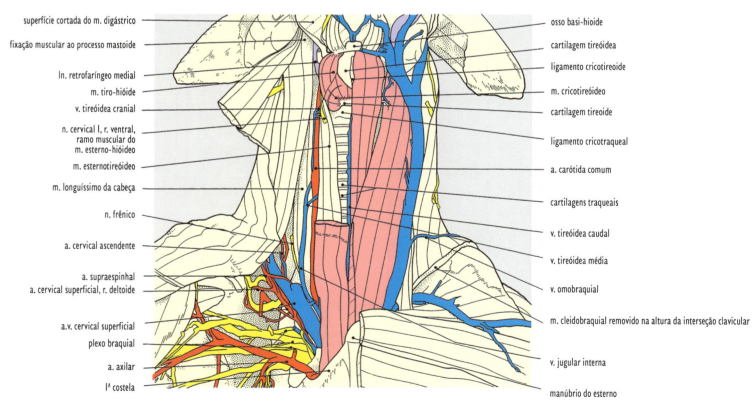

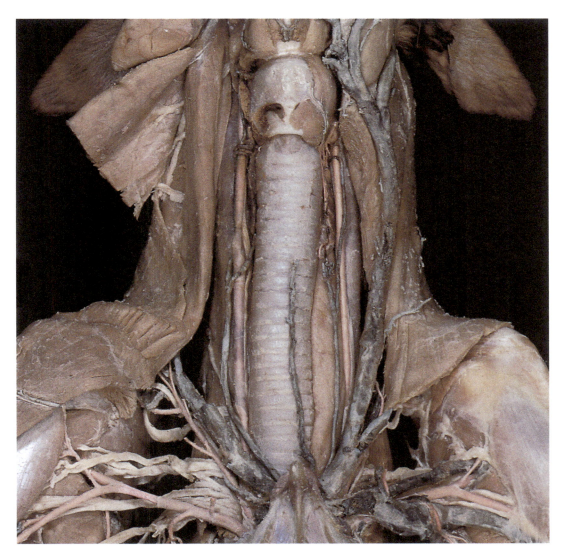

Fig. 3.33 Laringe, traqueia, glândula tireoide e bainha carotídea (1): aspecto ventral. Há uma completa remoção bilateral dos músculos esterno-hióideo e esternotireoide, assim como uma remoção parcial do músculo esternocefálico esquerdo. O último foi removido pelo corte transversal do músculo alinhado com o limite inferior da veia jugular externa. Todo o comprimento do pescoço se encontra agora "aberto" ventralmente, e a traqueia e o esôfago estão expostos. Além disso, ambos os lóbulos da glândula tireoide são visíveis, embora um istmo conector não estivesse presente ao longo da traqueia.

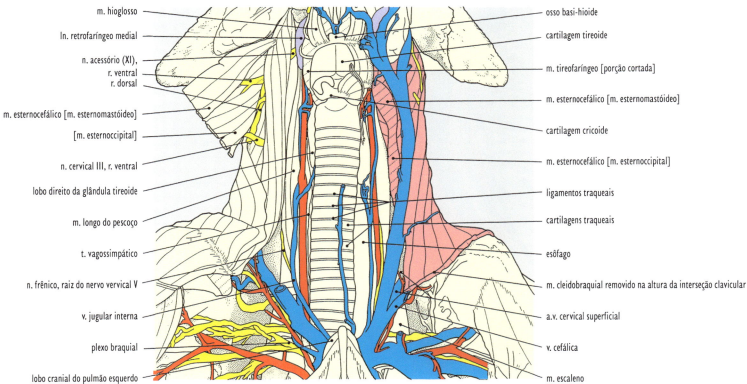

Fig. 3.34 Laringe, traqueia glândula tireoide e bainha carotídea (2): aspecto ventrolateral esquerdo. O componente cleidobraquial do músculo braquiocefálico foi removido por corte transversal na interseção clavicular, evidenciando deste modo os ramos dos vasos superficiais cervicais na base do pescoço.

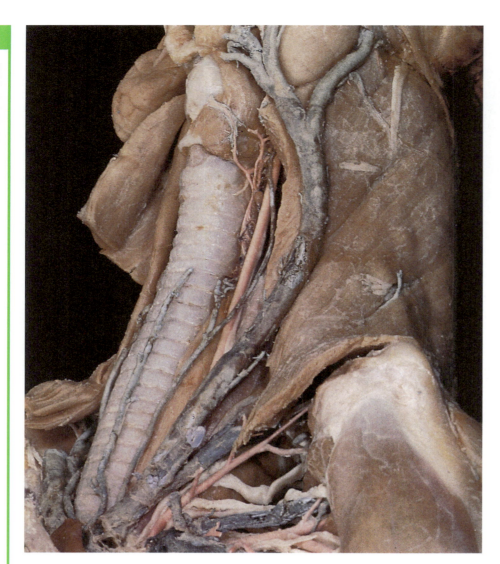

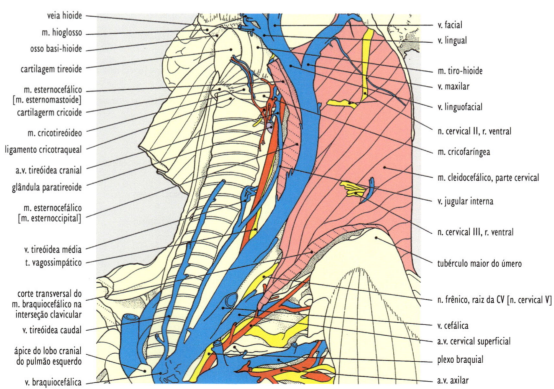

- veia hioide
- m. hioglosso
- osso basi-hioide
- cartilagem tireoide
- m. esternocefálico [m. esternomastoide]
- cartilagerm cricoide
- m. cricotireóideo
- ligamento cricotraqueal
- a.v. tireóidea cranial
- glândula paratireoide
- m. esternocefálico [m. esternoccipital]
- v. tireóidea média
- t. vagossimpático
- corte transversal do m. braquiocefálico na interseção clavicular
- v. tireóidea caudal
- ápice do lobo cranial do pulmão esquerdo
- v. braquiocefálica

- v. facial
- v. lingual
- m. tiro-hioide
- v. maxilar
- v. linguofacial
- n. cervical II, r. ventral
- m. cricofaríngea
- m. cleidocefálico, parte cervical
- v. jugular interna
- n. cervical III, r. ventral
- tubérculo maior do úmero
- n. frênico, raiz da CV [n. cervical V]
- v. cefálica
- a.v. cervical superficial
- plexo braquial
- a.v. axilar

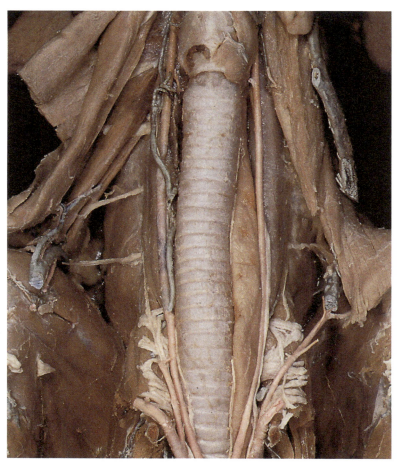
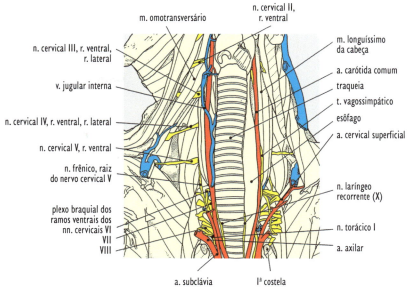

Fig. 3.35 Traqueia, esôfago, nervos recorrentes e tronco vagossimpático: aspecto ventral. Durante a dissecção torácica a abertura cranial torácica foi aberta e sua posição está marcada pelas partes cortadas das primeiras costelas. As veias que adentram a abertura cranial foram removidas, assim como praticamente todas as veias do pescoço. As artérias carótidas comuns permanecem intactas em ambos os lados, e o tronco vagossimpático e o nervo recorrente do lado esquerdo são ambos mostrados em suas posições. As relações entre as estruturas que percorrem o comprimento do pescoço são mostradas nas séries de cortes transversais (Figs 3.36-3.43) e são feitas nos níveis indicados nos desenhos as acompanham. O primeiro corte é visto da posição cranial, enquanto os sete cortes restantes são vistos da posição caudal. O primeiro corte (Fig. 3.36) é uma continuação direta do último corte através da cabeça (Cap. 2). O último corte (Fig. 3.43) na verdade passa através da abertura cranial torácica e é continuado pelo primeiro cortes através do tórax (Cap. 5).

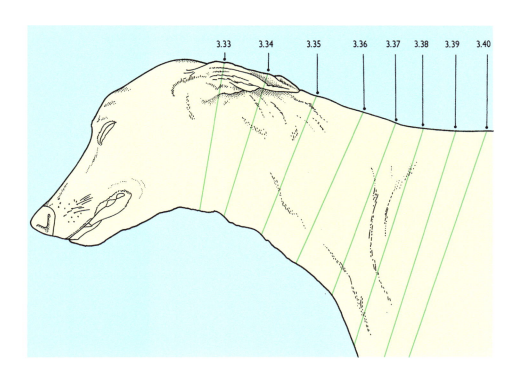

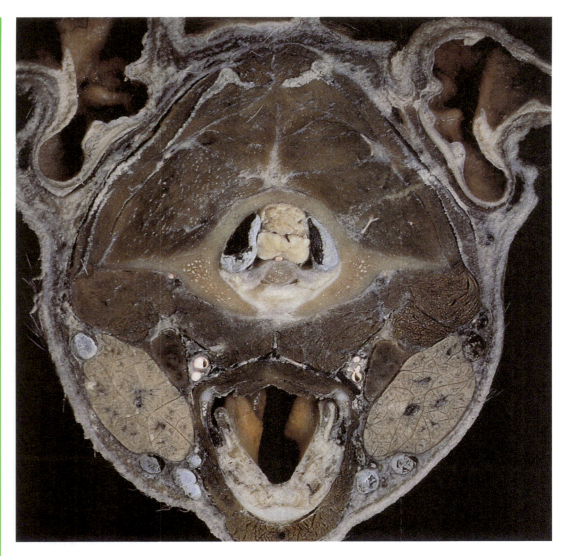

Fig. 3.36 Corte transversal (1) através da vértebra cervical I (atlas), da laringofaringe, do vestíbulo laríngeo e dos linfonodos retrofaríngeos mediais: aspecto cranial. O plano de corte passa através da vértebra atlas (C1) evidenciando seus processos transversos expandidos (asas) em cada lado. Atingindo a parte ventral do canal vertebral, o dente da vértebra áxis (C2) é visível, mantido em seu lugar por um ligamento transverso do atlas pronunciado. Também neste canal estão os plexos venosos internos pareados que o percorrem até atingir o espaço epidural. Ventralmente à asa do atlas o linfonodo retrofarígeo medial se situa lateralmente à artéria carótida comum, ao tronco vasossimpático e à veia jugular interna, e medialmente à glândula salivar mandibular. Esta região "limitante" entre a cabeça e o pescoço é principalmente abordada no Capítulo 2.

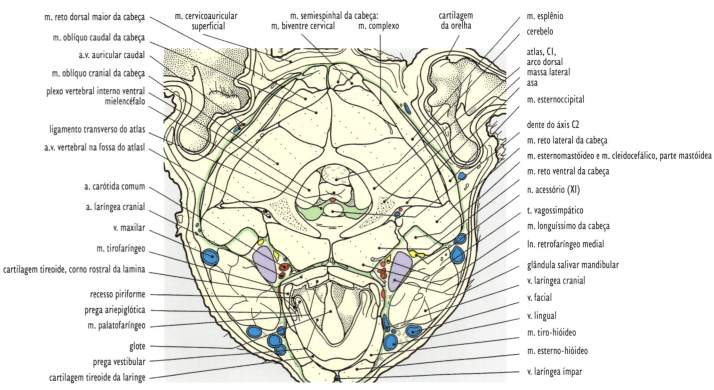

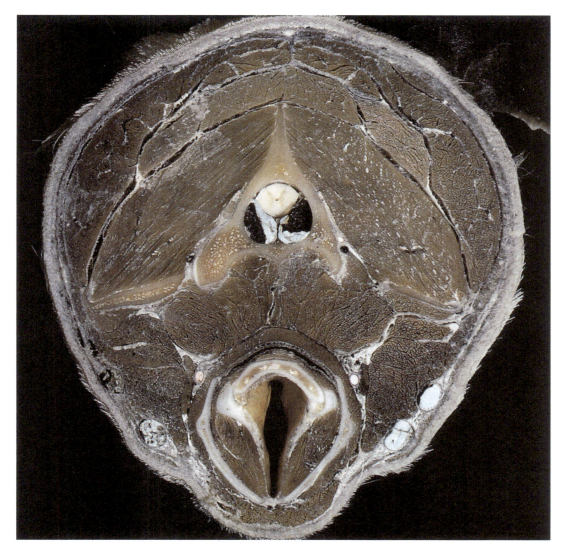

Fig. 3.37 Corte transversal (2) através da vértebra cervical II (áxis), e da laringe: aspecto caudal. São identificáveis as quatro cartilagens principais, assim como os músculos intrínsecos associados às cartilagens aritenoides. Os demais detalhes da anatomia da laringe são tratados no Capítulo 2. A laringofaringe é preferencialmente evidenciada, envolta pelo músculo tirofaríngeo, um dos constritores faríngeos.

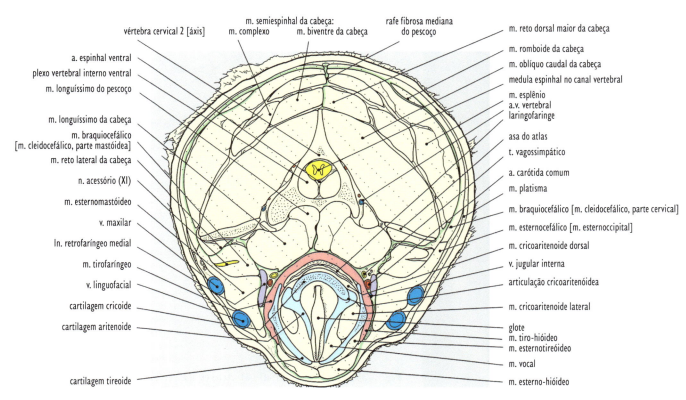

O Pescoço

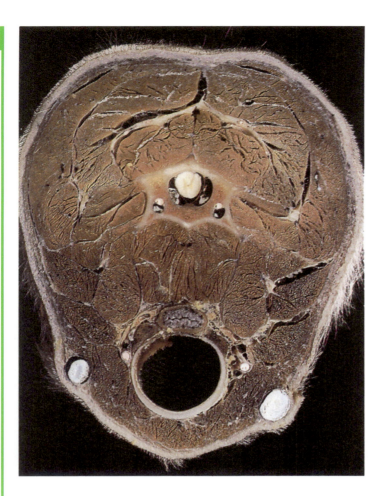
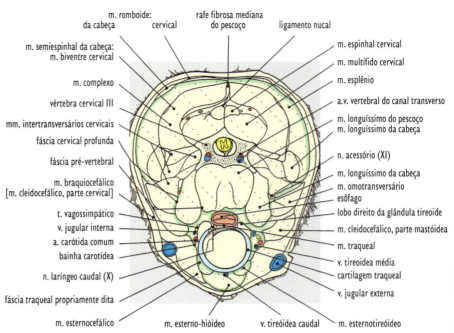

Fig. 3.38 Corte transversal (3) através da vértebra cervical III e da glândula tireoide: aspecto caudal. O esôfago situa-se na linha mediana e está ladeado pelos lobos da glândula tireoide.

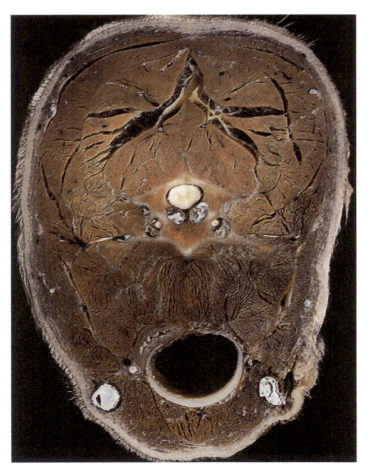
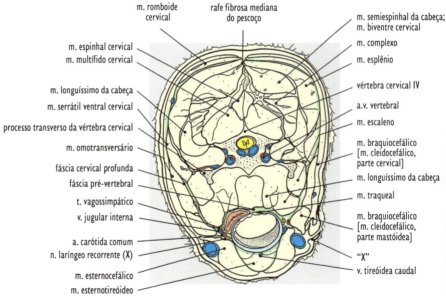

Fig. 3.39 Corte transversal (4) através da vértebra cervical IV: aspecto caudal. O dano indicado no ponto marcado com "X" neste corte foi causado pelo procedimento para a canulação da artéria carótida comum direita para a fixação e subsequente injeção de látex do sistema arterial.

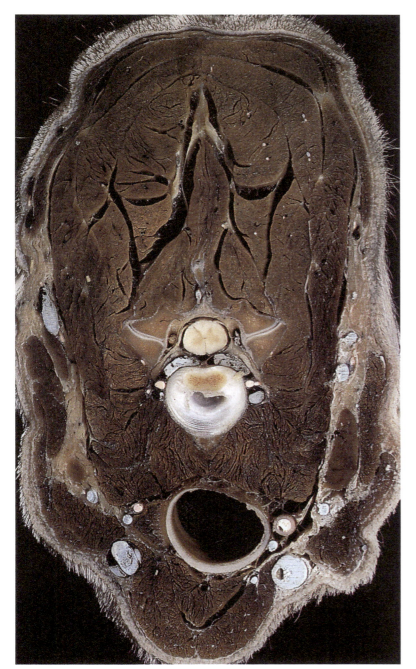
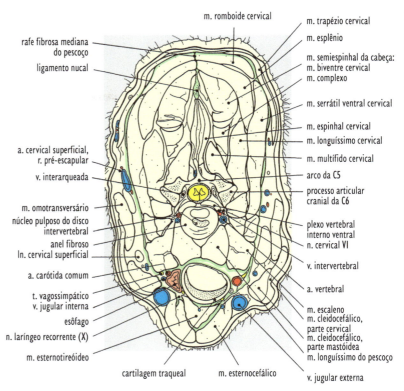

Fig. 3.40 Corte transversal (5) através do disco intervertebral, entre as vértebras cervicais V e VI: aspecto caudal. O tamanho aumentado da artéria carótida comum direita neste corte se deve à pressão sobre a artéria da cânula plástica usado para injeção. Uma camada envoltória completa de fáscia profunda se estende inferiormente para cada lado da rafe fibrosa mediana sob os músculos cleidocefálico, parte cervical, omotransversário; cleidocefálico, parte mastóidea; e esternocefálico; para encontrar a linha ventral mediana. Uma segunda camada densa passa sob a superfície do esplênio entre as partes cervicais do trapézio, romboide e serrátil ventral. A fáscia pré-vertebral, ventral aos músculos longo do pescoço e da cabeça, se junta às camadas laterais.

Fig. 3.41 Corte transversal (6) através da vértebra cervical VI e da fossa jugular: aspecto caudal. Neste corte a fossa jugular foi mostrada na altura da base do pescoço. É uma indentação profunda delimitada medialmente pelo músculo esternocefálico, e lateralmente pelo músculo braquiocefálico (Fig. 3.9). As principais veias que drenam o pescoço e o ombro convergem em direção à fossa (*i.e.*, jugular interna e externa, tireóidea caudal, cervical superficial e omobraquial).

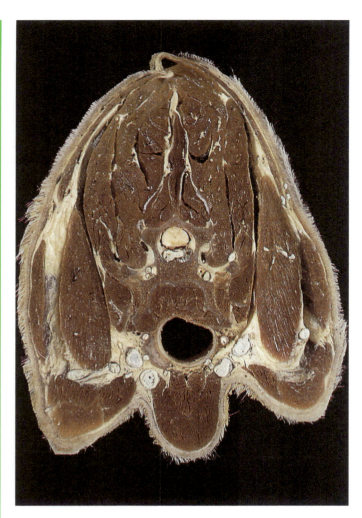

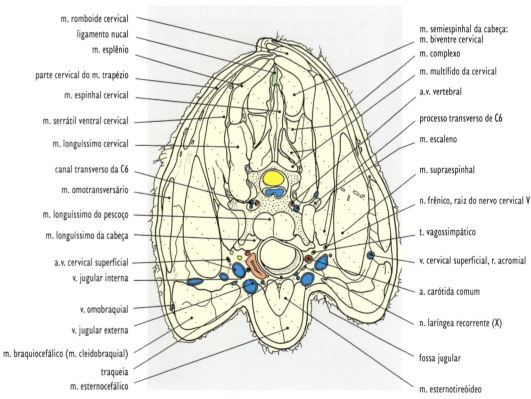

- m. romboide cervical
- ligamento nucal
- m. esplênio
- parte cervical do m. trapézio
- m. espinhal cervical
- m. serrátil ventral cervical
- m. longuíssimo cervical
- canal transverso da C6
- m. omotransversário
- m. longuíssimo do pescoço
- m. longuíssimo da cabeça
- a.v. cervical superficial
- v. jugular interna
- v. omobraquial
- v. jugular externa
- m. braquiocefálico (m. cleidobraquial)
- traqueia
- m. esternocefálico

- m. semiespinhal da cabeça: m. biventre cervical
- m. complexo
- m. multífido da cervical
- a.v. vertebral
- processo transverso de C6
- m. escaleno
- m. supraespinhal
- n. frênico, raiz do nervo cervical V
- t. vagossimpático
- v. cervical superficial, r. acromial
- a. carótida comum
- n. laríngea recorrente (X)
- fossa jugular
- m. esternotireóideo

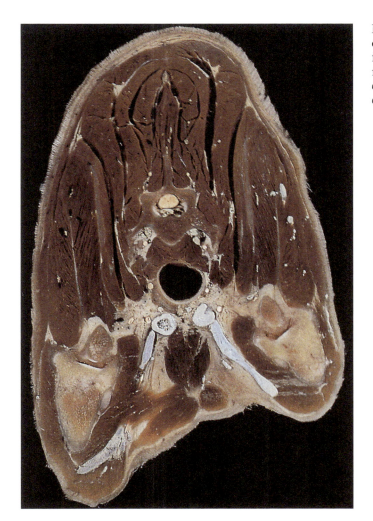

Fig. 3.42 Corte transversal (7) através da vértebra cervical VII e da articulação do ombro: aspecto caudal. À esquerda, o músculo peitoral indica o limite ventral da fossa jugular, enquanto, à direita, o membro está de certa forma retraído de modo que a veia cefálica é visível entrando na fossa (Figs. 3.29 e 3.30). A artéria e a veia vertebral podem ser visualizadas ventralmente aos processos transversos e ao corpo das vértebras no caminho do canal transverso de C6 (Figs. 3.24-3.26).

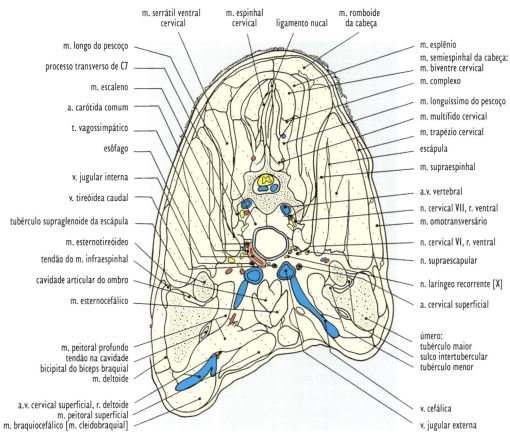

O Pescoço

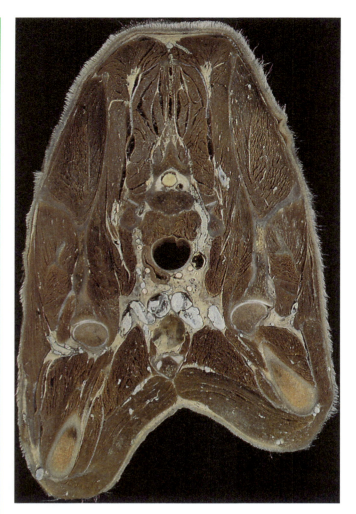

Fig. 3.43 Corte transversal (8) através da vértebra torácica I e da entrada torácica: aspecto caudal. Este corte transversal através da entrada do tórax complementa os cortes dos aspectos laterais ilustrados nas Figuras 3.23-3.25. Em ambos os lados da entrada, os músculos escalenos se estendem ventralmente da cabeça da primeira costela, e os músculos esternotireóideos se estendem dorsalmente do manúbrio do esterno.

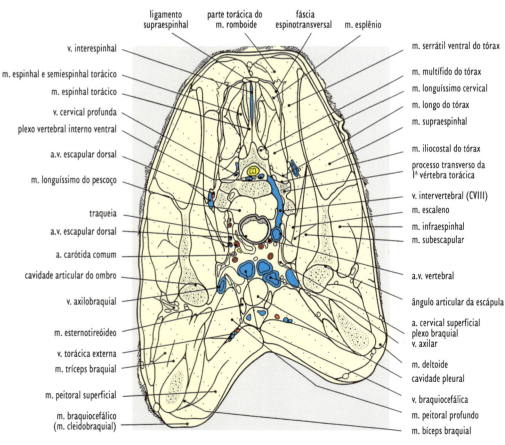

4. MEMBRO TORÁCICO

Tal como foi mostrado nos dois capítulos anteriores, qualquer parte de um membro pode estar envolvida em um traumatismo superficial, gerando feridas e hemorragias que necessitam de limpeza, desinfecção e debridamento. Felizmente, a maior parte das estruturas importantes localiza-se no aspecto medial do membro, estando, na maioria das vezes, protegidas de tais danos.

Como não há conexões ósseas entre o ombro (articulação do úmero) e o esqueleto vertebral principal, o ombro pode ser extremamente deslocado do corpo, levando a traumas do plexo braquial e danos aos vasos axilares. Isto pode ocorrer, por exemplo, quando pessoas inexperientes transportam os cães pelos membros torácicos sem dar suporte adequado ao peso do corpo. Em uma paralisia completa do plexo braquial, há perda da sensibilidade cutânea da região lateral do ombro. Na paralisia radial, há perda da sensibilidade cutânea somente sobre a região craniano do braço e no dorso da mão. Obviamente, também há perda na movimentação dos extensores do cotovelo, carpo e dedos. Desse modo, o membro arrasta-se com o dorso da mão em contato com o piso. Isto resulta em disfunção grave, já que o cão se torna incapaz de estabilizar a articulação do ombro e a região inferior do membro. Além de danos no plexo braquial, o nervo radial também pode ser lesionado no ponto onde ele emerge de seu trajeto (em uma espiral) abaixo do sulco braquial. Esses danos podem ocorrer em uma fratura ou durante sua reparação. Os músculos supraespinhal e infraespinhal podem atrofiar-se quando há dano no nervo supraescapular, evidenciando a proeminência da espinha da escápula. Os cães utilizados para trabalho[1] estão sujeitos à contratura do músculo infraespinhal (com uma atrofia associada), possivelmente secundária a traumas. Isto resulta em cães com movimentos pendulares dos membros, necessitando de correção cirúrgica por tenotomia. Muitos pontos de referência ósseos são palpáveis no membro torácico, particularmente a borda dorsal da escápula, o tubérculo maior do úmero, tuberosidade deltoide, olécrano, superfície medial do rádio e osso acessório do carpo, espinha da escápula e acrômio.

A escápula pode estar sujeita a traumas com fratura do colo ou do tubérculo do acrômio. O tubérculo maior do úmero e o acrômio são palpáveis e utilizados para avaliar a posição normal da articulação do ombro. Na articulação do ombro é frequente a ocorrência de osteocondrite dissecante (OCD), que consiste em alterações inflamatórias decorrentes da osteocondrose, que é uma condição degenerativa da cartilagem. Fragmentos de cartilagem podem separar-se e causar dor dentro da articulação e, algumas vezes, entalam sob o tendão do músculo subescapular ou na bainha sinovial do músculo bíceps. Estes *flaps*[2] frequentemente se originam da região caudal da cabeça do úmero. Eles também podem localizar-se em uma grande bolsa caudal, onde, em geral, não causam dor. Fragmentos aderidos de cartilagem também podem causar claudicação. Quando é executada a intervenção cirúrgica para OCD no ombro, a abordagem caudolateral tende a ser favorecida. Nesta técnica, é realizada uma incisão encurvada na região média da escápula, acima do acrômio e que se estende cerca de um terço da trajetória em direção ao úmero. As cabeças acromial e espinhal do músculo deltoide ficam, desse modo, retraídas craniano e caudalmente, respectivamente, seguida por uma retração craniano do músculo redondo menor e rotação interna do membro.

O corpo do úmero tem um formato de "S" que dificulta o reparo de fraturas, já que isto atrapalha na colocação de pinos intramedulares. Deveria, sempre, ser utilizado o maior pino possível que fosse capaz de ocupar todo o canal medular do úmero, mas, neste caso, deve-se utilizar um pino menor que consiga atravessar por dentro da cavidade medular encurvada. Fraturas do corpo do úmero tendem a se localizar no terço médio ou distal, cerca de um terço delas envolve a superfície articular distal. Isso se deve à grande espessura do osso proximalmente e ao relativo adelgaçamento distalmente, ou seja, sob pressão a fratura ocorre nos pontos mais fracos. As fraturas tendem a ser em espiral. As fraturas umerais normalmente exibem cotovelo caído e o membro se apoiando em sua superfície dorsal. Em animais jovens, as fraturas normalmente ocorrem na cartilagem epifisária (fratura de Salter Harris), mas, em cães mais velhos, é mais comum a fratura em "Y" da porção distal do úmero. Nenhuma estrutura atravessa o forame supracondilar (recoberto por tecido conectivo), ao passo que no gato a artéria braquial e o nervo mediano passam por ele. A fossa imediatamente medial ao tubérculo maior é de grande utilidade para a introdução do pino intramedular, o qual pode ser direcionado distalmente para realizar a imobilização de uma fratura do corpo do úmero. Em cães da raça Springer Spaniel, as fraturas condilares lateral e medial podem ocorrer devido à falha de ossificação deste local.

Essencialmente, há três locais para a introdução do pino intramedular no úmero. As fraturas proximais são reparadas separando o limite caudal do músculo cleidobraquial do limite craniano do músculo tríceps (cabeça lateral). Uma fratura na diáfise é acessada afastando o limite caudal do músculo cleidobraquial do limite craniano do músculo braquial. Uma fratura distal é acessada dissecando-se entre o limite caudal do músculo braquial e o limite craniano do músculo tríceps. Este é o ponto no qual o nervo radial pode ser exposto em um trauma. Os pinos intramedulares raramente são utilizados isoladamente, mas são, com frequência, combinados com fixadores externos ou com fios de cerclagem. Este pino geralmente é inserido de forma gradual começando lateralmente na crista do tubérculo maior e ancorando-o ao côndilo medial.

A articulação do cotovelo pode ser um local para diversas condições clínicas importantes. O processo ancôneo da ulna se ajusta dentro da

---

[1] Nota da Revisão Científica: Nesse caso, o autor refere-se principalmente a animais de tração, como os cães puxadores de trenós.

[2] Nota da Revisão Científica: O termo *flap* representa os fragmentos de cartilagem dentro da articulação, e é consagrado no linguajar veterinário dessa forma (em inglês).

fossa do olécrano do úmero e, portanto, pode ocorrer luxação somente quando a articulação está em flexão completa ou quando ocorre fratura do epicôndilo do úmero (reparado por cirurgia e uso de parafusos). Isto, em geral, ocorre em traumas por acidentes. Pode-se reduzi-la também por meio da flexão completa da articulação. Ocasionalmente, o centro de ossificação do processo ancôneo separa-se do centro de ossificação do olécrano. Neste caso, o processo ancôneo destaca-se após um traumatismo ou por uma falha de união, sendo deslocado pelo m. tríceps, e pode ter sua remoção cirúrgica. A artrotomia caudolateral do cotovelo é a técnica utilizada para remover o processo ancôneo que está desunido. É feita uma incisão curva do terço distal do úmero até o terço proximal do rádio. O pronador redondo e o flexor radial do carpo são, então, separados para expor a cápsula articular.

A artrotomia medial do cotovelo é utilizada para tratar a osteocondrite dessa articulação, mas não a causa do problema, e também para a remoção do processo coronoide fragmentado, o qual também pode ser parafusado de volta ao lugar. Isto afeta principalmente cães de raças grandes como o São Bernardo. Uma incisão é feita acima do epicôndilo medial do úmero.

O processo estiloide da ulna fratura-se facilmente no cão. Clinicamente, é importante diferenciar os ossos sesamoides e suas características normais, e não confundi-los com fragmentos de outros ossos, e lembrar que há um sesamoide dorsal na posição da articulação metacarpofalangiana. O osso acessório do carpo tem dois centros de ossificação e, desse modo, pode ser vulnerável ao deslocamento. É importante reparar estes tipos de fratura porque levam à instabilidade do carpo, a

qual não pode ser solucionada sem reparo. A fratura do osso acessório do carpo é geralmente vista em galgos (*greyhounds*) de corrida. Lesões por hiperextensão do carpo são relativamente comuns em raças médias e grandes e requerem artrodese do carpo.

Essas lesões podem ocorrer pela ruptura do ventre dos músculos do membro torácico, especialmente em cães de trabalho ou cães de corrida como os galgos. Elas são reparadas pelo acúmulo de tecido cicatricial. Os cães também podem sofrer ruptura das estruturas tendinosas de suporte. Por exemplo, a ruptura do retináculo flexor retém o flexor profundo dos dedos no canal do carpo. Clinicamente, deve-se lembrar que todos os extensores do carpo e dos dedos surgem do epicôndilo lateral do úmero e todos os flexores do epicôndilo medial do úmero.

Outro importante local de lesão no membro torácico pode ser na região intertubercular do úmero, onde pode ocorrer bursite. A bainha do tendão do m. bíceps desliza sobre este sulco e é mantida no lugar pelo ligamento transverso do úmero.

A veia cefálica tem importância considerável na prática clínica para a coleta de amostras de sangue, administração de terapia de suporte (intravenosa), para anestesia intravenosa e para eutanásia. A veia cefálica também está próxima aos ramos lateral e medial do ramo superficial do nervo radial.

Os linfonodos superficiais associados aos membros torácicos são o cervical superficial, que realiza a drenagem da maior parte da mão, regiões carpal, umeral lateral e do ombro e o linfonodo axilar, o qual drena a região axilar e a parede lateral do tórax. Nenhum deles é palpável normalmente e o primeiro, sem dúvida, é o mais importante.

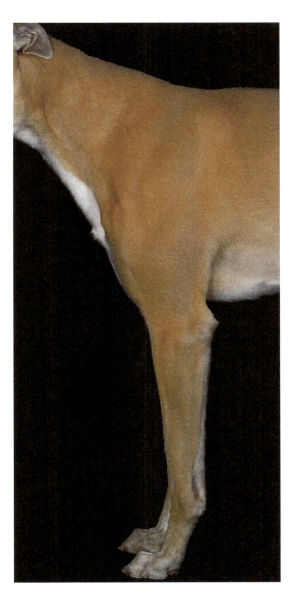

Fig. 4.1 Características superficiais do pescoço e do membro torácico: aspecto lateral esquerdo. As saliências ósseas palpáveis do pescoço e do membro torácico são mostradas. Além disso, a traqueia é claramente palpável na parte ventral do pescoço. As estruturas moles identificadas incluem os linfonodos mandibulares na extremidade craniana do pescoço e os linfonodos cervicais superficiais na frente da escápula na extremidade caudal. O pulso pode ser detectado na artéria carótida comum do pescoço, e também na artéria braquial/mediana na fossa cubital na superfície flexora da articulação do cotovelo. A veia jugular externa pode ser evidenciada pressionando-se a fossa jugular: a veia cefálica também eleva-se no antebraço pela pressão imediatamente distal à articulação do cotovelo. A Figura 4.1A abaixo mostra as principais regiões topográficas que são reconhecidas para finalidades descritivas. Os limites de regiões do pescoço são imprecisos por causa da ausência de características subjacentes discerníveis. As quatro regiões topográficas principais do membro torácico baseiam-se em componentes ósseos internos; as regiões topográficas subsidiárias são relacionadas com as articulações subjacentes entre os segmentos.

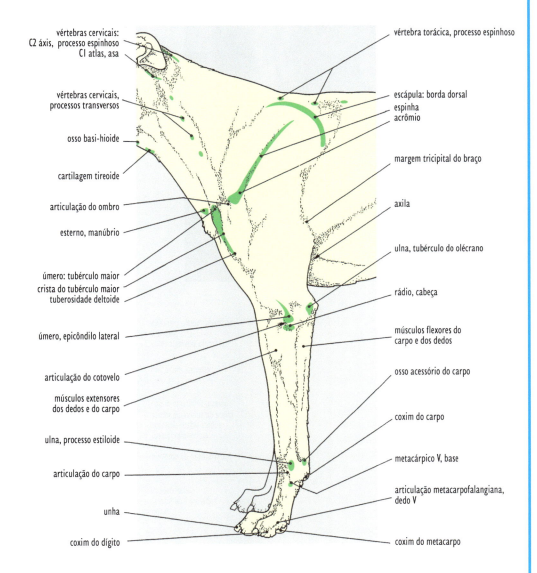

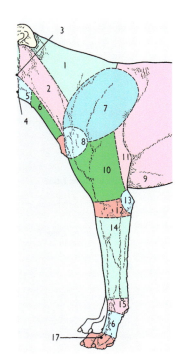

Fig. 4.1A Regiões topográficas do pescoço e do membro torácico: aspecto lateral esquerdo. **1** Região Dorsal do Pescoço. **2** Região Lateral do Pescoço. **3** Região Parotídea. **4** Região Faríngea. **5** Região Laríngea. **6** Região Traqueal. **7** Região Escapular. **8** Região da Articulação do Ombro. **9** Região Axilar. **10** Região do Braço. **11** Região Triciptal. **12** Região do Cotovelo. **13** Região do Olécrano. **14** Região do Antebraço. **15** Região do Carpo. **16** Região do Metacarpo. **17** Região da Falange (Dedos).

141

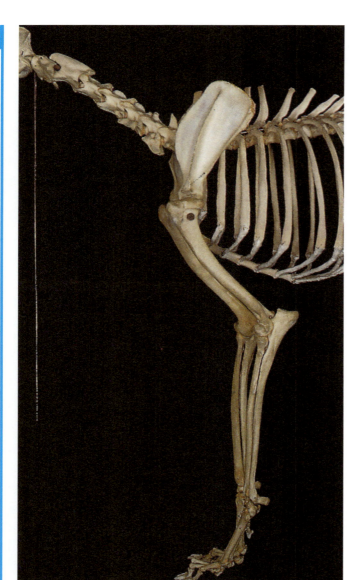

Fig. 4.2 Esqueleto do pescoço e do membro torácico: aspecto lateral esquerdo. As saliências ósseas palpáveis demonstradas na visão da superfície estão coloridas em verde no desenho abaixo. Áreas adicionais do osso são palpáveis profundamente através da musculatura que o recobre. Estas incluem a borda craniana da escápula, a porção do corpo do úmero proximal à articulação do cotovelo, as extremidades distais tanto do rádio quanto da ulna próximo ao carpo, e a maior parte dos ossos do carpo, do metacarpo e das falanges do membro torácico. Os ossos adjacentes da coluna vertebral e do gradil costal estão incluídos na figura para fornecer a posição aproximada do esqueleto do membro torácico com relação ao tronco do animal em estação. A posição do tubérculo do olécrano ("ponta do cotovelo") com relação ao peito é importante para que seja utilizada como ponto de referência a fim de determinar a posição dos órgãos torácicos. Deve-se notar que quaisquer dos processos da terceira à sétima vértebra cervical são palpáveis com dificuldade até em animais magros.

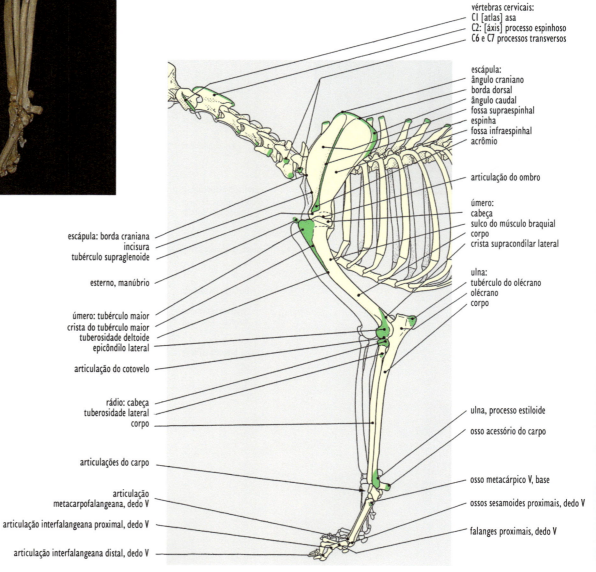

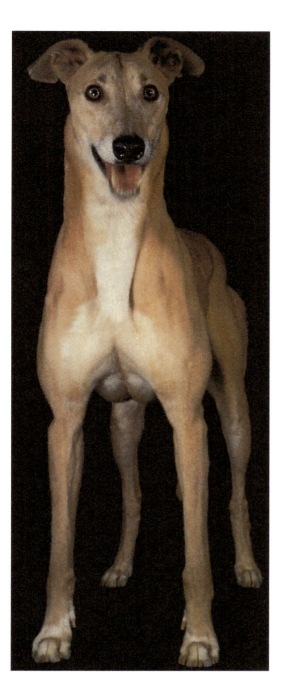
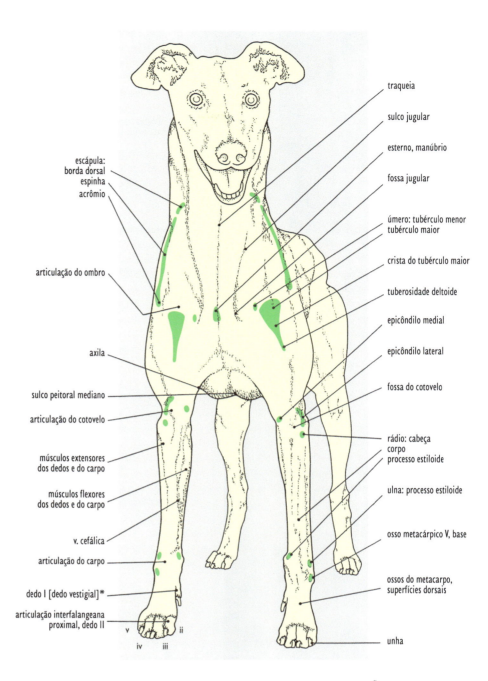

Fig. 4.3 Características superficiais do membro torácico: aspecto craniano. As principais saliências ósseas palpáveis já visualizadas no aspecto lateral do membro são mostradas novamente como pontos de referência e estão indicadas no desenho. Além disso, as saliências ósseas palpáveis no aspecto medial do membro são mostradas. A fossa jugular triangular é uma depressão visível na base do pescoço, lateral ao manúbrio do esterno. Na palpação cuidadosa da fossa, pode-se identificar a primeira costela que limita a entrada do tórax. Uma segunda depressão triangular, a fossa do cotovelo, é visível e palpável craniana à articulação do cotovelo e dentro dela o nervo mediano e as pulsações da artéria braquial/mediana podem ser sentidas.

*Nota da Revisão Científica: Nem todos os cães possuem esse dedo e alguns o possuem sem apresentar funcionalidade.

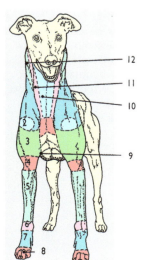

Fig. 4.3A Regiões topográficas do membro torácico: aspecto craniano. **1** Região Escapular. **2** Região da Articulação do Ombro. **3** Região do Braço. **4** Região do Cotovelo. **5** Região do Antebraço. **6** Região do Carpo. **7** Região do Metacarpo. **8** Região da Falange (Dedos). **9** Região Axilar. **10** Região Ventral do Pescoço. **11** Região Lateral do Pescoço. **12** Região Dorsal do Pescoço.

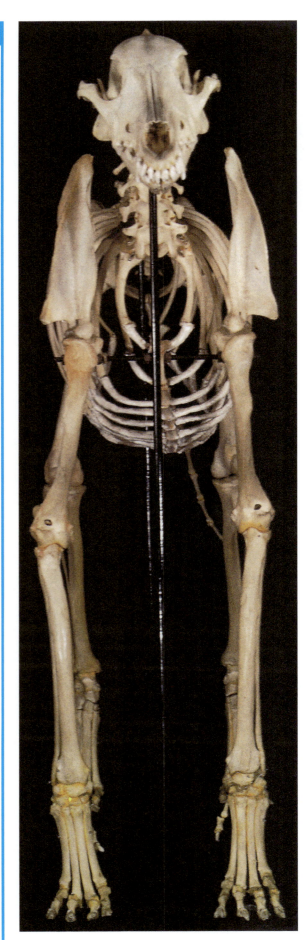
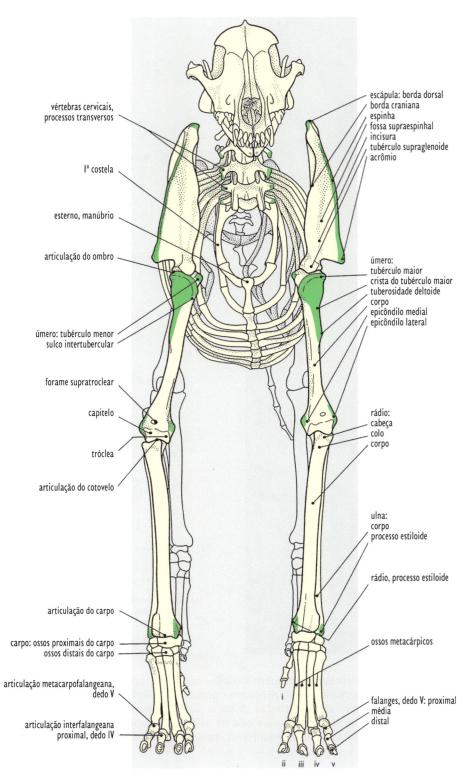

Fig. 4.4 Esqueleto do membro torácico: aspecto craniano. As principais regiões ósseas palpáveis mostradas no aspecto superficial estão coloridas nesta figura e estão ilustradas no desenho esquemático. A ausência completa de continuidade óssea entre o membro torácico e o tronco é agora aparente. Uma clavícula, a qual em muitos mamíferos une a extremidade ventral da escápula com a região do manúbrio do esterno, é representada no cão apenas pela intersecção tendinosa dentro do músculo braquiocefálico. A "junção" inteiramente muscular entre o membro torácico e o tronco está baseada no músculo serrátil ventral, que está profundamente posicionado e, portanto, não é palpável, passando na terminação inferior da escápula e descendo às costelas e vértebras cervicais Este músculo, principal sustentador do peso, é auxiliado por outros músculos tais como peitorais, braquiocefálicos, grande do dorso, trapézio e romboide, muitos deles palpáveis ao redor da região do ombro e no peito.

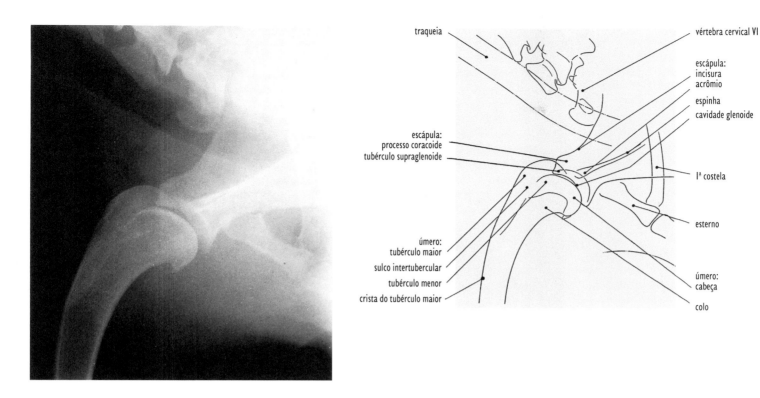

Fig. 4.5 Radiografia da articulação do ombro: aspecto lateral esquerdo. As principais características ósseas da articulação do ombro são mostradas na radiografia. A incisura glenoide relativamente rasa na escápula contrasta com a maior superfície articular da cabeça do úmero. Entretanto, a profundidade da cavidade glenoide é ligeiramente aumentada devido a um anel de fibrocartilagem (radioluscente) ao redor, embora a área articular total seja apenas metade da área da cabeça.

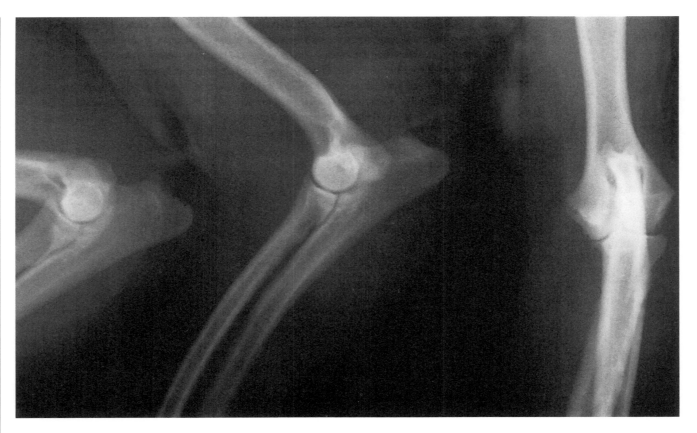

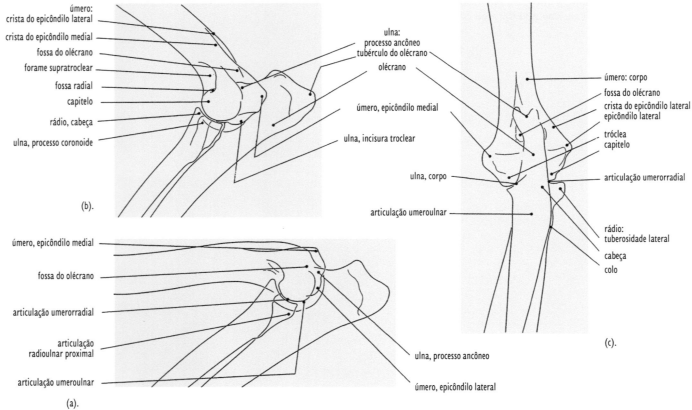

Fig. 4.6 Radiografias da articulação do cotovelo: aspectos craniocaudal e lateral. As características ósseas principais da articulação do cotovelo estão demonstradas. A tróclea do côndilo do úmero se ajusta muito perto da profunda incisura troclear da ulna, gerando uma ação de dobradiça muito estável. Quando estendida (b), o processo ancôneo do olécrano está localizado na fossa do olécrano estabilizando a articulação; quando flexionado (a), o processo é retraído e a estabilidade está reduzida. Quando o membro é erguido e o cotovelo flexionado, ocorrem algumas moderadas rotações na articulação radioulnar proximal, evidenciando uma limitada importância de pronação e supinação do membro. Na visão craniocaudal (c), as duas principais subdivisões da articulação do cotovelo estão aparentes – a articulação umerorradial, componente de transferência de peso entre o antebraço e o braço, e a articulação umeroulnar, mais especificamente no que diz respeito ao movimento e à estabilidade.

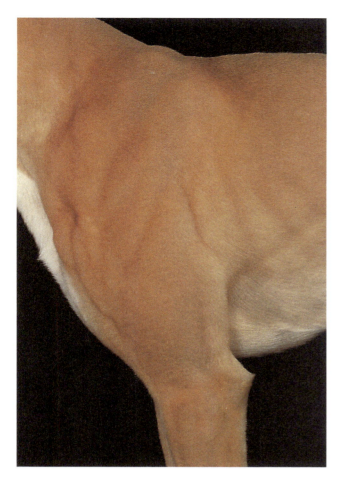
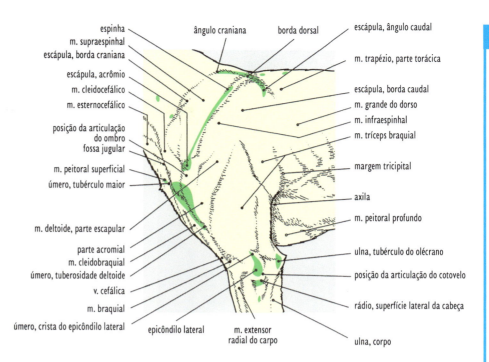

Fig. 4.7 Características superficiais do ombro e do braço: aspecto lateral esquerdo. As características palpáveis e visíveis estão indicadas.

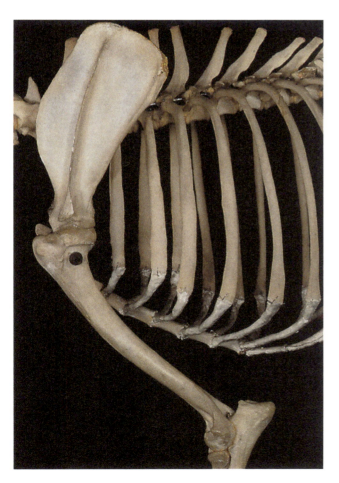
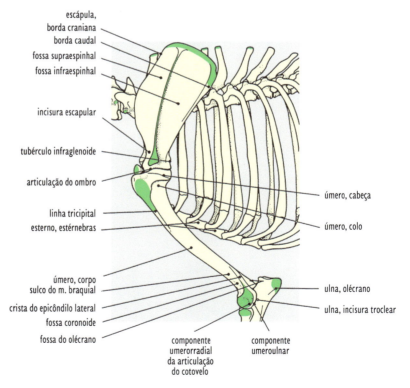

Fig. 4.8 Esqueleto do ombro e do braço: aspecto lateral esquerdo. As áreas coloridas em verde correspondem às regiões palpáveis mostradas na figura anterior (Fig. 4.7).

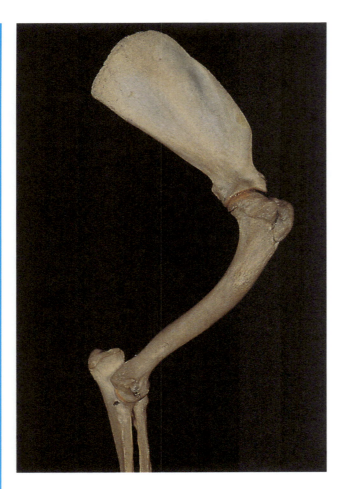
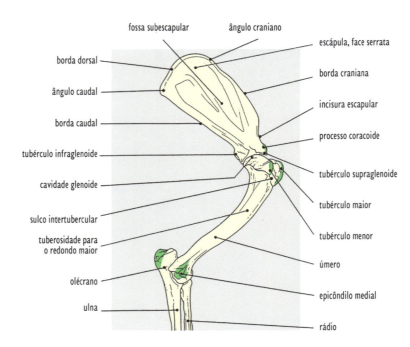

Fig. 4.9 Esqueleto do ombro e do braço: aspecto medial esquerdo. As regiões coloridas em verde são saliências ósseas que podem ser palpáveis no cão vivo.

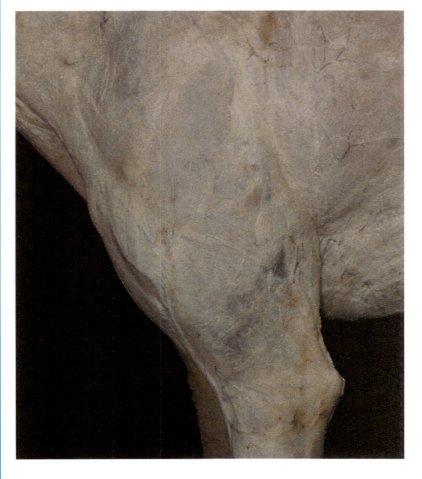

Fig. 4.10 Fáscia superficial do ombro e do braço: aspecto lateral esquerdo. Apenas a pele foi removida. A fáscia superficial do ombro e do braço é contínua com a fáscia cervical cranianamente, e com a fáscia do tronco caudalmente. Esta fáscia contém uma grande quantidade de pequenos vasos sanguíneos e nervos. A fáscia profunda da lateral do ombro e do braço (fáscia omobraquial lateral), a qual também é contínua com a do pescoço e tronco, tem firmes ligações com a espinha da escápula e com a crista do tubérculo maior. A fáscia omobraquial lateral, junto com a fáscia omobraquial medial, é contínua com a fáscia do antebraço que cobre os músculos do antebraço como um tubo.

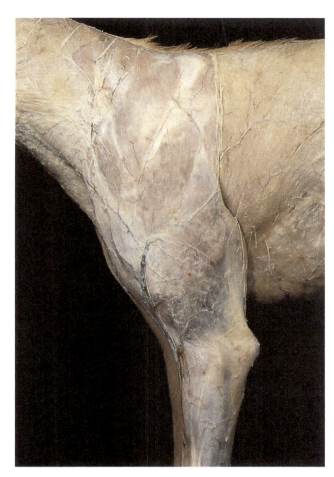
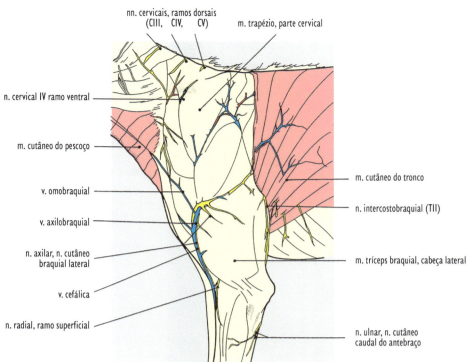

Fig. 4.11 Estruturas superficiais do ombro e do braço: aspecto lateral esquerdo. A dissecação da fáscia expõe os músculos cutâneos do pescoço e do tronco, assim como os nervos superficiais e vasos sanguíneos. Não há músculo cutâneo sobre o membro torácico.

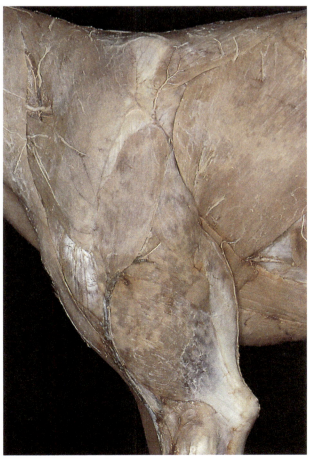
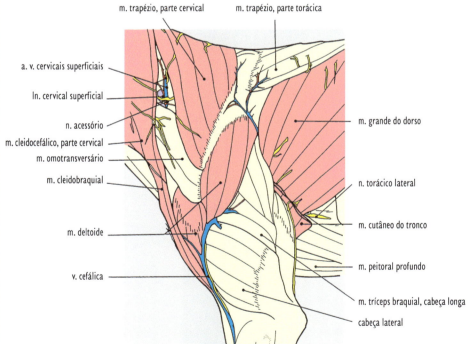

Fig. 4.12 Músculos superficiais do ombro e do braço: aspecto lateral esquerdo. A fáscia foi dissecada e os músculos cutâneos do tronco foram removidos. Muitos dos músculos extrínsecos que ligam o membro torácico ao tronco ('sinsarcose') podem ser vistos.

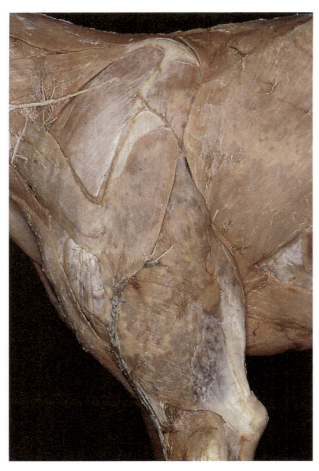
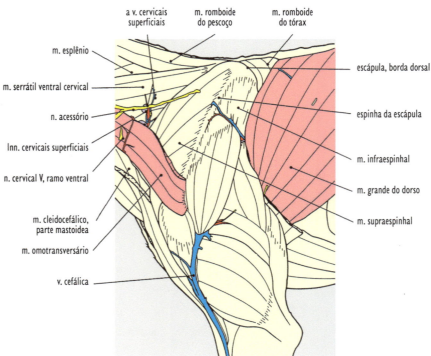

Fig. 4.13 **Ombro e braço depois da remoção dos músculos trapézio e cleidocefálico (parte cervical):** aspecto lateral esquerdo. O nervo acessório foi deixado na posição depois da remoção do músculo trapézio, que ele inerva.

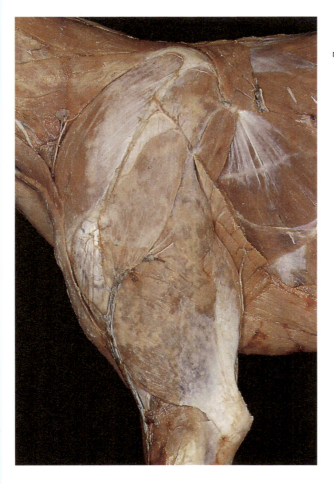
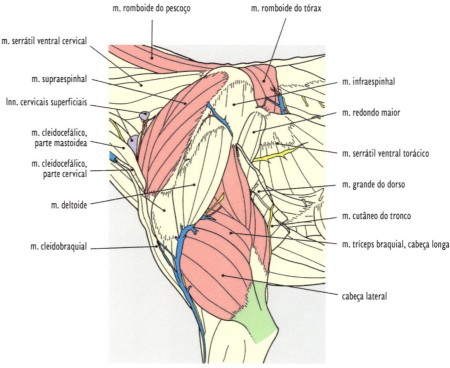

Fig. 4.14 **Ombro e braço depois da remoção dos músculos grande do dorso e omotransversário:** aspecto lateral esquerdo. Os linfonodos cervicais superficiais estão agora expostos cranianamente ao músculo supraespinhal.

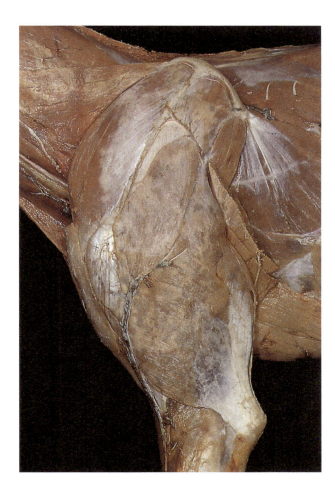
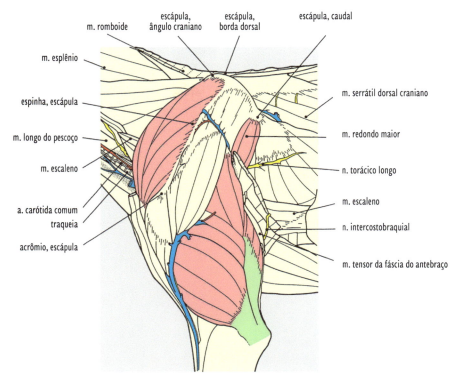

Fig. 4.15 Ombro e braço depois da remoção dos músculos romboide e cleidocefálico (parte mastoidea): aspecto lateral esquerdo. O limite entre o pescoço e o membro torácico está agora claramente visível.

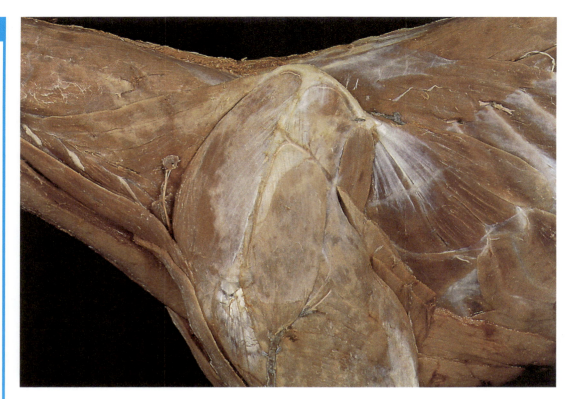

Fig. 4.16 Extensão do músculo serrátil ventral: aspecto lateral esquerdo. Este é o mesmo estágio de dissecção da Figura 4.14, mas a visão mais ampla mostra toda a extensão em forma de leque do músculo serrátil ventral. Este músculo e os músculos peitorais são os únicos músculos que agora ligam o membro torácico ao tronco.

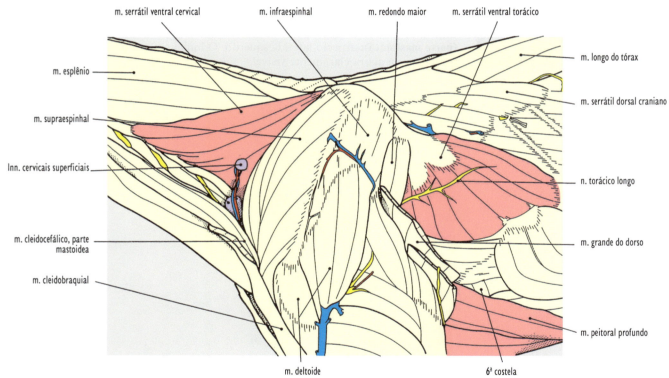

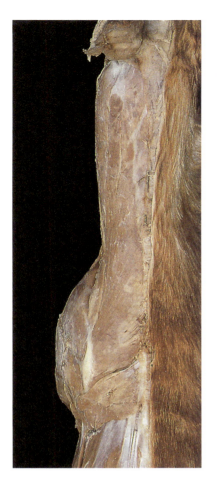
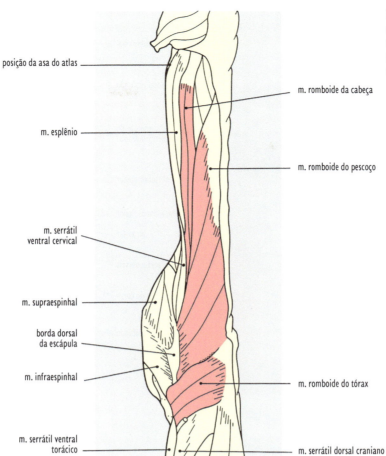

Fig. 4.17 Músculo romboide esquerdo: aspecto dorsal. Os músculos trapézio e grande do dorso foram removidos. Três partes do músculo romboide podem ser vistas.

Labels: posição da asa do atlas; m. esplênio; m. serrátil ventral cervical; m. supraespinhal; borda dorsal da escápula; m. infraespinhal; m. serrátil ventral torácico; m. romboide da cabeça; m. romboide do pescoço; m. romboide do tórax; m. serrátil dorsal craniano.

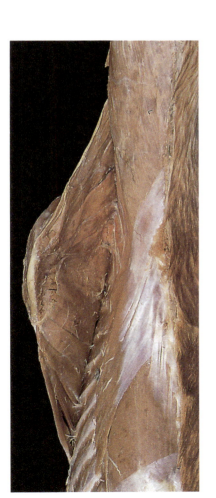
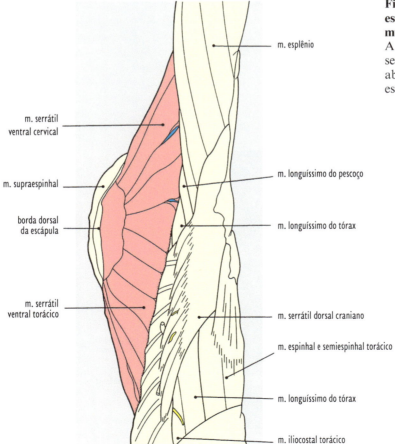

Fig. 4.18 Músculo serrátil ventral esquerdo após a remoção do músculo romboide: aspecto dorsal. A superfície medial do músculo serrátil ventral foi exposta pela abdução da parte superior da escápula.

Labels: m. serrátil ventral cervical; m. supraespinhal; borda dorsal da escápula; m. serrátil ventral torácico; m. esplênio; m. longuíssimo do pescoço; m. longuíssimo do tórax; m. serrátil dorsal craniano; m. espinhal e semiespinhal torácico; m. longuíssimo do tórax; m. iliocostal torácico.

153

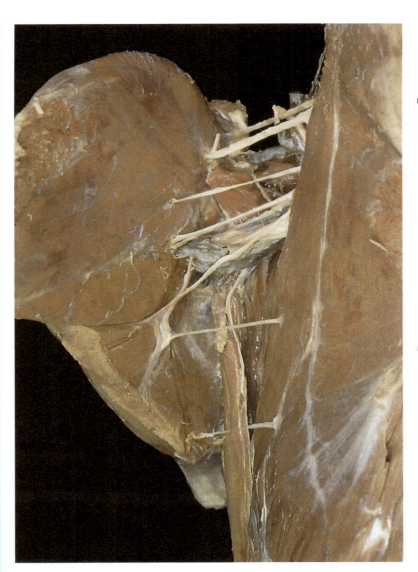
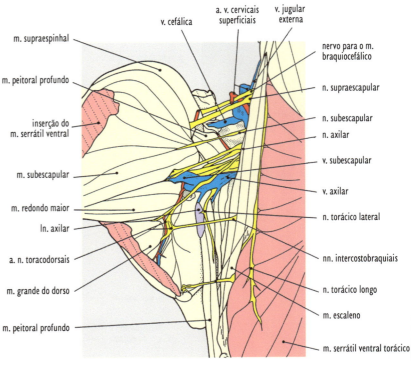

Fig. 4.19 **Estruturas axilares esquerdas:** aspecto dorsal. O músculo serrátil ventral foi separado da escápula e recolocado em sua posição contra o tronco. A escápula foi depois abduzida para exposição das estruturas axilares que estão esticadas.

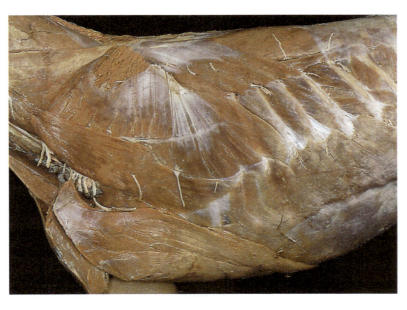
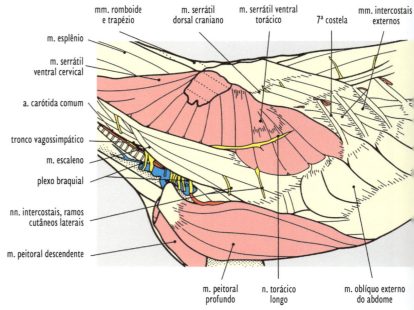

Fig. 4.20 **Músculos peitoral e serrátil ventral após a remoção do membro torácico:** aspecto lateral esquerdo. Os músculos peitoral e serrátil ventral foram os últimos músculos da sinsarcose a serem seccionados transversalmente.

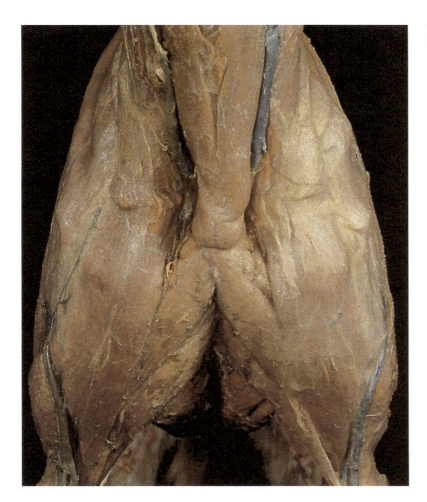

Fig. 4.21 Estruturas superficiais do ombro e do braço: aspecto craniano. Apenas a fáscia foi removida.

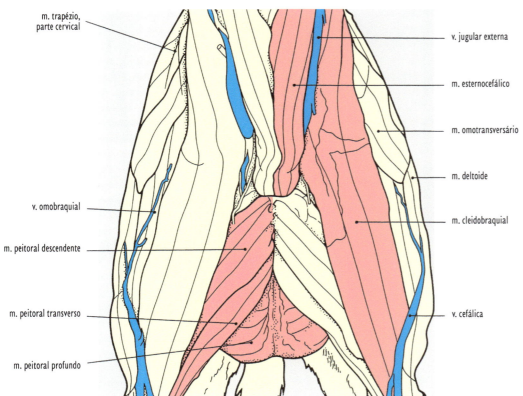

- m. trapézio, parte cervical
- v. omobraquial
- m. peitoral descendente
- m. peitoral transverso
- m. peitoral profundo
- v. jugular externa
- m. esternocefálico
- m. omotransversário
- m. deltoide
- m. cleidobraquial
- v. cefálica

Membro Torácico

155

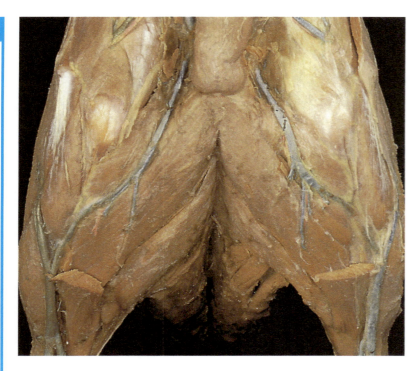
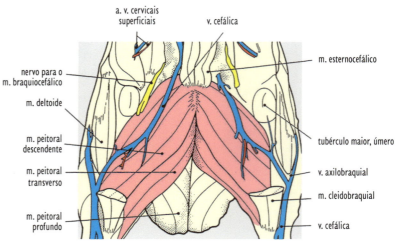

Fig. 4.22 Ombro e braço após a remoção do músculo braquiocefálico: aspecto craniano. A "ponta do ombro" e o trajeto da veia cefálica agora estão expostos.

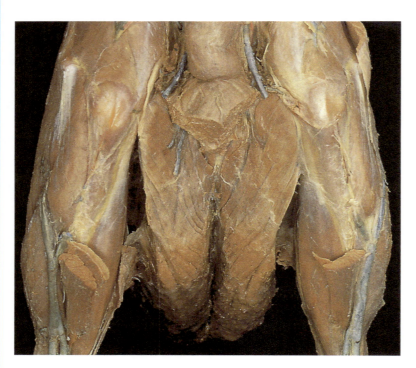
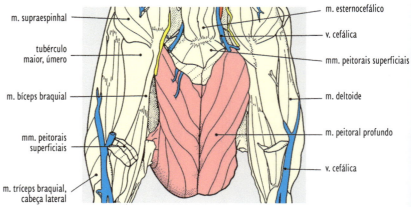

Fig. 4.23 Ombro e braço após a remoção dos músculos peitorais superficiais: aspecto craniano. O músculo peitoral profundo está agora exposto.

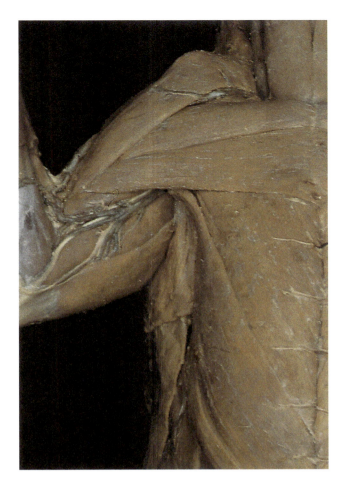
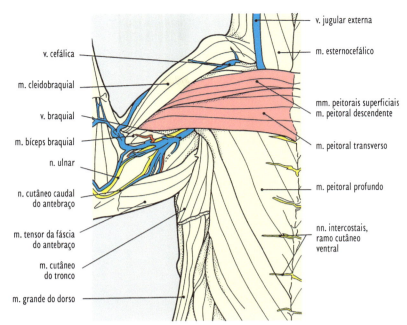

Fig. 4.24 Músculos peitorais direitos: aspecto ventral. Apenas a fáscia e os músculos cutâneos foram removidos.

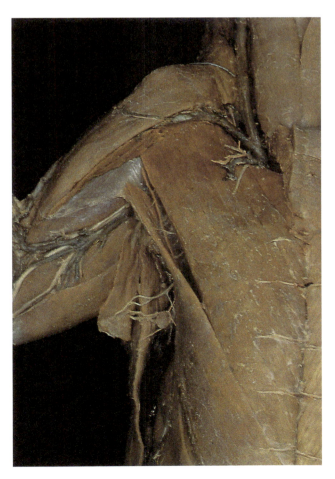
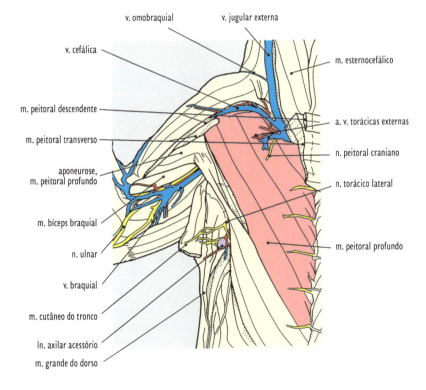

Fig.. 4.25 Músculo peitoral profundo direito após a remoção dos músculos peitorais superficiais: aspecto ventral. O músculo grande do dorso foi parcialmente rebatido para expor o linfonodo axilar superficial e o nervo torácico lateral que supre o músculo cutâneo do tronco. Os vasos sanguíneos e os nervos que suprem os músculos peitorais superficiais podem ser vistos em suas posições cranianas.

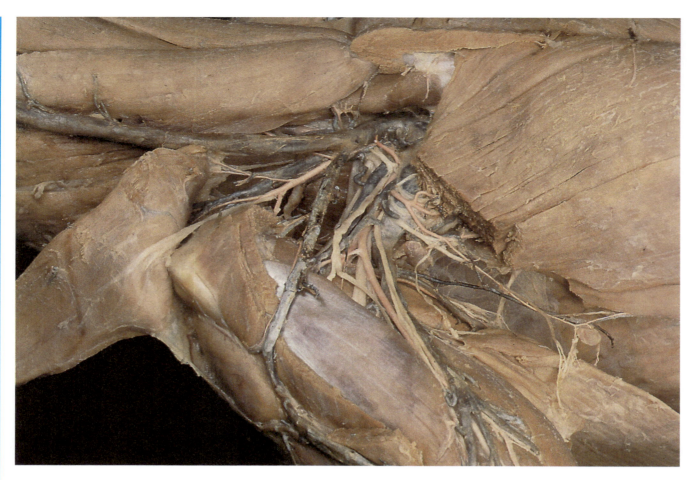

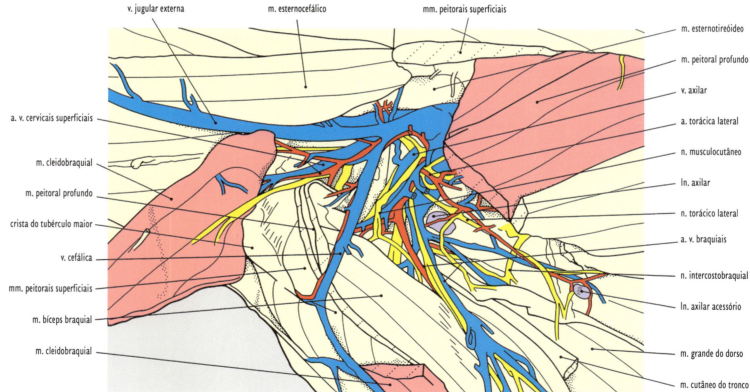

Fig. 4.26 Estruturas axilares direitas: aspecto ventral. Parte do músculo peitoral profundo foi removida e o músculo cleidobraquial foi seccionado transversalmente e rebatido. Note que para as Figuras 4.26-4.30 as fotografias de dissecação foram rotacionadas 90° comparadas das às Figuras 4.24 e 4.25; ou seja, a cabeça está à esquerda nestas figuras.

Fig. 4.27 Estruturas axilares direitas: aspecto ventral. Esta é uma visão aproximada de parte da dissecação mostrada na figura anterior (Fig. 4.26). Muitos dos nervos do plexo braquial podem ser identificados.

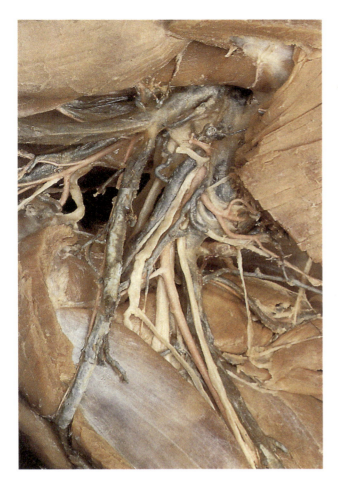

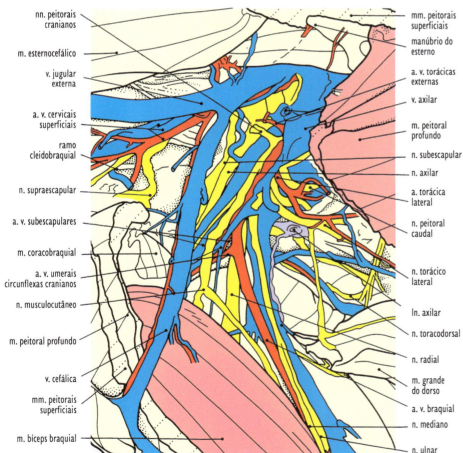

- nn. peitorais cranianos
- m. esternocefálico
- v. jugular externa
- a. v. cervicais superficiais
- ramo cleidobraquial
- n. supraescapular
- a. v. subescapulares
- m. coracobraquial
- a. v. umerais circunflexas cranianos
- n. musculocutâneo
- m. peitoral profundo
- v. cefálica
- mm. peitorais superficiais
- m. bíceps braquial

- mm. peitorais superficiais
- manúbrio do esterno
- a. v. torácicas externas
- v. axilar
- m. peitoral profundo
- n. subescapular
- n. axilar
- a. torácica lateral
- n. peitoral caudal
- n. torácico lateral
- ln. axilar
- n. toracodorsal
- n. radial
- m. grande do dorso
- a. v. braquial
- n. mediano
- n. ulnar

Membro Torácico

159

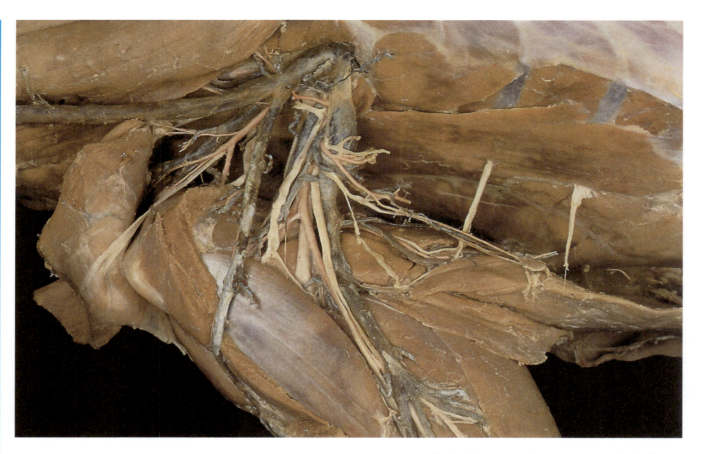

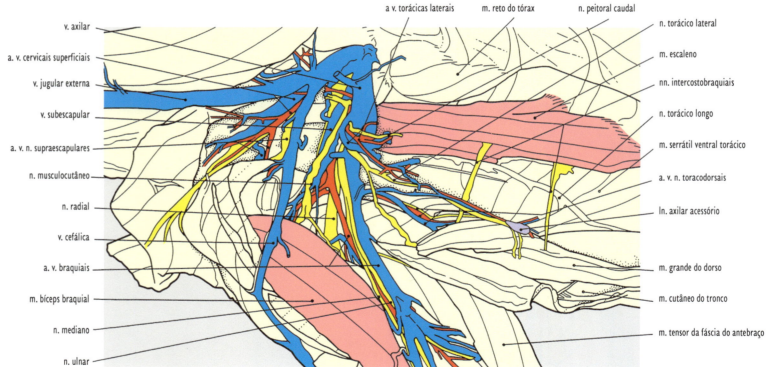

Fig. 4.28 Estruturas axilares direitas após a remoção do músculo peitoral profundo: aspecto ventral.

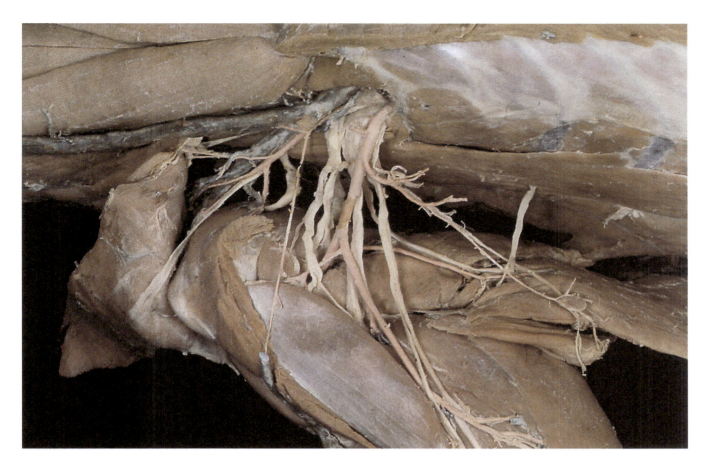

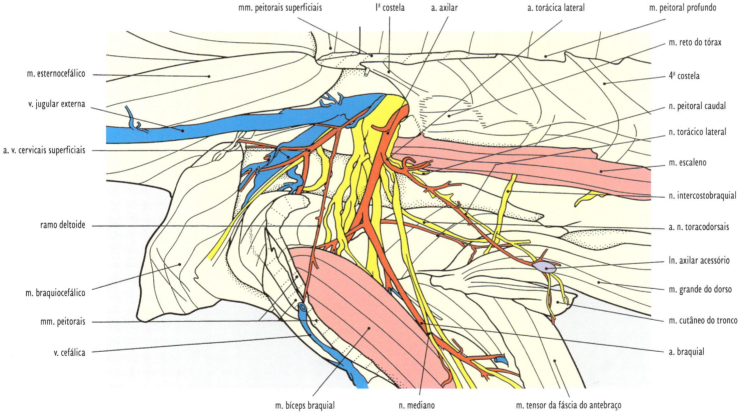

Fig. 4.29 Estruturas axilares direitas após a remoção das veias: aspecto ventral. Artérias e nervos do plexo braquial agora estão mais claramente visíveis depois da remoção da veia axilar e seus ramos, e parte da veia cefálica.

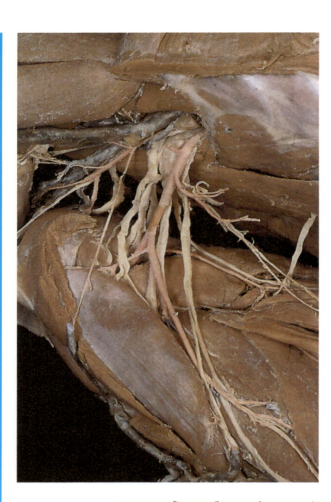

Fig. 4.30 Estruturas axilares direitas após a remoção das veias: aspecto ventral. Esta é uma visão aproximada de parte da dissecação mostrada na figura anterior (Fig. 4.29).

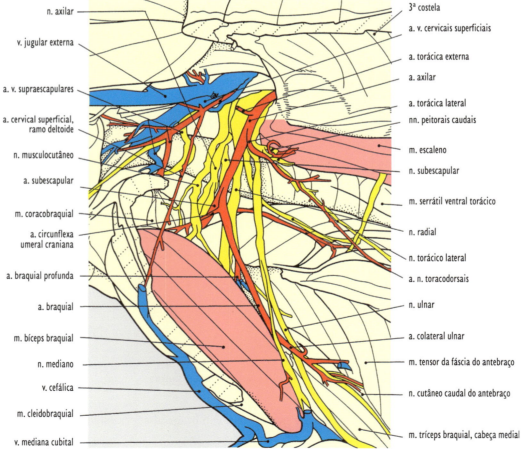

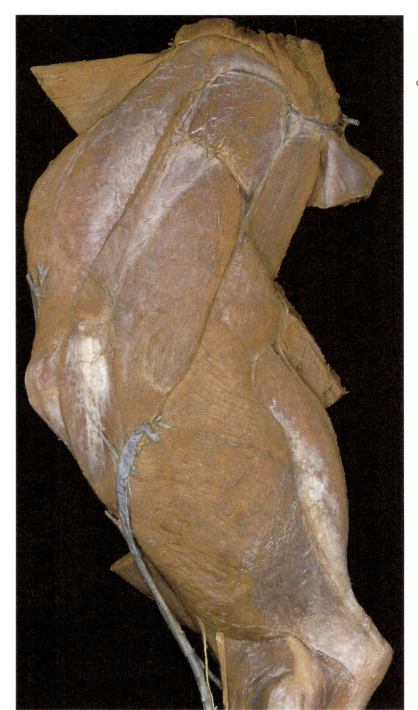
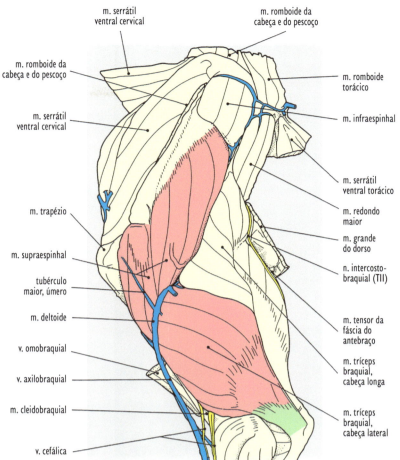

Fig. 4.31 Ombro e braço no membro torácico separado: aspecto lateral esquerdo. A maioria dos músculos que estão seccionados transversalmente para separar o membro torácico do ombro pode ser vista (inclui os músculos serrátil ventral, trapézio, romboide, grande do dorso e cleidobraquial).

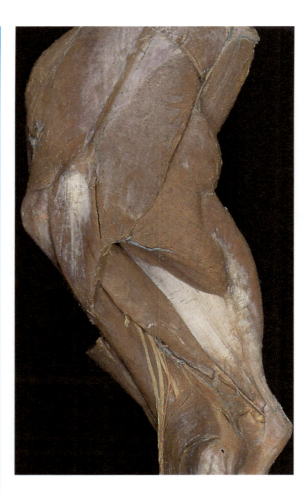

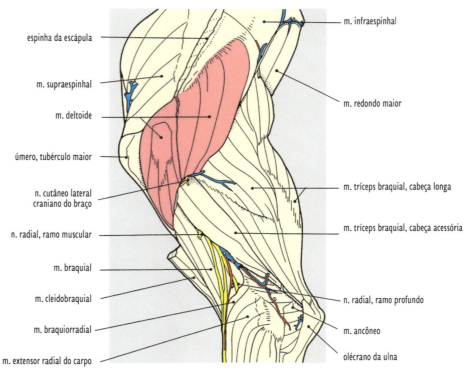

Fig. 4.32 Ombro e braço após a remoção da cabeça lateral do músculo tríceps braquial: aspecto lateral esquerdo. O ramo seccionado do nervo radial que supre a cabeça lateral do músculo tríceps do braço pode ser visto. Os músculos grande do dorso e o serrátil ventral também foram removidos.

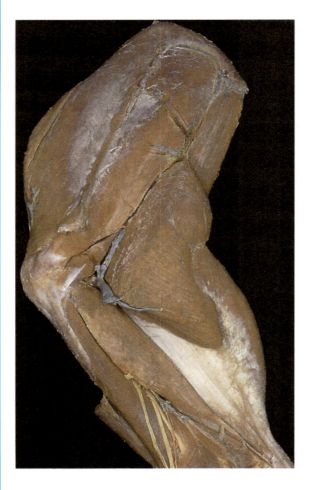

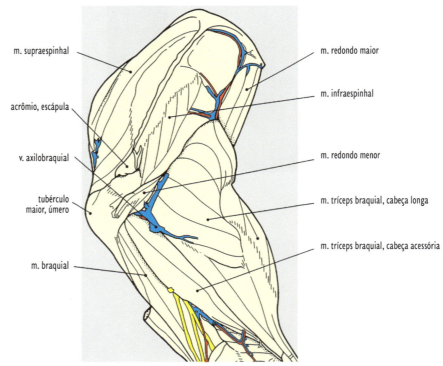

Fig. 4.33 Ombro e braço após a remoção do músculo deltoide: aspecto lateral esquerdo. Os músculos infraespinhal e redondo menor estão agora expostos. Os músculos romboides também foram removidos.

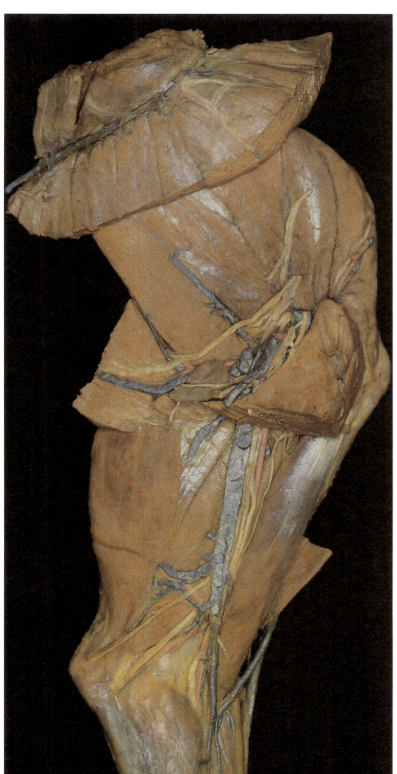
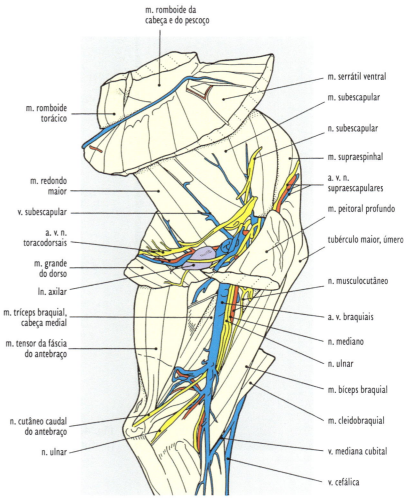

Fig. 4.34 Ombro e braço esquerdos: aspecto medial. Muitos dos músculos que foram seccionados transversalmente para separar o membro torácico do tronco podem ser vistos (inclui os músculos romboide, serrátil ventral, grande do dorso, cleidobraquial e peitoral profundo).

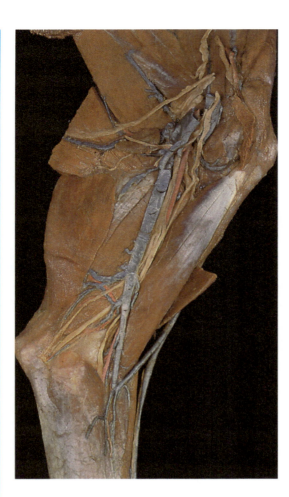
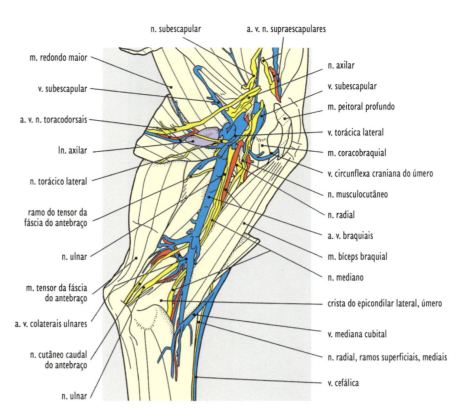

Fig. 4.35 Ombro e braço esquerdos: aspecto medial. A maior parte do músculo peitoral profundo foi removida.

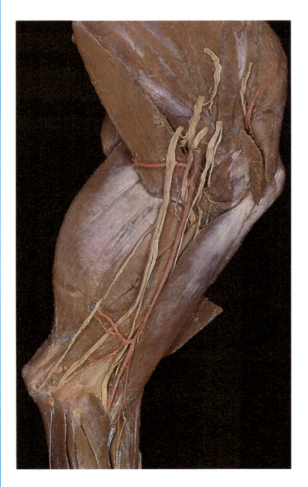
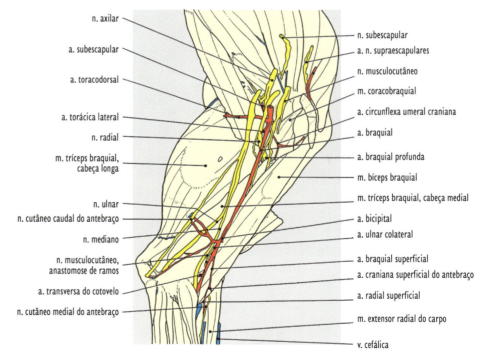

Fig. 4.36 Ombro e braços esquerdos após a remoção das veias: aspecto medial. As veias foram removidas para expor mais claramente as artérias e os nervos do ombro e do braço mediais.

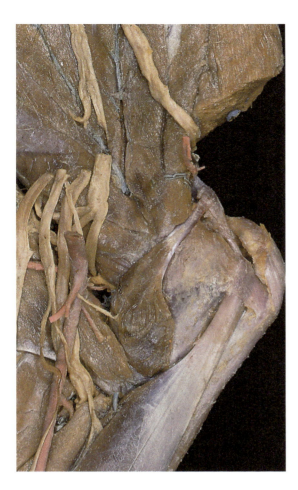
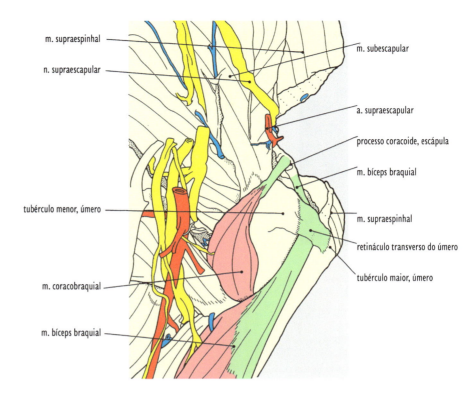

Fig. 4.37 Ombro esquerdo: aspecto medial. Parte do músculo supraespinhal foi removida para expor as origens dos músculos coracobraquial e bíceps braquial.

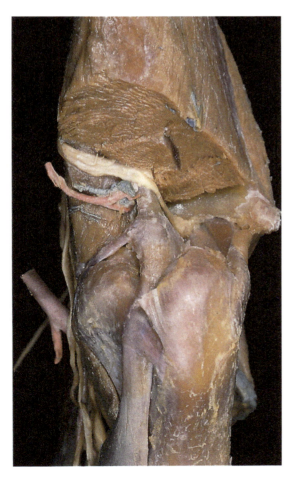
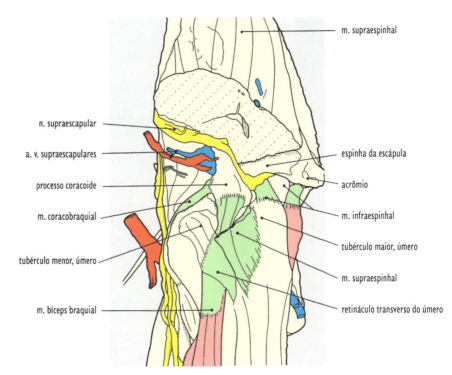

Fig. 4.38 Ombro esquerdo: aspecto craniano. Parte do músculo supraespinhal foi removida. A origem dos músculos coracobraquial e bíceps braquial no processo coracoide pode ser vista. Observe também o trajeto do nervo supraescapular ao redor do colo da escápula, e do ramo para o músculo infraespinhal ao redor da borda distal da espinha da escápula.

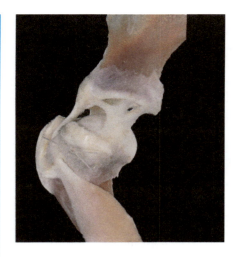

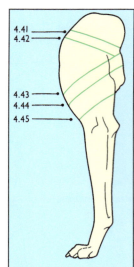

Fig. 4.39 Articulação do ombro esquerdo: aspecto medial.

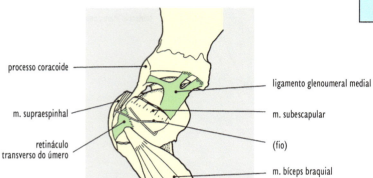

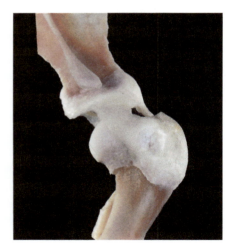

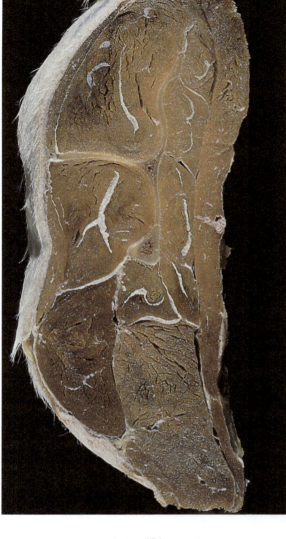

Fig. 4.40 Articulação do ombro esquerdo: aspecto lateral. Tanto o ligamento glenoumeral lateral quanto o medial são fracos. A articulação é estabilizada principalmente pelos músculos, que funcionam como ligamentos colaterais ativos.

Figs. 4.41-4.45 Secções transversas através das regiões escapular e braquial nos níveis indicados no desenho abaixo: aspecto da superfície proximal dos cortes.

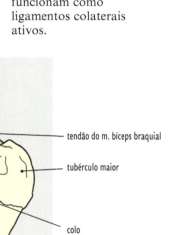

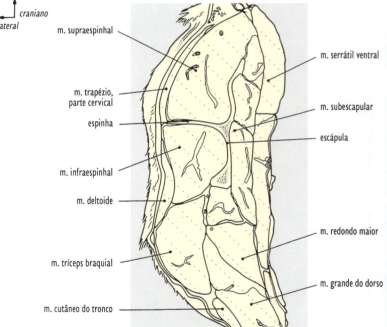

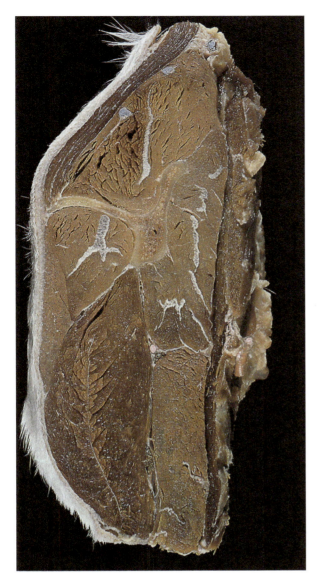

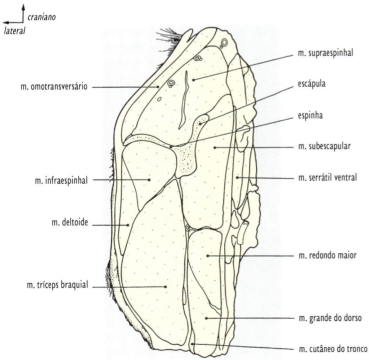

Fig. 4.42

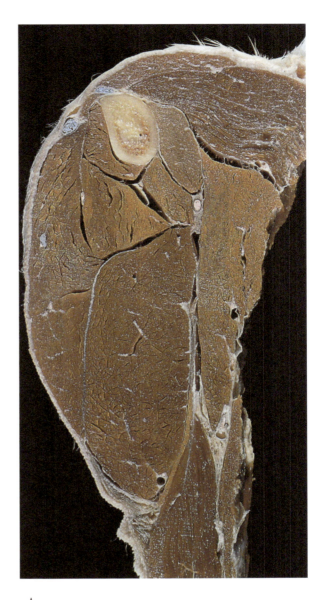

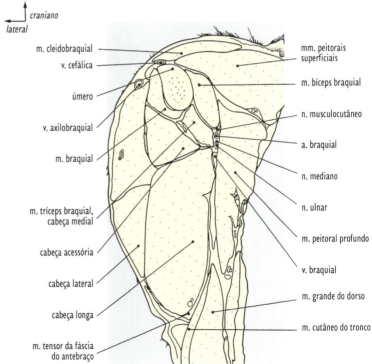

Fig. 4.43

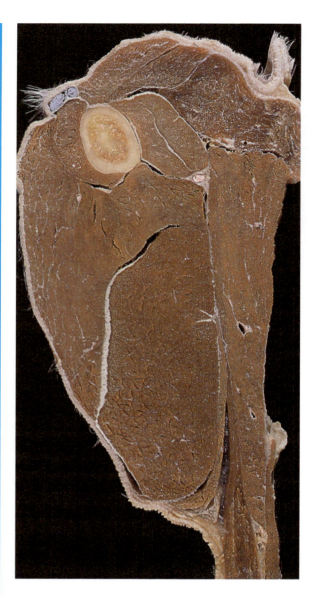

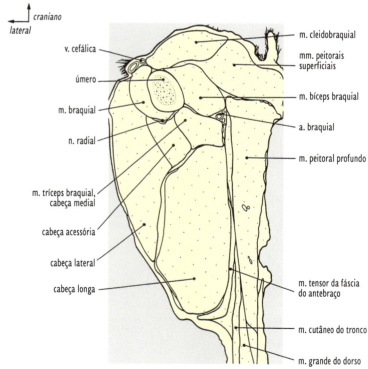

Fig. 4.44

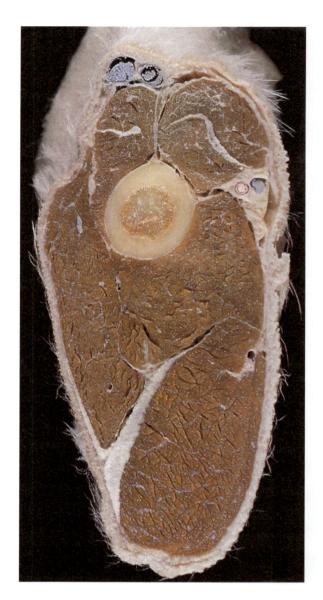

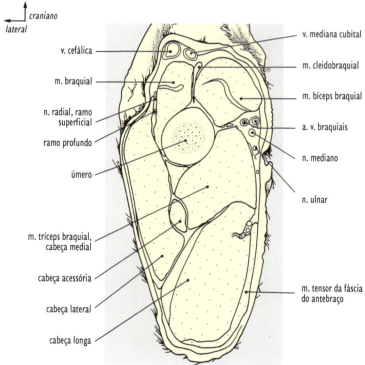

Fig. 4.45

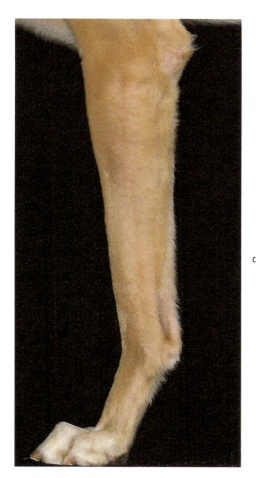
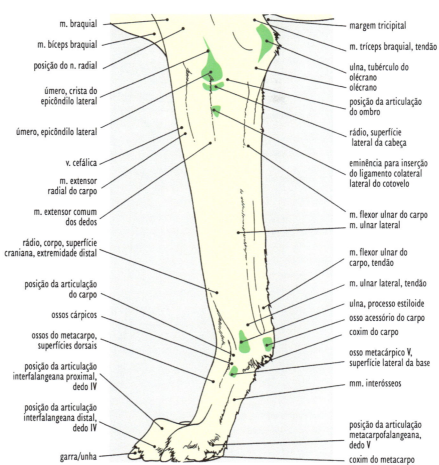

Fig. 4.46 Características superficiais do antebraço e da mão: aspecto lateral esquerdo. As características palpáveis e visíveis estão indicadas.

- m. braquial
- m. bíceps braquial
- posição do n. radial
- úmero, crista do epicôndilo lateral
- úmero, epicôndilo lateral
- v. cefálica
- m. extensor radial do carpo
- m. extensor comum dos dedos
- rádio, corpo, superfície craniana, extremidade distal
- posição da articulação do carpo
- ossos cárpicos
- ossos do metacarpo, superfícies dorsais
- posição da articulação interfalangeana proximal, dedo IV
- posição da articulação interfalangeana distal, dedo IV
- garra/unha
- margem tricipital
- m. tríceps braquial, tendão
- ulna, tubérculo do olécrano
- olécrano
- posição da articulação do ombro
- rádio, superfície lateral da cabeça
- eminência para inserção do ligamento colateral lateral do cotovelo
- m. flexor ulnar do carpo
- m. ulnar lateral
- m. flexor ulnar do carpo, tendão
- m. ulnar lateral, tendão
- ulna, processo estiloide
- osso acessório do carpo
- coxim do carpo
- osso metacárpico V, superfície lateral da base
- mm. interósseos
- posição da articulação metacarpofalangeana, dedo V
- coxim do metacarpo

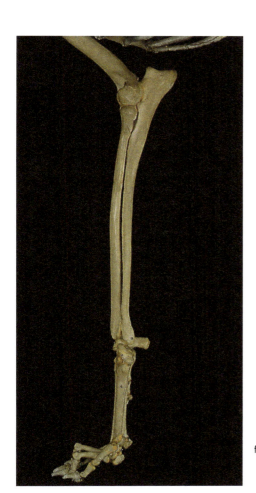
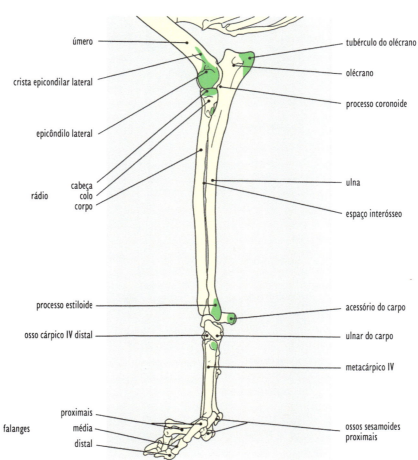

Fig. 4.47 Esqueleto do antebraço e da mão: aspecto lateral esquerdo. As características coloridas em verde correspondem às estruturas ósseas palpáveis mostradas na figura anterior (Fig. 4.46).

- úmero
- crista epicondilar lateral
- epicôndilo lateral
- rádio — cabeça, colo, corpo
- processo estiloide
- osso cárpico IV distal
- falanges — proximais, média, distal
- tubérculo do olécrano
- olécrano
- processo coronoide
- ulna
- espaço interósseo
- acessório do carpo
- ulnar do carpo
- metacárpico IV
- ossos sesamoides proximais

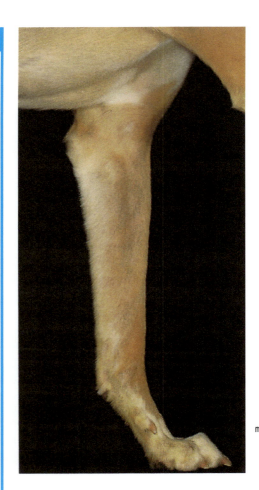
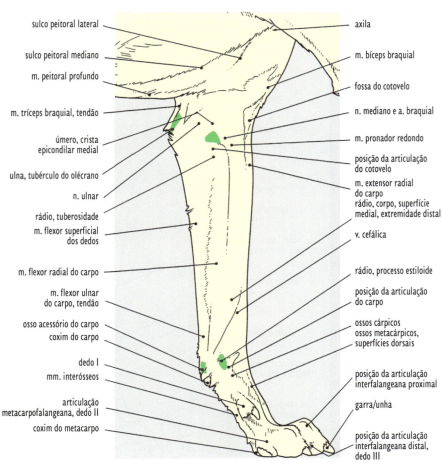

Fig. 4.48 Características superficiais do antebraço e da mão: aspecto medial esquerdo. As estruturas palpáveis e visíveis estão indicadas.

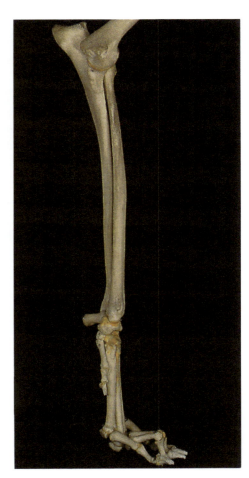
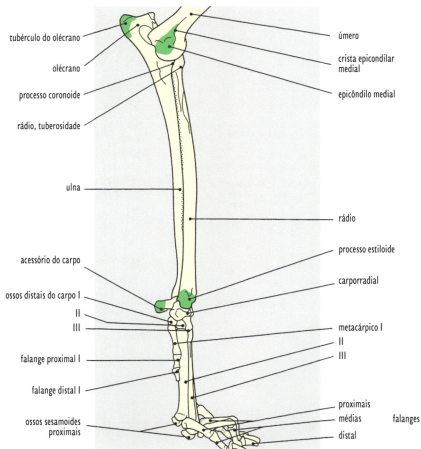

Fig. 4.49 Esqueleto do antebraço e da mão: aspecto medial esquerdo. As características coloridas em verde correspondem às saliências ósseas palpáveis mostradas na figura anterior (Fig. 4.48).

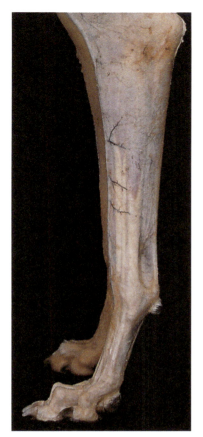

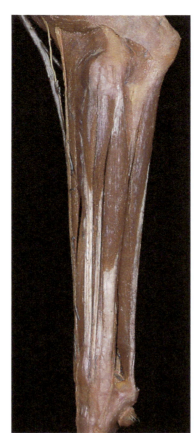

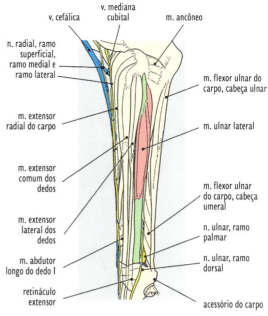

Fig. 4.50 Fáscia superficial do antebraço e da mão: aspecto lateral esquerdo. A fáscia superficial do antebraço é mais fina e menos móvel do que a fáscia superficial proximal. Contém muitos vasos cutâneos e nervos. A fáscia profunda do antebraço é muito aderida aos músculos (embora menos sobre os músculos flexores) e envia septos entre os músculos para o rádio e a ulna. A fáscia do antebraço é mais espessa medialmente. No carpo, a fáscia do antebraço se torna a fáscia da mão. Esta fáscia forma uma bainha ao redor de todos os tendões, e é ligada a todos os coxins e saliências ósseas.

Fig. 4.51 Antebraço: aspecto lateral esquerdo. Apenas a fáscia foi removida, embora o retináculo extensor se mantenha no lugar.

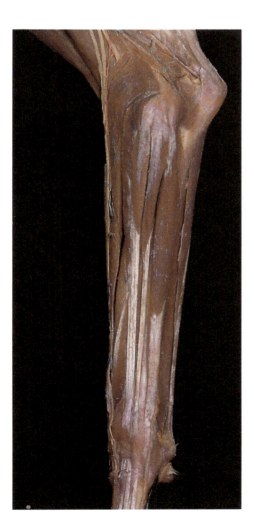

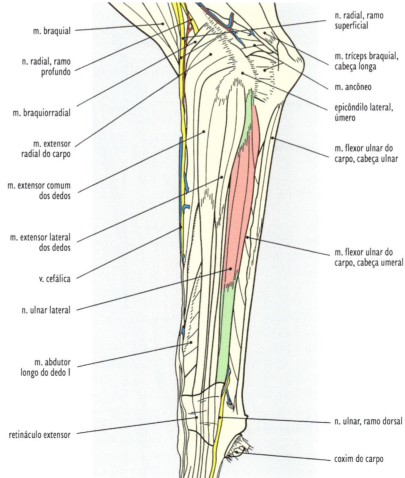

Fig. 4.52 Antebraço: aspecto lateral esquerdo. A veia cefálica foi removida proximalmente.

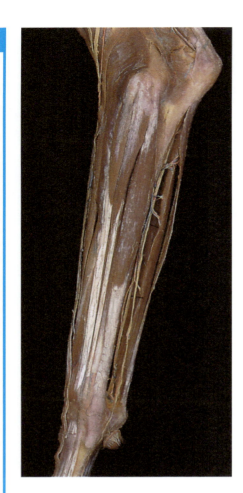
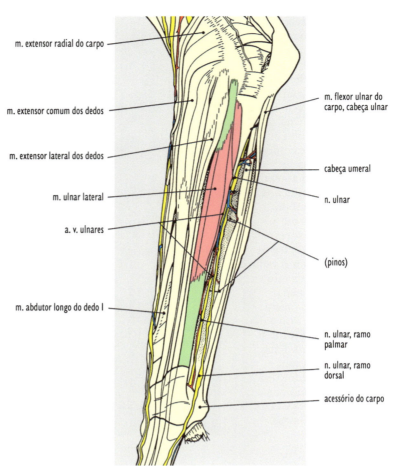

Fig. 4.53 Antebraço mostrando o nervo ulnar: aspecto lateral esquerdo. O músculo flexor ulnar do carpo foi separado do músculo ulnar lateral para expor o nervo ulnar.

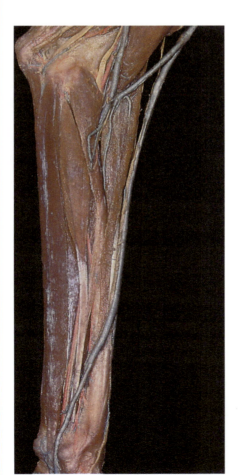
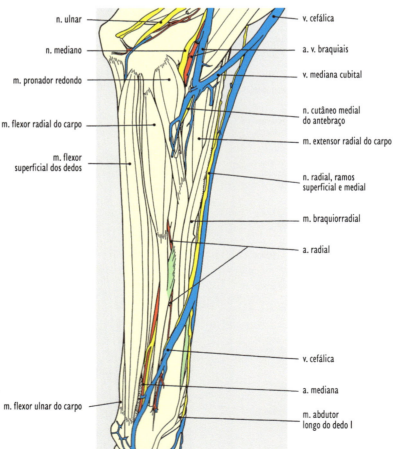

Fig. 4.54 Antebraço: aspecto medial esquerdo. Apenas a fáscia foi removida.

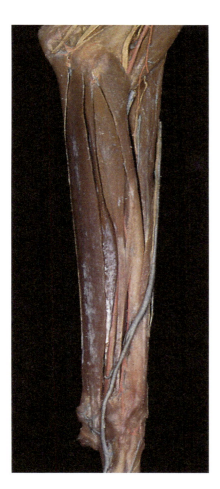
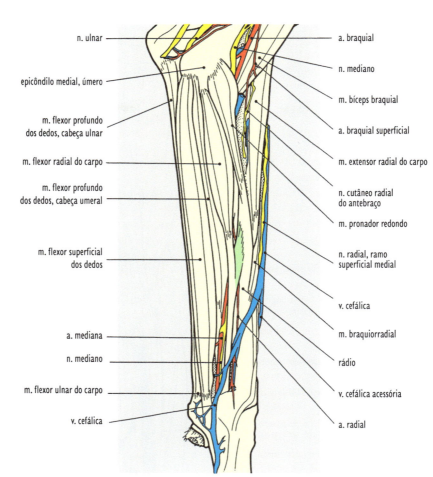

Fig. 4.55 Antebraço após a remoção das veias superficiais: aspecto medial esquerdo. As veias cefálica proximal, mediana e mediana cubital foram removidas.

Labels (fig. 4.55):
- n. ulnar
- epicôndilo medial, úmero
- m. flexor profundo dos dedos, cabeça ulnar
- m. flexor radial do carpo
- m. flexor profundo dos dedos, cabeça umeral
- m. flexor superficial dos dedos
- a. mediana
- n. mediano
- m. flexor ulnar do carpo
- v. cefálica
- a. braquial
- n. mediano
- m. bíceps braquial
- a. braquial superficial
- m. extensor radial do carpo
- n. cutâneo radial do antebraço
- m. pronador redondo
- n. radial, ramo superficial medial
- v. cefálica
- m. braquiorradial
- rádio
- v. cefálica acessória
- a. radial

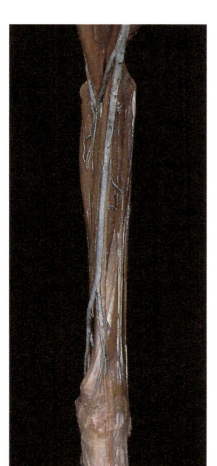
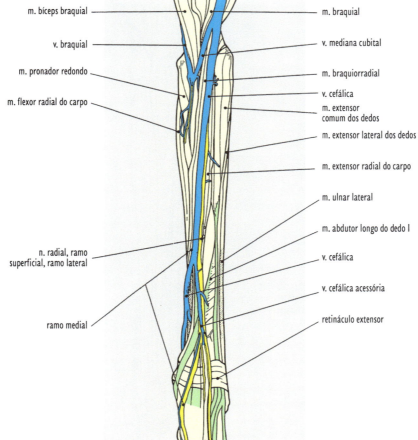

Fig. 4.56 Antebraço esquerdo: aspecto craniano. Apenas a fáscia foi removida.

Labels (fig. 4.56):
- m. bíceps braquial
- v. braquial
- m. pronador redondo
- m. flexor radial do carpo
- n. radial, ramo superficial, ramo lateral
- ramo medial
- m. braquial
- v. mediana cubital
- m. braquiorradial
- v. cefálica
- m. extensor comum dos dedos
- m. extensor lateral dos dedos
- m. extensor radial do carpo
- m. ulnar lateral
- m. abdutor longo do dedo I
- v. cefálica
- v. cefálica acessória
- retináculo extensor

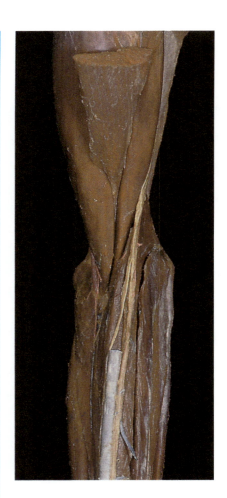

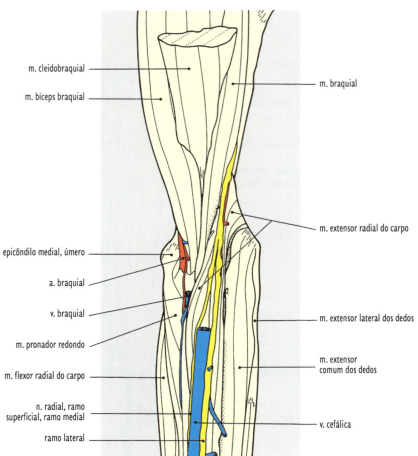

Fig. 4.57 Cotovelo esquerdo após a remoção das veias: aspecto craniano. O trajeto dos ramos lateral e medial do nervo radial superficial pode ser claramente visto.

- m. cleidobraquial
- m. bíceps braquial
- m. braquial
- m. extensor radial do carpo
- epicôndilo medial, úmero
- a. braquial
- v. braquial
- m. pronador redondo
- m. extensor lateral dos dedos
- m. flexor radial do carpo
- m. extensor comum dos dedos
- n. radial, ramo superficial, ramo medial
- ramo lateral
- v. cefálica

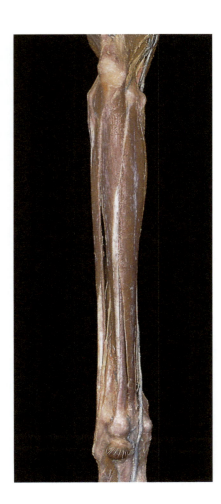

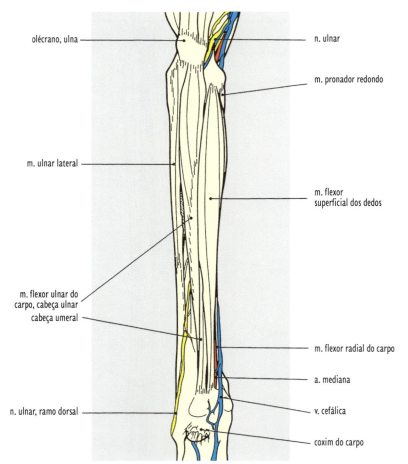

Fig. 4.58 Antebraço esquerdo: aspecto caudal. Apenas a fáscia foi removida.

- olécrano, ulna
- n. ulnar
- m. pronador redondo
- m. ulnar lateral
- m. flexor superficial dos dedos
- m. flexor ulnar do carpo, cabeça ulnar
- cabeça umeral
- m. flexor radial do carpo
- a. mediana
- n. ulnar, ramo dorsal
- v. cefálica
- coxim do carpo

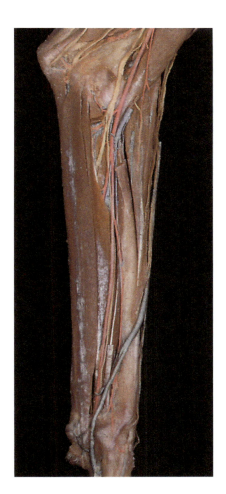
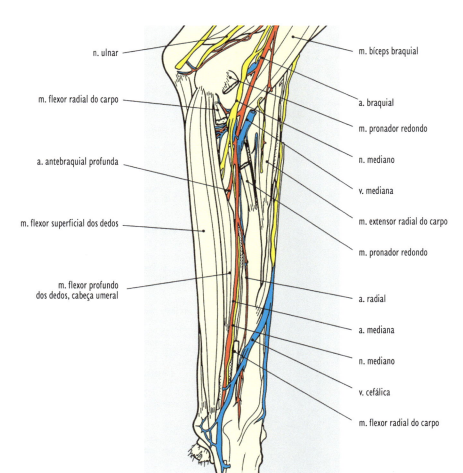

Fig. 4.59 Antebraço após a remoção dos músculos pronador redondo e flexor radial do carpo: aspecto medial esquerdo. A passagem dos vasos medianos e nervos abaixo do músculo pronador redondo pode ser vista.

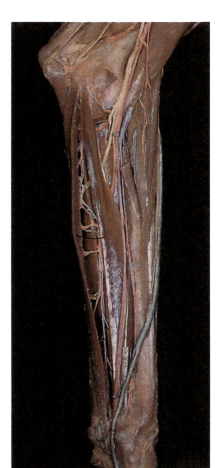
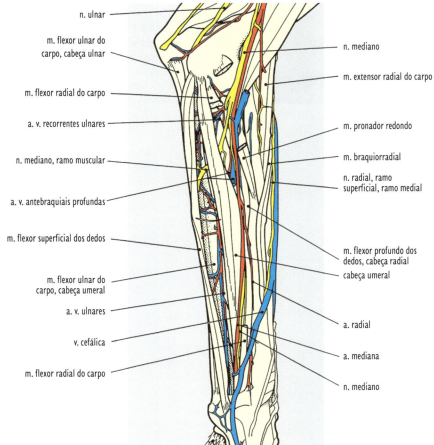

Fig. 4.60 Antebraço mostrando os vasos ulnares: aspecto medial esquerdo. Os músculos flexores superficial e profundo dos dedos foram separados para expor os vasos ulnares (os quais se formam por anastomose com os vasos profundos do antebraço).

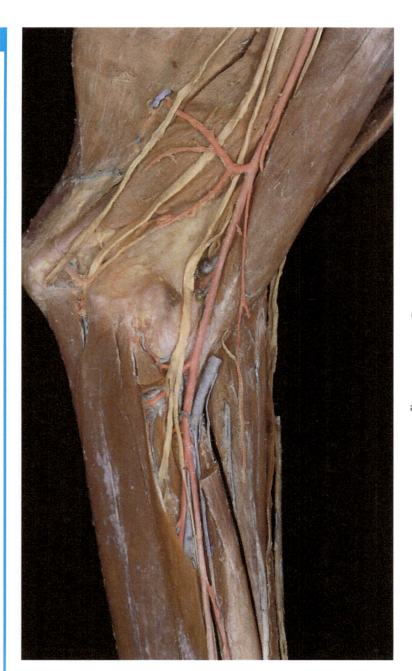
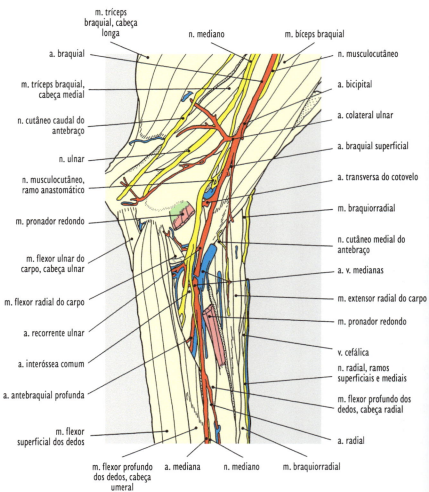

Fig. 4.61 Cotovelo após a remoção dos músculos pronador redondo e flexor radial do carpo: aspecto medial esquerdo. Esta é uma visão aproximada da dissecação mostrada na figura anterior (Fig. 4.60). A conexão entre os nervos musculocutâneo e mediano acima do cotovelo pode ser vista, assim como os ramos principais das artérias braquial e mediana nesta região. A maior parte das veias cefálica e mediana foi removida.

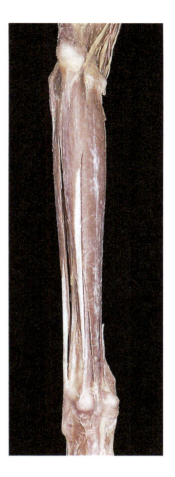
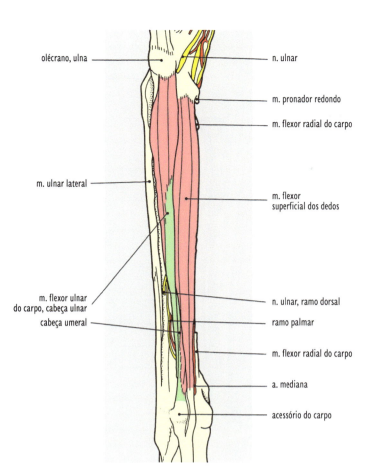

Fig. 4.62 Antebraço esquerdo após a remoção da veia cefálica: aspecto caudal. Os músculos pronador redondo e flexor radial do carpo também foram removidos, assim como o coxim do carpo e o ramo dorsal do nervo ulnar.

Labels (fig. 4.62): olécrano, ulna; n. ulnar; m. pronador redondo; m. flexor radial do carpo; m. ulnar lateral; m. flexor superficial dos dedos; m. flexor ulnar do carpo, cabeça ulnar; cabeça umeral; n. ulnar, ramo dorsal; ramo palmar; m. flexor radial do carpo; a. mediana; acessório do carpo.

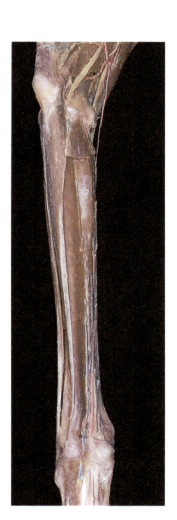
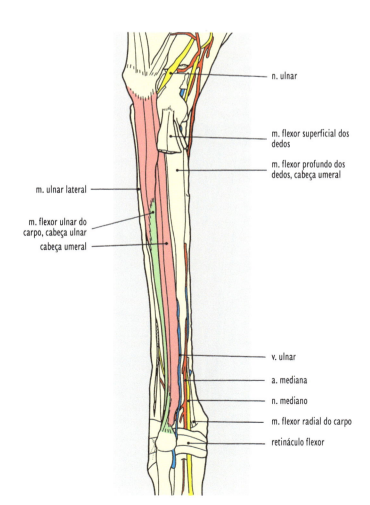

Fig. 4.63 Antebraço esquerdo após a remoção do músculo flexor superficial dos dedos: aspecto caudal. Observe que o retináculo flexor está abaixo do músculo flexor superficial dos dedos.

Labels (fig. 4.63): n. ulnar; m. flexor superficial dos dedos; m. flexor profundo dos dedos, cabeça umeral; m. ulnar lateral; m. flexor ulnar do carpo, cabeça ulnar; cabeça umeral; v. ulnar; a. mediana; n. mediano; m. flexor radial do carpo; retináculo flexor.

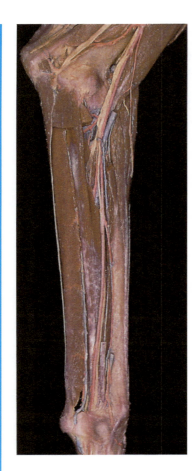
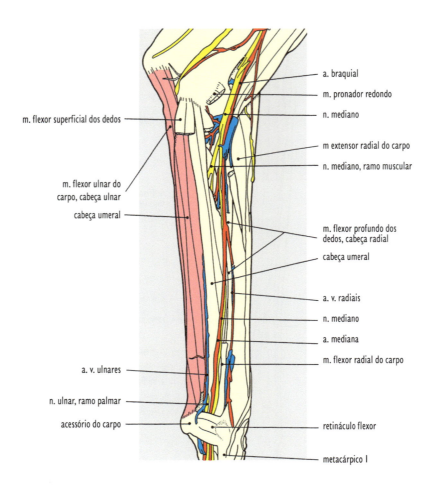

Fig. 4.64 Antebraço após a remoção do músculo flexor superficial dos dedos: aspecto medial esquerdo.

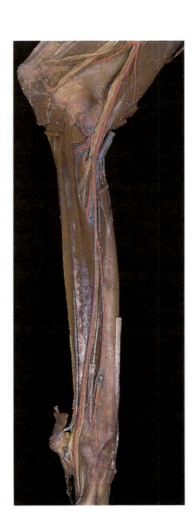
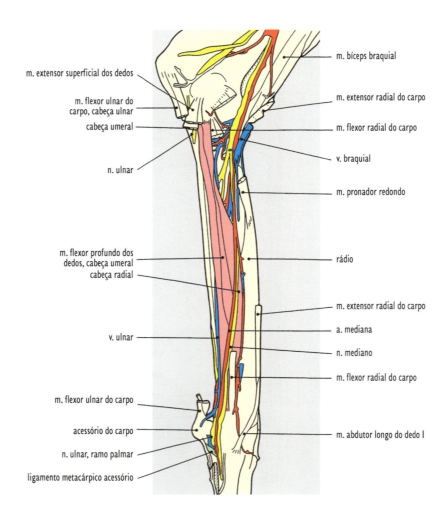

Fig. 4.65 Antebraço após a remoção do músculo flexor ulnar do carpo: aspecto medial esquerdo.
O retináculo flexor também foi removido, assim como o músculo extensor radial do carpo.

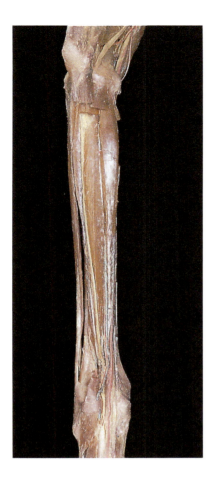
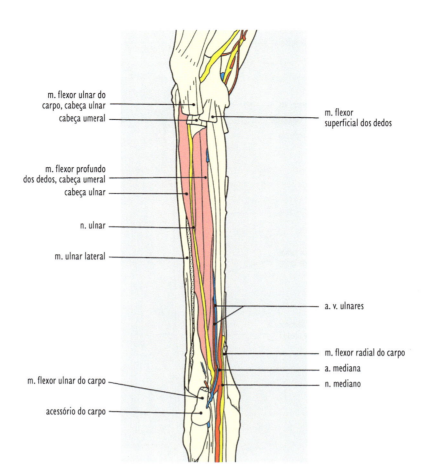

Fig. 4.66 Antebraço esquerdo após a remoção do músculo flexor ulnar do carpo: aspecto caudal. A remoção do retináculo flexor expõe a artéria e o nervo medianos, e o nervo ulnar, com sua passagem pelo canal do carpo.

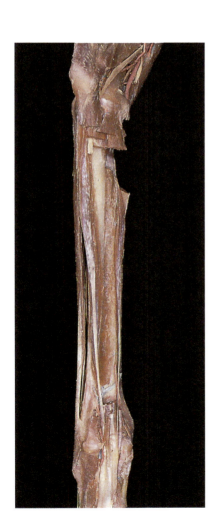
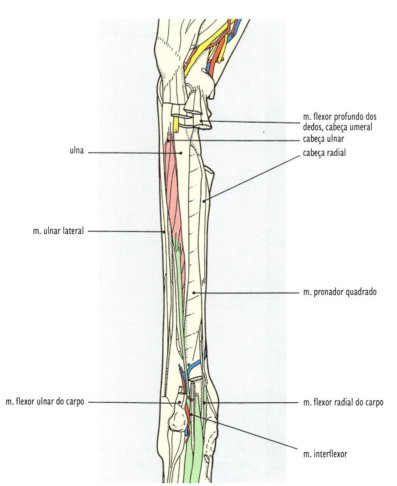

Fig. 4.67 Antebraço esquerdo após a remoção da cabeça umeral do músculo flexor profundo dos dedos: aspecto caudal. As cabeças radial e ulnar do músculo flexor profundo dos dedos são claramente visíveis, assim como o músculo pronador quadrado entre o rádio e a ulna.

181

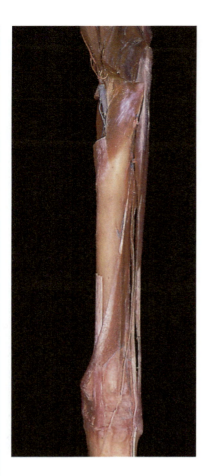
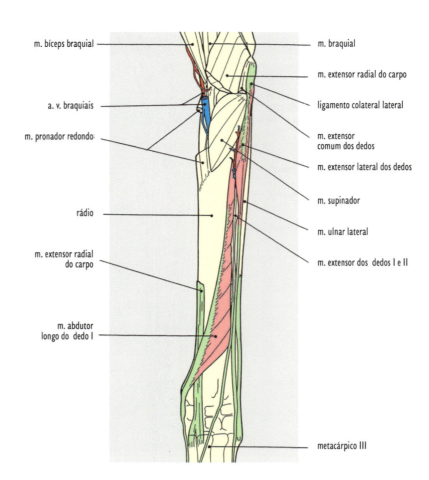

Fig. 4.68 Antebraço esquerdo após a remoção do músculo extensor radial do carpo: aspecto craniano.

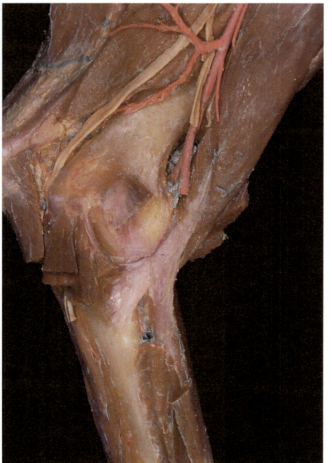
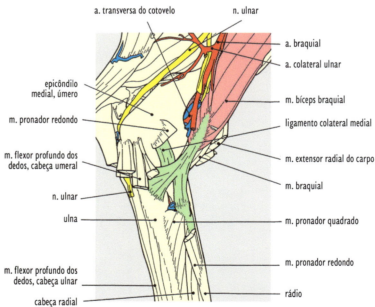

Fig. 4.69 Estruturas profundas da região do cotovelo: aspecto medial esquerdo. A inserção dupla do músculo bíceps braquial no rádio e na ulna pode ser visto, além do ligamento colateral medial.

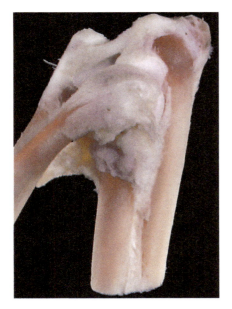

Fig. 4.70 Articulação do cotovelo esquerdo: aspecto lateral. O ligamento do olécrano auxilia a impedir a hiperflexão.

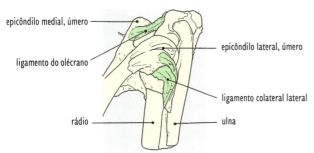

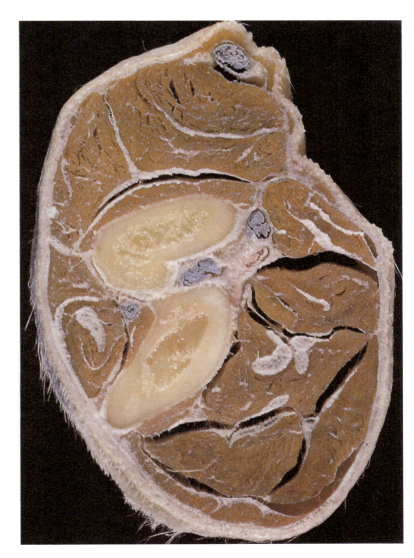

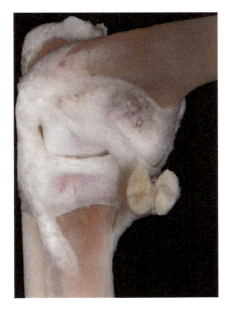

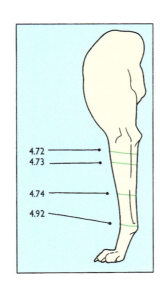

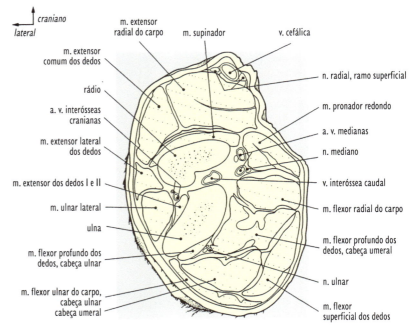

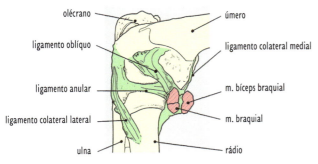

Fig. 4.71 Articulação do cotovelo direito: aspecto craniano. O ligamento anular circunda a cabeça do rádio e o ligamento oblíquo ajuda a impedir a hiperextensão.

Figs. 4.72-4.74 Secções transversas pelo antebraço esquerdo nos níveis indicados no desenho que acompanha: aspecto da superfície proximal das secções.

183

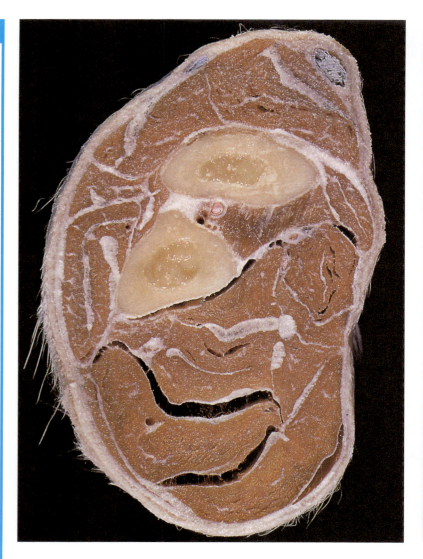
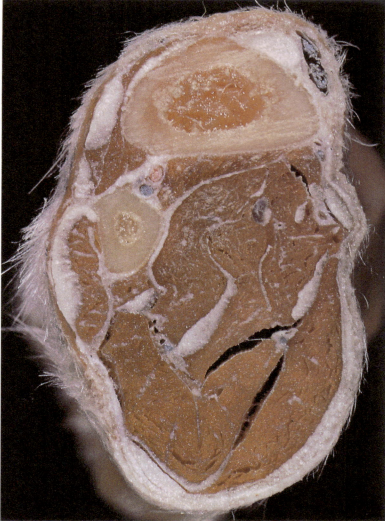
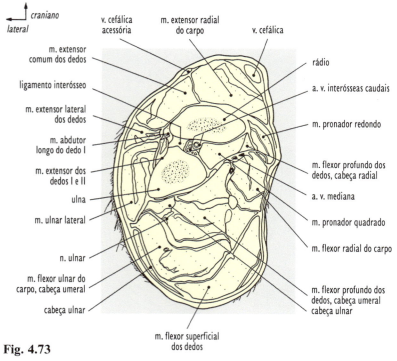
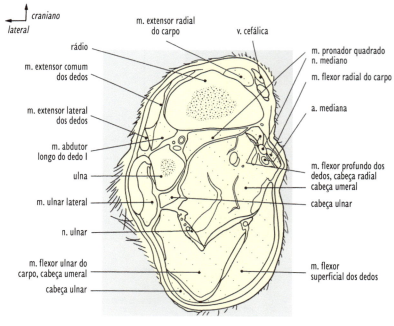

Fig. 4.73

Fig. 4.74

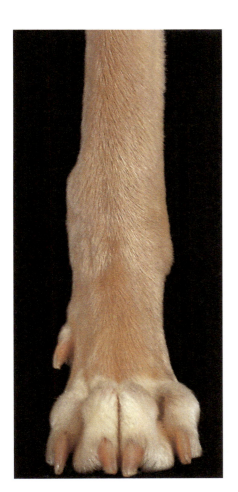
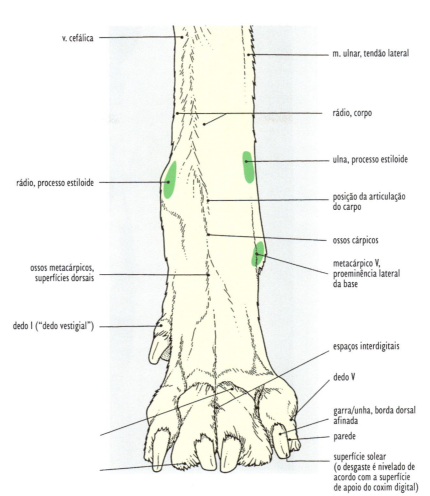

Fig. 4.75 Características superficiais do carpo e da mão esquerdos: aspecto dorsal. As características palpáveis e visíveis são indicadas.

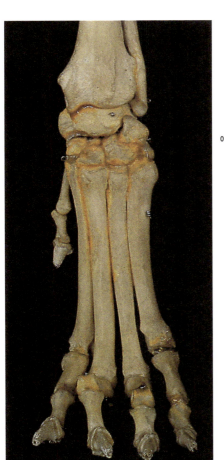
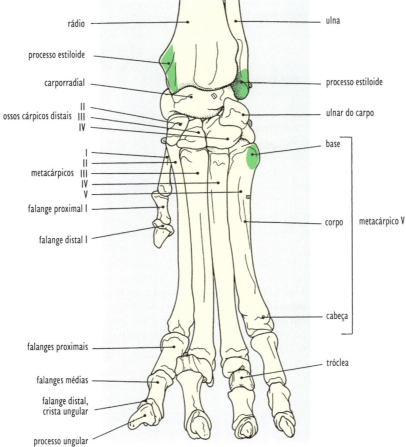

Fig. 4.76 Esqueleto do carpo e da mão esquerdos: aspecto dorsal. As áreas coloridas em verde correspondem às áreas ósseas palpáveis mostradas na figura anterior (Fig. 4.75).

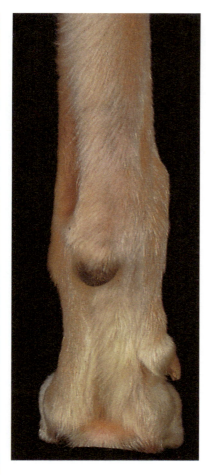
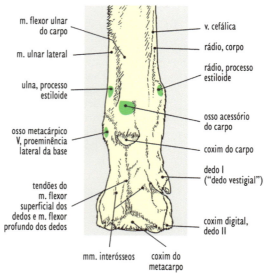

Fig. 4.77 Características superficiais do carpo e da mão esquerdos: aspecto palmar. As saliências palpáveis e visíveis são indicadas.

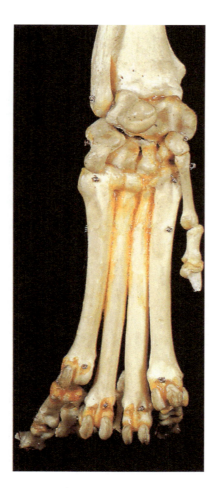
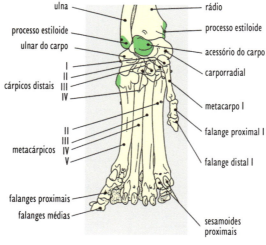

Fig. 4.78 Esqueleto do carpo e da mão esquerdos: aspecto palmar. As áreas coloridas em verde correspondem às áreas ósseas palpáveis mostradas na figura anterior (Fig. 4.77).

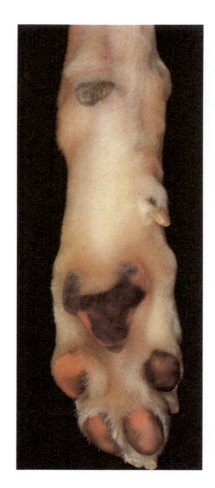
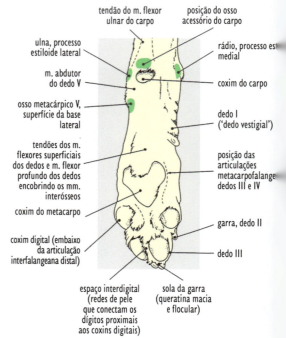

Fig. 4.79 Características de superfície do carpo e da mão esquerdos (membro elevado): aspecto palmar. As áreas palpáveis e visíveis são indicadas.

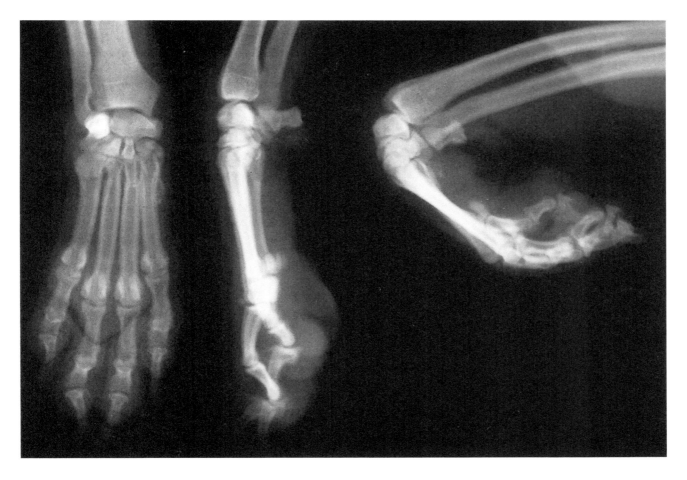

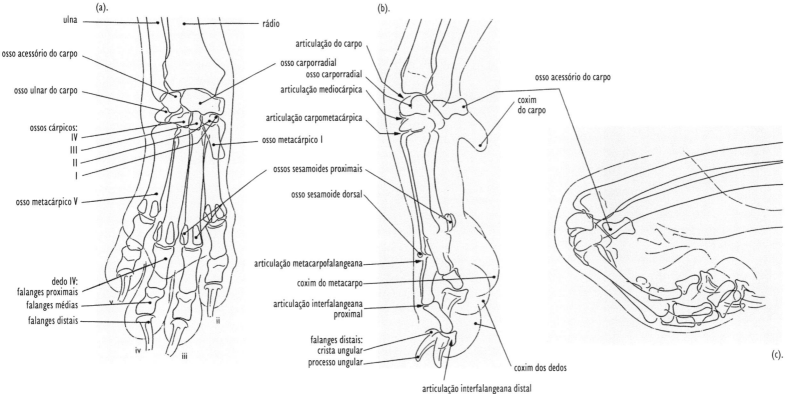

Fig. 4.80 Radiografias do carpo e da mão: aspectos dorsopalmar e lateral. As principais estruturas ósseas da mão são mostradas, mais amplamente no aspecto dorsopalmar (a). Somente a saliência do osso acessório do carpo está de alguma forma obscura, estando superposta na imagem do osso ulnar do carpo. O aspecto dorsopalmar também mostra a distribuição dos ossos sesamoides, especialmente o par atrás de cada articulação metacarpofalangeana. O aspecto lateral (b) fornece uma imagem mais clara da disposição das articulações do carpo e do membro e (c) mostra os "níveis" nos quais os movimentos ocorrem no carpo. O mais evidente ocorre na articulação do carpo, menos na articulação mediocárpica e praticamente nenhuma extensão importante nas articulações carpometacárpicas. A relação entre os coxins do metacarpo e dos dedos com as articulações correspondentes a eles é claramente mostrada, assim como os ossos sesamoides dorsais estão nas articulações metacarpofalangeanas. Em estação, estas articulações estão hiperestendidas e o peso do corpo é transferido aos coxins do metacarpo abaixo deles. Quando o membro é erguido, há uma flexão considerável destas articulações.

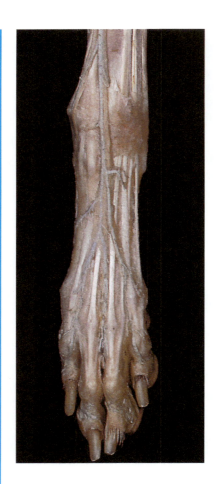
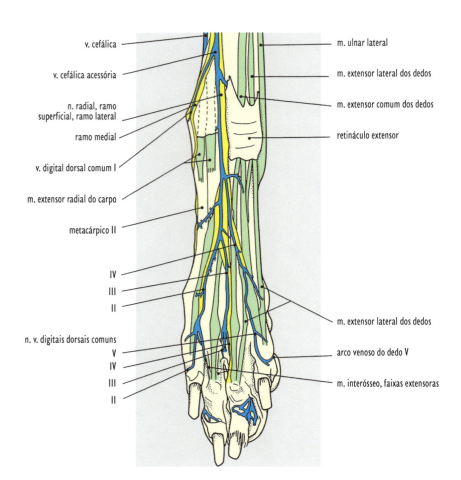

Fig. 4.81 Mão esquerda: aspecto dorsal. Somente a fáscia foi removida, embora o retináculo extensor permaneça no local. A mão utilizada nesta dissecação, e na próxima figura, foi fixada com o membro elevado do solo (por isso os dedos não estão superestendidos nas articulações metacarpofalangeanas).

Labels: v. cefálica; v. cefálica acessória; n. radial, ramo superficial, ramo lateral; ramo medial; v. digital dorsal comum I; m. extensor radial do carpo; metacárpico II; IV; III; II; n. v. digitais dorsais comuns V IV III II; m. ulnar lateral; m. extensor lateral dos dedos; m. extensor comum dos dedos; retináculo extensor; m. extensor lateral dos dedos; arco venoso do dedo V; m. interósseo, faixas extensoras.

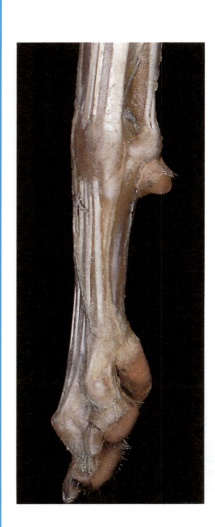
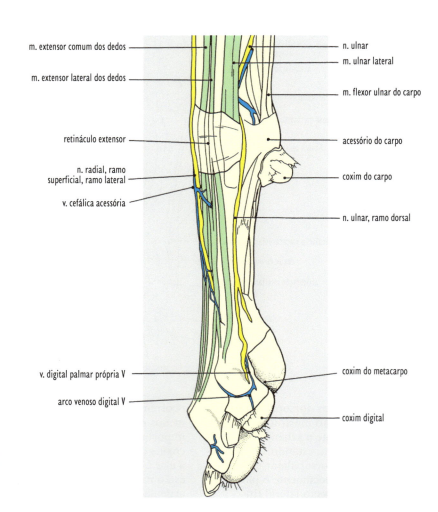

Fig. 4.82 Mão esquerda: aspecto lateral. Apenas a fáscia foi removida.

Labels: m. extensor comum dos dedos; m. extensor lateral dos dedos; retináculo extensor; n. radial, ramo superficial, ramo lateral; v. cefálica acessória; v. digital palmar própria V; arco venoso digital V; n. ulnar; m. ulnar lateral; m. flexor ulnar do carpo; acessório do carpo; coxim do carpo; n. ulnar, ramo dorsal; coxim do metacarpo; coxim digital.

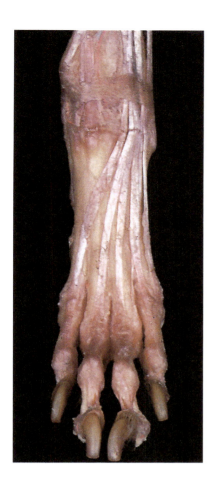
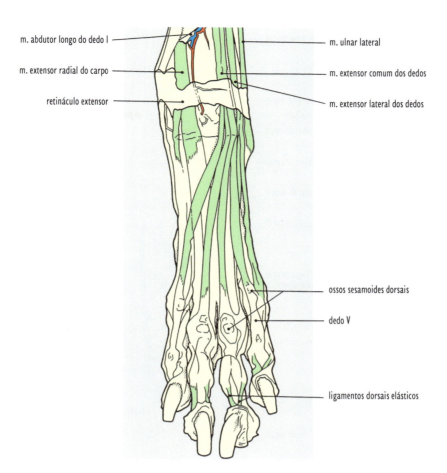

Fig. 4.83 Mão esquerda após a remoção da veia cefálica acessória e dos nervos superficiais do rádio: aspecto dorsal.

Labels: m. abdutor longo do dedo I; m. extensor radial do carpo; retináculo extensor; m. ulnar lateral; m. extensor comum dos dedos; m. extensor lateral dos dedos; ossos sesamoides dorsais; dedo V; ligamentos dorsais elásticos.

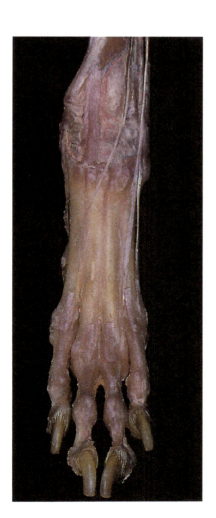
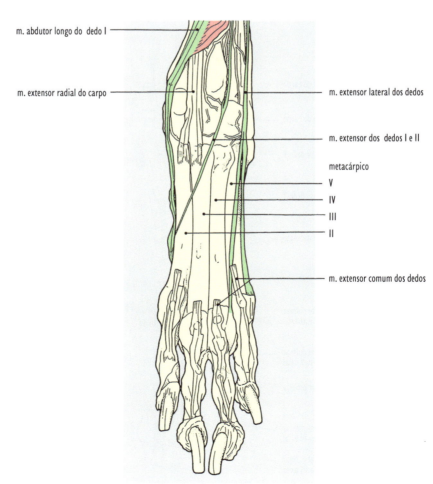

Fig. 4.84 Mão esquerda após a remoção dos tendões extensores comuns dos dedos: aspecto dorsal. O músculo extensor lateral dos dedos insere-se comumente no dedo III, assim como nos dedos IV e V.

Labels: m. abdutor longo do dedo I; m. extensor radial do carpo; m. extensor lateral dos dedos; m. extensor dos dedos I e II; metacárpico V, IV, III, II; m. extensor comum dos dedos.

Membro Torácico

189

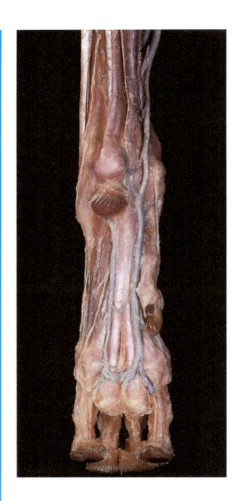
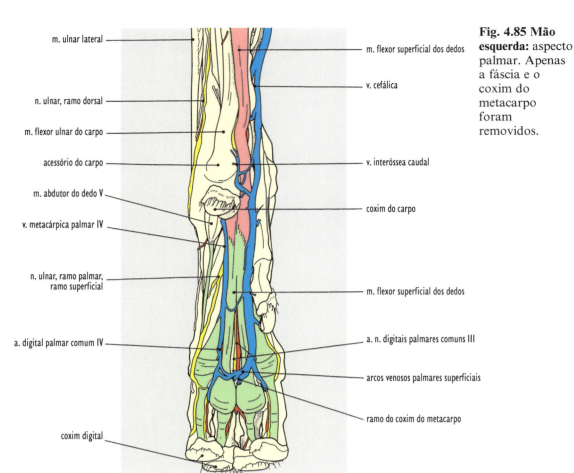

Fig. 4.85 Mão esquerda: aspecto palmar. Apenas a fáscia e o coxim do metacarpo foram removidos.

Labels (esquerda): m. ulnar lateral; n. ulnar, ramo dorsal; m. flexor ulnar do carpo; acessório do carpo; m. abdutor do dedo V; v. metacárpica palmar IV; n. ulnar, ramo palmar, ramo superficial; a. digital palmar comum IV; coxim digital.

Labels (direita): m. flexor superficial dos dedos; v. cefálica; v. interóssea caudal; coxim do carpo; m. flexor superficial dos dedos; a. n. digitais palmares comuns III; arcos venosos palmares superficiais; ramo do coxim do metacarpo.

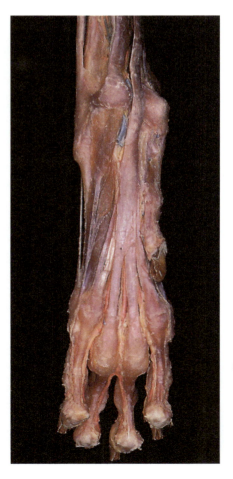
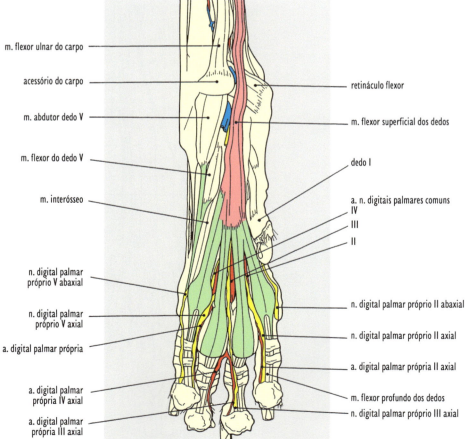

Fig. 4.86 Mão esquerda após a remoção da veia cefálica: aspecto palmar.

Labels (esquerda): m. flexor ulnar do carpo; acessório do carpo; m. abdutor dedo V; m. flexor do dedo V; m. interósseo; n. digital palmar próprio V abaxial; n. digital palmar próprio V axial; a. digital palmar própria; a. digital palmar própria IV axial; a. digital palmar própria III axial.

Labels (direita): retináculo flexor; m. flexor superficial dos dedos; dedo I; a. n. digitais palmares comuns IV, III, II; n. digital palmar próprio II abaxial; n. digital palmar próprio II axial; a. digital palmar própria II axial; m. flexor profundo dos dedos; n. digital palmar próprio III axial.

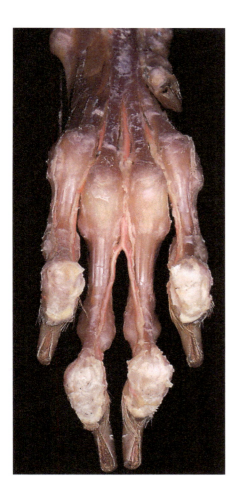
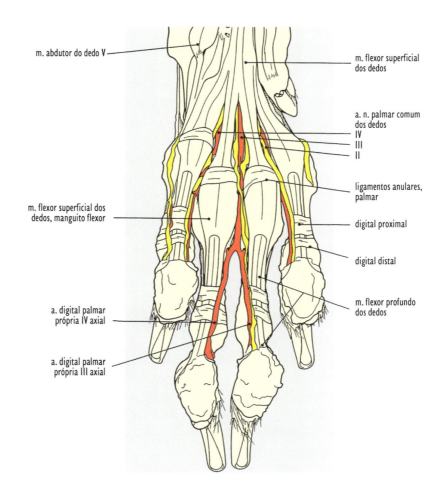

Fig. 4.87 Dedos esquerdos: aspecto palmar. Uma visão aproximada da dissecação mostrada na figura anterior (Fig. 4.86).

Labels: m. abdutor do dedo V; m. flexor superficial dos dedos; a. n. palmar comum dos dedos IV, III, II; ligamentos anulares, palmar; m. flexor superficial dos dedos, manguito flexor; digital proximal; digital distal; a. digital palmar própria IV axial; m. flexor profundo dos dedos; a. digital palmar própria III axial.

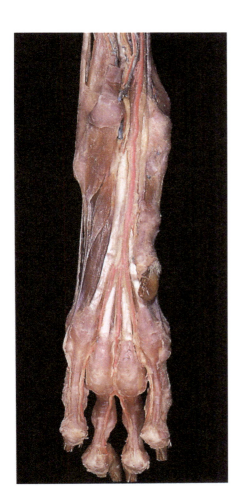
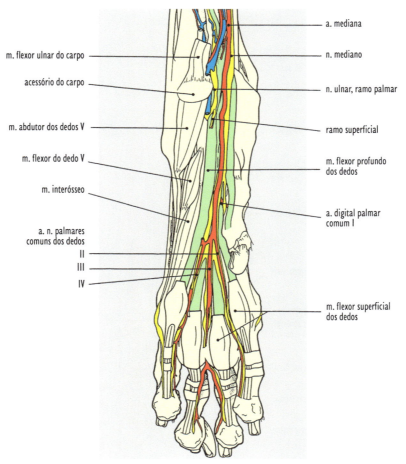

Fig. 4.88 Mão esquerda após a remoção dos tendões flexores superficiais dos dedos: aspecto palmar. O retináculo flexor abaixo do tendão flexor superficial digital também foi removido.

Labels: m. flexor ulnar do carpo; acessório do carpo; m. abdutor dos dedos V; m. flexor do dedo V; m. interósseo; a. n. palmares comuns dos dedos II, III, IV; a. mediana; n. mediano; n. ulnar, ramo palmar; ramo superficial; m. flexor profundo dos dedos; a. digital palmar comum I; m. flexor superficial dos dedos.

Membro Torácico

191

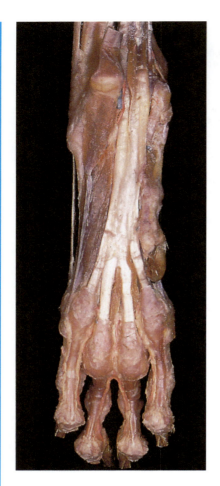
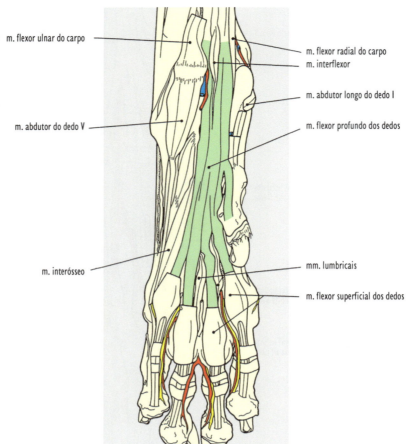

Fig. 4.89 Mão esquerda após a remoção da artéria e do nervo medianos: aspecto palmar.

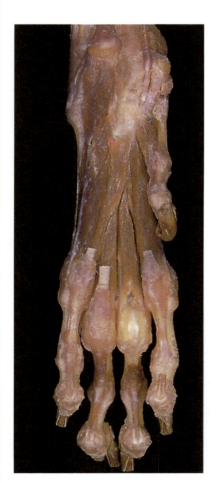
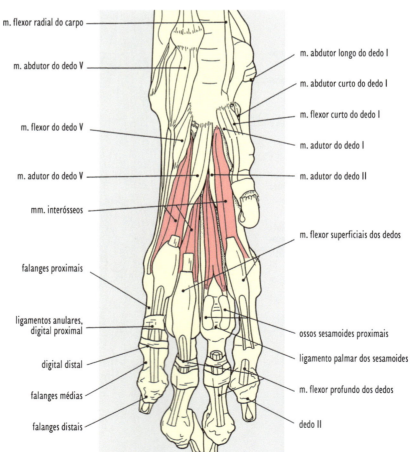

Fig. 4.90 Mão esquerda após a remoção dos tendões flexores profundos dos dedos: aspecto palmar.

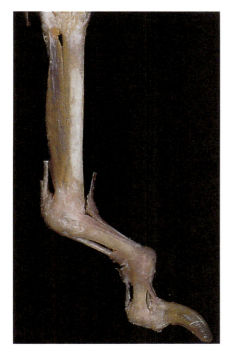

Fig. 4.91 Dedo IV separado: aspecto medial.

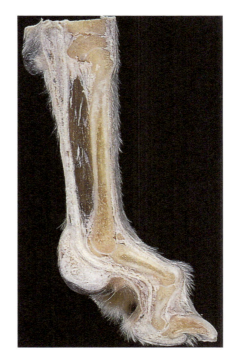

Fig. 4.93 Secção longitudinal feita através do metacárpico III e dedo. Secções transversas da região metacárpica e dedos são ilustradas no Capítulo 7.

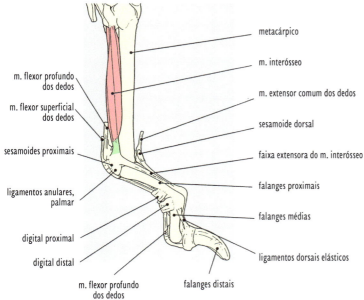

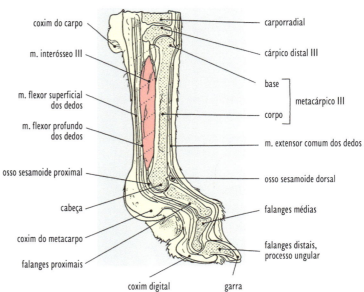

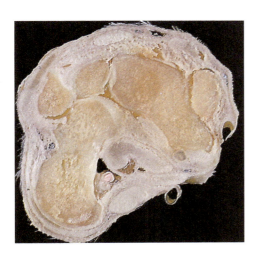

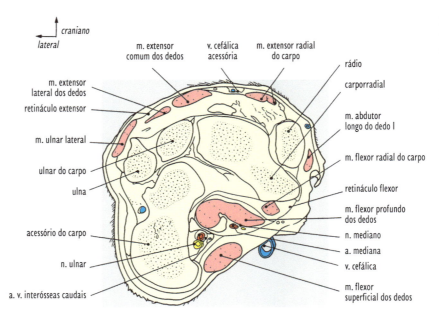

Fig. 4.92 Secção transversa através do carpo esquerdo: aspecto da superfície proximal da secção.

5. O TÓRAX

Clinicamente, o tórax é importante devido ao grande número de problemas que podem afetar o coração, pulmões, traqueia, esôfago e diafragma. As regiões são presternal, esternal e região costal.

O tórax pode ser examinado por palpação (o que é limitado), auscultação e percussão. No cão, os membros torácicos podem ser deslocados cranialmente para facilitar o exame.

O coração está situado do terceiro até o 5º espaço intercostal e, ocasionalmente, caudalmente até o 7º. A incisura cardíaca do pulmão serve como uma valiosa janela para examinar mais eficazmente o coração, tanto pela auscultação como pela ecocardiografia. Neste lugar, existe um acesso direto ao coração sem nenhuma interferência do tecido pulmonar. Ela é mais pronunciada no lado direito. Horizontalmente, o coração está situado na região média da 1ª costela e isso forma o limite dorsal. Existe uma grande variação na forma e no tamanho do coração devido à enorme diferença entre as raças de cães. Nos cães de peito profundo, ele é alto, estreito e verticalizado; em cães de peito cilíndrico, ele é quase esférico. Em cães padrões, o coração está situado no encontro do olécrano com a 5º costela – por isso, é necessário mover o membro antes. O coração ocupa com frequência de 2,5 a 3,5 espaços intercostais, e sua altura é cerca de dois terços do comprimento da cavidade torácica. Ele ocupa dois terços da largura da cavidade torácica com o ápice inclinado para a esquerda da linha média. O índice cardíaco vertebral é a avaliação mais eficiente do tamanho cardíaco e é normalmente 10,5-12,5. O choque cardíaco é perceptível nos lados esquerdo e direito entre o 4º e o 5º espaço intercostal, próximo à valva mitral. A valva atrioventricular esquerda (mitral) é mais bem auscultada no 5º espaço intercostal esquerdo na articulação costocondral, a valva da aorta no 4º espaço intercostal esquerdo no nível do ombro, e a valva pulmonar no 3º espaço intercostal esquerdo acima da articulação costocondral. No lado direito, a valva atrioventricular direita (valva tricúspide) é mais bem-auscultada no quarto espaço intercostal no nível da articulação costocondral. O recesso costomediastínico ocupa do 4º ao 6º espaço intercostal esquerdo assim como o direito.

O aumento do lado esquerdo do coração é importante no cão. Devido a ele, podem-se observar elevação da traqueia e achatamento da borda caudal do coração. Ocorre uma tensão sobre o átrio esquerdo com diminuição da cintura caudal do coração. No aumento do lado direito, também existe elevação da traqueia, aumento do contato esternal, arredondamento da borda cranial, diminuição da cintura cranial e deslocamento dorsal dos vasos craniais do coração. A cardiomiopatia, com aumento do coração, pode ser vista em doenças do miocárdio, miocardites e associada à presença de *Angiostrongylus,* a dirofilária canina. É particularmente comum em raças grandes como os Dobermans.

Toda uma variedade de problemas cardíacos congênitos e adquiridos pode ser encontrada em cães e está além dessa curta introdução.

Basta dizer que a persistência do ducto arterioso e a persistência do arco aórtico direito podem ser tratadas cirurgicamente. Embora mencionemos a toracotomia mais adiante, para estes casos as incisões cirúrgicas são feitas no 4º ou 5º espaço intercostal esquerdo e, durante a intervenção, cuidados devem ser tomados para proteger o nervo laríngeo recorrente e o ducto torácico. A persistência do ducto arterioso leva a um desvio do fluxo sanguíneo da esquerda para a direita, com uma contínua sobrecarga do ventrículo esquerdo, que acarreta em dispneia (dificuldade de respirar), respiração curta e outros problemas que só o tratamento cirúrgico resolve. Curiosamente, pode produzir sinais de estenose esofágica, já que o esôfago é parcialmente obstruído pelo ducto. Isso pode conduzir para um um extenso divertículo esofágico, aumento do lado esquerdo atrial e ventricular e subsequente insuficiência.

A maioria das estenoses esofágicas está provavelmente associada à persistência do quarto arco aórtico direito.

Na base do coração, a aorta está no lado esquerdo do esôfago, de modo que a melhor maneira de acessá-lo é pela pela direita. No mediastino caudal, o esôfago esta situado à esquerda, e agora a aorta está dorsal. Então, a abordagem cirúrgica correta para o esôfago é pela esquerda. Em todos os casos, os cuidados são necessários para evitar o nervo vago.

As cirurgias esofágicas poderão necessitar também de uma esofagotomia transtorácica. A obstrução é localizada pelo uso de um tubo gástrico e, desse modo, pode-se fazer um acesso no espaço intercostal apropriado para a toracotomia. Hoje em dia, a maiora dos casos de corpos estranhos é encontrada pelo uso de gastroscópios flexíveis, sendo que a maior parte das remoções é feita por meio de endoscópios rígidos.

A toracotomia pode ser usada para todas as cirurgias intratorácicas. Deve-se cortar o m. grande dorsal, tendo cuidado com o nervo toracodorsal. Ela pode ser feita de várias maneiras. A intercostal lateral é comumente usada e fornece uma boa exposição com uma boa reparação. Cerca de um terço da metade do tórax pode ser visto da sua incisão. As incisões são feitas equidistantes das vértebras a fim de evitar vasos e nervos. Atualmente, considera-se que a incidência de complicações pós--operatórias por meio de esternotomia mediana não é maior do que pelo método intercostal. Na esternotomia mediana, o manúbrio do esterno ou o processo xifoide é deixado intacto para auxiliar na estabilização do gradil costal quando ela é fechada. Ocasionalmente, a toracotomia transcostal pode ser realizada, e consiste em uma incisão transesternal, podendo ser usada para a ruptura de diafragma quando são previstos o encarceramento ou a adesão de vísceras abdominais dentro do tórax. É possível remover completamente uma costela e, em seguida, abordar toda a caixa torácica. A toracotomia cranial requer uma incisão através do músculo escaleno e uma toracotomia caudal através dos músculos oblíquo externo do abdome e serrátil ventral. Hérnia de hiato do esôfago também é reparada por uma toracotomia esquerda ou uma celiotomia mediana (laparotomia). A lobectomia pulmonar para remoção do pulmão é necessária geralmente em neoplasias, pneumotórax ou enfisema, torção de um lobo pulmonar ou infecção por corpo estranho. Ela pode ser realizada no 5º espaço intercostal direito ou esquerdo ou via esternotomia mediana. Para protrusão do disco toracolombar, a incisão pode ser feita sobre o músculo intercostal que é, então, transfixado, e mais incisões podem ser feitas na coluna vertebral.

Técnicas de toracoscopia estão sendo cada vez mais usadas para examinar o conteúdo torácico com mínimas complicações pós-operatórias.

Toracentese ou punção do tórax é realizada para drenar fluido (transudato, exudato, sangue, pus ou quilo) ou ar do tórax quando um pneumotórax tenha ocorrido. O segredo é assegurar-se de que a lesão da pele não se sobreponha à punção através da região intercostal. Se isso acontecer, existe o perigo de criar um pneumotórax.

Dispneia, ou dificuldade de respirar, é um dos principais achados clínicos e é estudada de várias maneiras. O padrão respiratório e a coloração da membrana mucosa são observados, e pode-se realizar a auscultação e a percussão do tórax. Radiografia, toracentese, fluoroscopia e outras técnicas podem ser usadas para auxiliar o diagnóstico, incluindo, também, a lavagem broncoalveolar, na qual um fuido estéril é introduzido nos pulmões e posteriormente coletado para análise. As técnicas de ultrassom são úteis para patologias cardíacas e, quando associadas às técnicas de Doppler, podem ser muito elucidativas. A tosse é um achado de similar importância e pode originar-se na laringe, faringe, traqueia ou brônquios principais, e é investigada por uma gama de técnicas similares.

Os sons respiratórios torácicos podem originar-se do brônquio, parênquima pulmonar ou da pleura. A auscultação desses sons pode indicar processos patológicos.

Na prática, a borda cranial do pulmão localiza-se na extremidade caudal da cabeça longa do m. tríceps. A borda dorsal encontra-se na linha formada entre a tuberosidade coxal lateral e a linha iliocostal, e a borda caudal situa-se entre o 11º espaço intercostal e o olécrano.

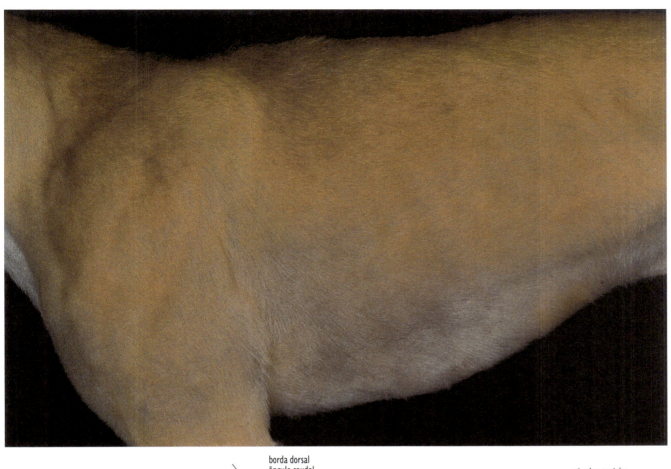
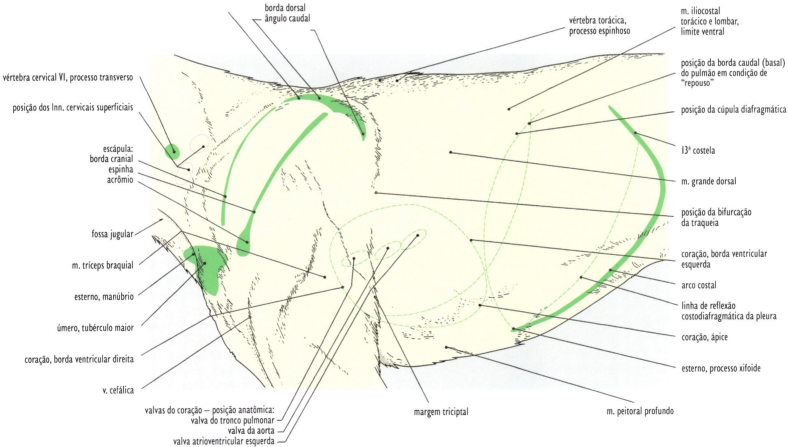

Fig. 5.1 Características superfícies do ombro e do tórax: aspecto lateral esquerdo. Os "pontos de referência" palpáveis dos ossos e os músculos cujo contornos são facilmente reconhecidos à palpação estão indicados. Em estação, a escápula e seus músculos associados cobrem completamente a 1ª a 4ª costelas. As linhas verdes tracejadas indicam a posição das estruturas e como elas são vistas em dissecções subsequentes. É importantíssimo avaliar que estas não são as posições normais no animal vivo (Fig. 1.3). No animal vivo, o coração está localizado mais cranialmente e a cúpula diafragmática pode estender-se cranialmente como a 6ª costela.

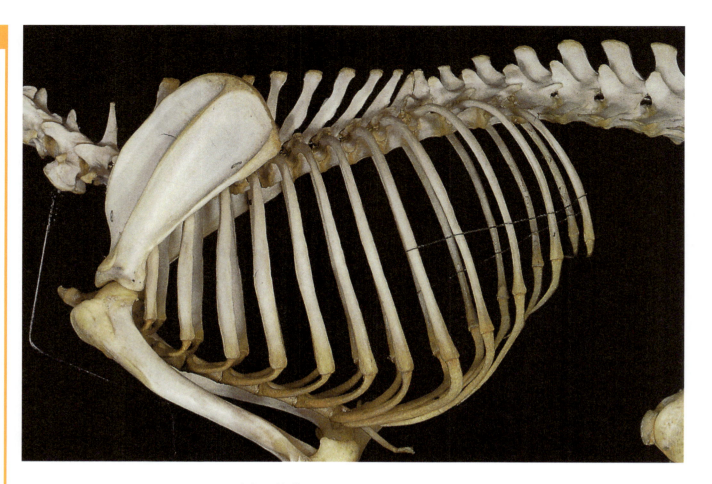

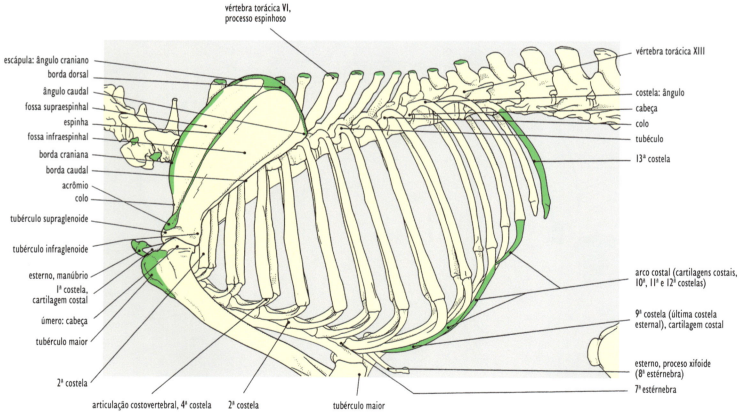

Fig. 5.2 Esqueleto do ombro e do tórax: aspecto lateral esquerdo. As saliências ósseas palpáveis mostradas no aspecto superficial estão destacadas em verde como referência. Além disso, as costelas mais caudais e todo o comprimento do esterno dentro do sulco peitoral mediano são palpáveis. Passando caudalmente da pequena abertura torácica (entrada torácica) entre os primeiros pares de costelas, o esterno e a coluna vertebral divergem, e as costelas alongam-se (até a 9ª costela) e aumentam sua curvatura externa.

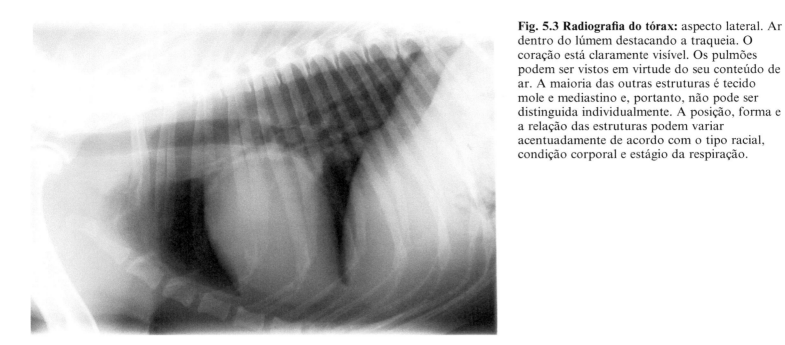

Fig. 5.3 Radiografia do tórax: aspecto lateral. Ar dentro do lúmem destacando a traqueia. O coração está claramente visível. Os pulmões podem ser vistos em virtude do seu conteúdo de ar. A maioria das outras estruturas é tecido mole e mediastino e, portanto, não pode ser distinguida individualmente. A posição, forma e a relação das estruturas podem variar acentuadamente de acordo com o tipo racial, condição corporal e estágio da respiração.

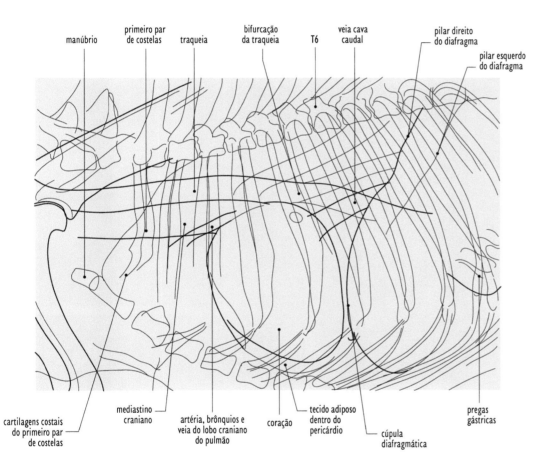

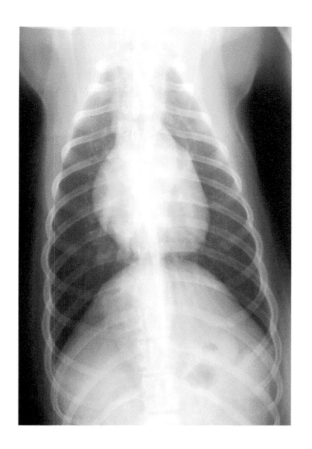
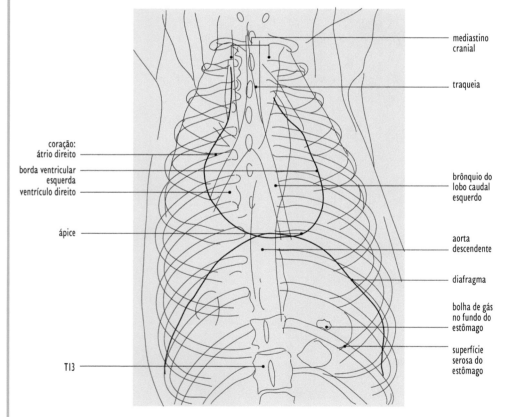

Fig. 5.4 Radiografia do tórax: aspecto dorsoventral. Somente os pulmões e o coração podem ser facilmente observados nesse aspecto, já que as outras estruturas são mediastínicas, ficando sobrepostas à coluna vertebral e ao esterno.

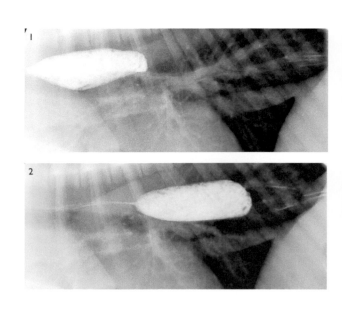
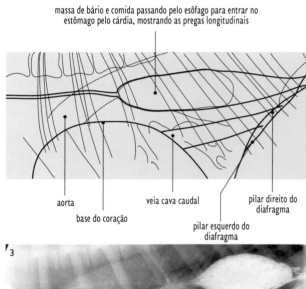
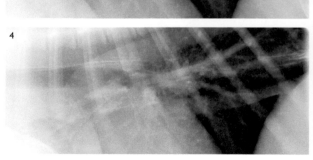

Fig. 5.5 Radiografia do tórax: aspecto lateral, imediatamente após administração oral de bário misturado à ração. (1), (2) e (3) Massa de comida (*bolus*) misturada com um meio contrastante pode ser vista dentro do esôfago. As pregas longitudinais da mucosa podem ser vistas no esôfago distal. (4) Estrias de bário permanecem dentro do esôfago destacando o seu caminho e as pregas da mucosa.

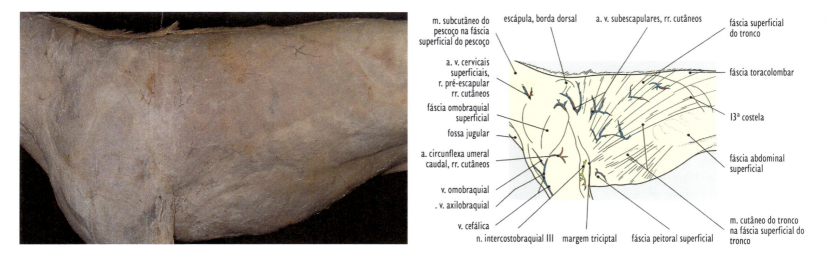

Fig. 5.6 Fáscia superficial do ombro e do tórax: aspecto lateral esquerdo. A fáscia superficial não está inserida no esqueleto e pode apresentar variação de infiltrado de tecido adiposo. O músculo cutâneo do tronco está visivelmente aderido na camada fascial.

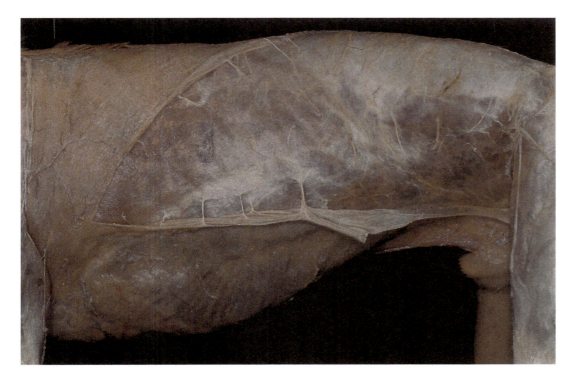

Fig. 5.7 Músculo cutâneo do tronco e nervos cutâneos do tórax: aspecto lateral esquerdo. Dissecação parcial da fáscia superficial expôs o músculo cutâneo. Ele foi cortado e rebatido ventralmente, revelando duas séries de nervos cutâneos laterais, com seus pequenos vasos sanguíneos cutâneos acompanhantes que provêm dos vasos intercostais.

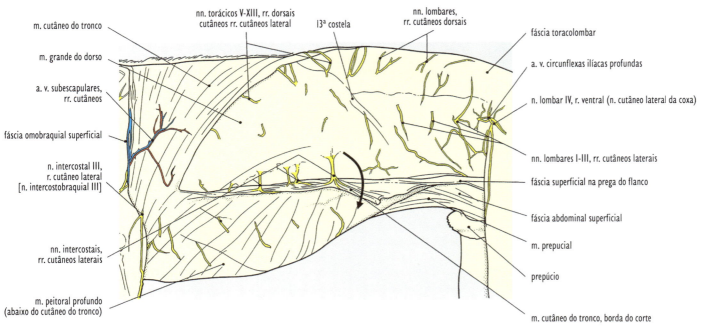

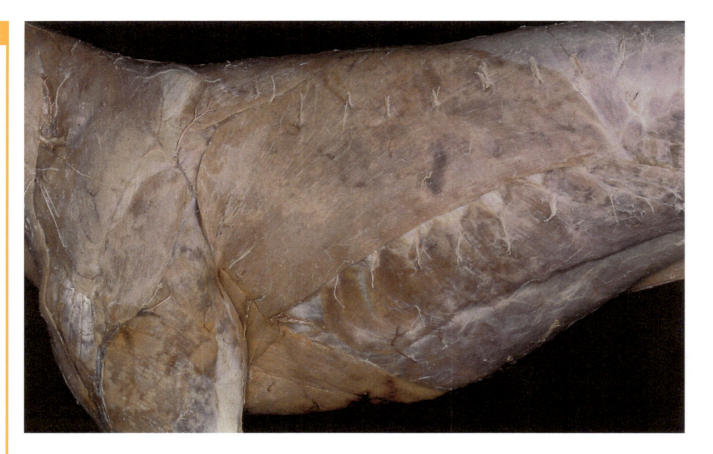

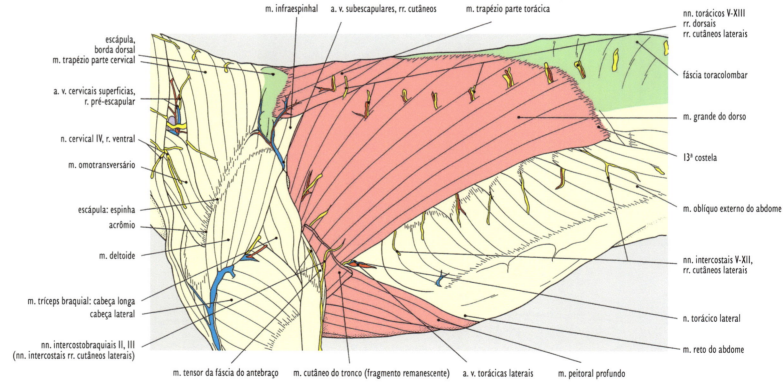

Fig. 5.8 Estruturas superficiais do ombro e do tórax (1) nervos cutâneos: aspecto lateral esquerdo. O restante da fáscia superficial e a maioria do músculo cutâneo foram dissecados. Os vasos e os nervos torácicos laterais emergem entre os músculos peitoral transverso e grande do dorso, que estendem-se da axila, caudalmente, em direção ao peito.

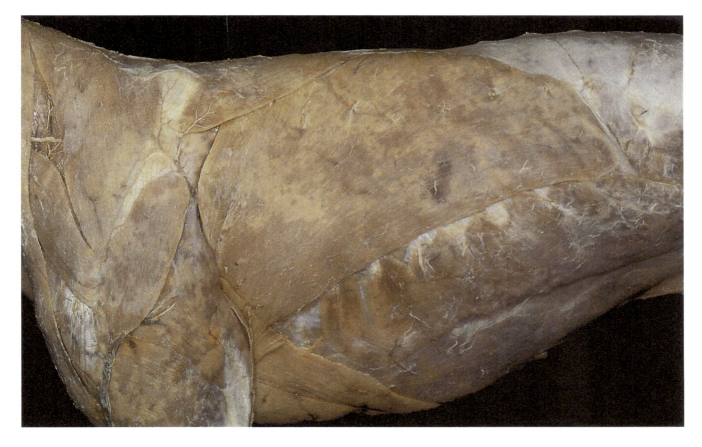

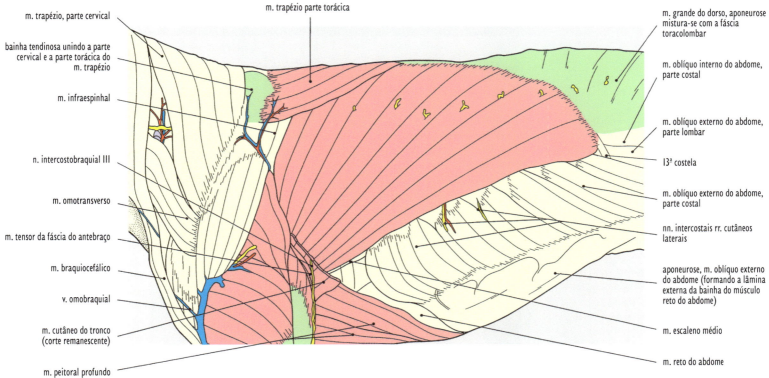

Fig. 5.9 Estruturas superficiais do ombro e do tórax (2) músculos extrínsicos do antebraço: aspecto lateral esquerdo. Músculos extrínsicos do antebraço estão expostos depois da remoção da fáscia supeficial e do corte dos nervos cutâneos laterais. A base do limite caudal da parte de cima do braço, a margem tricipital, está claramente evidenciada. A fáscia torácica profunda passa internamente ao músculo grande do dorso e ao músculo peitoral, e medial a parte de cima do braço, e forma a camada de revestimento medial da axila (Figs. 3.43 e 5.82).

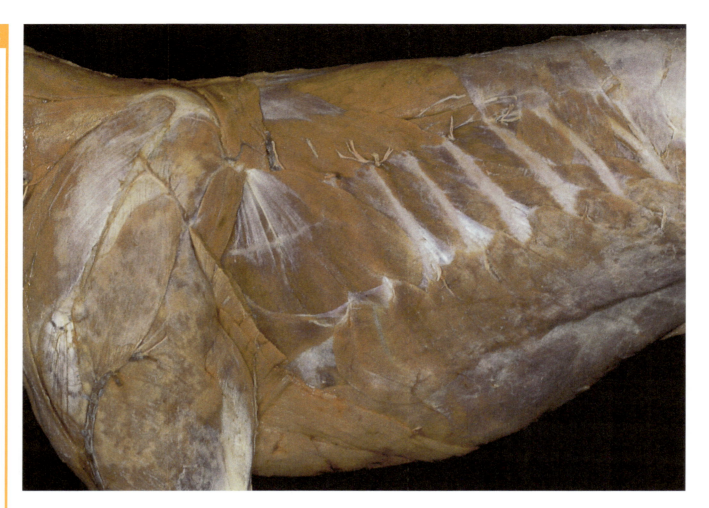

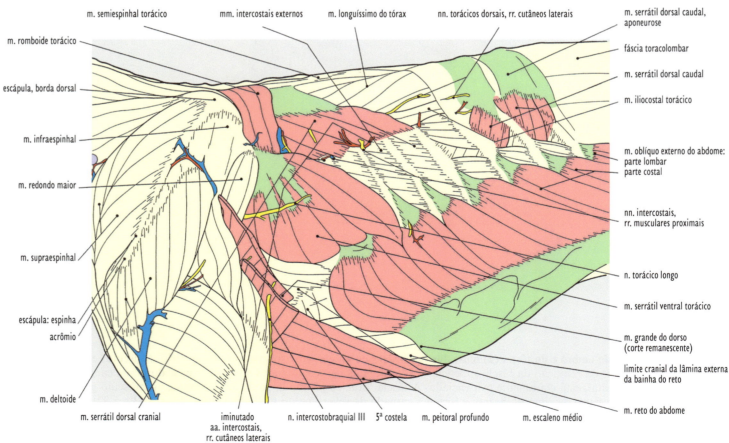

Fig. 5.10 Parede torácica (1) após remoção do músculo grande do dorso: aspecto lateral esquerdo. Os músculos grande do dorso e trapézio foram removidos para iniciar a exposição da parede torácica, exibindo toda a origem torácica do músculo oblíquo do abdome cranialmente à 13ª costela até a 6ª costela; a inserção caudal do músculo serrátil ventral na 5ª a 8ª costelas; o músculo romboide do tórax na extremidade dorsal da escápula, relacionando-se com o ângulo caudal e a borda vertebral. Parte da fáscia toracolombar profunda que recobre a musculatura epaxial foi removida a fim de delimitar aquelas áreas da fáscia que também agem como uma inserção aponeurótica para os músculos serrátil cranial e serrátil dorsal caudal.

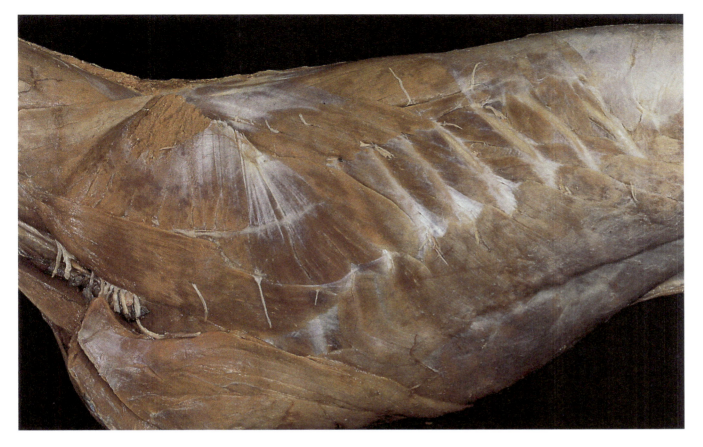

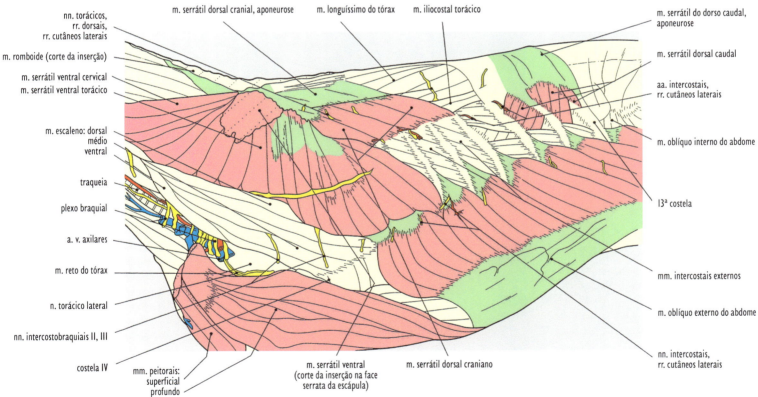

Fig. 5.11 Parede torácica (2) depois da remoção do membro torácico: aspecto lateral esquerdo. O membro torácico foi removido pela secção do músculo romboide na sua inserção no ligamento supraespinhal e no ligamento da nuca, e no meio da rafe tendinosa dorsal do pescoço; secção do músculo serrátil ventral na sua inserção acima da face serrata da escápula; ausência dos músculos peitorais superficial e profundo das suas inserções umerais e muitos vasos e nervos axilares surgindo do plexo braquial.

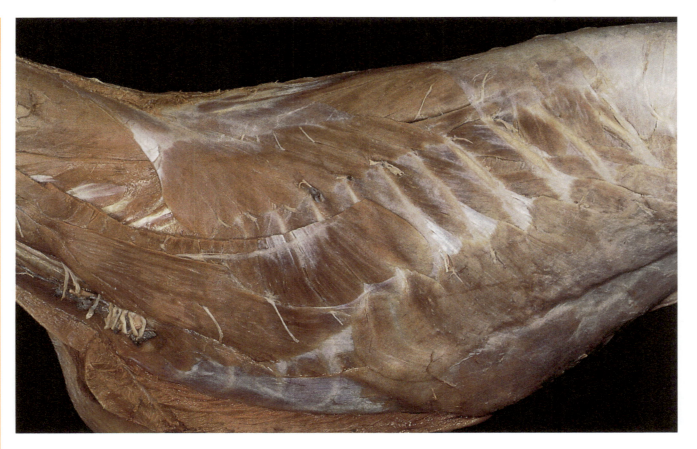
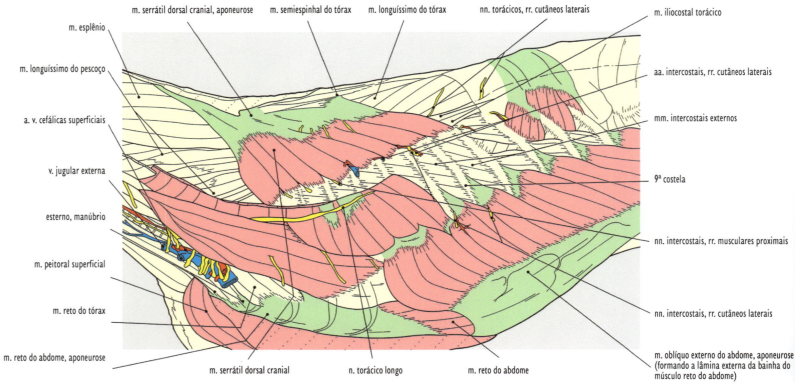

Fig. 5.12 Parede torácica (3) músculos serrátil dorsal e escaleno: aspecto lateral esquerdo. O músculo serratil ventral foi removido (com exceção da sua inserção ventral na costela) expondo o músculo serrátil dorsal cranial. A musculatura peitoral esquerda foi removida expondo a superfície medial do músculo peitoral direito apoiado sobre o músculo peitoral ventral esquerdo no esterno; o pequeno músculo reto do tórax; a aponeurose da origem do músculo reto do abdome; e o manúbrio do esterno.

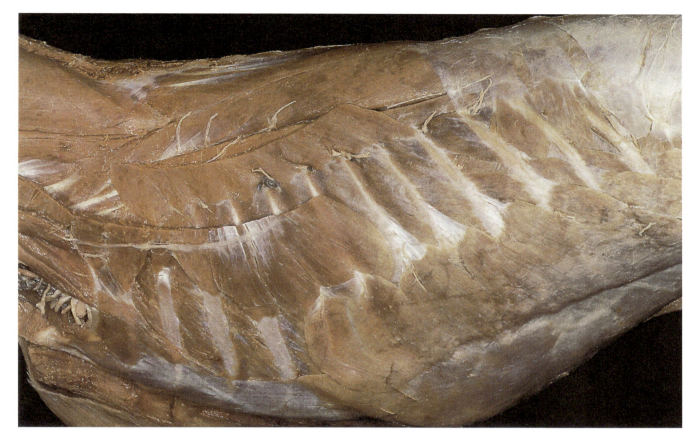

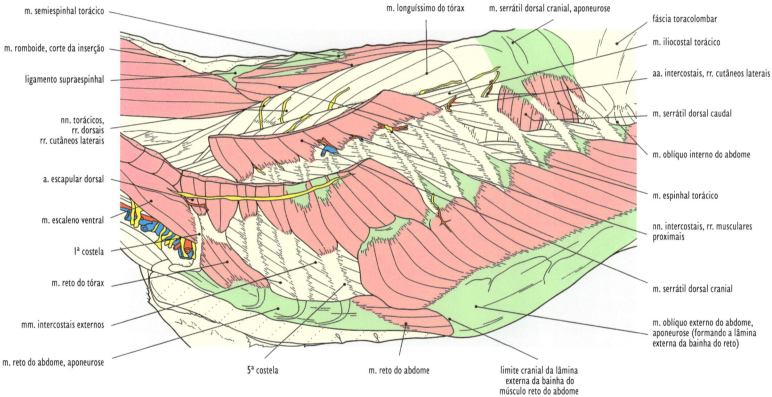

Fig. 5.13 Parede torácica (4) músculo oblíquo externo do abdome: aspecto lateral esquerdo. A fáscia toracolombar foi removida expondo a origem do músculo esplênio (Cap. 3), o ligamento supraespinhal e os músculos espinhal e semiespinhal torácico. Partes dos componentes do músculo escaleno (dorsal e médio) que se estende para a 2ª a 6ª costelas foram removidas deixando exposto somente a inserção da 1ª costela. Isso expôs a 1ª costela, partes das 2ª a 6ª costelas e os músculos intercostais externos nos intervalos dos espaços intercostais.

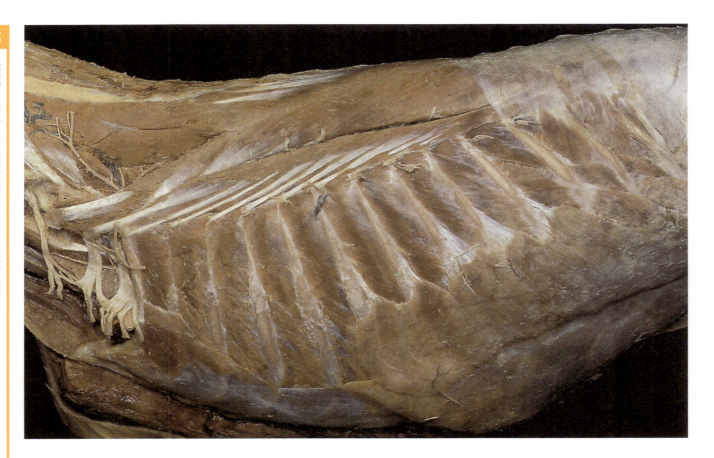

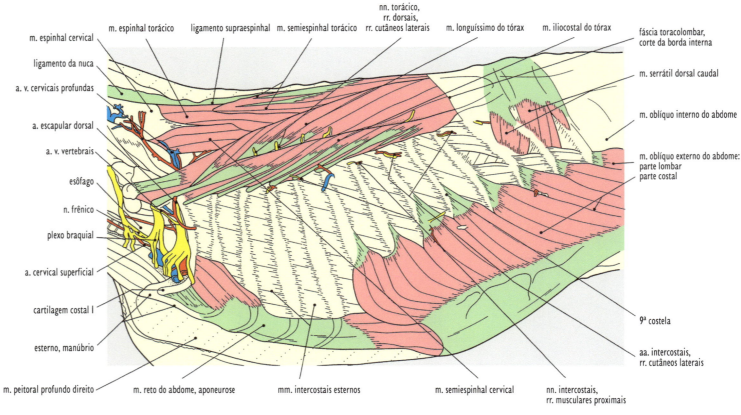

Fig. 5.14 Parede torácica (5) músculos longuíssimo do tórax e iliocostal torácico: aspecto lateral esquerdo. Foram removidos o restante dos músculos serrátil ventral e serrátil dorsal cranial e o componente do músculo escaleno que se insere na 1ª costela. Toda extenção do gradil costal está, agora, tornando-se evidente com as 13 costelas expostas, pelo menos de forma aparente. Os músculos esplênio e semiespinhal da cabeça foram removidos do pescoço (Cap. 3) com a maior parte do músculo longuíssimo do pescoço. Este expôs os músculos espinhal torácico e semiespinhal da cabeça, o longuíssimo do tórax estendendo cranialmente para a vértebra cervical VI, e o músculo iliocostal torácico estendendo cranialmente para a vértebra cervical VII.

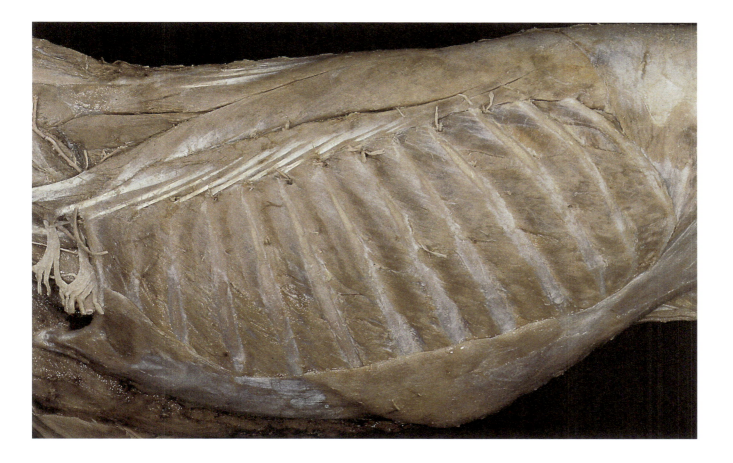

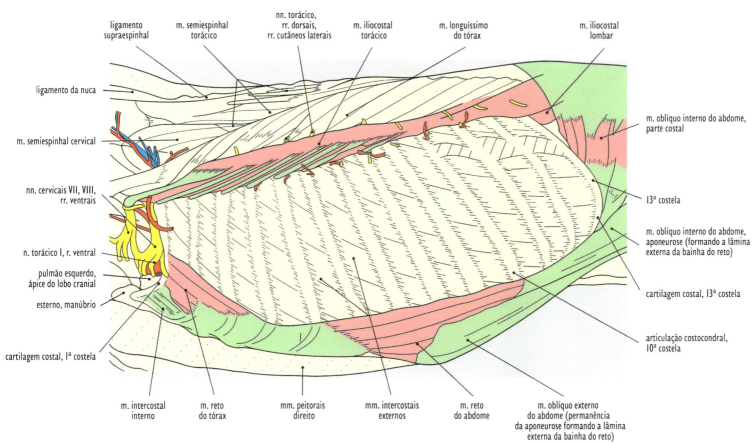

Fig. 5.15 Parede torácica (6) músculo reto do abdome e bainha do músculo reto do abdome: aspecto lateral esquerdo. A inserção na costela do músculo oblíquo externo do abdome foi removida deixando parte da aponeurose ventral que contribui para a rigorosa aderência da lâmina externa da bainha do músculo reto do abdome à superfície do músculo reto. Caudalmente, a contribuição da aponeurose do músculo oblíquo interno do abdome para a permanência intacta da bainha do reto. O músculo reto do abdome está exposto agora ao longo do comprimento do tórax.

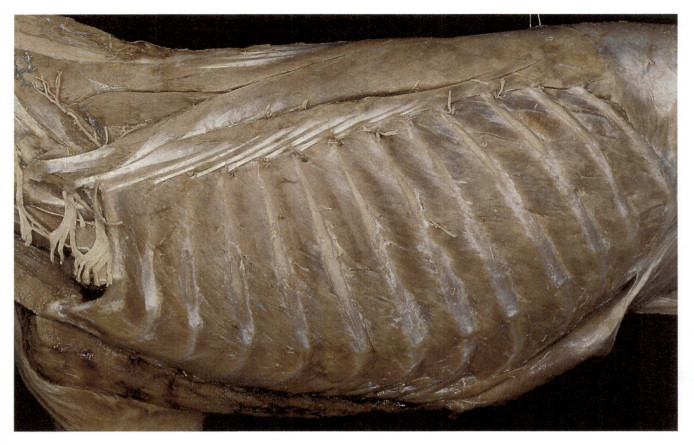

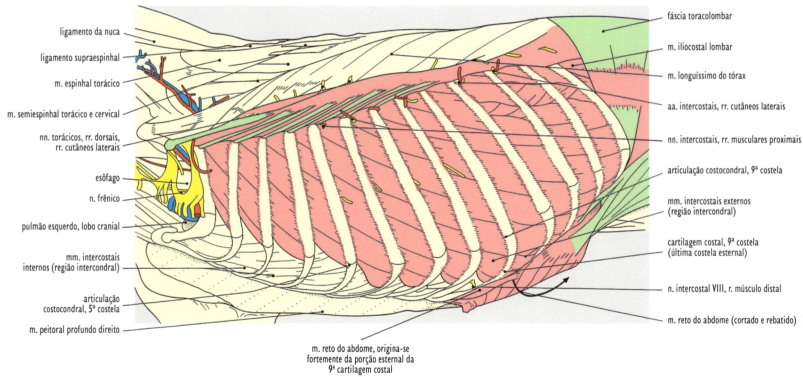

Fig. 5.16 Gradil costal (1) músculos intercostais externos: aspecto lateral esquerdo. O músculo reto do tórax foi removido e o músculo reto do abdome está rebatido caudalmente, embora uma forte aderência do músculo reto do abdome na porção esternal da 9ª cartilagem costal impeça um rebatimento total. Praticamente todo o gradil costal está, agora, exposto com os músculos intercostais externos ocupando grande parte dos espaços intercostais.

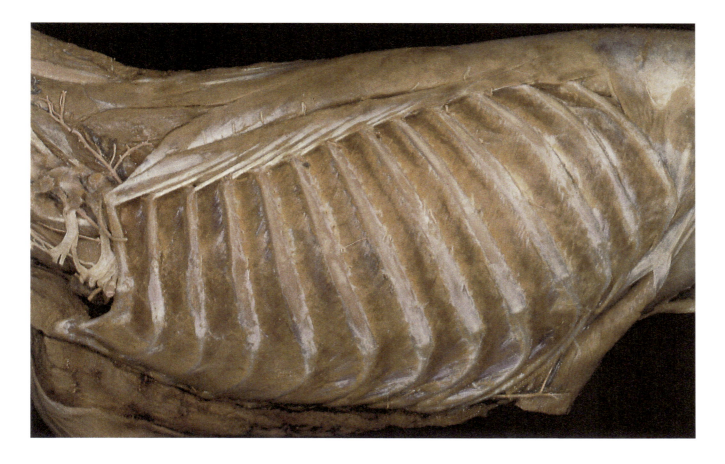
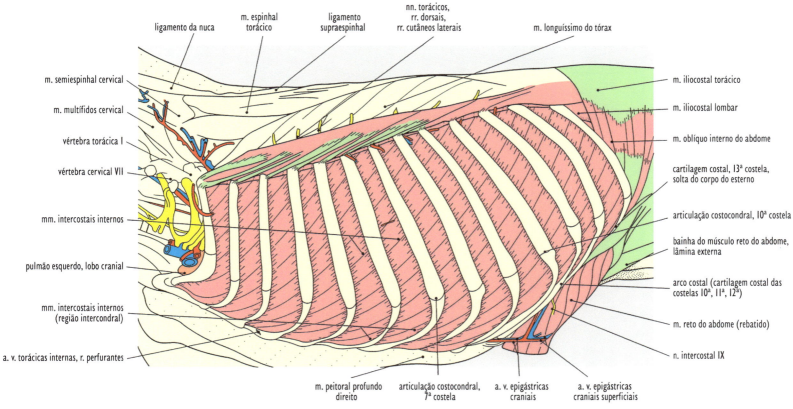

Fig. 5.17 Gradil costal (2) músculos intercostais internos: aspecto lateral equerdo. O músculo reto do abdome está totalmente rebatido após a separação da sua forte inserção (Fig. 5.16). Estão expostos também os arcos costais, a continuação da bainha do músculo reto do abdome e dos vasos epigástricos craniais. O músculo intercostal externo foi removido de todo os espaços intercondrais cranianos e caudais expondo os músculos intercostais internos.

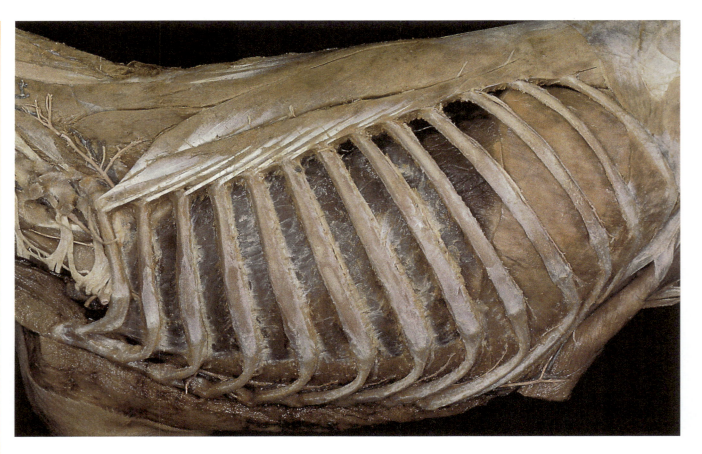

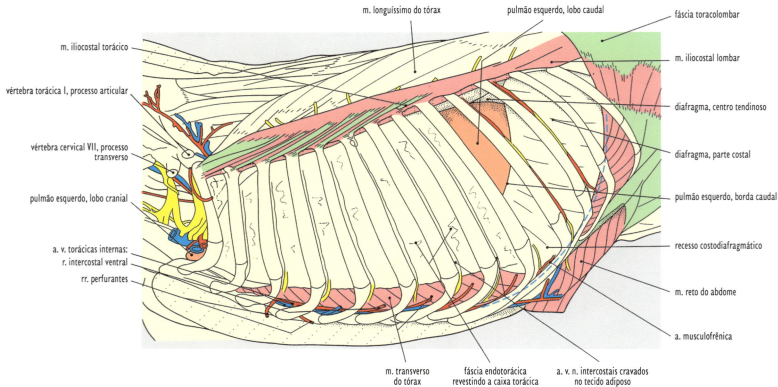

Fig. 5.18 Gradil costal (3) músculo tranverso do tórax e fáscia endotorácica: aspecto lateral esquerdo. Os músculos intercostais internos com seus componentes intercondrais foram removidos, excluindo aquelas pequenas porções nos 11º e 12º espaços intercondrais que estão situadas caudalmente à linha de reflexão costodiafragmática da pleura. Nos quatro últimos espaços intercostais, a fáscia endotorácica também foi removida. Naqueles espaços intercostais em que a fáscia está intacta, uma "tríade" composta por artéria, veia e nervo intercostais está cravada no tecido adiposo contra a borda caudal da costela.

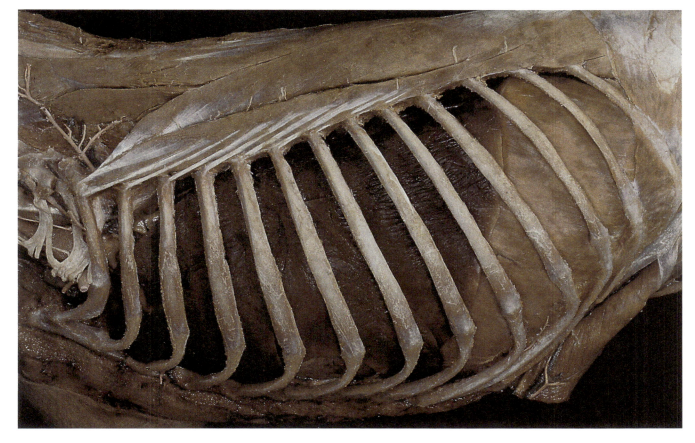

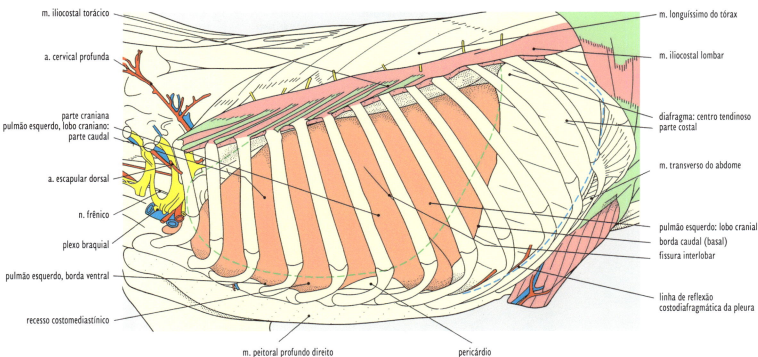

Fig. 5.19 Gradil costal (4) topografia do tórax: aspecto lateral esquerdo. Os espaços intercostais foram dissecados com a remoção da fáscia endotorácica, músculo transverso do tórax, vasos torácicos internos, artérias, veias e nervos intercostais. As costelas estão delineadas e a superfície costal do pulmão esquerdo é vista através dos espaços intercostais. Algumas vezes, é difícil obter uma representação acurada da posição e da extensão dos pulmões em material fixado. A linha verde tracejada indica aproximadamente o contorno das bordas caudal e ventral do pulmão em posição de "repouso".

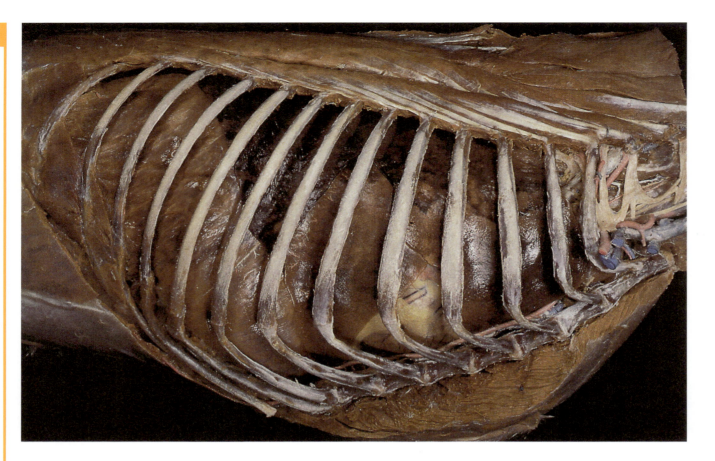

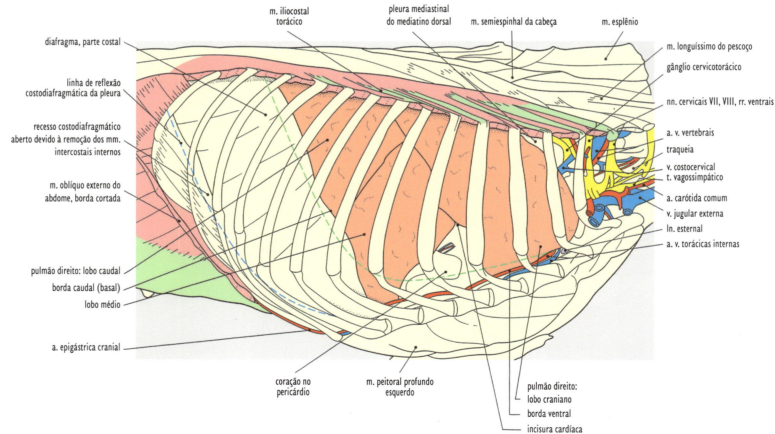

Fig. 5.20 Gradil costal (5) topografia do tórax: aspecto lateral direito. O pulmão foi preservado em uma condição normal de "repouso", no qual seu contorno externo coincide com o limite proposto – a linha verde tracejada desenhada. Essa linha passa cranioventralmente à extremidade superior do penúltimo espaço intercostal na borda lateral do músculo iliocostal, e paralela à linha de reflexão costodiafragmática da pleura (linha pontilhada azul) abaixo da articulação costocondral da 6ª costela, na qual, cranianamente, continua paralelo com o esterno.

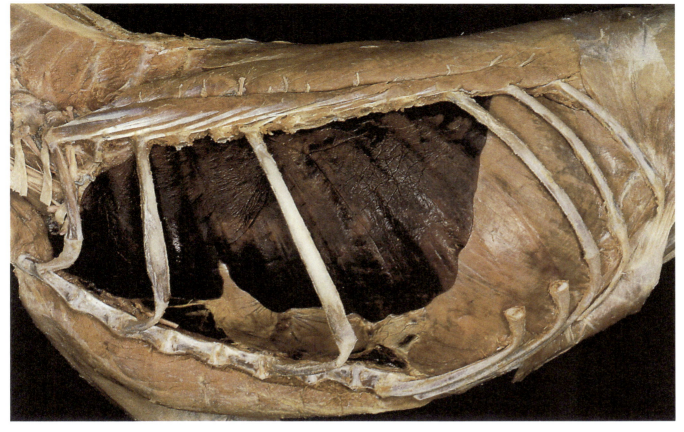

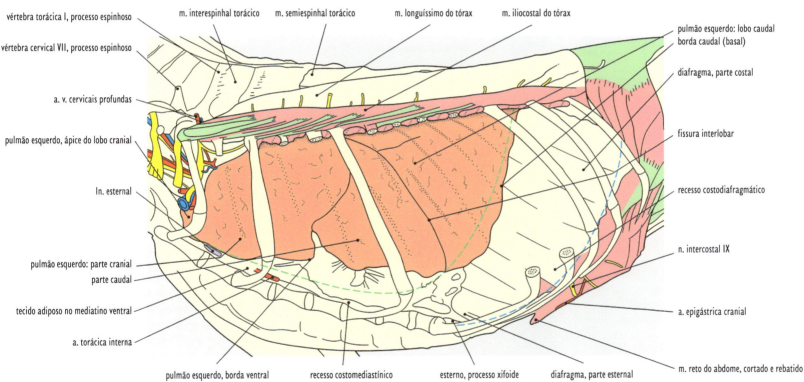

Fig. 5.21 Vísceras torácicas *in situ*: aspecto lateral esquerdo. As 1ª, 3ª e 6ª costelas foram deixadas no local para mostrar a relação costal com as vísceras. O pulmão neste espécime endureceu durante a fixação, sem ficar "encharcado" (ao contrário da Figura 5.19), apresentando um contorno externo mais normal. A linha de reflexão costodiafragmática da pleura está indicada na imagem, acompanhando o desenho pela linha pontilhada azul. Ela segue a inserção do diafragma no gradil costal para o ponto médio da 13ª costela, através da parte distal da 12ª costela e da articulação costocondral da 11ª costela, e segue a cartilagem costal das 10ª e 9ª costelas.

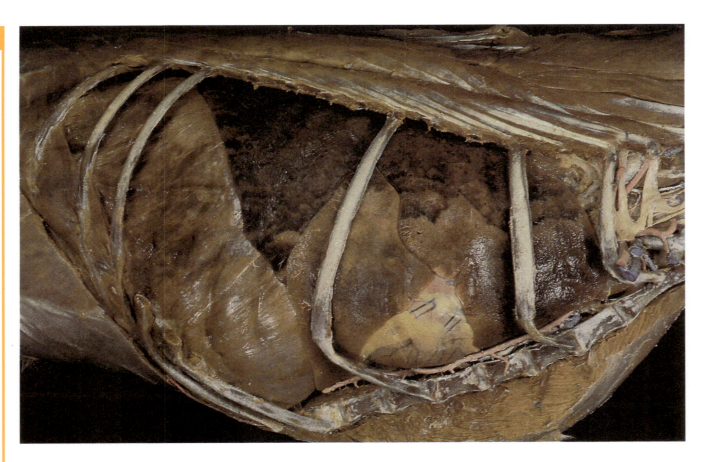

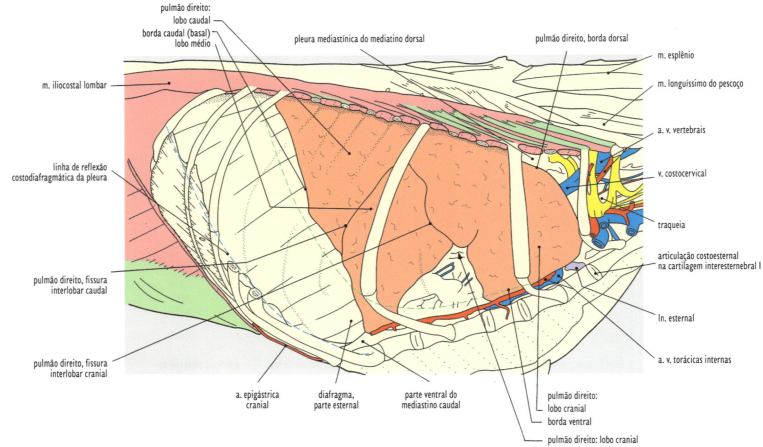

Fig. 5.22 Vísceras torácicas *in situ*: aspecto lateral direito. A remoção das 4ª e 5ª costelas expôs a incisura cardíaca na borda ventral do pulmão entre os lobos médio e cranial. Através da incisura, o infiltrado de tecido adiposo no pericárdio é exposto na superfície do coração. A extensão cranial da cavidade pleural não mostra muito bem nenhuma dissecação – é representado em ambos os lados por uma bolsa pleural na entrada torácica medial à 1ª costela.

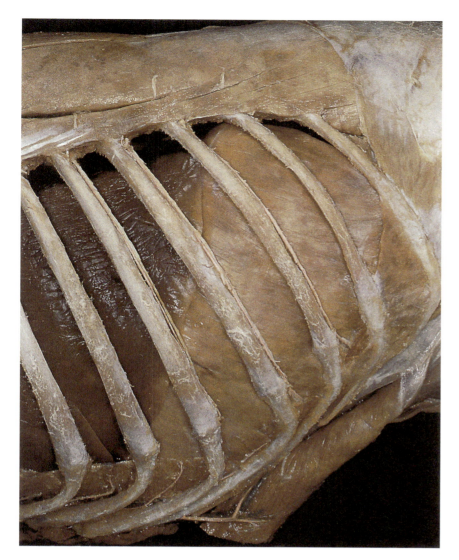

Fig. 5.23 Costelas caudais, arco costal, artérias e nervos intercostais: aspecto lateral esquerdo. Este é um aspecto ampliado da extremidade caudal da Figura 5.18. Artérias e nervos intercostais nos 9º, 10º e 11º espaços intercostais são exibidas após remoção da fáscia endotorácica. Continuações dos nervos intercostais nos 10º e 11º espaços penetram entre as fibras interdigitais do diafragma e o do músculo transverso do abdome, dorsal ao arco costal. Alguns músculos intercostais internos permanecem entre as costelas, caudalmente à linha de reflexão costodiafragmática da pleura.

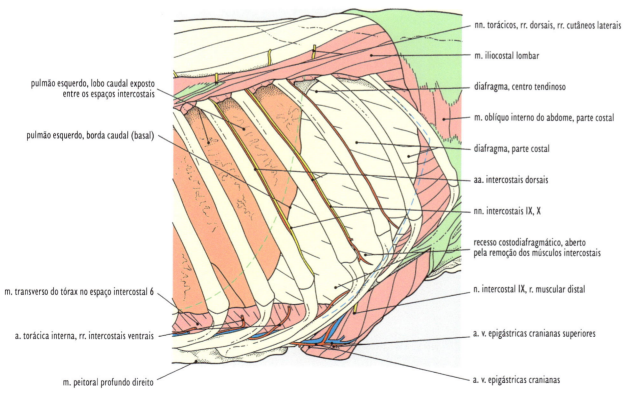

- nn. torácicos, rr. dorsais, rr. cutâneos laterais
- m. iliocostal lombar
- pulmão esquerdo, lobo caudal exposto entre os espaços intercostais
- diafragma, centro tendinoso
- m. oblíquo interno do abdome, parte costal
- pulmão esquerdo, borda caudal (basal)
- diafragma, parte costal
- aa. intercostais dorsais
- nn. intercostais IX, X
- recesso costodiafragmático, aberto pela remoção dos músculos intercostais
- m. transverso do tórax no espaço intercostal 6
- n. intercostal IX, r. muscular distal
- a. torácica interna, rr. intercostais ventrais
- a. v. epigástricas cranianas superiores
- m. peitoral profundo direito
- a. v. epigástricas cranianas

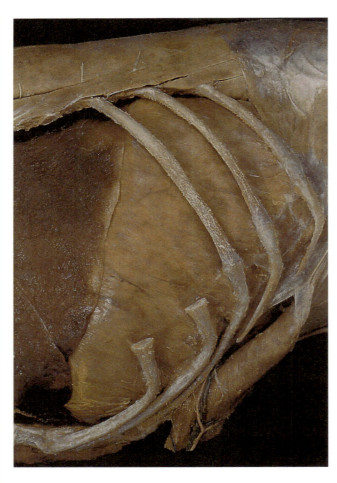
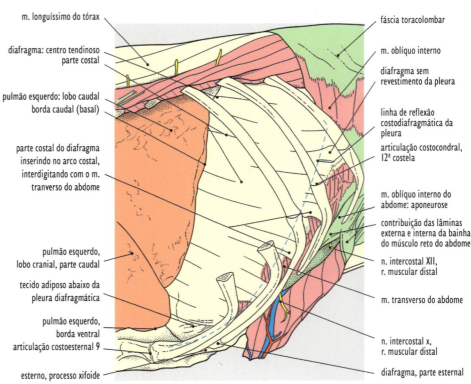

Fig. 5.24 Costelas caudais, arco costal e diafragma: aspecto lateral esquerdo. Os componentes restantes dos músculos intercostais internos caudais à linha de reflexão costodiafragmática da pleura foram removidos dos 11º e 12º espaços intercostais, expondo o arco costal e toda a inserção da parte costal do diafragma.

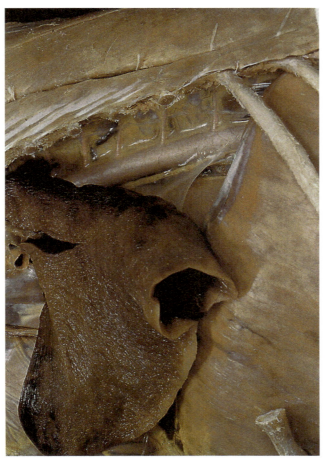
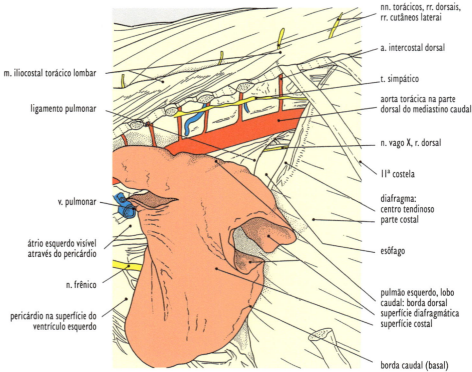

Fig. 5.25 Ligamento pulmonar e lobo caudal do pulmão esquerdo: aspecto lateral esquerdo. O lobo caudal foi tracionado o quanto possível sem romper o ligamento pulmonar.

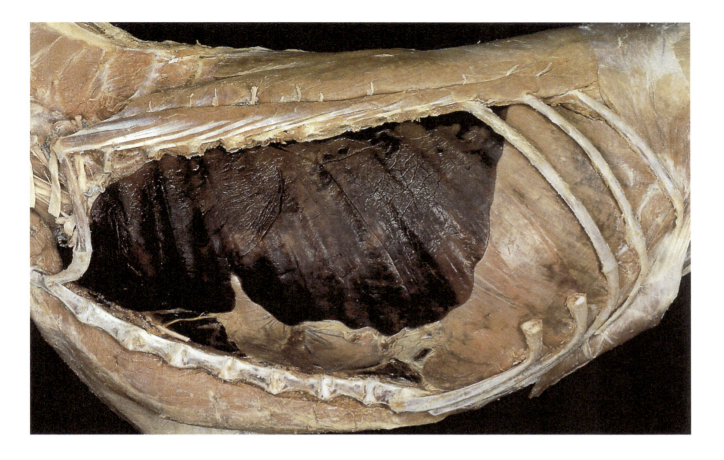

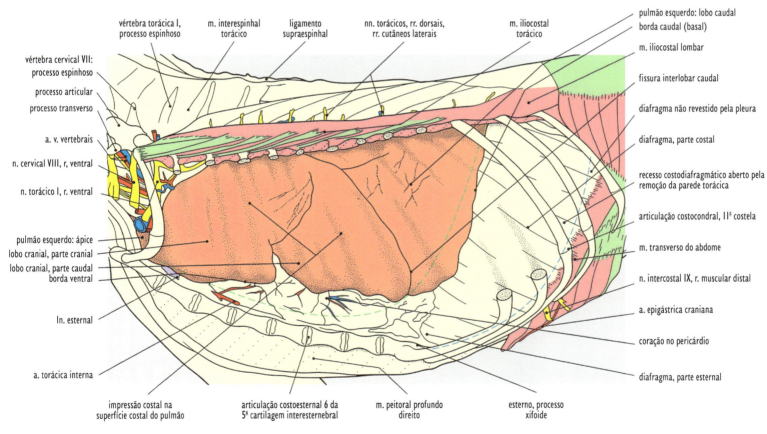

Fig. 5.26 Pulmão esquerdo após remoção das costelas: aspecto lateral esquerdo. A 2ª a 10ª costelas foram removidas expondo a superfície costal do pulmão. As impressões das costelas permanecem visíveis na superfície do pulmão (endurecido na preservação). A subdivisão pulmonar em lobos craniano e caudal é vista, agora, com uma subdivisão incompleta do grande lobo cranial em parte cranial e caudal. O ápice do lobo craniano é mostrado projetado através da entrada torácica para o interior da base do pescoço, ventral aos vasos axilares (Figs. 5.32 e 5.35). Craniano à 3ª costela, a borda dorsal é visível passando cranioventralmente ao ápice do pulmão.

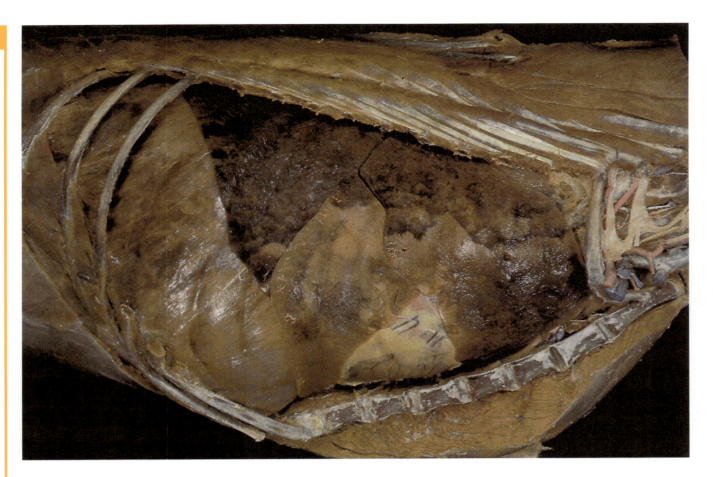
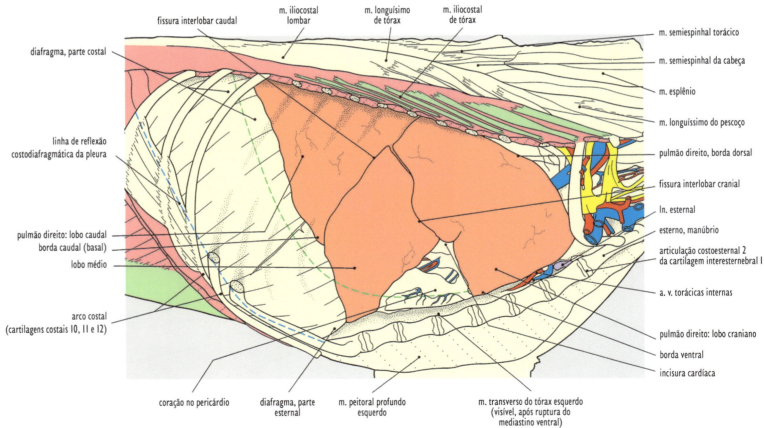

Fig. 5.27 Pulmão direito após remoção das costelas: aspecto lateral direito. A subdivisão do pulmão em três lobos visíveis é perceptível neste aspecto do lado direito. O quarto lobo, o acessório, somente será visto se esses lobos forem removidos (Fig. 5.29) ou se visto do lado esquerdo, desde que esteja situado à esquerda da veia cava caudal no recesso do mediastino da cavidade pleural direita (Figs. 5.31 e 5.86).

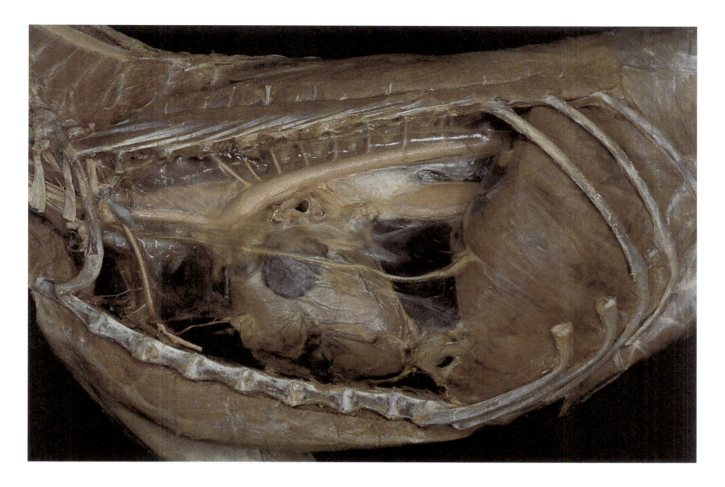

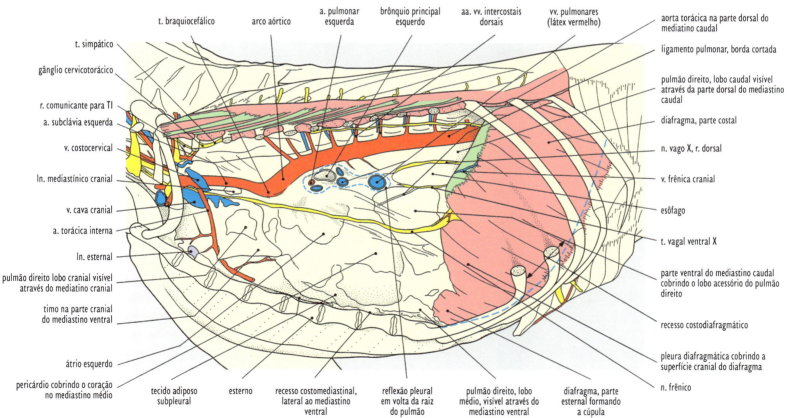

Fig. 5.28 Mediastino após remoção do pulmão esquerdo: aspecto lateral esquerdo. O pulmão foi removido e o seu hilo e raiz foram expostos. Pode-se observar o mediastino dividindo a cavidade pleural esquerda da cavidade pleural direita. Ele é coberto por uma camada da pleura mediastinal que, junto com alguns depósitos subjacentes de tecido adiposo, obscurece muitos detalhes do "conteúdo" mediastinal. A disposição do mediastino no tórax é complexa por dois fatores – a veia cava caudal na sua prega do mediastino (prega da veia cava) e o lobo acessório do pulmão direito "pressionando" o mediastino, afastando sua posição medialmente.

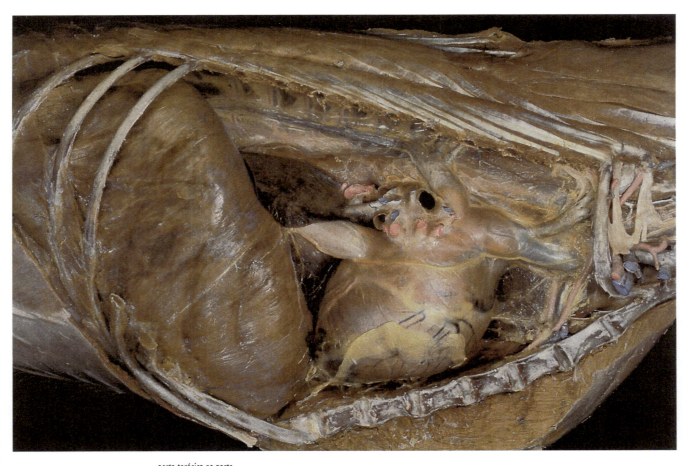
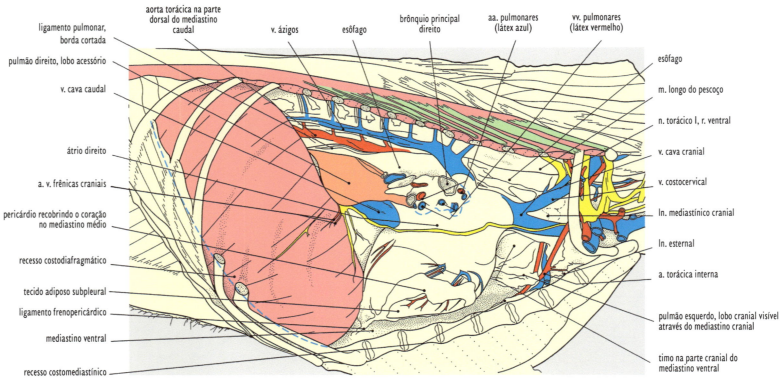

Fig. 5.29 Mediastino após remoção dos lobos cranial, médio e caudal do pulmão direito: aspecto lateral direito. Os lobos cranianos, caudal e médio do pulmão foram removidos, o lobo acessório permanece na posição, atrapalhando levemente na visualização da raiz do pulmão (Figs. 5.86 e 5.92). Observe a extrema delicadeza e fragilidade do mediastino ventral onde ele encontra ventralmente o esterno.

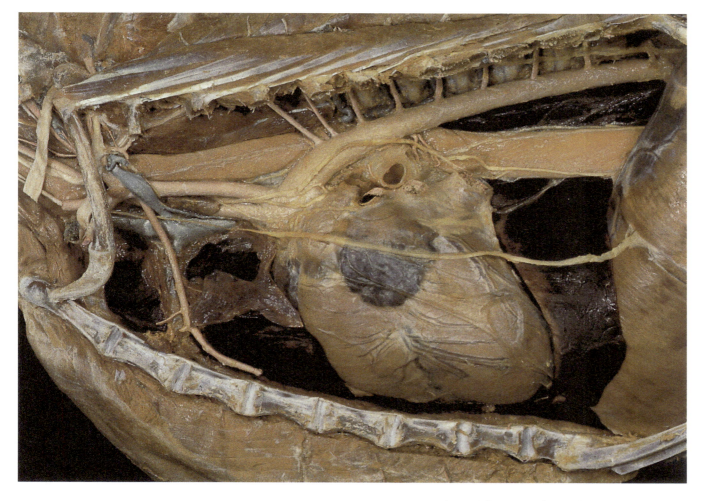

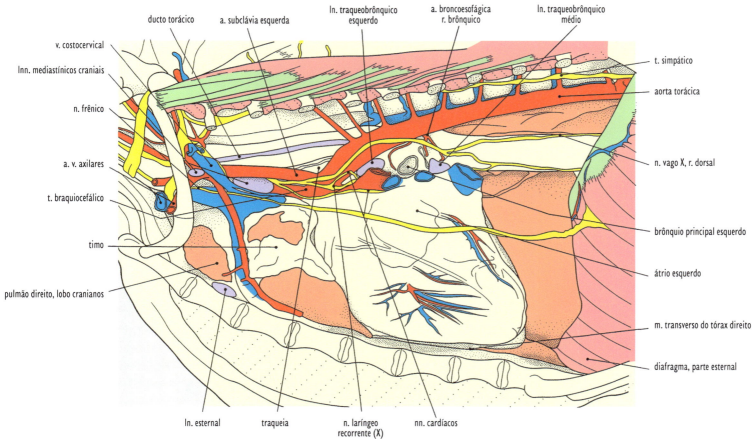

Fig. 5.30 Vasos e nervos do mediastino: aspecto lateral esquerdo. A pleura mediastinal e os depósitos de tecido adiposo subjacentes foram removidos. O delgado mediastino, consistindo em uma camada de tecido conjuntivo envolvido pelas camadas pleurais, foi removido abrindo a cavidade pleural direita. Os lobos cranianos, caudal e acessório do pulmão direito estão expostos. A dissecação ao redor da raiz do pulmão e da base do coração expôs os linfonodos traqueobrônquicos, o trajeto do nervo vago (X) e seus ramos recorrentes e cardíacos, e ramo vagal esofágico. O pericárdio permanece intacto juntamente com o nervo frênico.

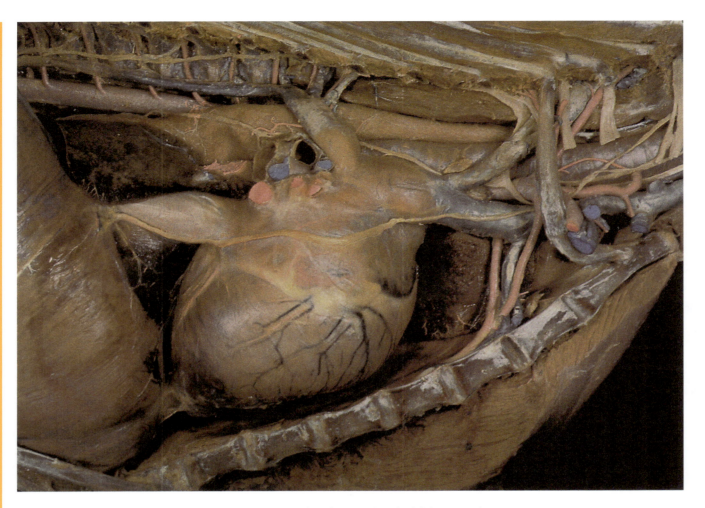
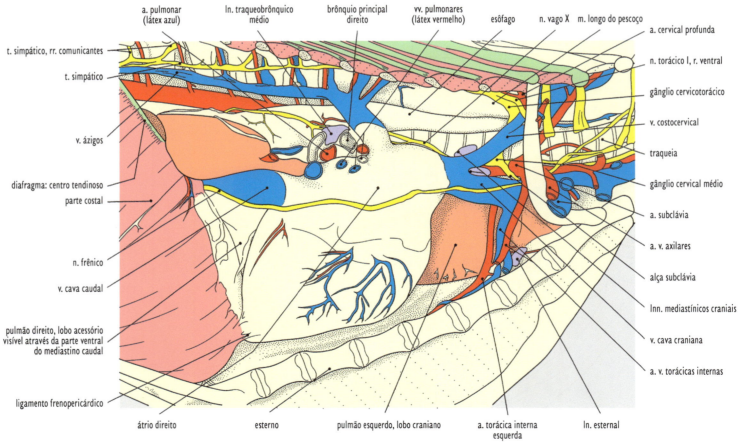

Fig. 5.31 Vasos e nervos do mediastino: aspecto lateral direito. A remoção da pleura mediastinal e do tecido adiposo subpleural expôs o "conteúdo" mediastinal. Porém, o mediastino, onde ele forma uma prega adicional (plica) para veia cava caudal e nervo frênico, ainda está intacto. A parte ventral do lobo acessório é visível e o linfonodo traqueobrônquico médio está exposto.

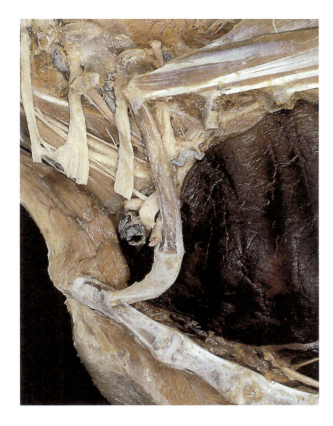
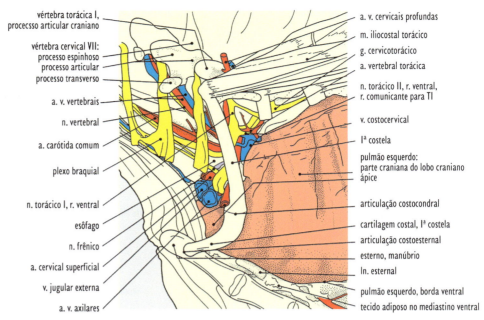

Fig. 5.32 Entrada torácica e ápice do pulmão esquerdo: aspecto lateral esquerdo. Este é um aspecto ampliado da extremidade craniana da dissecação da Figura 5.26. Observe o ápice do pulmão esquerdo projetando-se através da porção menor da entrada torácica, abaixo dos vasos axilares. (Consulte o Capítulo 3 para relacionar a entrada torácica com as estruturas do pescoço – a entrada torácica nesta seção esta mostrada na Figura 3.43.) Muitas estruturas que não estão revestidas pela pleura estão expostas na extremidade dorsal do 1º espaço intercostal.

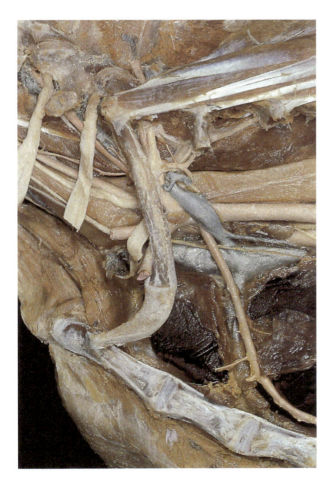
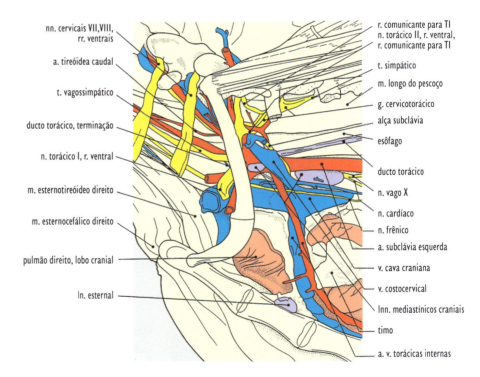

Fig. 5.33 Entrada torácica após remoção do pulmão esquerdo: aspecto lateral esquerdo. Este é um aspecto ampliado da extremidade cranial da dissecação da Figura 5.30. A remoção do pulmão expôs os vasos sanguíneos e os nervos que passam através da entrada torácica, e mostra os linfonodos mediastínicos cranianos e o ducto torácico. O esôfago está levemente dilatado na base do pescoço assim que passa através da entrada torácica. A terminação do ducto torácico é bem visível e contém uma pequena quantidade de látex azul que entrou da veia jugular.

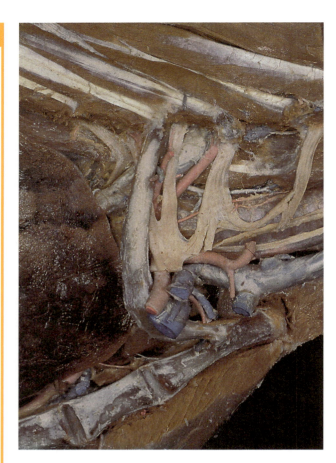
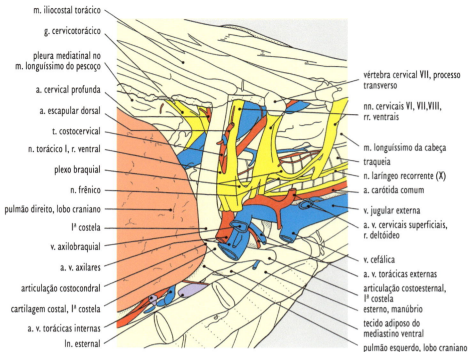

Fig. 5.34 Entrada torácica e ápice do pulmão direito: aspecto lateral direito. Esse é um aspecto ampliado da extremidade craniana da dissecação da Figura 5.27. O ápice do pulmão direito não se estende para qualquer distância através da entrada torácica – compare com o pulmão esquerdo na Figura 5.32. A entrada da veia cefálica na veia jugular externa e a união da veia axilobraquial com a veia axilar são claramente exibidas.

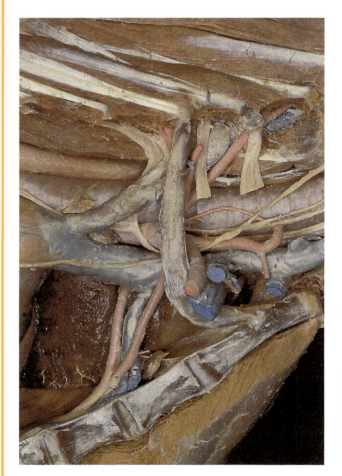
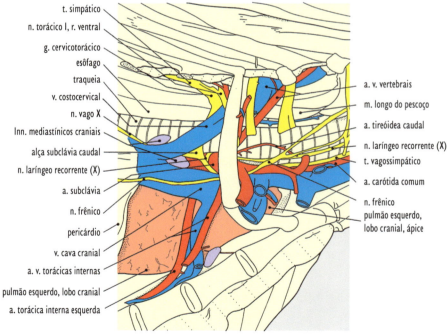

Fig. 5.35 Entrada torácica após remoção do pulmão direito: aspecto lateral direito. Esse é um aspecto ampliado da extremidade cranial da dissecação da Figura 5.31. A remoção do pulmão expôs os vasos sanguíneos e os nervos que passam através da entrada torácica. Note particularmente a veia costocervical acompanhada por dois linfonodos mediastínicos craniais na sua entrada na veia cava cranial. A remoção parcial do plexo braquial revela o nervo laríngeo recorrente, o nervo frênico e o tronco vagossimpático a caminho da entrada.

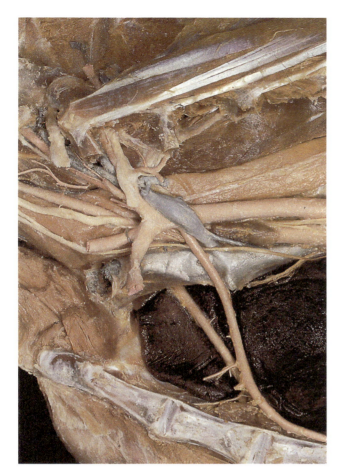
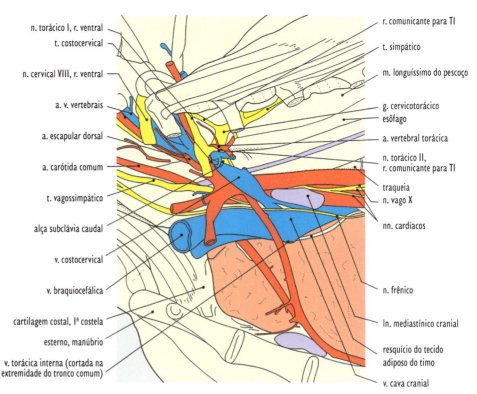

Fig. 5.36 Vasos e nervos do mediastino craniano: aspecto lateral esquerdo (1): A 1ª costela foi removida. A exposição das estruturas mediais é concluída pela remoção do ramo central daqueles nervos espinhais que formam o plexo braquial. Remanescentes do timo e da pleura mediastinal foram removidos do mediastino craniano.

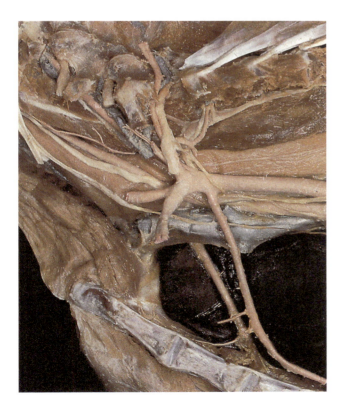
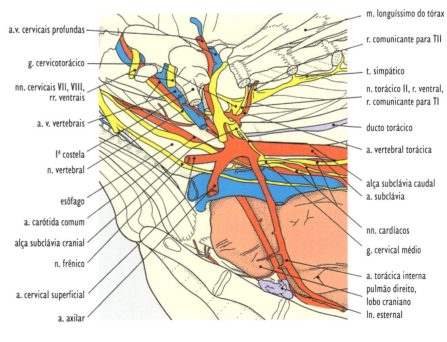

Fig. 5.37 Vasos e nervos do mediastino craniano: aspecto lateral esquerdo (2). A alça subclávia e o gânglio simpático cervical médio foram expostos após a remoção da veia costocervical e dos linfonodos mediastínicos cranianos. O músculo iliocostal torácico e a maioria dos componentes do músculo longuíssimo do tórax cranial que se direcionam para a extremidade da 1ª costela foram removidos. Expostos por essa remoção estão os vasos cervicais profundos, o surgimento do nervo espinhal torácico I, o tronco remanescente da artéria subclávia esquerda e a cadeia simpática estendendo-se caudalmente do gânglio cervicotorácico.

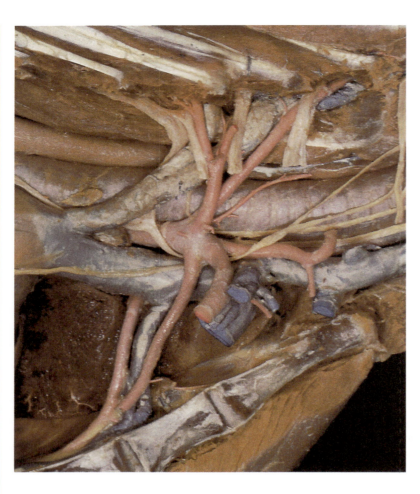
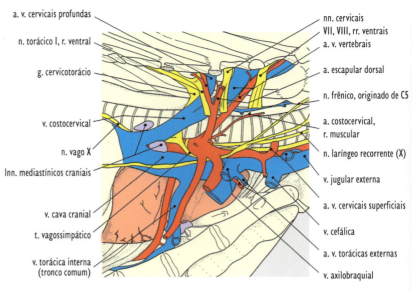

Fig. 5.38 Vasos e nervos do mediastino craniano: aspecto lateral direito (1). A remoção da 1ª costela expôs o início da ramificação da artéria subclávia e a passagem do nervo frênico. O nervo laríngeo recorrente (vago X) está claramente exibido correndo cranialmente à traqueia.

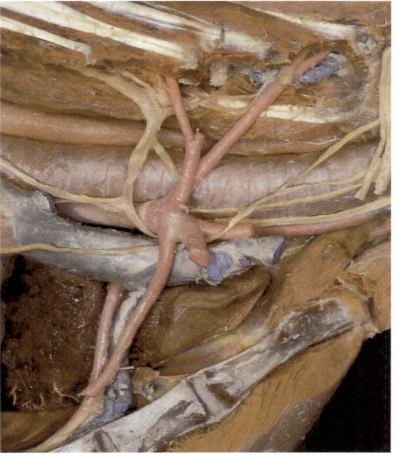
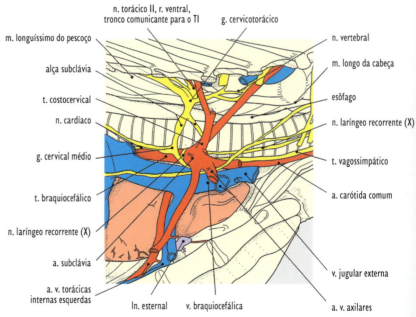

Fig. 5.39 Vasos e nervos do mediatino craniano: aspecto lateral direito (2). A alça subclávia, a origem do nervo laríngeo recorrente e a formação do nervo vertebral pela combinação dos ramos comunicantes do gânglio cervicotorácico estão todas claramente exibidas após remoção da veia costocervical e linfonodos mediastínicos craniais, e redução dos ramos ventrais dos nervos espinhais. Este aspecto mostra claramente a extensão cranial do ápice do pulmão esquerdo.

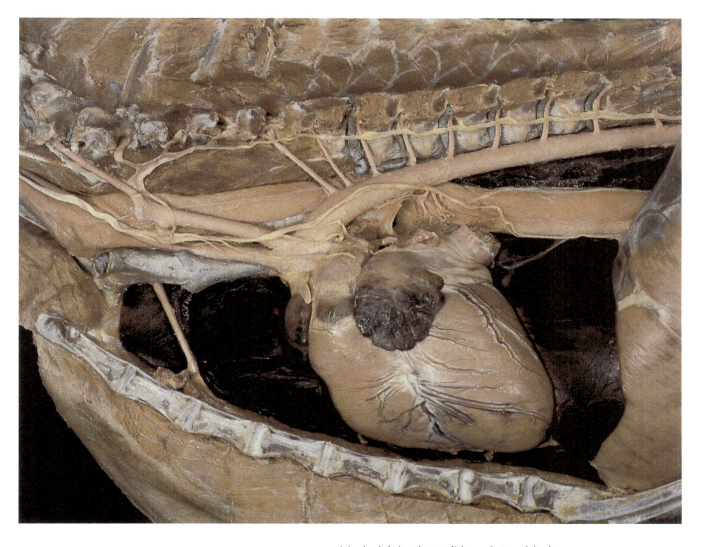

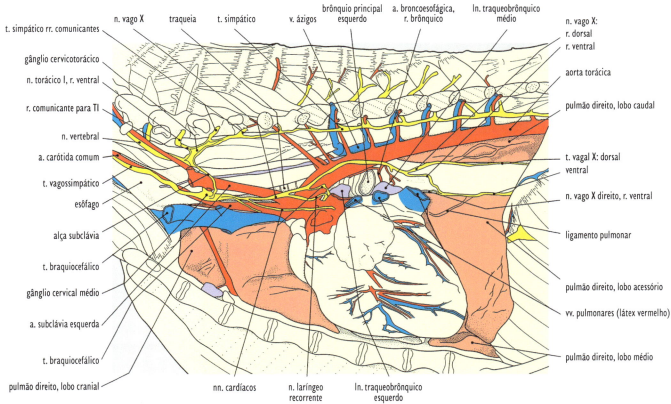

Fig. 5.40 Nervos autônomos do tórax: aspecto lateral esquerdo. Os gânglios cervical médio e cervicotorácico, aderido pela alça subclávia, foram expostos pela remoção da artéria subclávia (interrompida em sua ramificação vertebral). A remoção dos músculos iliocostal e longuíssimo do tórax e da extremidade proximal das costelas expôs a cadeia simpática torácica. São mostradas a divisão do vago em ramos dorsal e ventral sobre o esôfago, caudal ao coração, e a união do ramo ventral com a do lado direito, gerando o tronco vagal ventral. A união dos ramos vagais dorsais ocorre próxima ao diafragma. O nervo laríngeo recorrente é visível na sua origem do vago, curvando-se medialmente em torno do ligamento arterioso.

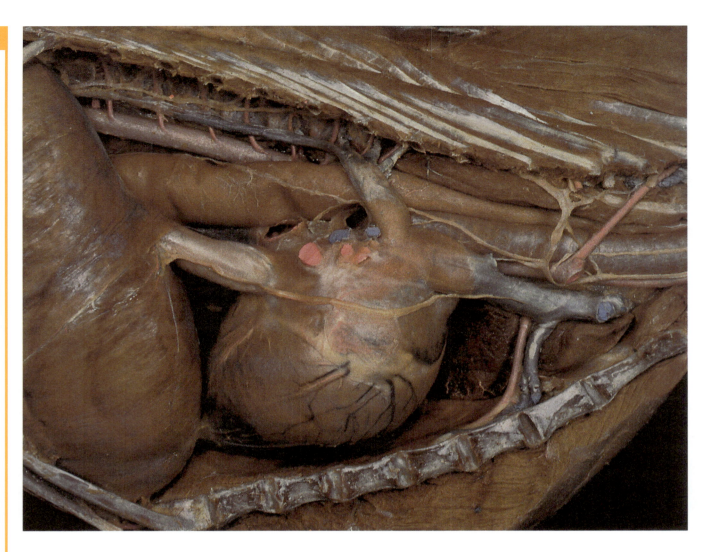

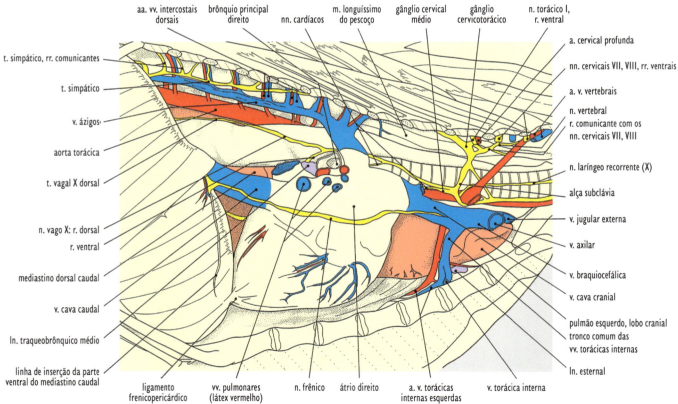

Fig. 5.41 Nervos autônomos do tórax: aspecto lateral direito. A remoção da artéria subclávia (interrompida em sua ramificação vertebral) expôs os gânglios cervical médio e cervicotorácico e suas alças correspondentes. O nervo laríngeo recorrente direito também está exposto nesse ponto que passa dorsal e cranialmente ao redor da artéria subclávia. Os nervos cardíacos surgem do nervo vago (X); sua divisão em ramos dorsal e ventral é visível no esôfago, caudal ao coração. O esôfago e a veia cava caudal estão mais expostos após remoção do lobo acessório do pulmão direito.

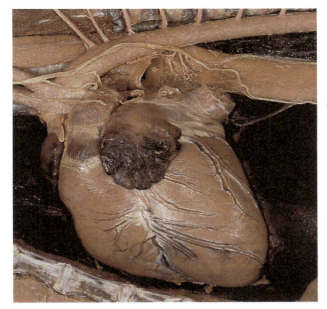
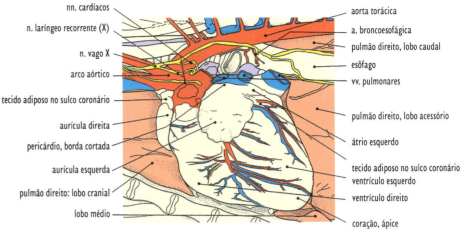

Fig. 5.42 Superfície do coração (1) após remoção do pericárdio: aspecto lateral esquerdo. O pericárdio foi removido do lado esquerdo do coração por um corte através da sua inserção ao longo da base do coração. Este expôs o epicárdio aplicado sobre a superfície auricular do coração. Ambas as aurículas são visíveis.

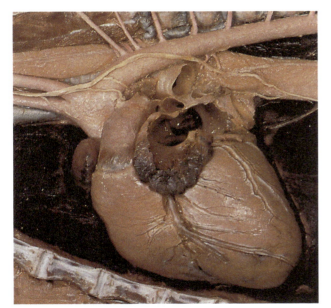
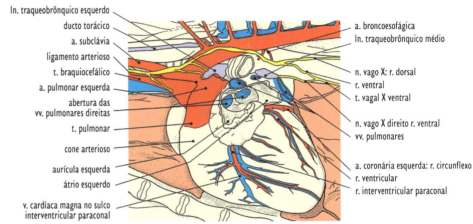

Fig. 5.43 Coração (2) vasos coronários e interior do átrio esquerdo: aspecto lateral esquerdo. O epicárdio foi removido juntamente com o tecido adiposo subepicárdico, expondo os ramos da artéria coronária esquerda e a grande veia cardíaca. Parte da parede lateral do átrio esquerdo também foi cortada exibindo a entrada das veias pulmonares esquerda e direita.

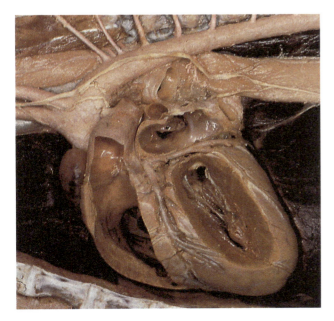
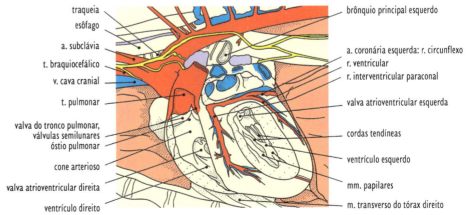

Fig. 5.44 Coração (3) artéria coronária esquerda e interior dos ventrículos: aspecto lateral esquerdo. Ambos os ventrículos foram abertos. No direito, os óstios atrioventricular e pulmonar são visíveis com suas valvas constituintes. No esquerdo, a valva atrioventricular é visível, mas o óstio aórtico e a valva ainda estão escondidos pelo septo interventricular.

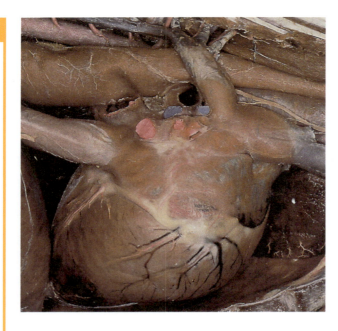
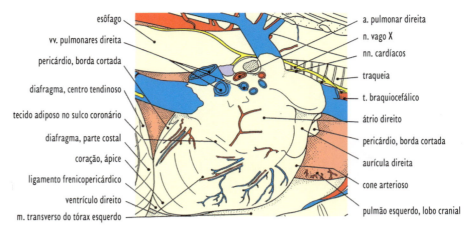

Fig. 5.45 Coração (4) superfície após remoção do pericárdio: aspecto lateral direito. O pericárdio foi removido da superfície atrial do coração por um corte através da sua inserção em torno da base do coração. O limite do miocárdio atrial está claramente evidente na veia cava e na veia ázigos onde elas entram no coração.

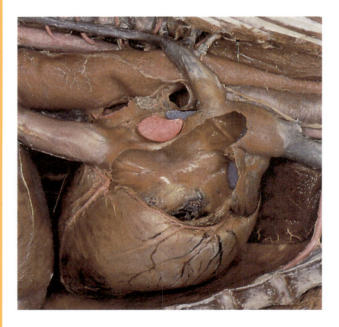
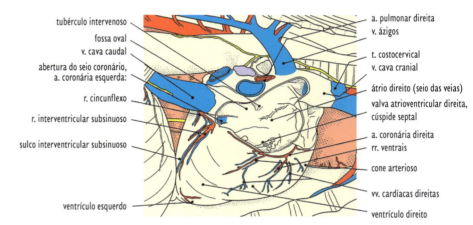

Fig. 5.46 Coração (5) vasos coronários e interior do átrio direito: aspecto lateral direito. O epicárdio foi retirado dos sulcos coronário e interventricular e seus tecidos adiposos subjacentes dissecados, exibindo a artéria coronária direita e o ramo interventricular da artéria coronária.

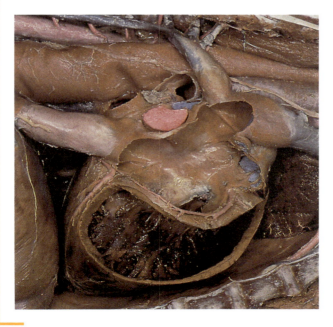
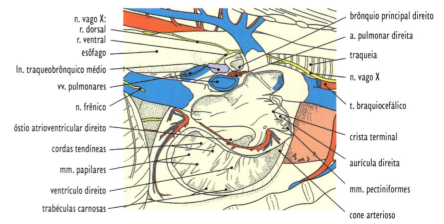

Fig. 5.47 Coração (6) artérias coronárias e interior do ventrículo direito: aspecto lateral direito. O ventrículo direito foi aberto. A valva atrioventricular direita está exposta com suas cordas tendíneas e músculos papilares, entretanto as cúspides valvares não estão claramente visíveis (Fig. 5.56).

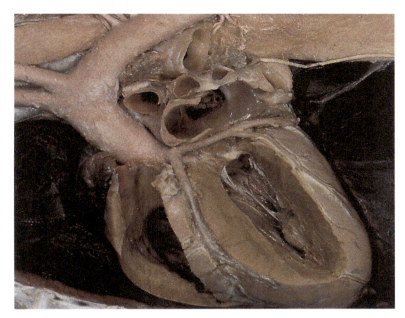
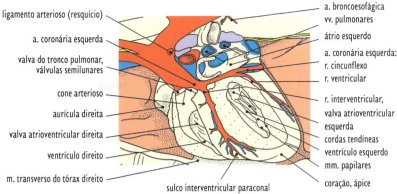

Fig. 5.48 Coração (7) artéria coronária esquerda e arco aórtico após remoção do tronco pulmonar: aspecto lateral esquerdo. O tronco pulmonar foi removido expondo a base da aorta (o componete ascendente) na sua emersão do ventrículo esquerdo.

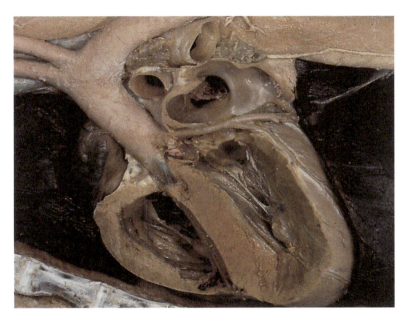
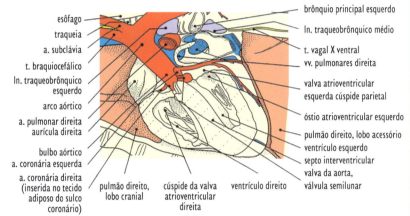

Fig. 5.49 Coração (8) valva da aorta: aspecto lateral esquerdo. O ramo interventricular paraconal da artéria coronária foi removido com parte do septo interventricular e parte do músculo da base do ventrículo esquerdo. A valva atrioventricular esquerda está exposta além da semilunar esquerda da valva da aorta.

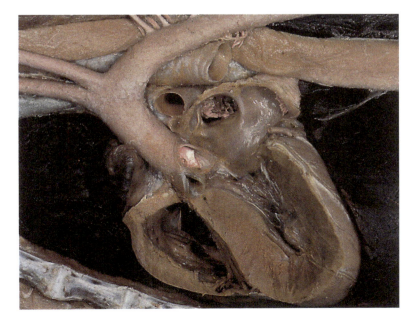
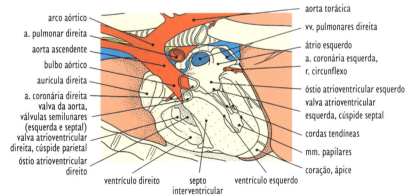

Fig. 5.50 Coração (9) valva atrioventricular esquerda e valva da aorta: aspecto lateral esquerdo. O ramo circunflexo da artéria coronária esquerda foi removido para permitir que a base do ventrículo esquerdo fosse completamente cortada, abrindo, assim, o óstio atrioventricular esquerdo. É evidenciada a valva atrioventricular esquerda com sua cúspide septal e cordas tendíneas.

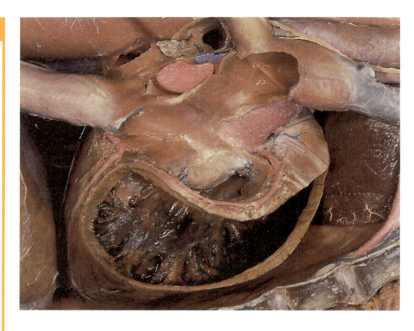
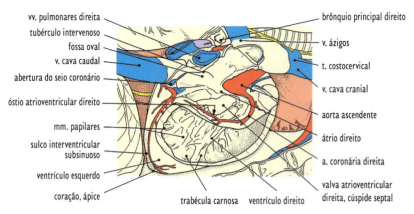

Fig. 5.51 Coração (10) artéria coronária direita: aspecto lateral direito. O restante da aurícula direita foi removida permanecendo apenas o seio venoso do átrio direito. A base da aorta e a origem da artéria coronária direita são evidenciadas.

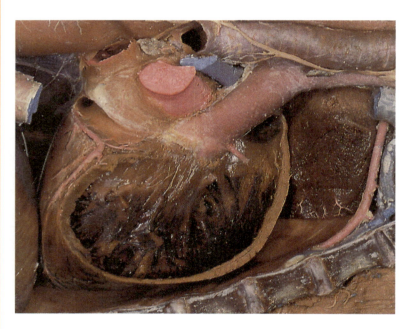
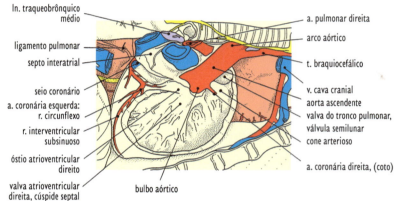

Fig. 5.52 Coração (11) valva atrioventricular direita e valva do tronco pulmonar: aspecto lateral direito. O seio venoso do átrio direto e das veias cavas cranial e caudal foi removido, expondo toda a aorta ascendente. A remoção do ramo cinrcunflexo da artéria coronária direita permitiu a excisão na base do ventrículo direito, abrindo o óstio atrioventricular direito e óstio do tronco pulmonar, evidenciando, assim, as suas valvas.

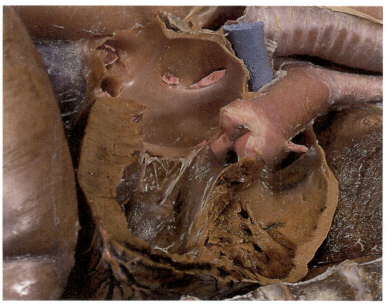
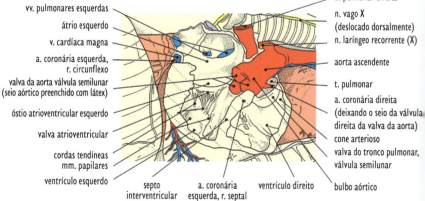

Fig. 5.53 Coração (12) valva atrioventricular esquerda, valva da aorta e valva do tronco pulmonar: aspecto caudolateral direito. O septo interventricular está parcialmente removido, abrindo o ventrículo esquerdo. O restante do átrio direito e do septo interatrial também foi removido, abrindo o átrio esquerdo. O óstio atrioventricular esquerdo, uma das cúspides valvares, suas cordas tendíneas e as três válvulas da valva da aorta estão claramente evidenciados.

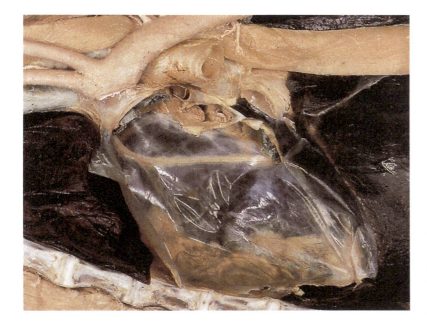
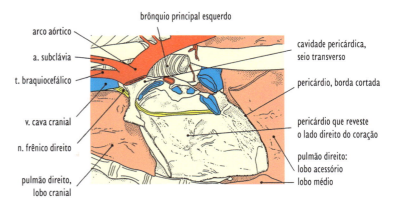

Fig. 5.54 Pericárdio após remoção do coração: aspecto medial do lado direito. O restante do coração foi removido por um corte através do arco aórtico, das veias cava cranial e caudal e da veia pulmonar direita. Esses cortes foram feitos o mais próximos possível do coração, deixando o pericárdio no lugar em contato com a superfície medial do pulmão direito.

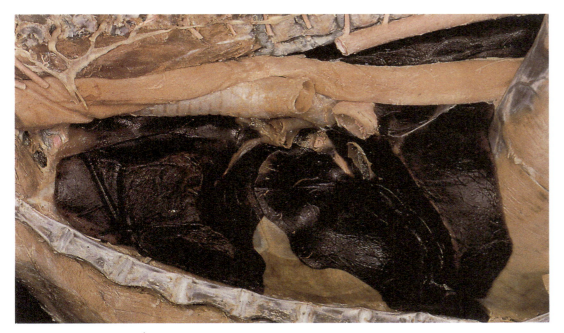

Fig. 5.55 Pulmão direito *in situ* após remoção do coração e grandes vasos: aspecto medial. A face medial do pulmão direito pode ser claramente visualizada após remoção dos órgãos (exceto a traqueia e o esôfago). Note estas estruturas entrando na raiz do pulmão e a impressão feita no pulmão em estruturas como o coração e os vasos torácicos internos. (Compare com a Figura 5.27.) O lobo acessório do pulmão direito está, agora, mais bem evidenciado. A veia cava caudal é apenas visível no limite cranial.

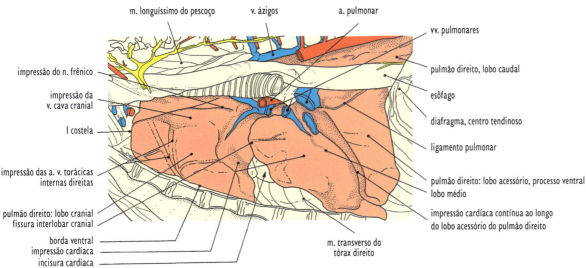

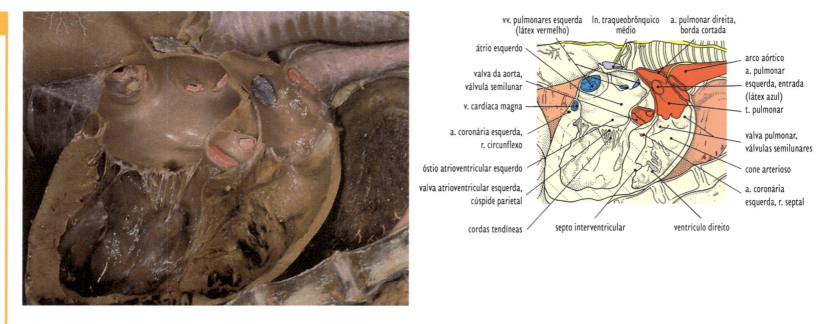

Fig. 5.56 Coração (13) valva atrioventricular esquerda, valva da aorta e valva do tronco pulmonar: aspecto lateral direito. A base da aorta, a valva da aorta e os componentes ascendentes foram removidos, completando a exposição da valva do tronco pulmonar e cone arterioso. A abertura do tronco pulmonar expôs a origem da artéria pulmonar esquerda. Na base da aorta, a abertura realizada dentro da artéria coronária esquerda está evidenciada no seio aórtico da válvula semilunar esquerda da valva.

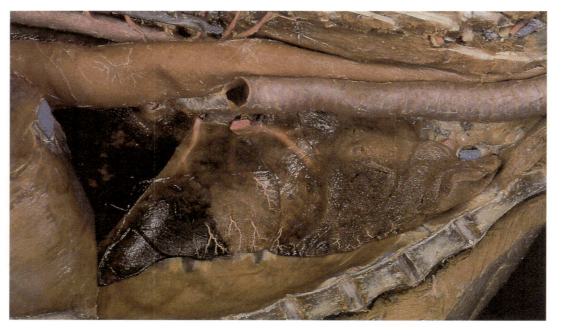

Fig. 5.57 Pulmão esquerdo *in situ* após remoção do coração e grandes vasos: aspecto medial. A face medial do pulmão esquerdo pode ser claramente visualizada após remoção dos órgãos (exceto a traqueia e o esôfago). Essas estruturas comprimindo a "raiz" do pulmão são evidentes, como são as impressões no pulmão feito pelo coração e pelos vasos torácicos internos. (Compare com a Figura 5.28.) O ápice do lobo cranial do pulmão, que projeta-se de forma pontuda, está notidamente contrastado com o ápice profundo e levemente arredondado do lado direito (Fig. 5.55).

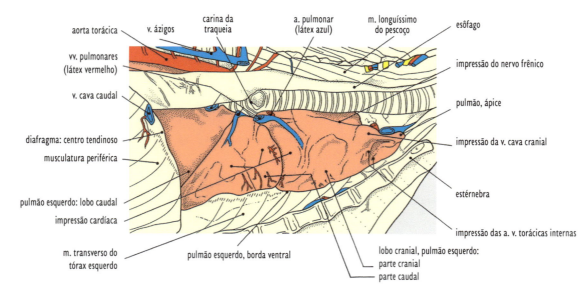

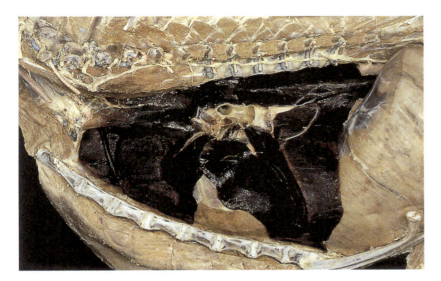

Fig. 5.58 Pulmão direito *in situ* após remoção do mediastino e seu conteúdo: aspecto medial. Estruturas remanescentes mediatinais, traqueia, esôfago e aorta, foram removidas e o pulmão direito foi mantido no peito. Esse aspecto medial mostra a superfície irregular do pulmão fixado *in situ*, que indica sua relação anterior com estruturas mediastinais. A raiz do pulmão (aquela estrutura que passa entre o mediastino e o hilo do pulmão) está completamente evidenciada com o brônquio principal posicionado mais dorsalmente à raiz e a veia pulmonar mais ventralmente.

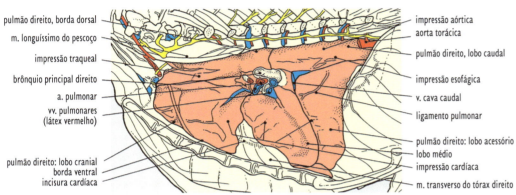

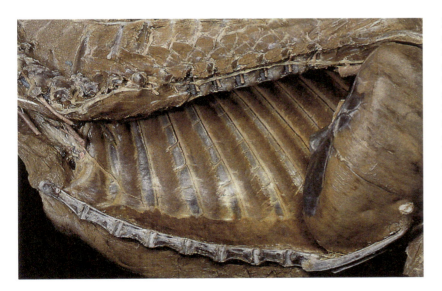

Fig. 5.59 Gradil costal (6) músculo transverso do tórax e fáscia endotorácica do lado direito: aspecto medial. O pulmão direito foi removido, efetuando a remoção de todas as vísceras da entrada da cavidade torácica. A superfície medial da parede torácica direita apresenta-se coberta pela camada brilhante da pleura parietal subjacente à fáscia endotorácica. Toda a pleura e a fáscia dos músculos intercostais internos são visíveis preenchendo cada espaço intercostal. O músculo transverso do tórax está evidente no assoalho torácico caudalmente da 3ª costela. Em contato com a borda caudal da costela, existem vasos intercostais e nervos envolvidos por uma pequena quantidade de tecido adiposo (Figs. 5.18 e 5.23).

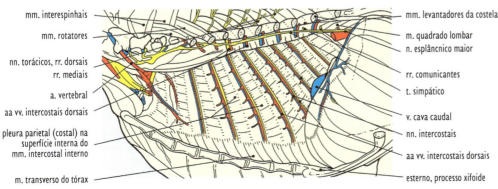

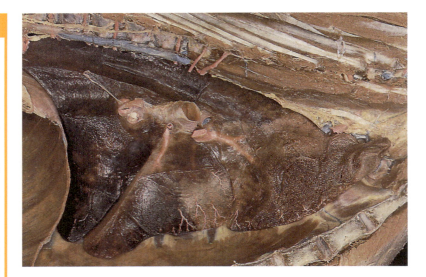

Fig. 5.60 Pulmão esquerdo *in situ* após remoção do mediastino e seus componentes: aspecto medial. O restante das estruturas mediastinais foi removido; desse modo, visualiza-se a superfície medial do pulmão esquerdo em sua posição. Em comparação com a vista equivalente do pulmão direito (Fig. 5.58) o ápice pontudo do pulmão esquerdo está contrastado com o ápice levemente arredondado do pulmão direito. Além disso, a incisura cardíaca pronunciada na borda ventral do pulmão direito não é equivalente no esquerdo.

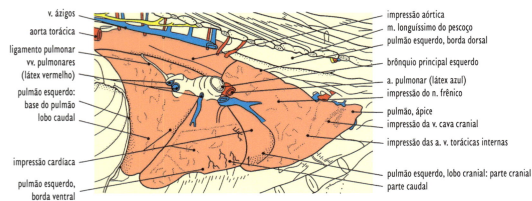

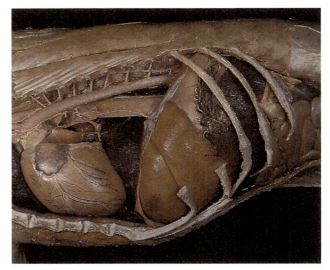

Fig. 5.61 Lobo acessório do pulmão direito e fígado após remoção do diafragma: aspecto lateral esquerdo. Nessa dissecação, o pulmão esquerdo e a metade esquerda do diafragma foram removidos, enquanto as costelas caudais e o arco costal foram mantidos intactos. A posição da linha de reflexão costodiafragmática da pleura é demonstrada pela linha azul tracejada. Essa é uma indicação da extensão efetiva da cavidade pleural. A estrita relação do conteúdo abdominal com os lobos caudal e acessório do pulmão direito e coração está claramente demonstrada (Fig. 5.92). Nota: Nesse espécime, a veia cava cranial esquerda estava presente e foi removida. Porém, seus trajetos em volta do sulco coronário esquerdo ainda estão aparentes, e o local de onde ela foi retirada dentro do grande seio coronário está claramente demonstrado.

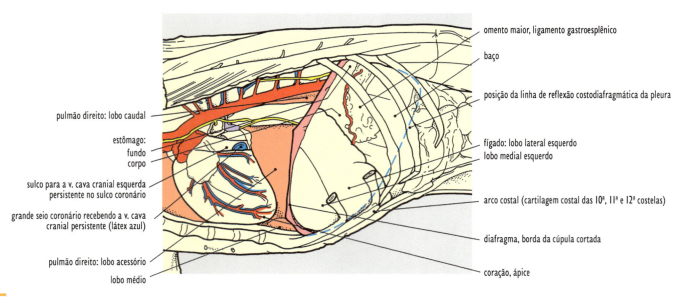

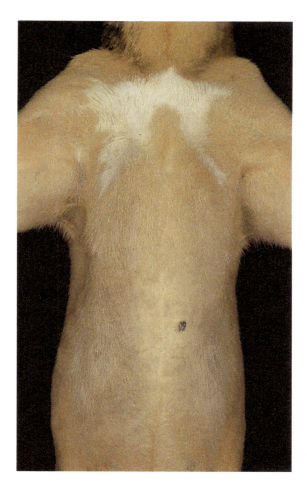
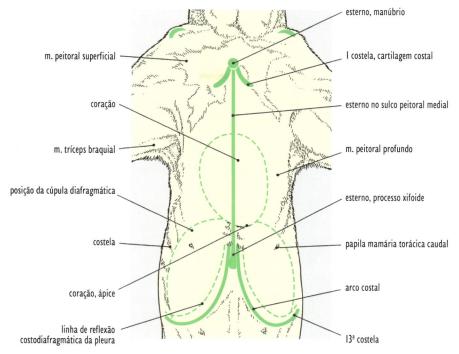

Fig. 5.62 Características da superfície do tórax e da parte superior do membro torácico: aspecto ventral. Os "pontos de referência" palpáveis dos ossos do tórax e da parte superior do membro torácico estão mostrados aqui. Além disso, uma série de músculos que são palpáveis está indicada.

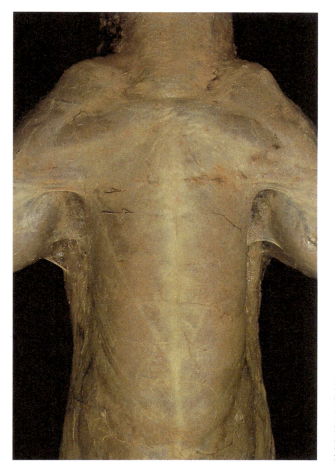
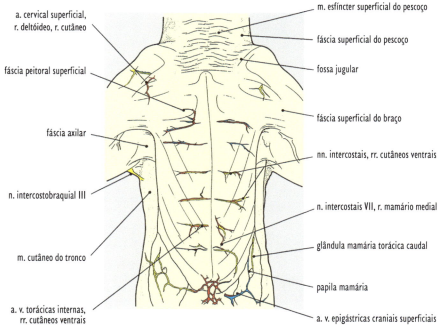

Fig. 5.63 Estruturas superficiais do tórax e da parte superior do membro torácico (1) fáscia superficial e nervos cutâneos: aspecto ventral. A pele foi removida para expor a fáscia superficial, que forma um revestimento completo do tronco conhecido como fáscia externa do tronco. Ela é contínua cranialmente com a fáscia superficial do pescoço e, caudalmente, estende-se até o abdome, onde contém as glândulas mamárias e o músculo cutâneo do tronco (Fig. 5.7).

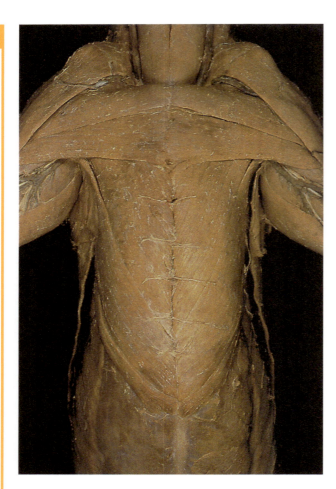

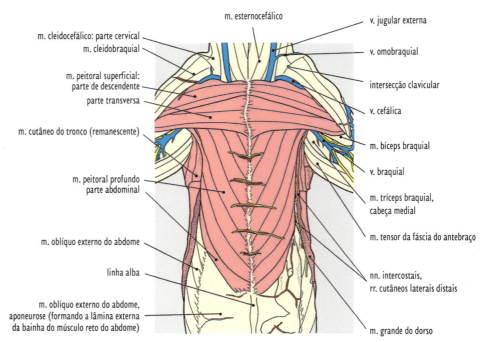

Fig. 5.64 Estruturas superficiais do tórax e da parte superior do membro torácico (2) músculos peitoral e cleidobraquial: aspecto ventral. A musculatura superficial torácica está exposta após remoção da fáscia superficial e dos músculo cutâneo. Um pequeno componente do músculo cutâneo foi mantido no lugar, onde ele se mistura com a musculatura peitoral da região axilar. O tecido adiposo presente na fáscia superficial em locais como a fossa jugular e axila foi removido, assim como a glândula mamária torácica caudal direita.

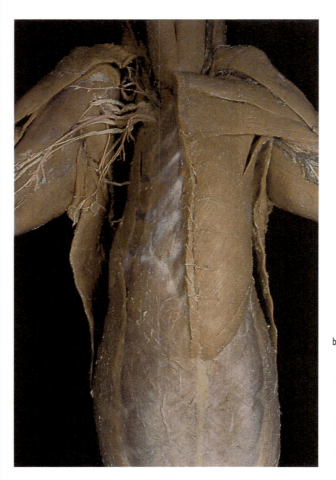

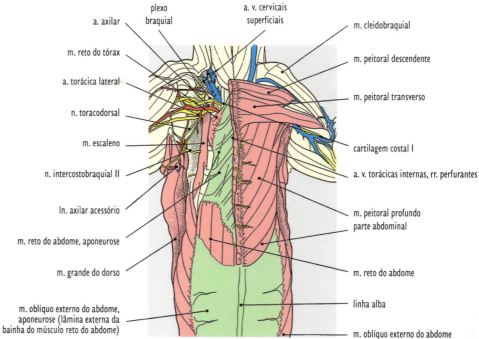

Fig. 5.65 Parede torácica, axila e músculos peitorais: aspecto ventral (1). A musculatura peitoral do lado direito foi removida abrindo a axila e expondo nervos e vasos sanguíneos do membro torácico e pescoço. Esse procedimento permitiu uma maior abdução do membro, deslocando, assim, o músculo grande do dorso, lateralmente, e "esticando" os nervos e vasos sanguíneos transversalmente à axila. A cartilagem costal das 1ª-5ª costelas e componentes intercondrais dos músculos intercostais internos são visíveis através da aponeurose do músculo reto do abdome.

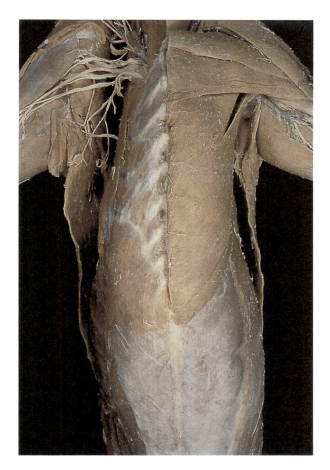
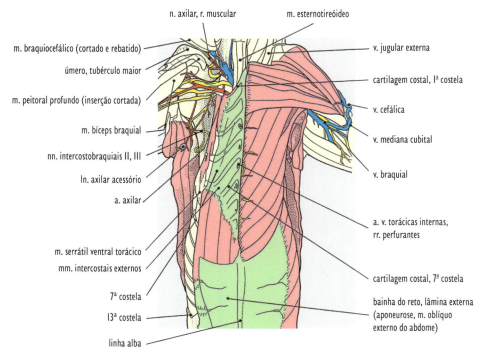

Fig. 5.66 Parede torácica, axila e músculos peitorais: aspecto ventral (2). As costelas mais caudais (7ª-13ª) foram parcialmente expostas com a remoção do músculo oblíquo externo do abdome na sua origem costal. Parte da aponeurose do músculo está preservada, sendo que ela contribui para a lâmina externa da bainha do músculo reto do abdome. O músculo reto do abdome está esboçado no lado direito do tórax, da 1ª costela à parede abdominal.

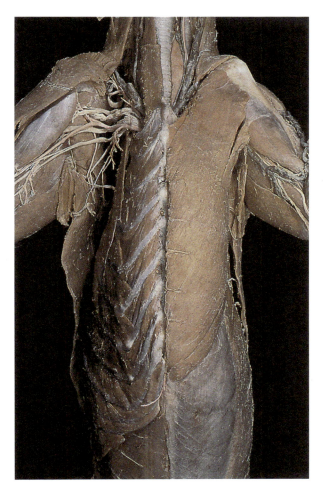
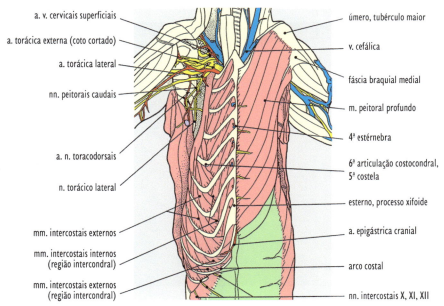

Fig. 5.67 Parede torácica, axila e músculos peitorais: aspecto ventral (3). Os músculos cleidobraquial e peitoral superficial foram removidos do lado esquerdo, expondo o músculo peitoral profundo. Note sua extensiva inserção entre o braço e o úmero e na fáscia braquial profunda. Os vasos partindo de dentro do pescoço, craniais à 1ª costela, também estão expostos após a remoção dos músculos esternocefálico e esternotireóideo. A parte direita dos músculos reto do tórax e reto do abdome foi removida, expondo toda entrada torácica, incluindo o arco costal.

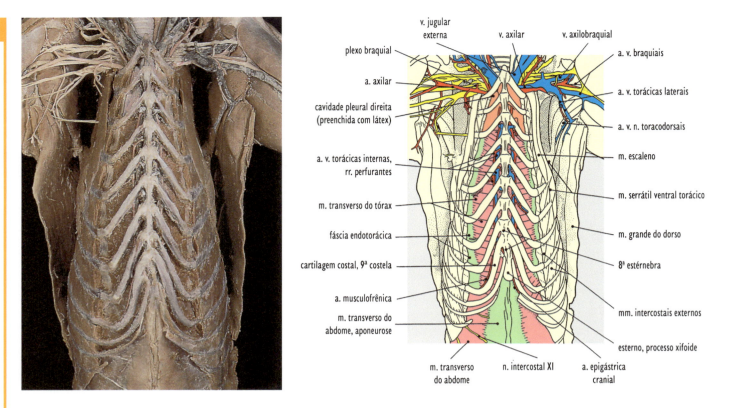

Fig. 5.68 Gradil costal, músculo transverso do tórax e vasos torácicos internos: aspecto ventral. A musculatura peitoral foi dissecada do lado esquerdo e as partes intercondrais dos músculos intercostais internos foram removidas dos espaços intercostais de ambos os lados, até a 10ª costela. O músculo transverso do tórax e os vasos torácicos internos estão expostos, caudalmente ao espaço intercostal 2. Nos 1º e 2º espaços intercondrais, a fáscia endotorácica foi removida expondo a extensão cranial da cavidade pleural.

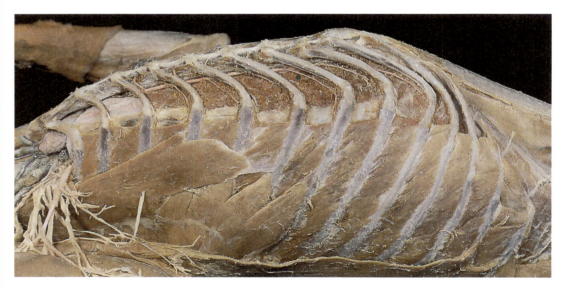

Fig. 5.69 Gradil costal, músculo transverso do tórax e vasos torácicos internos: aspecto lateral direito. O aspecto lateral do processo de dissecação mostra os ramos perfurantes e ramos intercostais ventrais dos vasos torácicos internos em vários espaços intercostais. Lateral à borda lateral do músculo transverso do tórax, a fáscia endotorácica está espessada e especialmente proeminente.

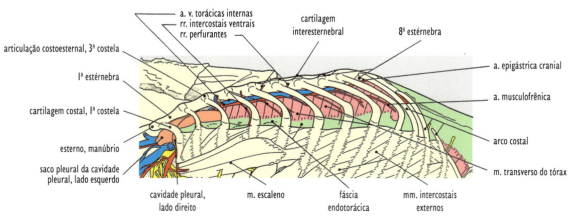

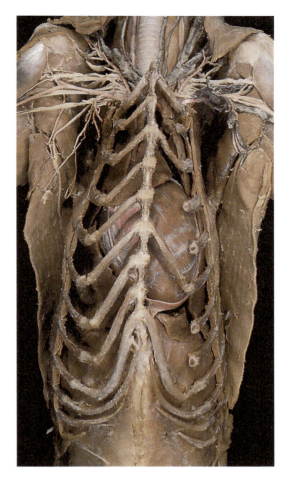
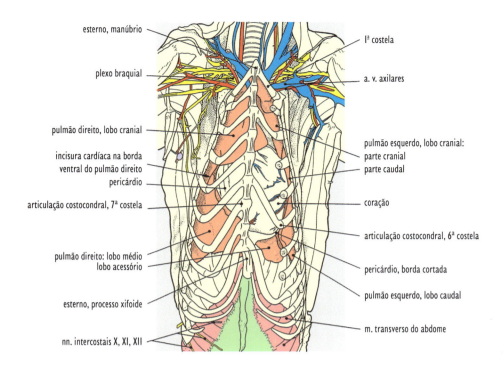

Fig. 5.70 Vísceras torácica *in situ*: aspecto ventral. O músculo transverso do tórax e os vasos torácicos foram removidos, expondo a cavidade pleural preeechida com látex colorido. Eles foram removidos aos poucos através de orifícios no gradil costal após a remoção de várias cartilagens costais do lado esquerdo. Uma grande área do pericárdio do lado direito foi removida, abrindo a cavidade pericárdica e expondo o coração.

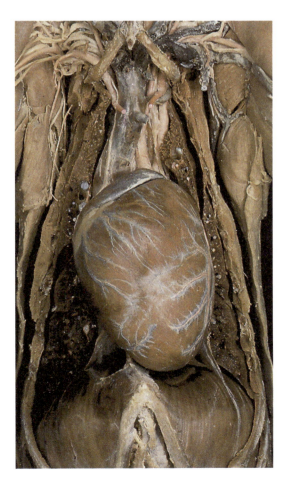
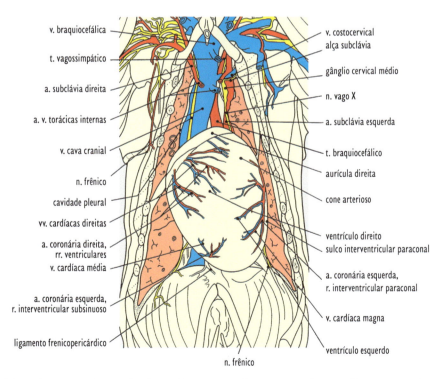

Fig. 5.71 Vísceras torácicas *in situ* após remoção do esterno e das cartilagens costais: aspecto ventral. A 2ª a 8ª costelas foram cortadas e removidas com o esterno. Os músculos intercostais foram cortados no mesmo nível, assim como os pulmões. O restante do pericárdio foi removido do lado direito do coração. O nervo frênico direito foi deixado intacto junto com a veia cava, mas o nervo frênico esquerdo foi removido para mostrar o nervo vago (X) e a artéria subclávia do lado esquerdo, cranial ao coração.

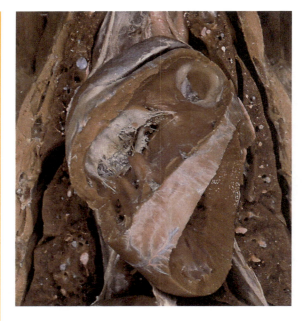
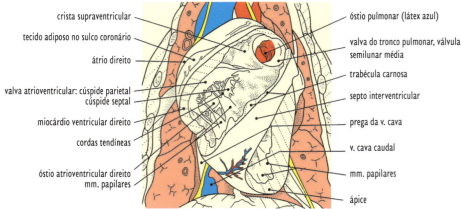

Fig. 5.72 Coração (1) interior dos ventrículos: aspecto ventral. Ambos os ventrículos foram abertos e a massa de látex azul que preencheu o ventrículo direito foi removida "pouco a pouco". A relativa posição e espessura da parede estão demonstradas. Observe a valva do tronco pulmonar e a valva atrioventricular direita no ventrículo direito, em particular as cúspides e as cordas tendíneas da última. Uma explicação mais clara relativa à posição das valvas do coração foi mostrada anteriormente nas Figuras 5.53 e 5.26.

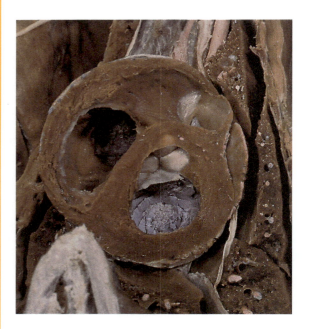
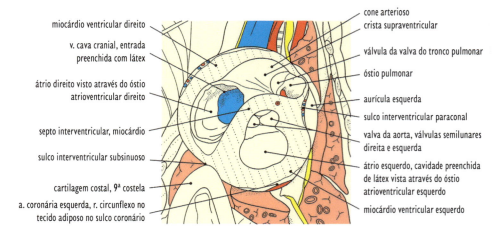

Fig. 5.73 Coração (2) base após remoção ventricular: aspecto caudoventral esquerdo. Quase todos os músculos foram removidos juntamente com as cúspides das valvas atrioventriculares para permitir uma visão dentro da "base" do coração. A relativa posição dos óstios das quatro valvas é mostrada, assim como as relativas formas dos ventrículos. A maior parte do látex azul que preenchia o átrio direito foi removida, mas o átrio esquerdo ainda está repleto.

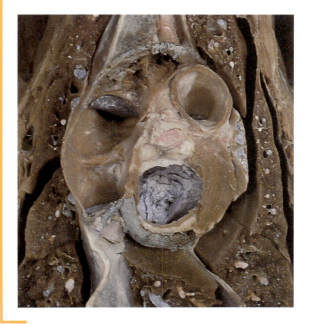
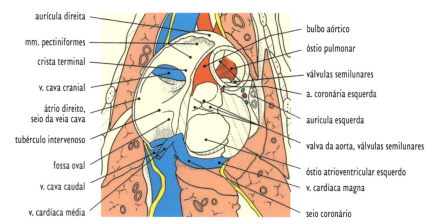

Fig. 5.74 Coração (3) interior do átrio, valva da aorta e valva do tronco pulmonar: aspecto ventral. O restante da musculatura ventricular foi removido juntamente com algumas porções da parede atrial para proporcionar melhor visão do interior do seio venoso do átrio direito e da aurícula direita. A posição do tubérculo intervenoso com relação à abertura da veia cava está claramente demonstrada (Fig. 5.47).

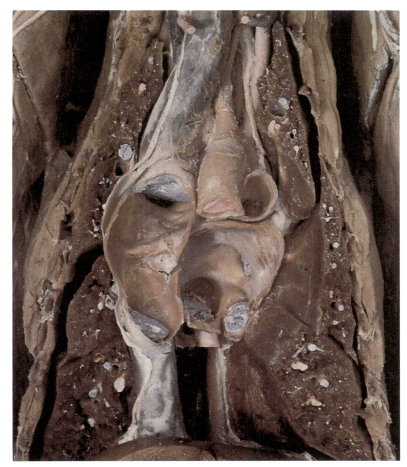
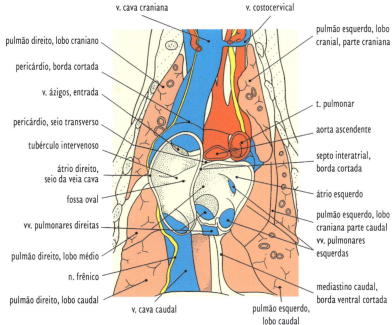

Fig. 5.75 Coração (4) átrios e grandes vasos: aspecto ventral. As aurículas esquerda e direita foram removidas juntamente com as origens da aorta e do tronco pulmonar. Tudo o que resta do átrio direito é a raiz do seio venoso com a entrada da veia cava. Muitas veias pulmonares entram no átrio esquerdo, que é limitado cranialmente pelo arco aórtico cercando o tronco pulmonar. A inserção pericárdica nos grandes vasos é mostrada por uma distinta linha que cruza a veia cava caudal e o arco da aorta. O seio transverso da cavidade pericárdica é visto entre os grandes vasos e o átrio esquerdo.

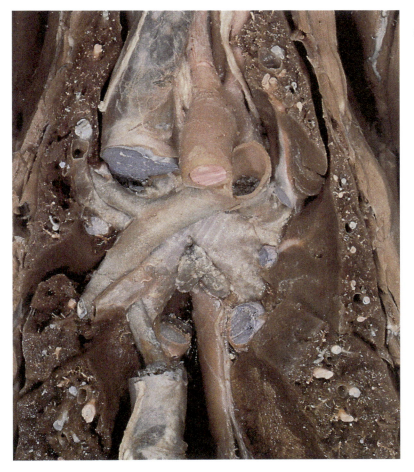
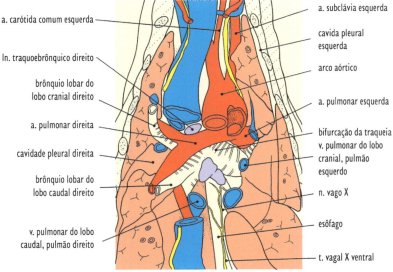

Fig. 5.76 Vasos pulmonares e as raízes do pulmão: aspecto ventral. O restante dos átrios foi removido: o direito pelo corte através da veia cava; o esquerdo pelo corte das veias pulmonares. Estão expostas as raízes do pulmão. As artérias pulmonares direita e esquerda originam-se do tronco pulmonar; a proeminente artéria pulmonar cruza o campo dorsalmente à base do coração e caudalmente ao arco aórtico.

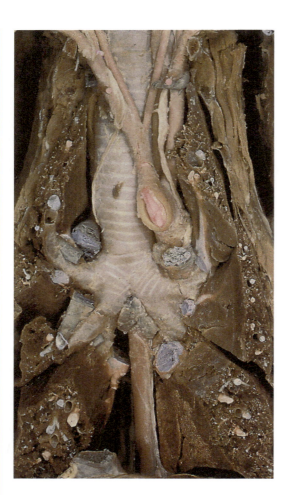

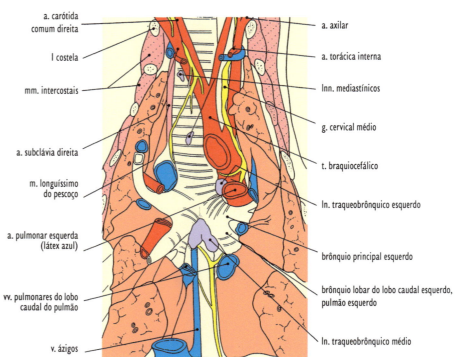

Fig. 5.77 Bifurcação da traqueia e dos linfonodos traqueobrônquicos: aspecto ventral. A veia cava, a artéria pulmonar direita e a parte ascendente do arco aórtico foram removidas. Note a traqueia, sua bifurcação e o início da ramificação do brônquio principal dentro dos ramos lobares. Os nervos vagos esquerdo e direito na parte craniana do mediastino desaparecem dorsalmente às raízes pulmonares. A união dos ramos vagais ventrais forma um tronco ventral no esôfago, caudal ao linfonodo traqueobrônquico médio. O linfonodo traqueobrônquico médio está visível entre a traqueia e o tronco pulmonar.

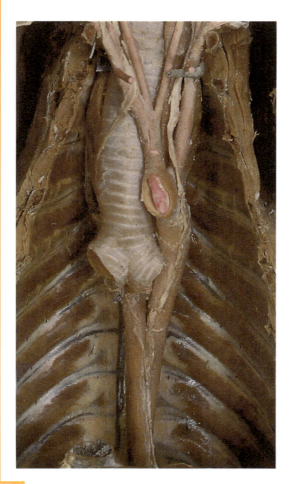

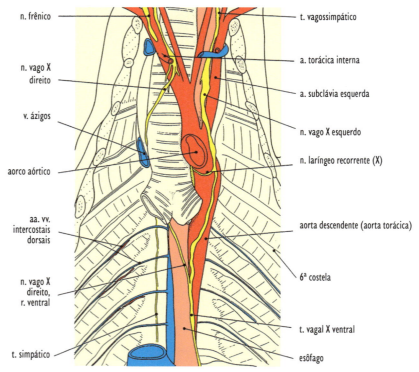

Fig. 5.78 Vísceras do mediastino dorsal: aspecto ventral. O brônquio principal foi cortado, permitindo que o restante do pulmão fosse removido. Foram deixadas somente aquelas estruturas que ocupavam a parte dorsal do mediastino. O esôfago, com seu tronco vagal associado, a aorta descendente e a veia ázigos, todos convergem da linha média caudal para a bifurcação traqueal.

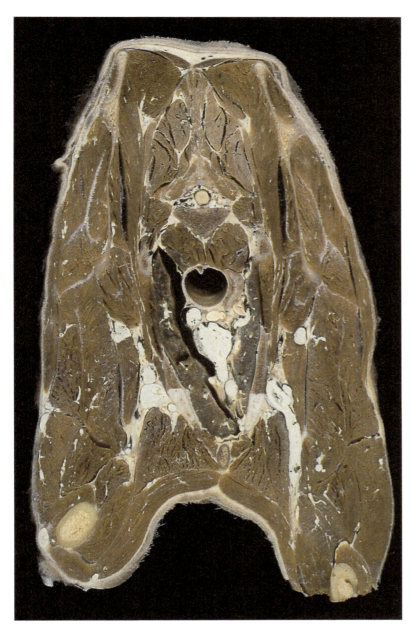

Fig. 5.79 Secção transversa (1) através da vértebra torácica II e do mediastino cranial: aspecto cranial. Essa secção e as oito secções seguintes são todas vistas por um aspecto cranial. O esboço que acompanha a figura do tórax mostra os níveis aproximados onde as secções foram feitas. Essa sequência é uma continuação direta das secções ilustradas no capítulo de pescoço (Figs. 3.36-3.43), sendo que a última delas passou pela vértebra torácica I na entrada torácica. Os limites dorsal e ventral da axila estão indicadas pelos pontos assinalados 1 e 2.

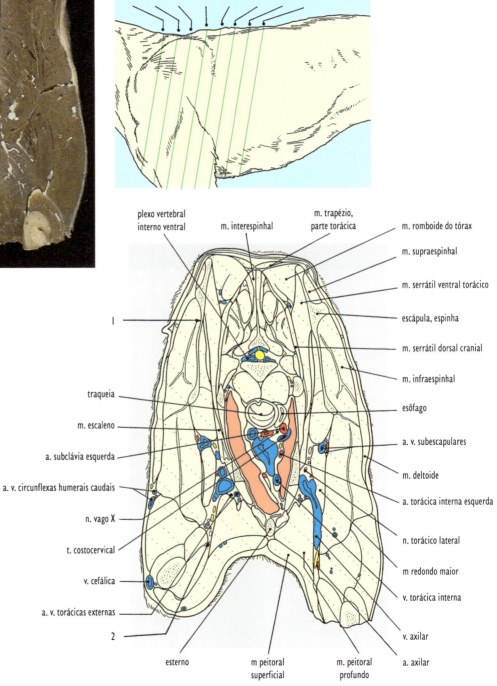

O Tórax

247

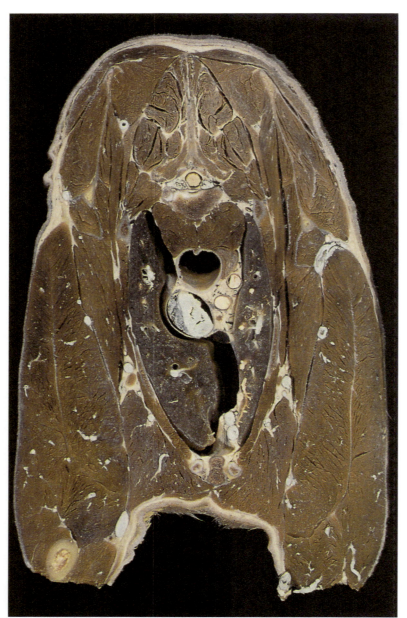

Fig. 5.80 Secção transversa (2) através da vértebra torácica IV e do mediastino cranial: aspecto cranial. Estes dois primeiros cortes através do mediastino cranial (precardial) mostram os lobos craniais de ambos os pulmões em cada lado da repartição mediastinica que é, mais ou menos, uma estrutura na linha média. As estruturas mediastinais visíveis incluem: traqueia e esôfago, veia cava cranial, tronco braquiocefálico e artéria subclávia esquerda. Os limites dorsal e ventral da axila estão indicados pelos pontos 1 e 2.

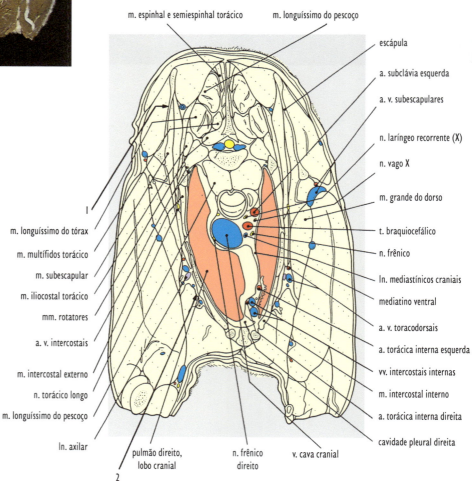

Fig. 5.81 Secção transversa (3) através da vértebra torácica V e do arco costal: aspecto cranial. O mediastino ventral é deslocado para o lado esquerdo pelo lobo cranial do pulmão direito, já que esse é consideravelmente grande. Os vasos intertorácicos atingem o teto do tórax, mas, neste nível, a cartilagem costal 2 e o músculo transverso do tórax ainda não estão presente (Figs. 5.61 e 5.69). As costelas 2ª, 3ª e 4ª aparecem no lado esquerdo.

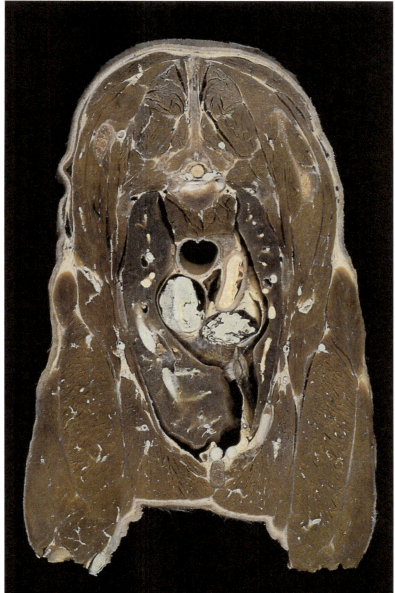

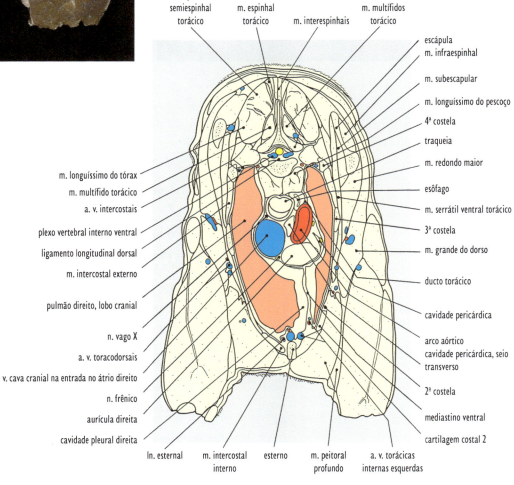

- m. espinhal e semiespinhal torácico
- m. espinhal torácico
- m. interespinhais
- m. multífidos torácico
- escápula
- m. infraespinhal
- m. subescapular
- m. longuíssimo do pescoço
- 4ª costela
- traqueia
- m. redondo maior
- esôfago
- m. serrátil ventral torácico
- 3ª costela
- m. grande do dorso
- ducto torácico
- cavidade pericárdica
- arco aórtico
- cavidade pericárdica, seio transverso
- 2ª costela
- mediastino ventral
- cartilagem costal 2
- a. v. torácicas internas esquerdas
- m. peitoral profundo
- esterno
- m. intercostal interno
- ln. esternal
- cavidade pleural direita
- aurícula direita
- n. frênico
- v. cava cranial na entrada no átrio direito
- a. v. toracodorsais
- n. vago X
- pulmão direito, lobo cranial
- m. intercostal externo
- ligamento longitudinal dorsal
- plexo vertebral interno ventral
- a. v. intercostais
- m. multífido torácico
- m. longuíssimo do tórax

O Tórax

249

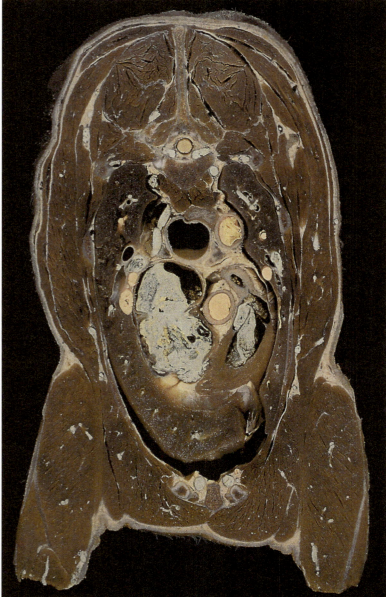

Fig. 5.82 Secção transversa (4) através da vértebra torácica VI e da base do coração: aspecto craniano. O átrio direito e a aurícula estão abertos, assim como o cone arterioso do ventrículo direito e o início do tronco pulmonar que parte dele. Dentro do pulmão, inúmeros vasos estão cortados, representando a grande ramificação dos vasos pulmonares – o látex azul preencheu os ramos da artéria pulmonar e as veias pulmonares estão preenchidas de rosa, contrário às cores usadas nas ilustrações para artérias (vermelho) e veias (azul).

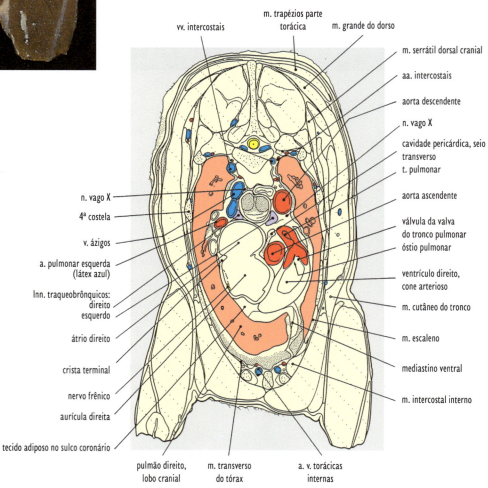

Fig. 5.83 Secção transversa (5) através da vértebra torácica VII e da bifurcação da traqueia: aspecto cranial. O bulbo aórtico na base do componente ascendente está rodeado pelo átrio direito e pelo cone arterioso do ventrículo direito. Note o óstio atrioventricular direito e a valva que leva até o ventrículo direito no centro do coração seccionado, e a base do tronco pulmonar com a única válvula remanescente da valva do tronco pulmonar, conduzindo para fora do ventrículo direito no lado esquerdo do coração. Essa secção passa através da raiz do pulmão em ambos os lados.

O Tórax

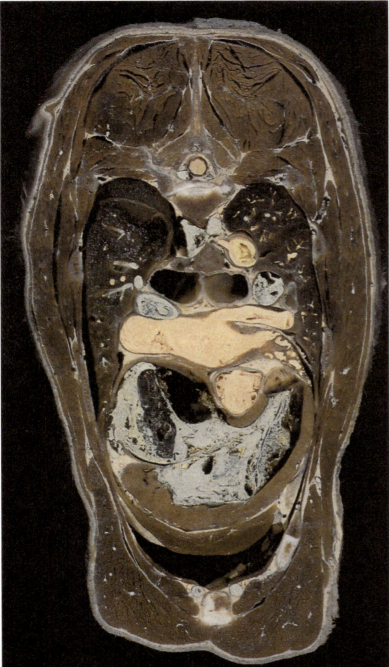

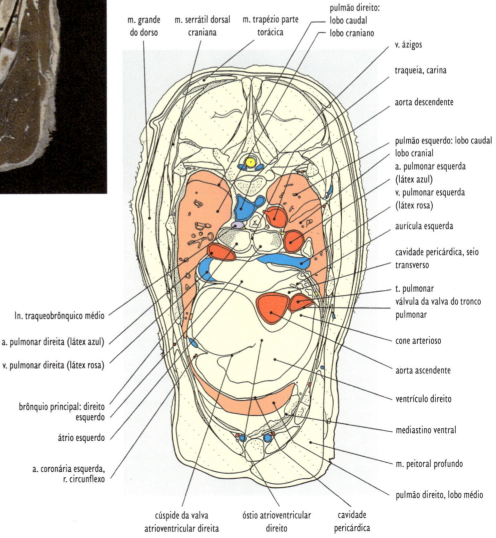

251

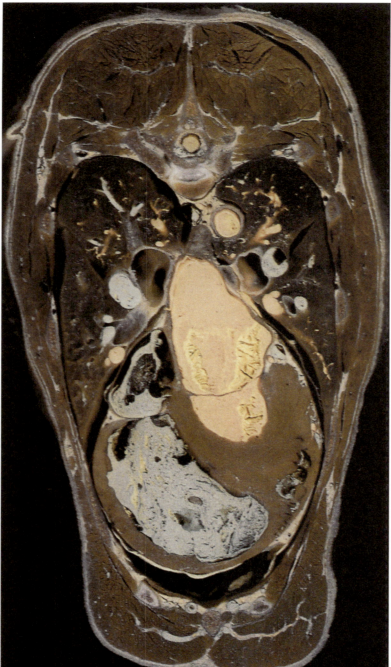

Fig. 5.84 Secção transversa (6) através da vértebra torácica VIII e do átrio esquerdo: aspecto cranial. Essa secção passa através do coração na entrada da veia cava caudal dentro do átrio direito. O átrio equerdo, preenchido com látex rosa, ocupa a região mediodorsal do coração, rodeado em ambos os lados pelo tronco principal divergente, assim como pelo linfonodo traqueobrônquico médio, a sua esquerda. Os ventrículos esquerdo e direito estão cortados, e o ventrículo esquerdo aparece no centro da secção. A cavidade pericárdica quase circunda completamente o coração.

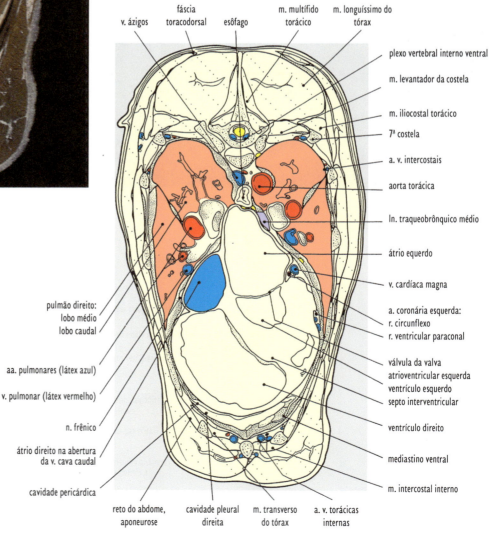

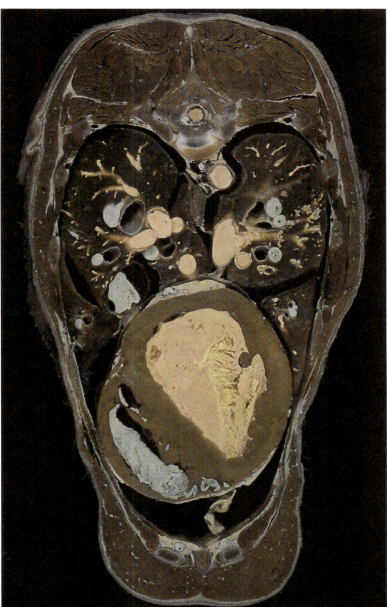

Fig. 5.85 Secção transversa (7) através da vértebra torácica IX, do lobo acessório do pulmão direito e da veia cava caudal: aspecto cranial. O lobo acessório do pulmão direito está limitado pela parte dorsal atenuada do mediastino caudal e pela veia cava caudal, apoiada em sua própria prega pleural (plica). O ligamento pulmonar de ambos os lobos caudais são visíveis – na proximidade da veia ázigos, à direita, e ventral ao esôfago, à esquerda.

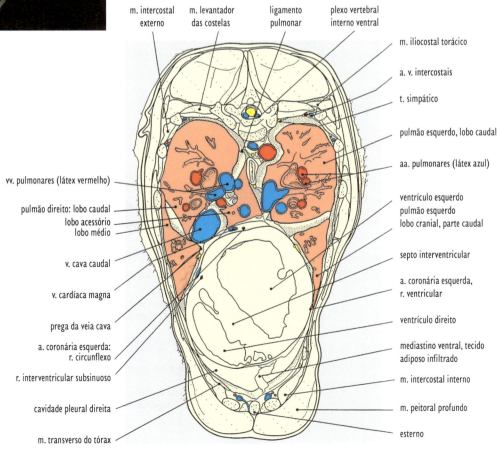

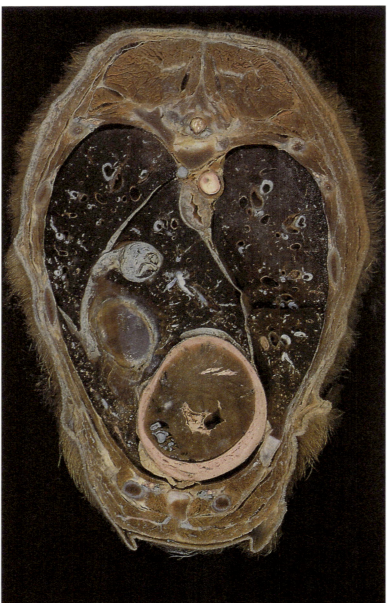

Fig. 5.86 Secção transversa (8) através da vértebra torácica IX, do lobo acessório do pulmão direito, da veia cava caudal e do diafragma: aspecto craniano. O diafragma aparece apenas nesta secção. Sua extensão mais craniana foi "aparada" durante o seccionamento, no qual aparece lateral ao lobo acessório do pulmão. A pequena porção do diafragma removida foi recolocada na posição. A veia cava caudal está seccionada imediatamente dorsal a essa área do diafragma, inserida no lobo acessório do pulmão direito. Sua prega pleural de suporte projeta-se em direção à superfície do diafragma e é visível na musculatura periférica, estendendo-se ventralmente ao pericárdio. Do ventral ao esôfago, o mediastino é muito delgado.

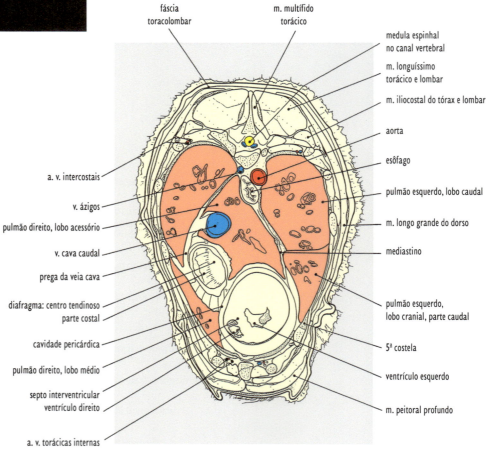

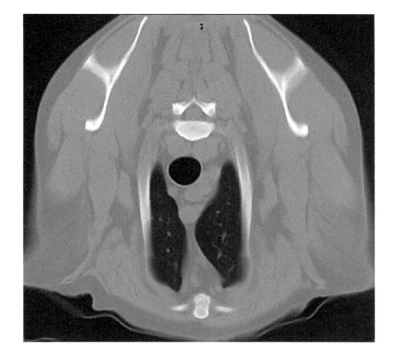

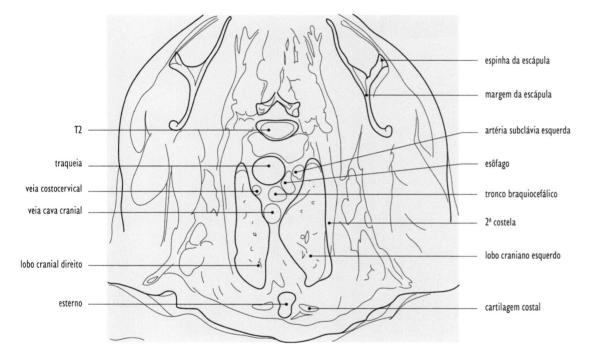

Fig. 5.87 Imagem de tomografia computadorizada do tórax: plano transverso, no nível do segundo espaço intercostal.

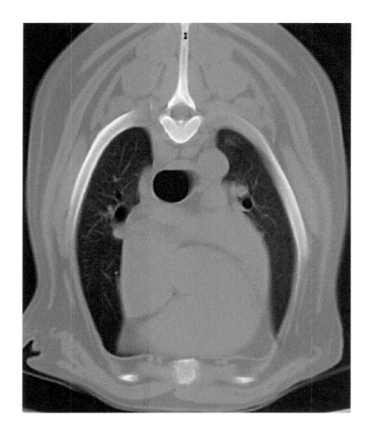
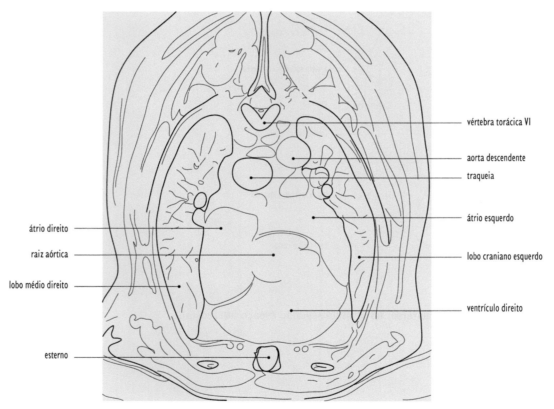

Fig. 5.88 Imagem de tomografia computadorizada do tórax: plano transverso, no nível da base do coração.

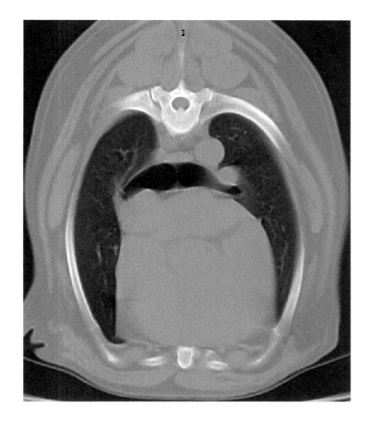
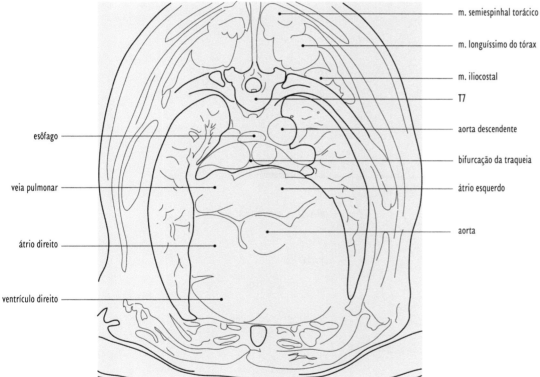

Fig. 5.89 Imagem de tomografia computadorizada do tórax: plano transverso, no nível da bifurção da traqueia.

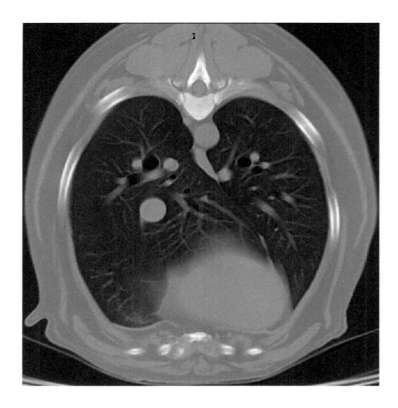
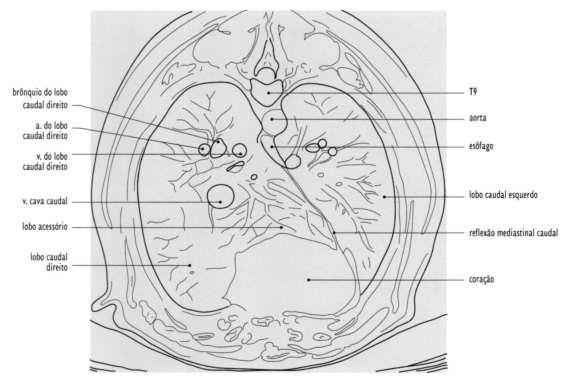

Fig. 5.90 Imagem de tomografia computadorizada do tórax: plano transverso, no nível da reflexão mediastinal caudal.

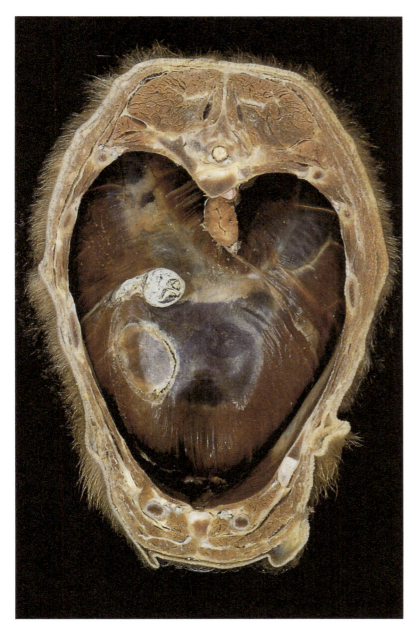

Fig. 5.91 Diafragma: aspecto craniano. Os lobos dos pulmões, o coração e o restante do pericárdio foram removidos. A superfície cranial do diafragma está exposta agora, e mostra a forma e a extensão do centro tendinoso, a posição do mediastino e da prega da veia cava, e as posições relativas das aberturas diafragmáticas. O pilar lombar circunda a aorta e o esôfago, embora os dois hiatos formados sejam mostrados no aspecto caudal mais claramente (Cap. 6).

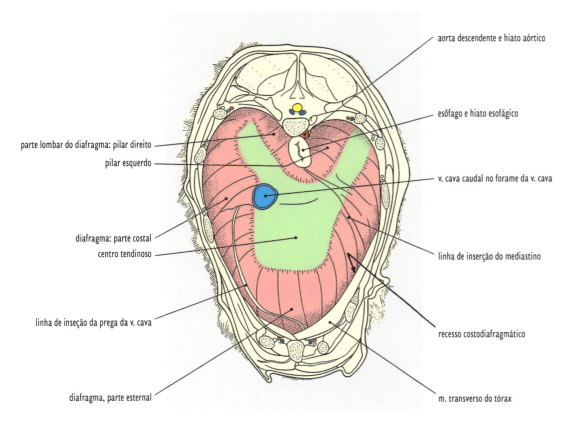

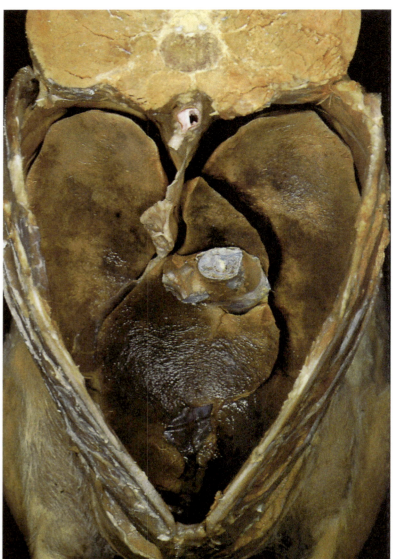

Fig. 5.92 Pulmões *in situ* após remoção do diafragma: aspecto caudal. A superfície diafragmática do lobo caudal de ambos os pulmões, bem como os lobos acessório e médio do pulmão direito, está exposta após remoção do diafragma.

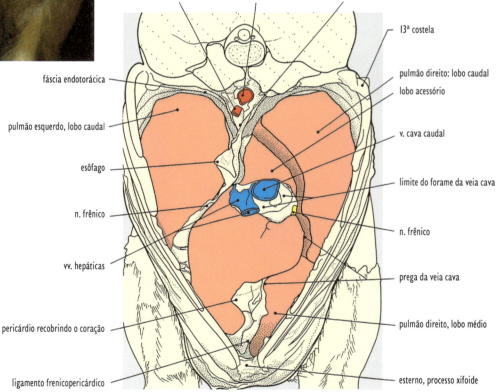

6. O ABDOME

Simetria, tamanho e forma do abdome variam consideravelmente entre as raças. Na cadela, as glândulas mamárias são uma característica pré e pós-natal importante. Na cadela prenhe, a topografia pode estar alterada, e pode ser necessária a cesariana. Esta é feita da mesma forma que a laparotomia, a qual está descrita a seguir.

O abdome apresenta basicamente três regiões: a abdominal cranial, média e abdominal caudal, com as regiões hipoesplâncnica e xifoide. A região é limitada pelo diafragma, pela linha ileocostal e pela borda da pelve. Ela contém grande variedade de sistemas orgânicos, com amplas possibilidades de desenvolverem algum problema e necessitarem de cirurgia. Muitos destes procedimentos cirúrgicos são realizados pela laparotomia da linha mediana, em algum ponto entre a ponta da cartilagem xifoide e o umbigo, embora alguns dos procedimentos se estendam muito além do umbigo, inclusive em machos, nos quais o pênis é defletido e a incisão continua. Esta é feita ao longo da linha alba. Uma vez que a pele é seccionada, a incisão continua com mínima hemorragia, já que esta é a junção das aponeuroses da musculatura abdominal ventral. O tecido ou órgão que requer a intervenção cirúrgica pode ser trazido ao exterior sem dano para as outras estruturas e pode ser mantido úmido. Este local também oferece um tecido resistente para a colocação das suturas.

A laparotomia exploratória pode ser usada para verificar os problemas e, possivelmente, para se fazer um diagnóstico definitivo, ou este local pode ser usado para uma ovário-histerectomia (castração) da cadela, ou para cirurgia de piometra (útero preenchido com material purulento), em geral em fêmeas nulíparas, idosas ou que estão em anestro. A piometra requer a remoção completa. Da mesma forma, os cistos e tumores ovarianos podem ser removidos. O mesmo local também pode oferecer bom acesso para a remoção de neoplasias intestinais, enterotomias para remoção de corpos estranhos, como ossos, anzóis ou bolas de borracha, para a enterectomia na intussuscepção (o intestino entra dentro dele mesmo) com a posterior anastomose das extremidades intestinais depois da remoção das porções necróticas. A dilatação e as torções gástricas podem ser abordadas pelo mesmo local. Aqui, o uso de agulhas para a descompressão e liberação de gás é necessário, sendo que um tubo gástrico poderá remover o gás e os fluidos; o estômago reposicionado pode ser fixado no seu lugar com pontos cirúrgicos. A laparotomia da linha mediana também pode ser usada para a gastrectomia parcial no caso de tumores e para intervenção cirúrgica no piloro, particularmente na estenose pilórica. A torção do baço pode ser atenuada e os tumores esplênicos podem ser removidos por uma incisão na linha mediana, sendo que também pode obter-se boa exposição dos rins. A abordagem cirúrgica pela linha mediana também oferece boa exposição para a reparação da ruptura do diafragma, sendo usada em algumas circunstâncias para injetar as veias intestinais com finalidade portográfica, de maneira que a circulação hepática seja visualizada.

A presença de desvios portossistêmicos não é uma ocorrência rara no cão. Seu diagnóstico é feito pelo cateterismo da artéria mesentérica cranial ou artéria celíaca pelos vasos mesentéricos. A correção cirúrgica do desvio é o único tratamento específico. Estruturas na região dorsal do abdome (rins, vértebras toracolombares) também podem ser acessadas por laparotomia lateral. Este procedimento envolve a secção da musculatura abdominal no sentido das suas fibras, ocorrendo maior risco de hemorragia, uma vez que as incisões são feitas nas camadas musculares em três direções (oblíqua abdominal externa, oblíqua abdominal interna e transversa). A exposição não é tão boa quanto a obtida em uma incisão reta na linha mediana. Outro problema é que os ramos ventrais dos nervos espinhais que inervam as regiões do abdome ventral, mamária e inguinal passam sobre os músculos transversos, devendo ser evitados.

Atualmente, muitos cirurgiões usam técnicas laparoscópicas para a castração rotineira de cadelas. Algumas pessoas, especialmente em tempos passados, sempre recomendaram que as cadelas fossem castradas pelo flanco direito, uma vez que o ligamento ovariano esquerdo é mais longo que o direito, sendo mais fácil fazer a ligadura do lado oposto do abdome exteriorizando o ovário esquerdo. A fenestração toracolombar lateral sobre o grande músculo ileocostal também é uma opção para os problemas de disco. A abordagem da discussão do sistema urogenital foi deixada para a discussão da pelve, contudo as glândulas mamárias são uma característica abdominal importante por apresentarem ocorrência frequente de tumores benignos e malignos que requerem um procedimento cirúrgico em glândulas isoladas, ou, às vezes, em ambas as cadeias glandulares bilaterais. Cada glândula possui um suprimento sanguíneo segmentado muito importante que requer ligadura cuidadosa. É importante observar a drenagem linfática quando houver a possibilidade de metástase tumoral ou disseminação de agentes infecciosos, uma vez que as glândulas mamárias torácicas drenam para os linfonodos axilares (possivelmente palpáveis) e para os linfonodos esternais (no interior do tórax) – as glândulas abdominais caudais drenam tanto para as glândulas mamárias torácicas como para as glândulas mamárias inguinais, estas, por sua vez, drenam para os linfonodos inguinais (mamários), que também podem ser palpáveis.

A investigação do conteúdo abdominal por laparoscopia com fibroscópio também pode ser feita por meio de uma incisão na linha mediana. A abdominocentese, que é a drenagem do líquido da cavidade peritoneal, pode ser realizada em um ponto situado 1 a 2 cm caudalmente ao umbigo. Nos animais jovens, pode ser necessário reparar uma hérnia umbilical, já que a gordura falciforme ou até mesmo o intestino delgado podem preencher a cavidade umbilical, conduzindo, posteriormente, a uma hérnia estrangulada.

Outras técnicas diagnósticas abdominais incluem a biópsia hepática. Esta costumava ser feita no lado esquerdo do abdome para evitar lesões na vesícula biliar, situada no lado direito, e aos grandes vasos e ductos biliares no hilo do fígado. Os cães ficavam em decúbito lateral direito depois de um jejum, em razão das dificuldades desta técnica se o estômago estiver repleto. Se a finalidade for apenas obter células hepáticas, é possível fazer uma biópsia por agulha no 10º espaço intercostal no lado direito, no nível da junção condrocostal. Atualmente, muitos cirurgiões tendem a realizar este procedimento usando o ultrassom ou o laparoscópio.

A última área que pode requerer cirurgia é a região inguinal, com incisões sobre o canal inguinal para reparar a hérnia inguinal ou para localizar um testículo retido em algum ponto entre o anel inguinal interno e o polo caudal do rim, onde, em termos embriológicos, o testículo se origina antes da sua travessia para o escroto.

O processo vaginal do peritôneo nos machos deixa a região inguinal pelos anéis inguinais superficial e profundo; 80% da fêmeas caninas também possuem um processo vaginal peritoneal. O ligamento redondo do útero passa pelo canal inguinal e é contido no interior do processo vaginal, o próprio canal é preenchido com tecido conjuntivo.

Na castração "aberta" do cão, é feita uma incisão na camada parietal da túnica vaginal e o potencial espaço da cavidade peritoneal é invadido.

A cirurgia da bexiga urinária para remoção de cálculos ou detritos vesicais também é realizada por uma incisão na linha mediana caudal, evitando-se a superfície da bexiga urinária, onde os ureteres se inserem. A remoção do rim ou de cálculos uretéricos também pode ser necessária.

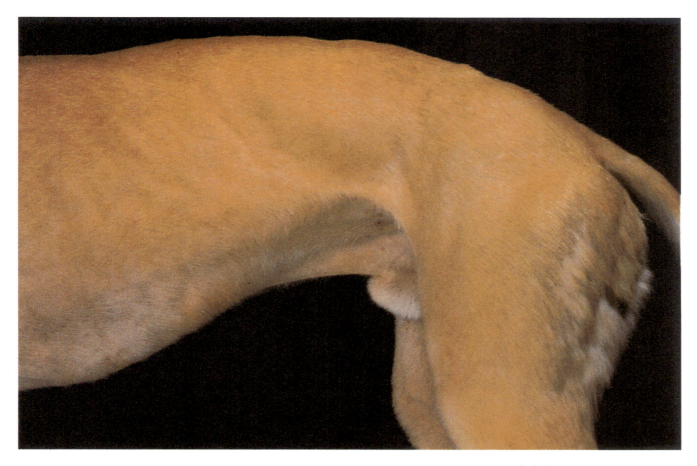

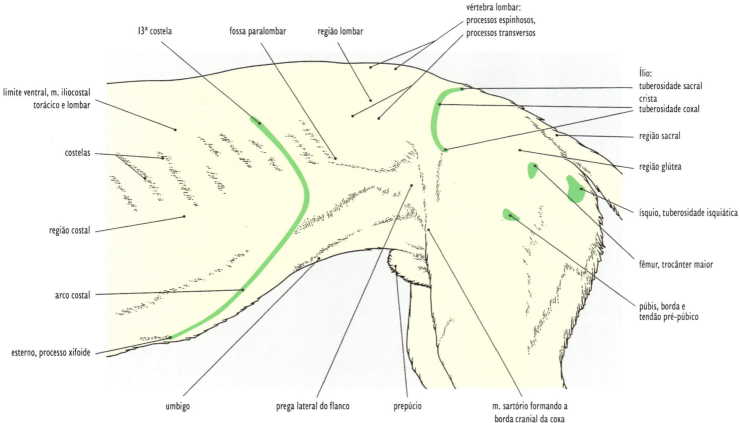

Fig. 6.1 Características superficiais do abdome e do quadril: aspecto lateral esquerdo. As "referências" ósseas palpáveis ao redor da borda do abdome são mostradas nesta figura. Com o animal em estação normal, o fêmur e seu revestimento de músculos da coxa obscurecem a extremidade caudal do abdome. A borda caudal do abdome é marcada pela tuberosidade coxal dorsolateralmente e pelo púbis ventralmente. O ligamento inguinal, marcando a borda caudal da parede muscular abdominal, é palpável entre estas duas protuberâncias no sulco inguinal (Figura 6.67 do abdome em aspecto ventral).

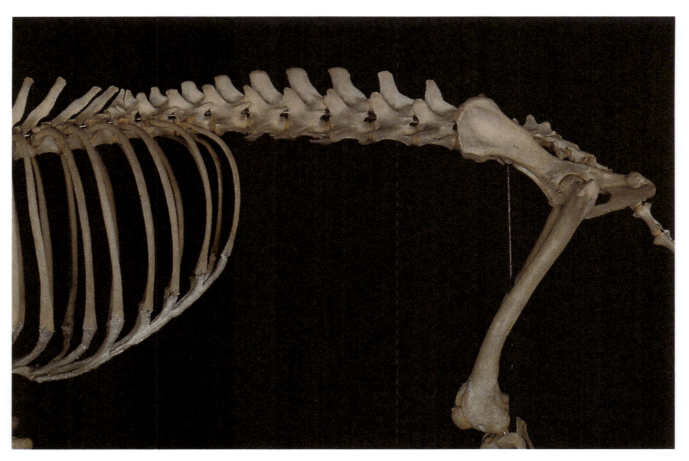
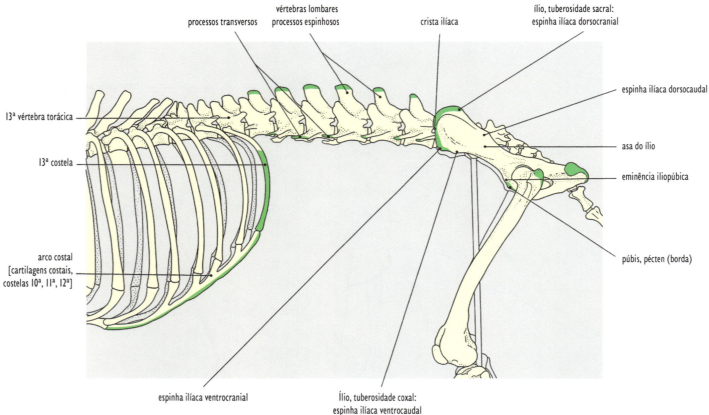

Fig. 6.2 Relações entre o esqueleto e o abdome: aspecto lateral esquerdo. São mostradas em verde, para fins de referência, as características ósseas palpáveis delimitando o abdome na visão superficial da Figura 6.1. Deve-se observar que caudalmente à base do tórax (delimitada pela cartilagem xifoide e o esterno, os arcos costais e as costelas flutuantes), a parede abdominal é inteiramente muscular. A entrada da pelve, consideravelmente restrita, delimitada pelo sacro dorsalmente e pelos ossos pélvicos bilateralmente, marca o limite caudal do abdome.

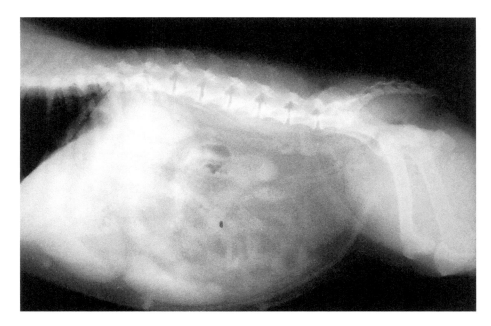
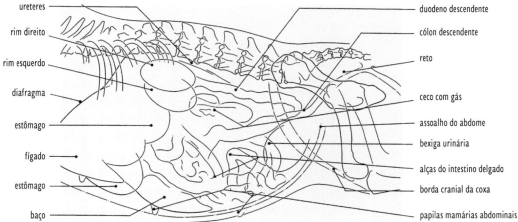

Fig. 6.3 Radiografia do abdome: aspecto lateral esquerdo. As características normais do abdome e seu conteúdo são mostrados nesta figura. A posição e a aparência das vísceras varia consideravelmente com a quantidade de gordura presente. Como o animal usado para esta radiografia era obeso, o contraste proporcionado pela gordura tornou possível, até certo ponto, visualizar os tecidos moles.

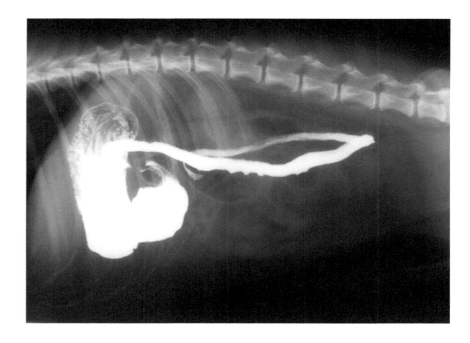

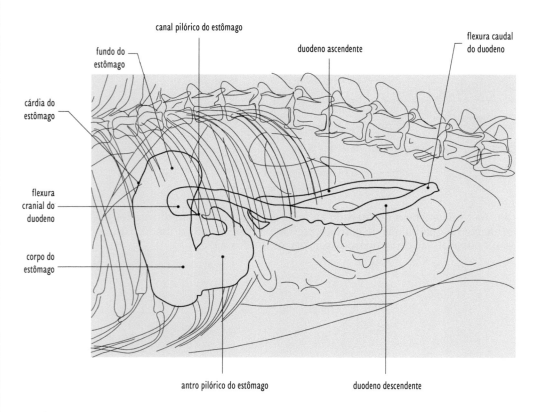

Fig. 6.4 Radiografia do abdome: aspecto lateral, 20 minutos depois da administração oral de bário. Pode-se observar o bário evidenciando o estômago e o duodeno. As pregas da mucosa do fundo gástrico estão visíveis. Irregularidades no lado ventral do duodeno descendente representam regiões de espessamento da mucosa sobre aglomerados linfoides na submucosa.

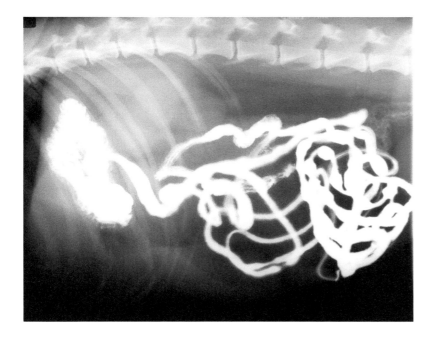

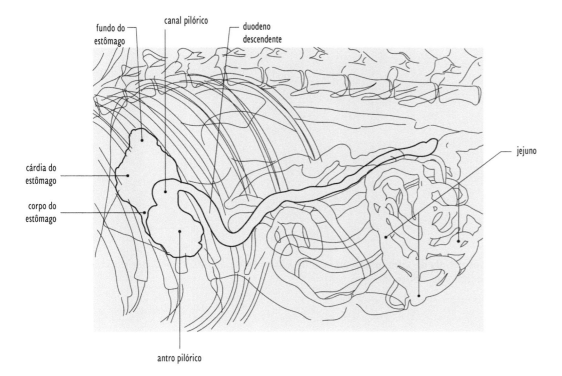

Fig. 6.5 Radiografia do abdome: aspecto lateral, 45 minutos depois da administração oral de bário. Pode-se observar o bário evidenciando o estômago e o intestino delgado. O intestino delgado ocupa o centro do abdome.

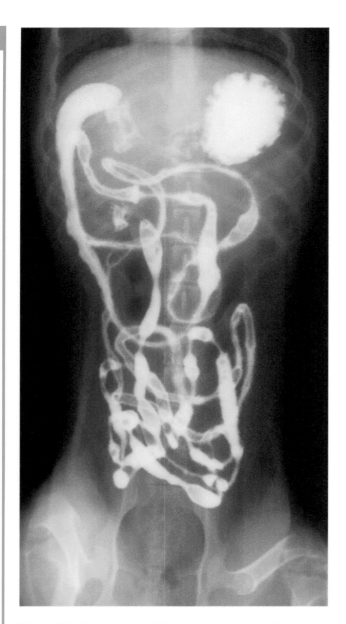
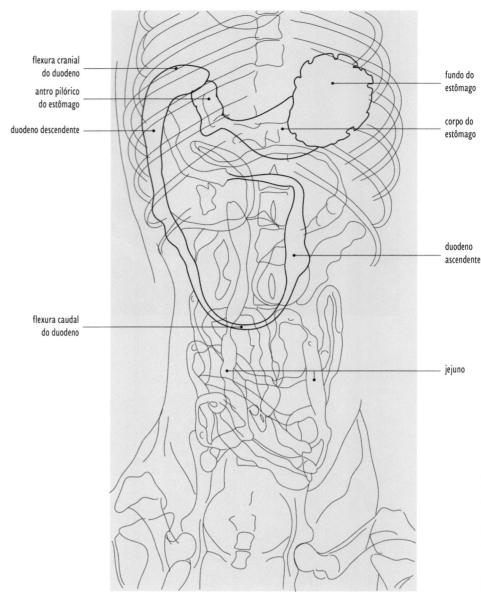

Fig. 6.6 Radiografia do abdome: aspecto ventrodorsal, 45 minutos depois da administração oral de bário. Pode-se observar o bário evidenciando o estômago e o intestino delgado. O intestino delgado ocupa o centro do abdome.

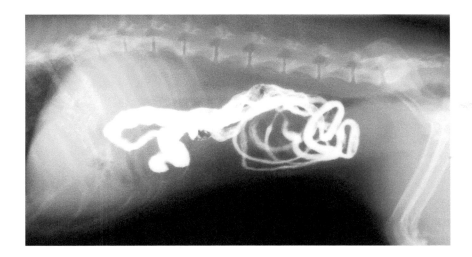

Fig. 6.7 Radiografia do abdome: aspecto lateral, 4 horas depois da administração oral de bário. Pode-se observar o bário evidenciando o jejuno e o íleo, o ceco e o cólon.

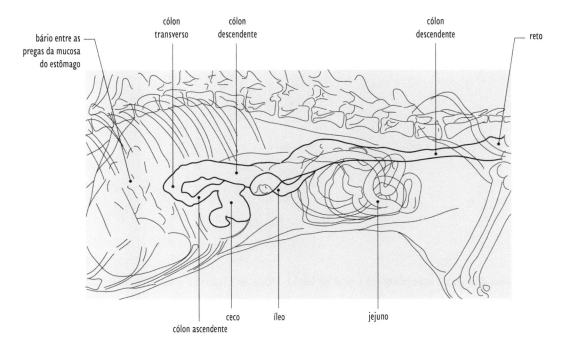

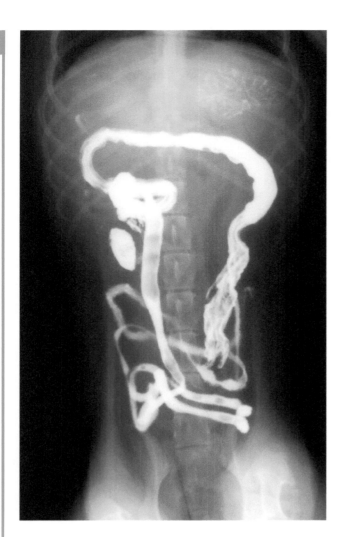
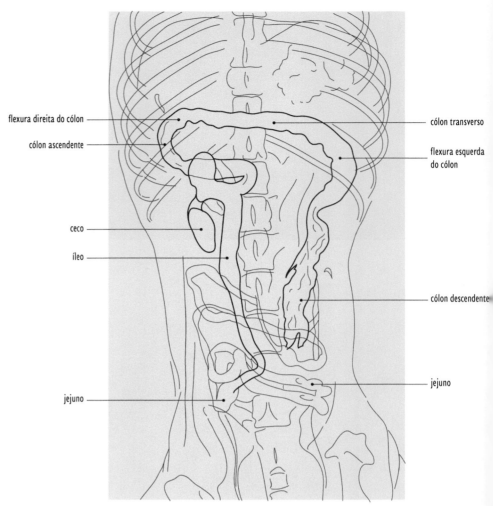

Fig. 6.8 Radiografia do abdome: aspecto ventrodorsal, 4 horas depois da administração oral de bário. Pode-se observar o bário evidenciando o partes do jejuno e do íleo, do ceco e do cólon.

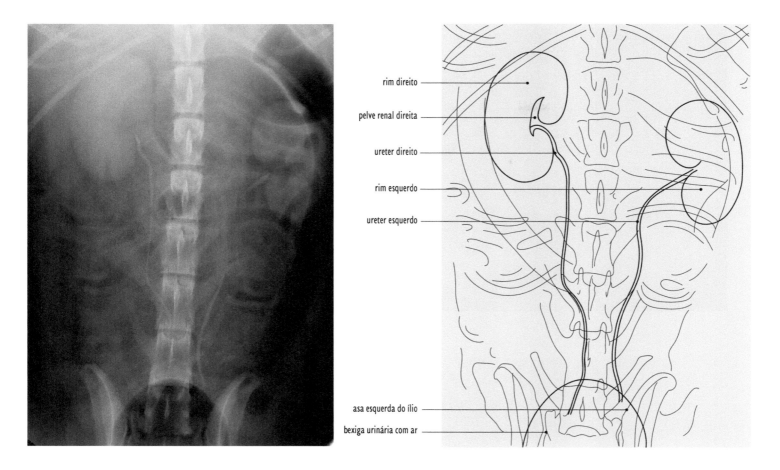

Fig. 6.9 Radiografia do abdome: aspecto ventrodorsal, 5 minutos depois da injeção intravenosa de meio de contraste contendo iodo hidrossolúvel. O meio de contraste evidencia o parênquima renal, as pelves renais e partes dos ureteres. Os ureteres são visualizados como colunas contínuas de contraste, embora isto raramente ocorra devido ao peristaltismo dos ureteres. A bexiga urinária foi inflada com ar, permitindo melhor visualização dos ureteres nesta técnica de contraste.

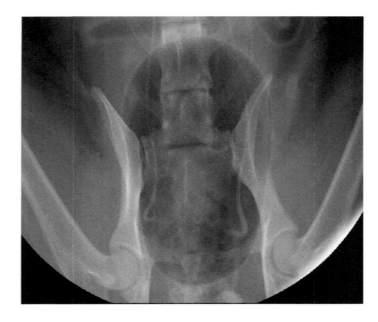

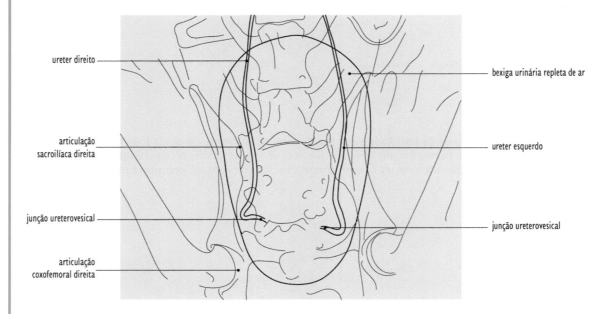

Fig. 6.10 Radiografia do abdome: aspecto ventrodorsal, 15 minutos depois da injeção intravenosa de meio de contraste contendo iodo hidrossolúvel. A bexiga urinária foi inflada com ar para evidenciar as junções ureterovesicais.

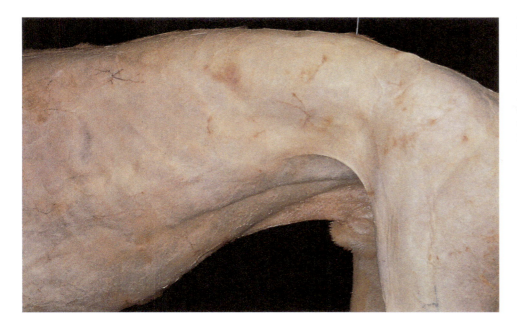

Fig. 6.11 Fáscia superficial do abdome e do quadril: aspecto lateral esquerdo. A pele foi removida para revelar a fáscia superficial, um revestimento espesso de tecido conjuntivo frouxo rico em fibras elásticas e que geralmente contém uma quantidade variável de gordura. O músculo cutâneo do tronco, localizado na fáscia superficial, se estende cranioventralmente e converge para a axila. Não está presente na pele que reveste a garupa e a coxa.

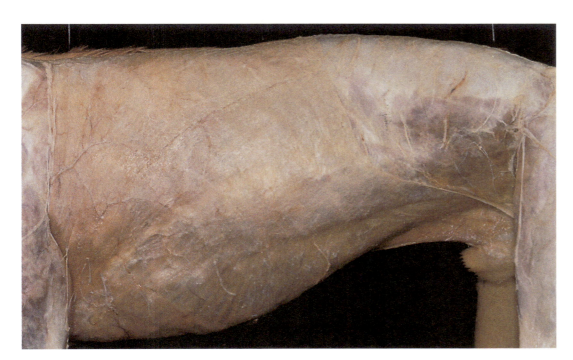

Fig. 6.12 Músculo cutâneo do tronco e nervos cutâneos do abdome e da parte cranial da coxa: aspecto lateral esquerdo. A dissecação limitada da fáscia superficial expôs o músculo cutâneo do tronco. Este foi seccionado e parcialmente removido da parte caudodorsal do abdome e da região inguinal, um procedimento que expôs duas séries laterais de nervos cutâneos com os vasos cutâneos acompanhantes.

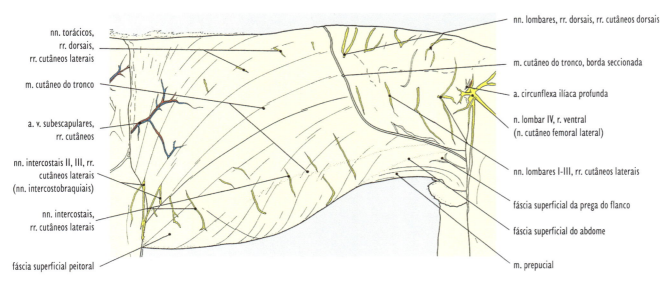

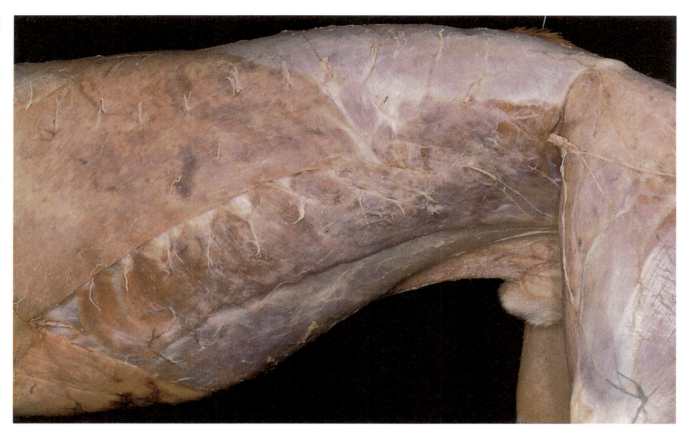

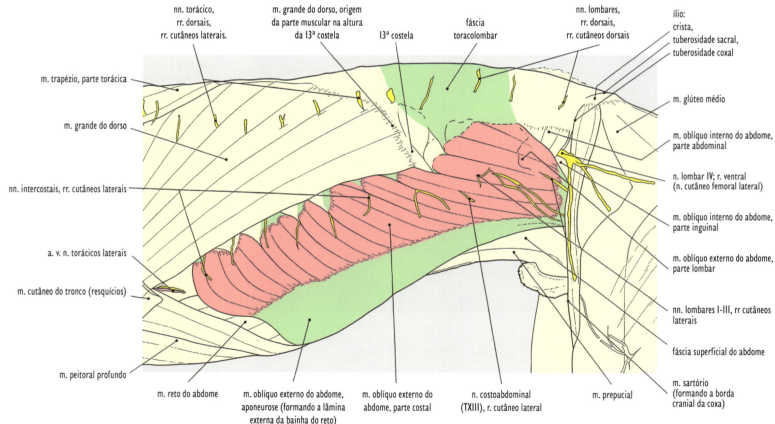

Fig. 6.13 Estruturas superficiais do abdome – nervos cutâneos: aspecto lateral esquerdo. A fáscia superficial remanescente foi removida do tronco junto com a maioria do músculo cutâneo. Na parte ventral da parede abdominal, a glande do pênis e o prepúcio que a envolve estão suspensos por uma prega de pele. Esta prega foi removida do lado esquerdo, expondo o músculo prepucial que se dirige caudalmente para o prepúcio, e os componentes prepuciais dos vasos pudendos externos, os quais se estendem cranialmente para a região inguinal (Figs. 6.14, 6.46 e 6.101).

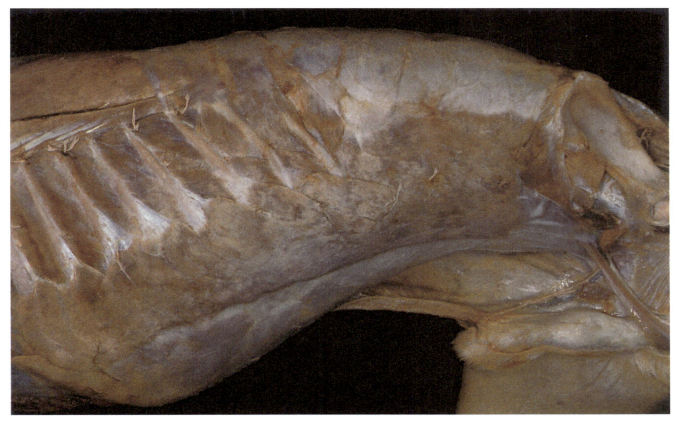
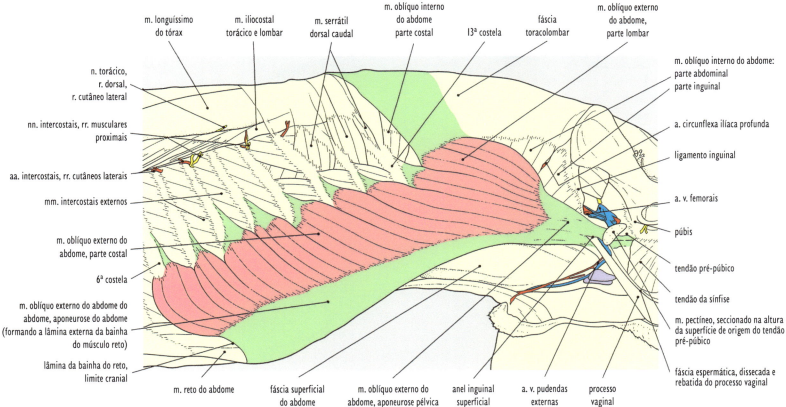

Fig. 6.14 Parede abdominal (1). Músculo oblíquo externo do abdome depois da remoção do membro pélvico: aspecto lateral esquerdo. A remoção do membro pélvico expôs a parede muscular do abdome em toda sua extensão. Os músculos grande dorsal e os músculos peitorais também foram removidos do tórax, o que expôs a origem do músculo oblíquo externo. O limite caudal da parede abdominal, o ligamento inguinal, é visível na superfície do músculo iliopsoas. Ventralmente, a aponeurose do músculo oblíquo externo forma um componente importante da lâmina externa da bainha do reto (Figs. 6.69-6.71).

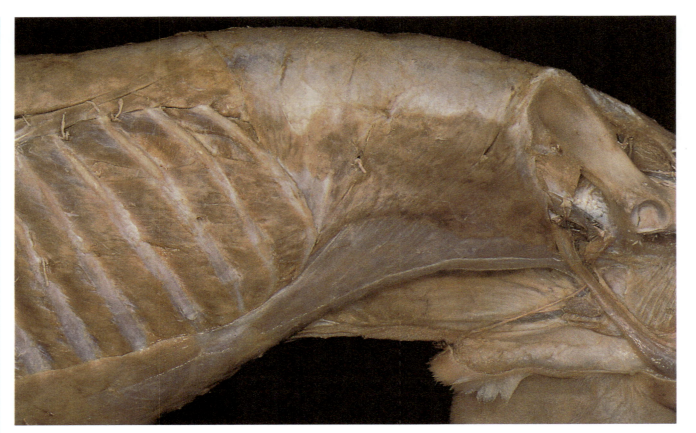

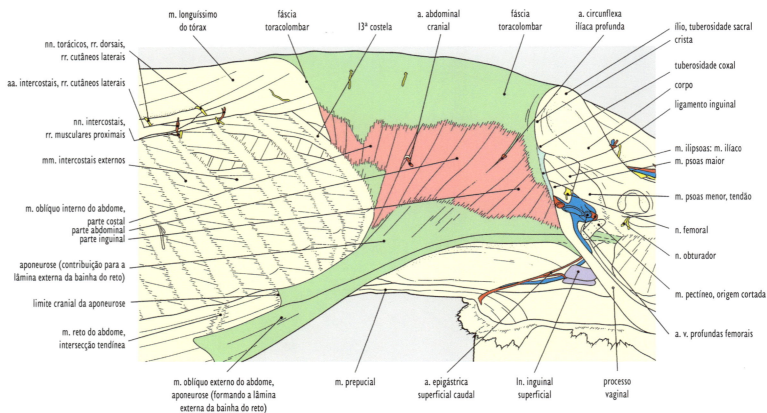

Fig. 6.15 Parede abdominal (2). **Músculo oblíquo interno do abdome:** aspecto lateral esquerdo. O músculo oblíquo externo foi removido, exceto onde ele forma parte da camada externa da bainha do músculo reto. Neste local, não pode ser separada da aponeurose subjacente do músculo oblíquo interno (Figs. 6.69-6.71). O tendão pélvico do músculo oblíquo externo também foi removido, consequentemente, o canal inguinal está completamente aberto em seus aspectos cranial e lateral. Cranialmente, a contribuição da aponeurose do músculo oblíquo interno para as lâminas interna e externa da bainha do reto está exposta. Esta relação é mostrada melhor nas próximas imagens nas Figuras 5.16-5.19.

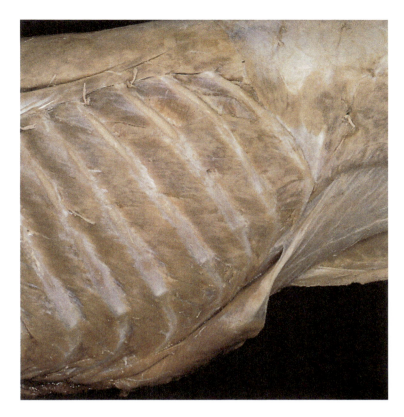
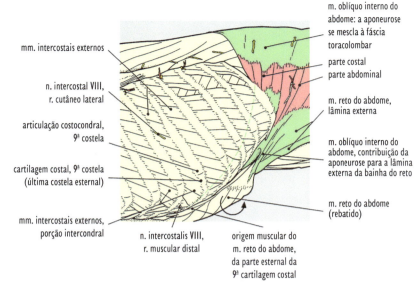

Fig. 6.16 Parede abdominal (3). Músculo oblíquo interno do abdome e bainha do músculo reto: aspecto lateral esquerdo (1). O rebatimento da parte cranial do músculo reto do abdome que está sobre o tórax expõe as cartilagens costais e a origem muscular na 9ª cartilagem costal. A posição interna da linha de reflexão costodiafragmática da pleura (linha tracejada) demonstra o limite mais caudal da cavidade torácica; portanto, a penetração caudal a esta linha entrará no abdome.

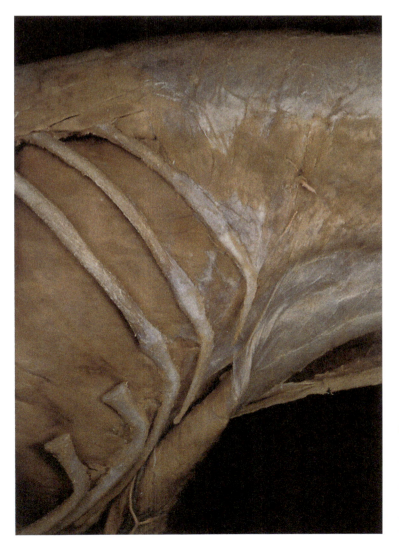
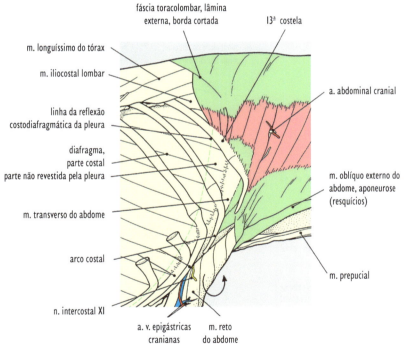

Fig. 6.17 Parede abdominal (4). Músculo oblíquo interno do abdome e bainha do reto: aspecto lateral esquerdo (2). Aumentou-se o rebatimento do músculo reto depois de seccionar sua adesão muscular à 9ª cartilagem costal. Neste momento, o arco costal é mostrado e os espaços intercostal/intercondral agora estão completamente livres de musculatura intercostal. O músculo diafragmático situa-se caudalmente à linha de reflexão costodiafragmática da pleura (linha tracejada) e insere-se nas superfícies internas das cartilagens costais, exceto na 13ª costela, cuja cartilagem costal permanece livre.

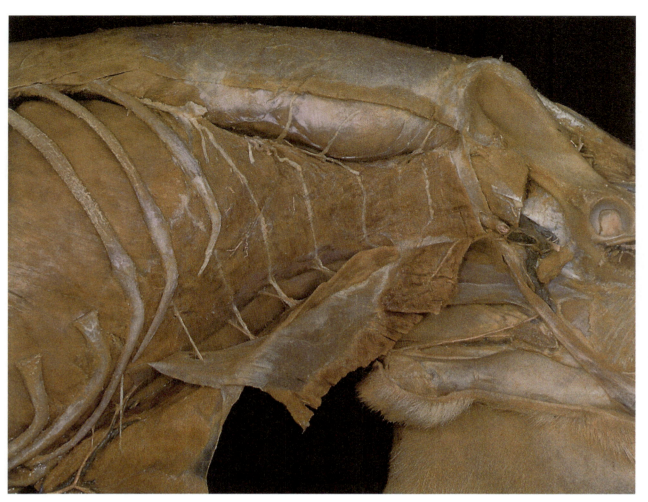

Fig. 6.18 Parede abdominal (5). Músculo transverso do abdome e nervos da parede abdominal: aspecto lateral esquerdo. O músculo oblíquo interno foi seccionado em sentido craniocaudal, próximo a suas origens na fáscia toracolombar e próximo à sua associação do ligamento inguinal. O músculo foi rebatido ventralmente e sua borda foi deixada pendente do aspecto ventrolateral do abdome. O reto do abdome também foi rebatido e afastado da aponeurose do músculo transverso do abdome, estirando os nervos que o penetram dorsalmente. Na parte superior da parede abdominal, caudalmente à 13ª costela, é visível uma 14ª costela rudimentar. Esta costela extra é apenas cartilaginosa e possui adesões de tecido conjuntivo aos músculos oblíquo interno e transverso.

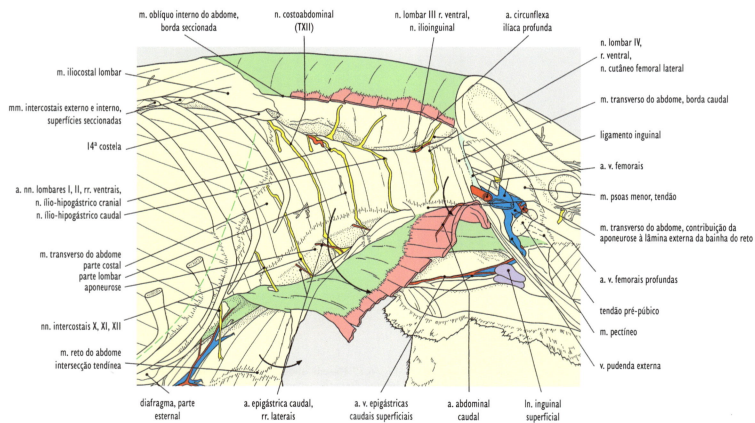

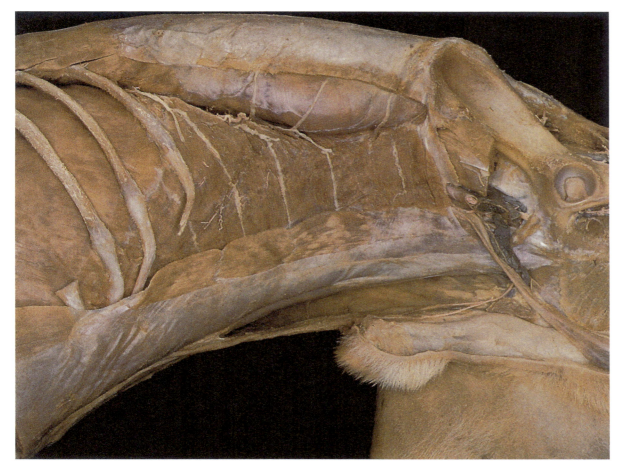

Fig. 6.19 Parede abdominal (6). Músculo reto do abdome e lâmina externa da bainha do reto: aspecto lateral. O músculo oblíquo interno foi completamente removido. Apenas a parte ventral da sua aponeurose foi mantida na superfície do músculo reto do abdome, onde forma a lâmina externa da bainha do reto, junto com a aponeurose do oblíquo externo. Ambas estão fundidas e não podem ser separadas, estendendo-se até a linha alba na linha mediana. A rudimentar 14ª costela foi removida, sendo que a série de nervos que entram na parte superior da parede abdominal é mostrada na superfície do músculo transverso (Fig. 6.72).

O Abdome

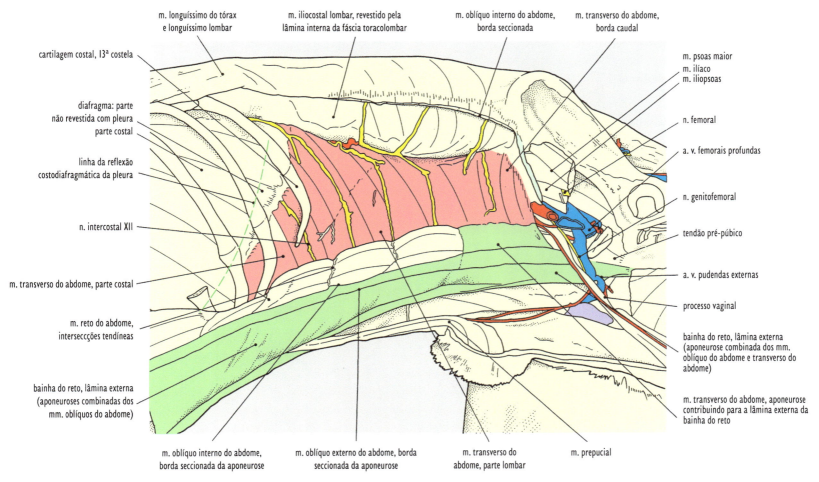

279

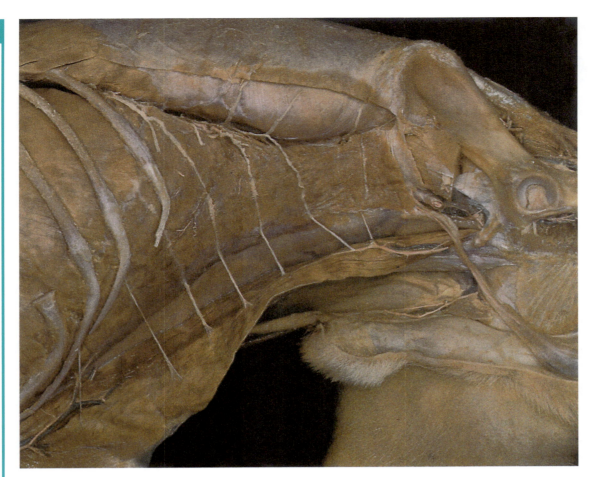

Fig. 6.20 Parede abdominal (7). Músculo reto do abdome e lâmina interna da bainha do músculo reto: aspecto lateral esquerdo. A parte caudal da aponeurose do músculo transverso do abdome foi seccionada onde ela contribui para a lâmina externa da bainha do músculo reto. Este procedimento permitiu que o músculo reto do abdome fosse rebatido ventralmente, expondo o músculo transverso e a respectiva aponeurose subjacente. A superfície dorsal do reto é exposta com as terminações dos nervos da parede abdominal que a penetram em série. A lâmina interna da bainha do reto é representada aqui pela aponeurose do músculo transverso, exceto na região caudal ao ramo caudal do nervo ílio-hipogástrico. Neste local, a lâmina consiste apenas na fáscia transversa (Figs. 6.72 e 6.101).

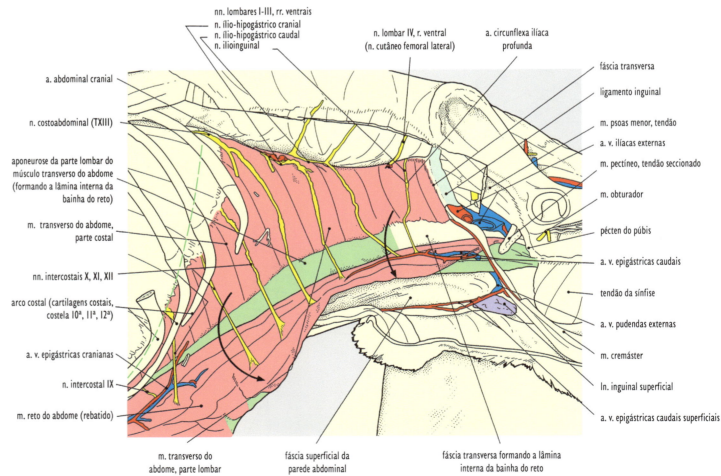

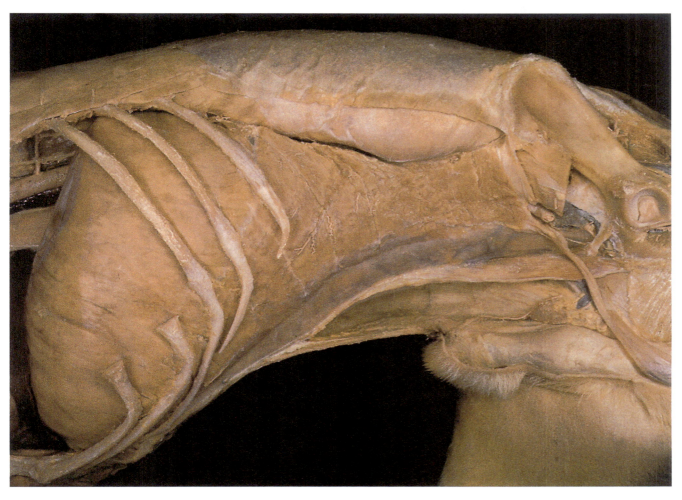

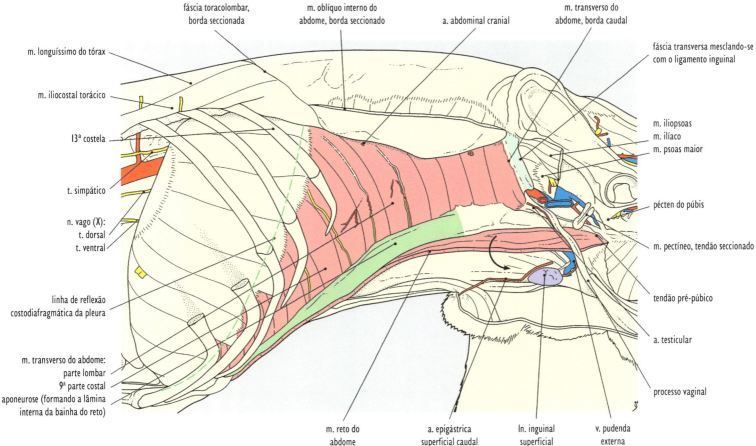

Fig. 6.21 Parede abdominal (8). Músculo transverso do abdome e diafragma: aspecto lateral esquerdo. O músculo transverso do abdome está inteiramente exposto depois da remoção do músculo reto do abdome e dos nervos da cavidade abdominal. Pode-se observar a parte costal originando-se da face interna do arco costal e se interdigitando com as fibras do diafragma na região imediatamente caudal à linha de reflexão costodiafragmática da pleura. A parte lombar surge por baixo do m. iliocostal lombar. A extensa aponeurose contribui ventralmente para a bainha do reto e se estende até a linha alba (Figs. 6.70, 6.72). A borda caudal do músculo transverso não se estende até a extremidade caudal da parede abdominal.

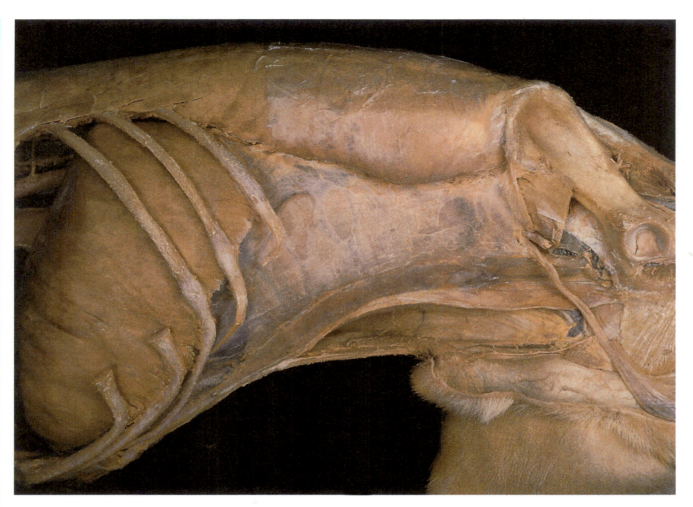
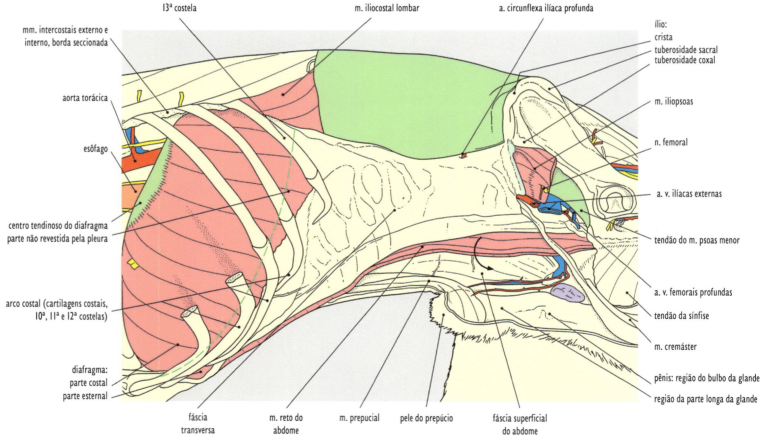

Fig. 6.22 Parede abdominal (9). Fáscia transversa: aspecto lateral esquerdo. O músculo transverso do abdome foi cuidadosamente removido e a fáscia transversa que reveste a superfície interna da parede abdominal foi exposta. Esta camada clara sustenta o peritônio parietal internamente, fundindo-se com a fáscia ilíaca no músculo iliopsoas e com a fáscia pélvica, ventralmente, na entrada da pelve. Cranialmente, a fáscia transversa se continua para a região caudal do diafragma, medialmente ao arco costal.

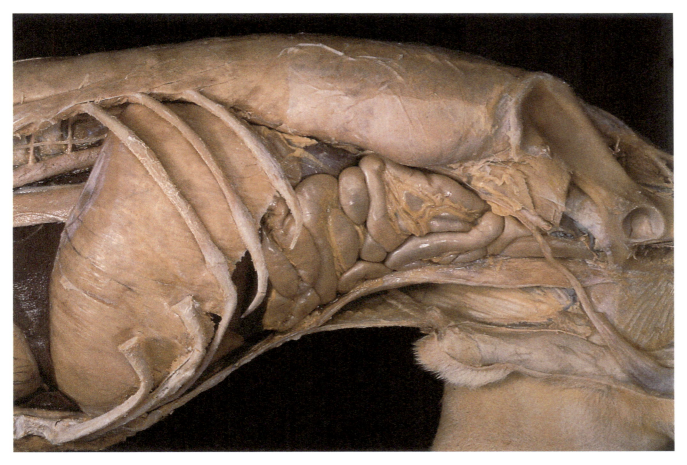

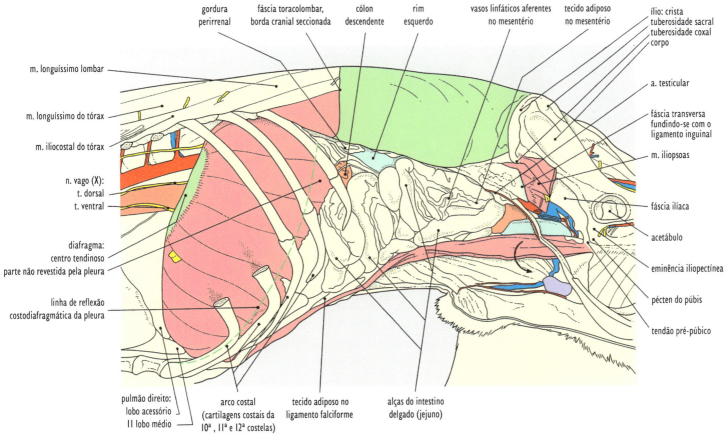

Fig. 6.23 Vísceras abdominais *in situ* (1). Depois da remoção da parede abdominal: aspecto lateral esquerdo. A remoção da fáscia transversa e do peritônio que a ela adere abre a cavidade peritoneal e expõe as alças jejunais. Várias áreas onde a gordura é depositada sob o peritônio podem ser observadas; como o mesentério maior associado às alças jejunais, ao redor do rim (gordura perirrenal) e no ventralmente no ligamento falciforme (veja também as Figuras 6.74 e 6.75 para depósitos de tecido adiposo no abdome). No mesentério também são visíveis faixas opacas claramente definidas, que representam os vasos linfáticos aferentes. Comparar este aspecto com os aspectos do lado direito (Fig. 6.47) e ventral (Fig. 6.73).

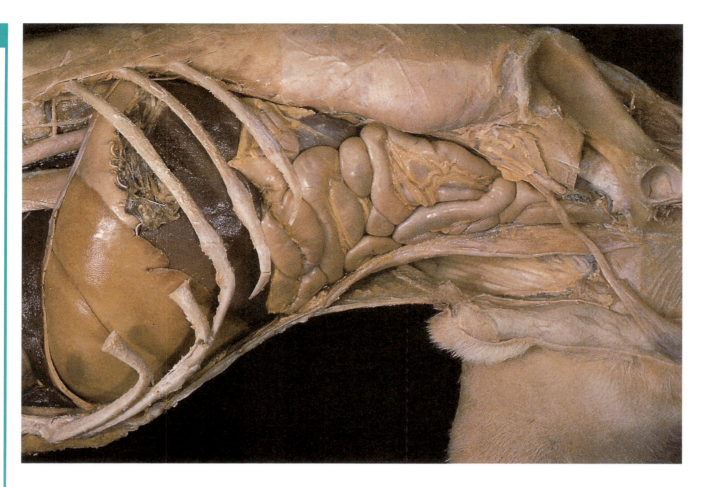

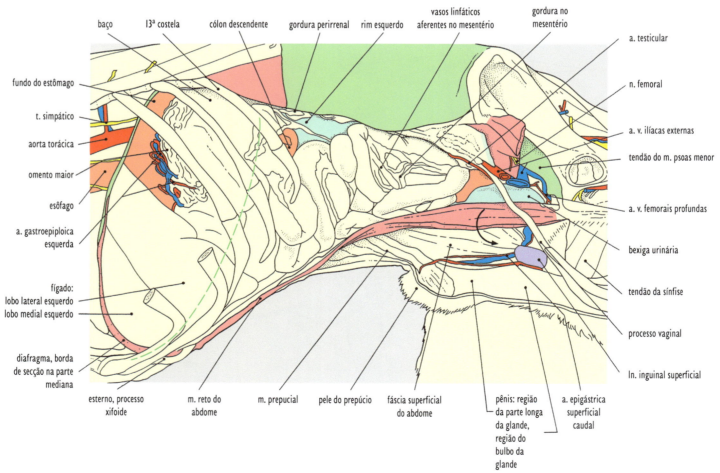

Fig. 6.24 Vísceras abdominais *in situ* (2). Depois da remoção da parede abdominal e do diafragma: aspecto lateral esquerdo. A metade esquerda do diafragma foi removida, a borda seccionada na linha mediana da cúpula do diafragma indica agora a extensão mais cranial da cavidade abdominal. O arco costal foi mantido em seu lugar e a posição da linha de reflexão costodiafragmática da pleura ainda é indicada pela linha tracejada que é caudal à cúpula. Comparar este aspecto com o aspecto equivalente do lado direito (Fig. 6.48) e ventral (Fig. 6.76).

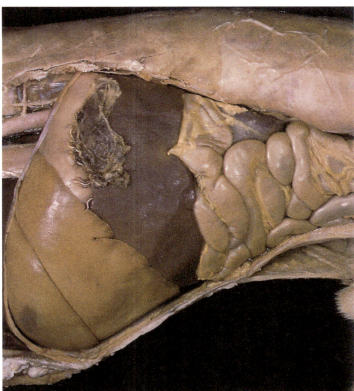

Fig. 6.25 Vísceras da região cranial do abdome *in situ* depois da remoção da parede abdominal, costelas e diafragma: aspecto lateral esquerdo. Na extremidade cranial do abdome, as costelas restantes e o arco costal foram removidos. O baço está anormalmente aumentado em seguida à narcose por barbitúricos. Estende-se até o assoalho do ventre na região xifoide (Figs. 6.77, 6.78 em aspecto ventral, Figs. 6.88-6.90 em aspecto caudal e Figs. 6.96, 6.97 em corte transversal).

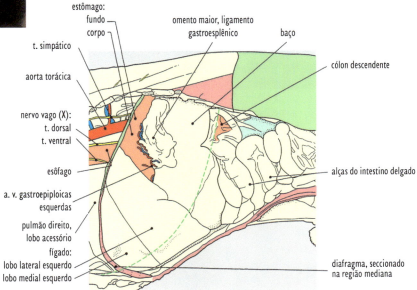

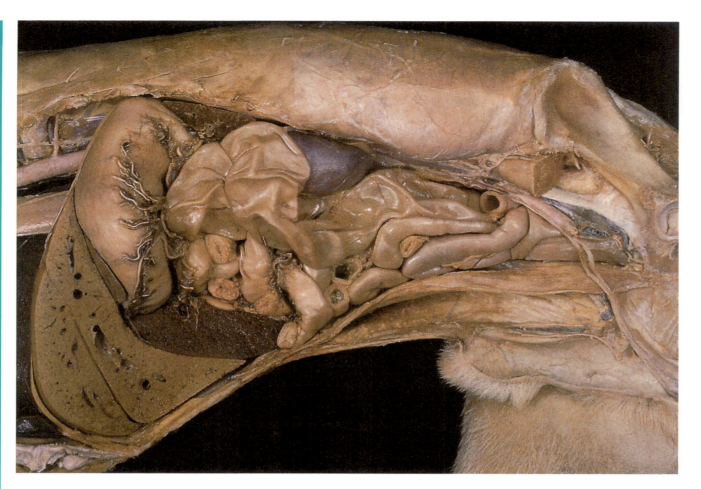
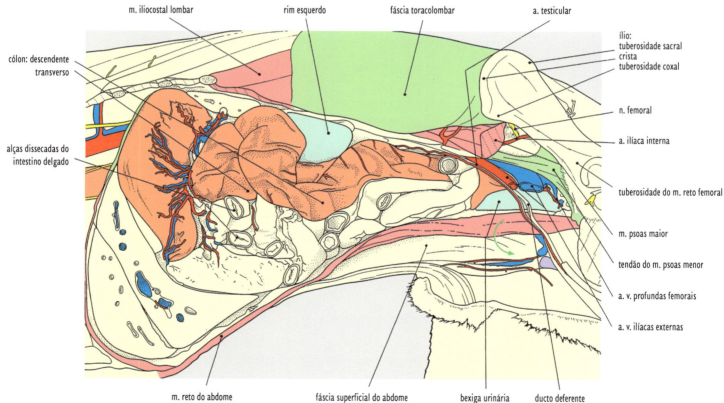

Fig. 6.26 Cólon descendente: aspecto lateral esquerdo (1). Foram expostos o cólon transverso e a maior parte do cólon descendente depois da remoção da parede profunda do omento maior e de algumas alças jejunais. O cólon neste espécime está ligeiramente aumentado e tem aparência saculiforme. Consulte a Figura 6.61 para uma aparência mais "normal" de um aspecto medial direito e as Figuras 6.80 e 6.82 para um aspecto ventral. O rim esquerdo, dorsal ao cólon, é mais bem exposto pela remoção da gordura perirrenal. Na parte caudal do abdome, foi removido o componente ilíaco do músculo iliopsoas, sendo que o psoas maior foi dissecado cranialmente até a tuberosidade coxal.

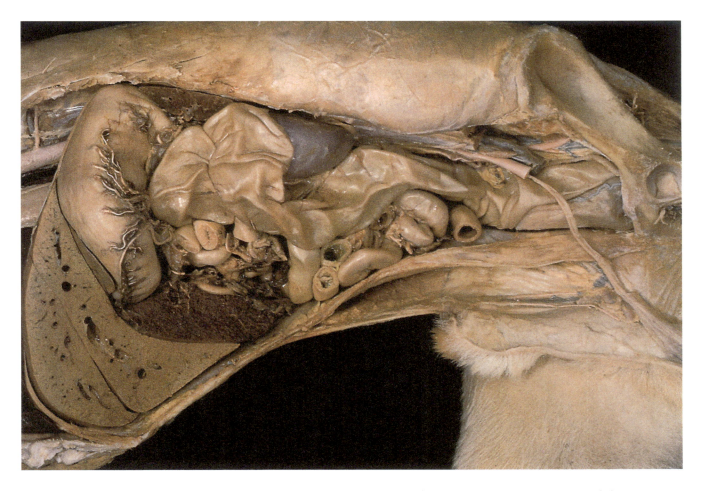

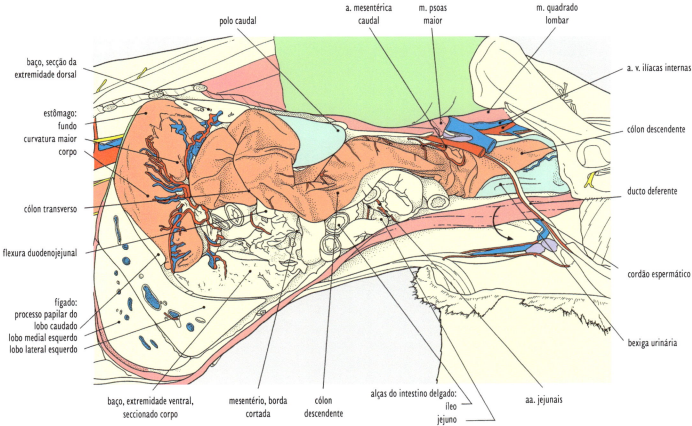

Fig. 6.27 Cólon descendente: aspecto lateral esquerdo (2). Mais alças jejunais foram removidas da parte ventral do abdome, sendo suas extremidades seccionadas claramente mostradas. O jejuno foi seccionado próximo ao seu início, na altura da flexura duodenojejunal, a qual é visível imediatamente ventral à parte inicial do cólon descendente. Caudalmente, a remoção de parte adicional do psoas maior e o tendão aplanado do músculo psoas menor expôs a parte mais caudal do cólon descendente à medida que este entra na pelve. A remoção do músculo iliopsoas também expôs os vasos ilíacos internos e externos, um linfonodo ilíaco medial e o músculo quadrado lombar.

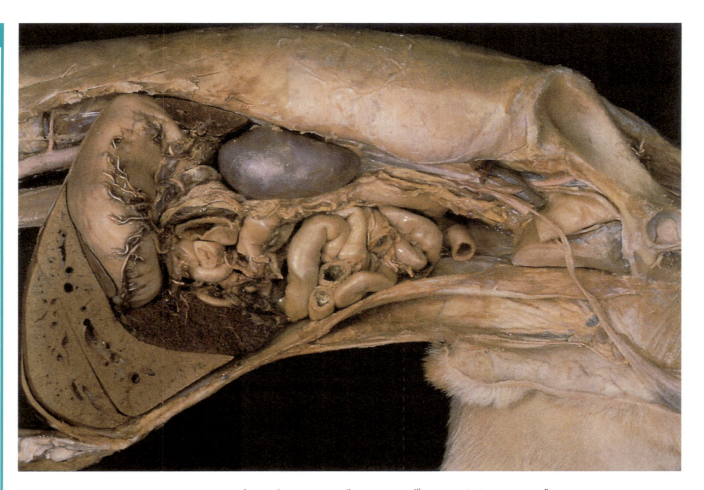

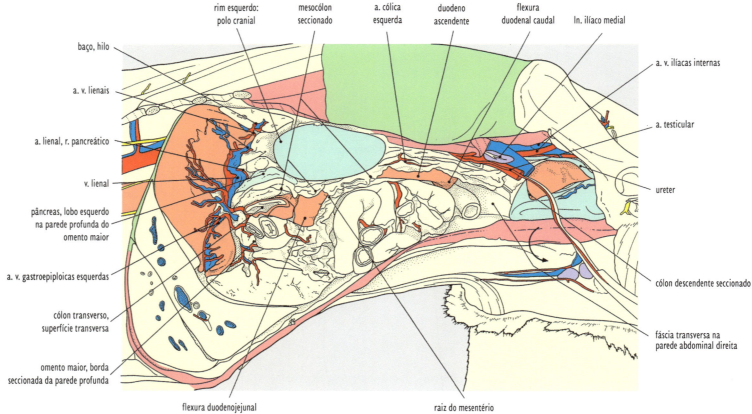

Fig. 6.28 Rim esquerdo e mesocólon: aspecto lateral esquerdo. O cólon descendente foi removido, com exceção da sua parte terminal, dorsal à bexiga urinária. Pode-se observar claramente na região cranial o cólon transverso seccionado, imediatamente cranial à flexura duodenojenunal (sua posição é melhor mostrada na secção da Figura 6.97). Estendendo-se caudalmente do cólon transverso, sob o rim, observa-se o mesocólon infiltrado por tecido adiposo e sua borda seccionada. A raiz do mesentério foi ligeiramente exposta e se localiza medialmente à flexura duodenojenunal e caudalmente ao cólon transverso. A relação das estruturas com a raiz é mais bem percebida no aspecto ventral (Figs. 6.80, 6.81) e no corte transversal (Figs. 6.98, 6.99).

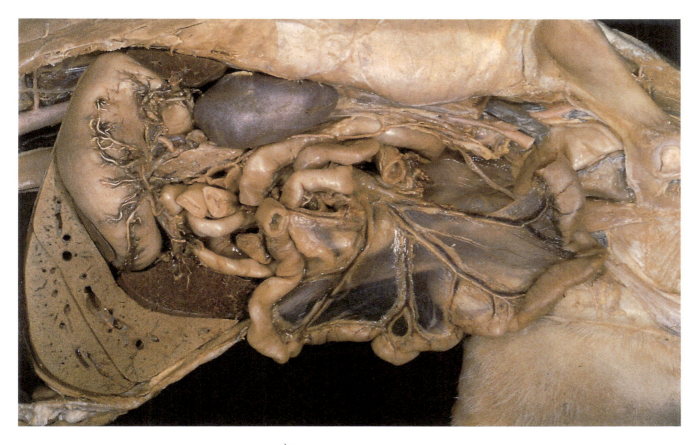

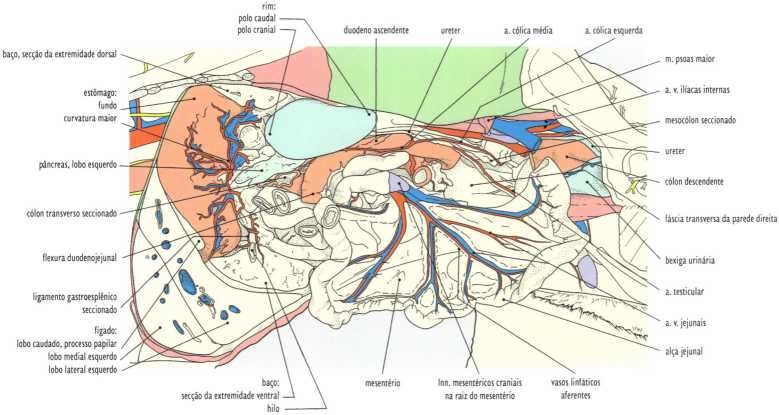

Fig. 6.29 Vasos sanguíneos e linfáticos do mesentério: aspecto lateral esquerdo. O mesocólon foi removido da base do rim esquerdo para expor o duodeno ascendente da flexura duodenal caudal até a flexura duodenojejunal. Algumas alças jejunais que permaneceram foram expostas para fora da cavidade abdominal com a finalidade de separar e mostrar o grande leque do mesentério. As artérias e veias jejunais são acompanhadas paralelamente por faixas opacas representando os canais linfáticos aferentes. Todos os vasos convergem na raiz mesentérica, a qual forma um "nó" evidente de tecido espessado consideravelmente por numerosos linfonodos craniais mesentéricos.

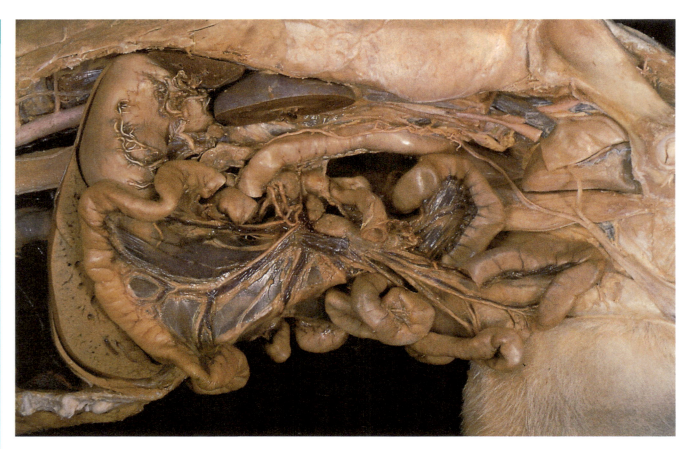

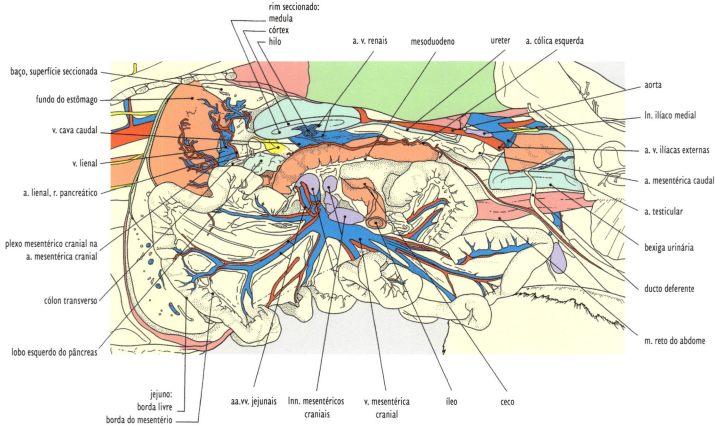

Fig. 6.30 Linfonodos mesentéricos e raiz do mesentério: aspecto lateral esquerdo (1). Mais alças jejunais remanescente foram espalhadas ventralmente, o que deslocou ventralmente o ceco e o íleo ventralmente; eles retornam a uma posição mais "normal" na Figura 6.34 e seguintes. O corte sagital do rim expôs a artéria e a veia renais e o ureter, os quais entram no hilo. Foi removida uma quantidade considerável de tecido adiposo da raiz do mesentério expondo os linfonodos mesentéricos craniais. A relação entre o trato intestinal e a raiz do mesentério é mostrada nas Figuras 6.80 e 6.81 de um aspecto ventral, e nas Figuras 6.97-6.99 em corte transversal.

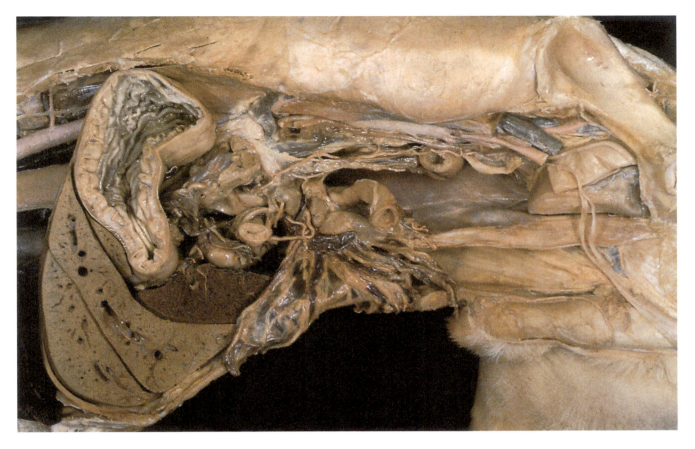

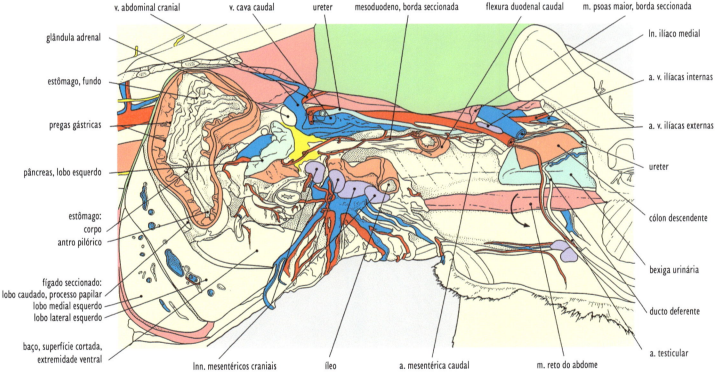

Fig. 6.31 Linfonodos mesentéricos e a raiz do mesentério: aspecto lateral esquerdo (2). O duodeno ascendente foi removido expondo a raiz do mesentério e o lobo pancreático esquerdo. O estômago foi seccionado verticalmente de modo que o fundo e o corpo foram abertos até o antro pilórico. O rim esquerdo e o baço foram inteiramente removidos do teto da cavidade abdominal. A remoção do rim implicou a secção dos vasos renais e do ureter; as extremidades cortadas podem ser visualizadas. Ventralmente, a maioria das alças jejunais remanescentes foi removida, deixando apenas uma ou duas alças craniais à raiz do mesentério e uma massa de tecido mesentérico exteriorizado ventralmente do abdome.

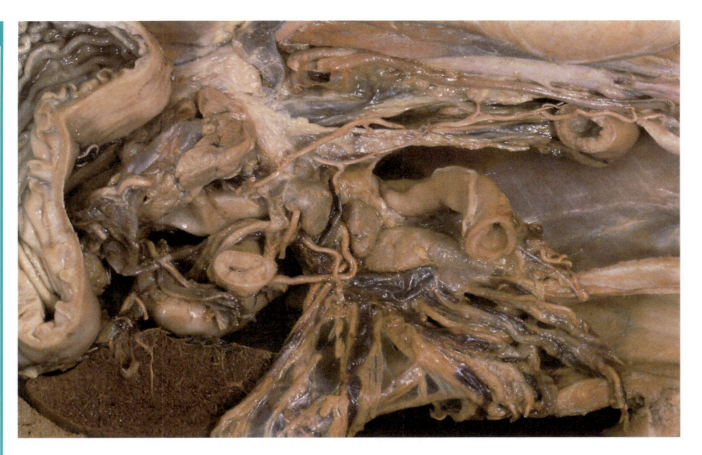
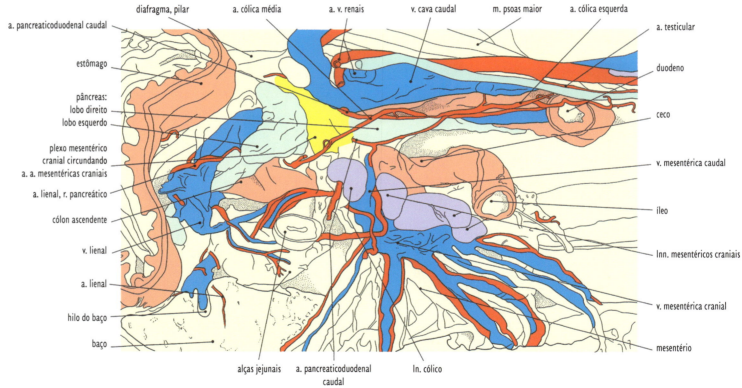

Fig. 6.32 Linfonodos mesentéricos e raiz do mesentério: aspecto lateral esquerdo (3). Esta figura é o aumento de parte da dissecação mostrada na Figura 6.31. A artéria mesentérica cranial ainda está obscurecida pelo seu plexo de nervos autônomos que a circunda. Cranialmente à raiz, observa-se o pâncreas que se situa dorsalmente ao cólon subjacente; caudalmente e olhando-se para o lado direito do abdome, nota-se o lobo pancreático direito e o duodeno descendente, os quais se situam dorsalmente ao ceco e à extremidade terminal do íleo (Figs. 6.80, 6.81). A artéria cólica média situa-se dorsalmente aos linfonodos, esta foi mantida na posição após a retirada prévia do cólon descendente e seu mesocólon de sustentação (Figs. 6.28, 6.29).

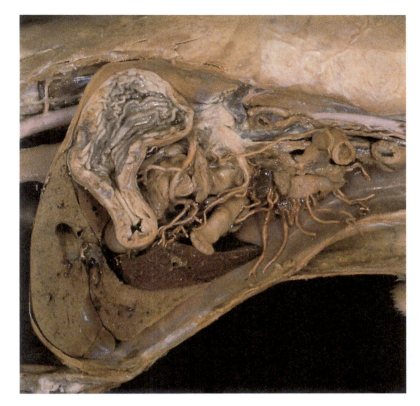
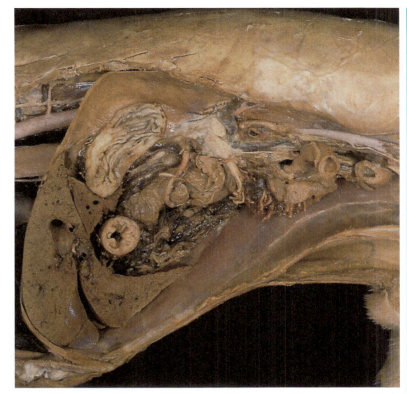
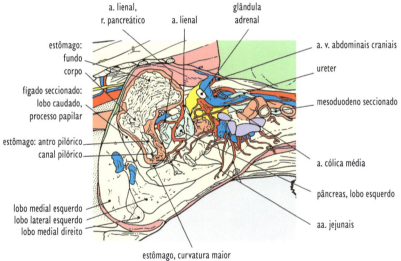
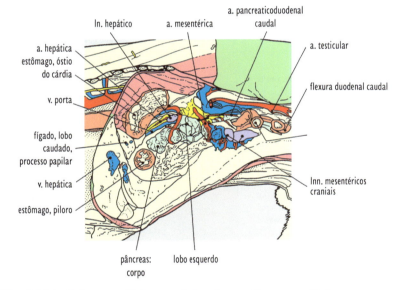

Fig. 6.33 Artéria mesentérica cranial e plexo celiacomesentérico: aspecto lateral esquerdo (1). A dissecação e remoção contínua de tecidos, especialmente da raiz mesentérica, particularmente na região cranial a ela, envolveram a remoção de parte do lobo pancreático esquerdo. O piloro foi aberto para mostrar o canal pilórico, ao passo que o aprofundamento dos cortes do fígado expôs o lobo medial direito. Depois da remoção da maior parte do leque restante do mesentério e dos linfonodos mesentéricos, o ceco e a extremidade terminal do íleo foram recolocados em uma posição mais "normal", próxima ao teto do abdome.

Fig. 6.34 Artéria mesentérica cranial e plexo celiacomesentérico: aspecto lateral esquerdo (2). Foi removido ainda mais tecido do fundo e praticamente todo o corpo, de tal forma que a cárdia está separada do piloro. Um resquício do processo papilar do fígado está localizado entre os dois onde se localizava a curvatura menor. Mais tecido pancreático foi removido da região caudal ao estômago, sendo que o restante da extremidade ventral do baço foi removido, junto com o ligamento gastroesplênico.

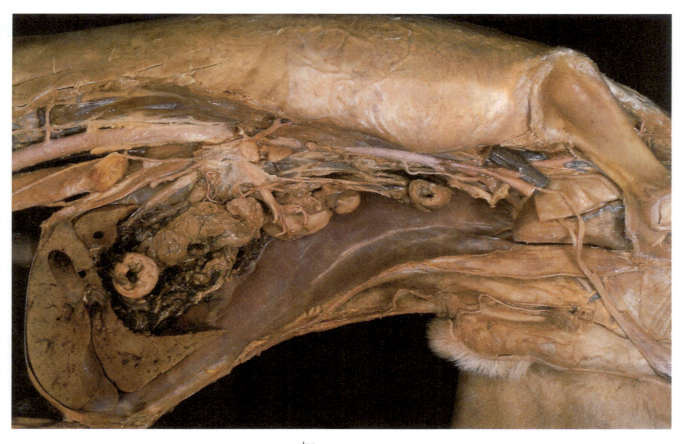
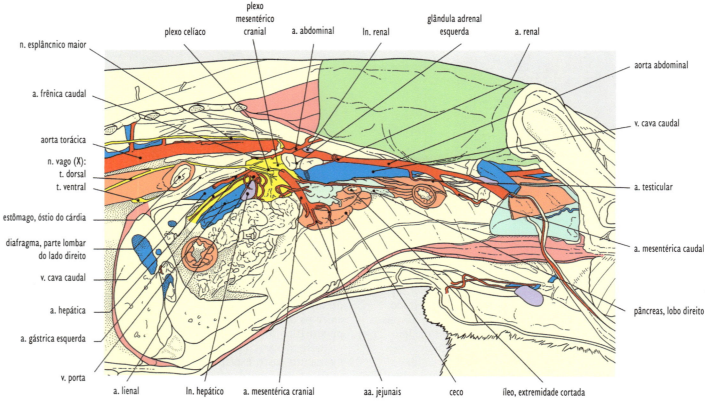

Fig. 6.35 Inervação autônoma das vísceras abdominais: aspecto lateral esquerdo (1). O fundo e o corpo do estômago foram removidos, deixando apenas o cárdia e o piloro, seccionando-se a artéria gástrica esquerda. As porções costal e lombar do diafragma foram removidas, o pilar lombar esquerdo foi seccionado dorsalmente à glândula adrenal e cranialmente à artéria abdominal cranial. Tanto o hiato esofágico como o hiato aórtico foram destruídos no processo (Figs. 6.63, 6.64, 6.86, 6.87 e 6.91). A veia abdominal cranial foi removida e a artéria frênica caudal é vista passando cranialmente da artéria frenicoabdominal dorsal para a glândula adrenal (Fig. 6.87).

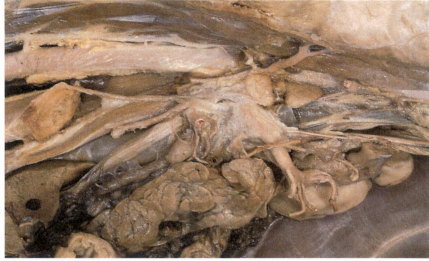

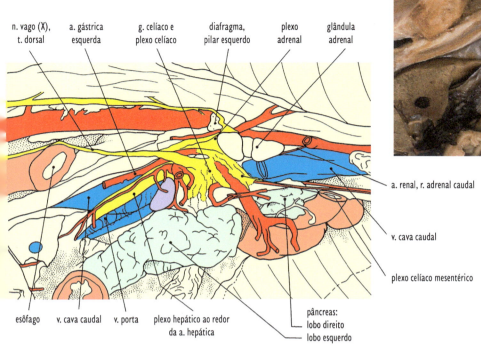

n. vago (X), t. dorsal | a. gástrica esquerda | g. celíaco e plexo celíaco | diafragma, pilar esquerdo | plexo adrenal | glândula adrenal

a. renal, r. adrenal caudal
v. cava caudal
plexo celíaco mesentérico
pâncreas: lobo direito / lobo esquerdo

esôfago | v. cava caudal | v. porta | plexo hepático ao redor da a. hepática

Fig. 6.36 Inervação autônoma das vísceras abdominais: aspecto lateral esquerdo (2). Esta figura é o aspecto aumentado de parte da dissecação mostrada na Figura 6.35. Os ramos esplênico e gástrico esquerdo da artéria celíaca foram cortados depois da remoção do baço e do estômago; um plexo hepático de nervos autônomos circunda o ramo hepático.

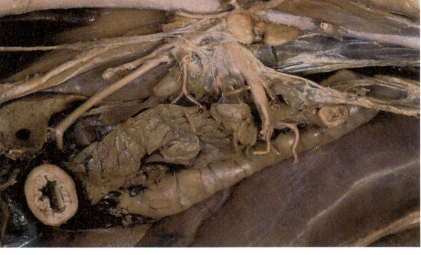

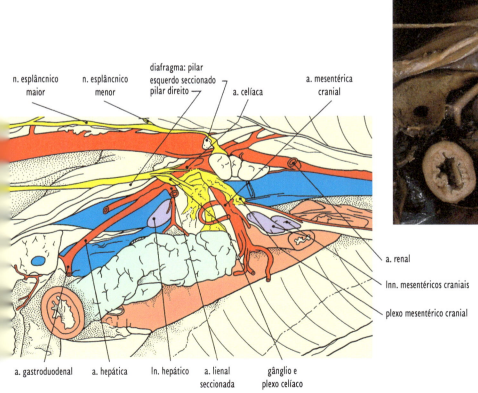

n. esplâncnico maior | n. esplâncnico menor | diafragma: pilar esquerdo seccionado pilar direito | a. celíaca | a. mesentérica cranial

a. renal
lnn. mesentéricos craniais
plexo mesentérico cranial

a. gastroduodenal | a. hepática | ln. hepático | a. lienal seccionada | gânglio e plexo celíaco

Fig. 6.37 Artérias celíaca e mesentérica cranial: aspecto lateral esquerdo. A dissecação e a remoção do tecido mesentérico e da fáscia ao redor do plexo celiacomesentérico removeu grande parte da rede de fibras autônomas, expondo tanto as artérias celíaca como a mesentérica cranial. Os nervos esplâncnicos se curvam juntos em sentido lateroventral ao redor do segmento seccionado do pilar esquerdo do diafragma, e desaparecem sob a glândula adrenal em rota para o plexo celiacomesentérico. Compare esta figura com a Figura 6.62 do lado direito.

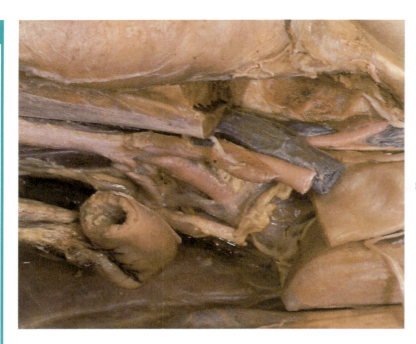
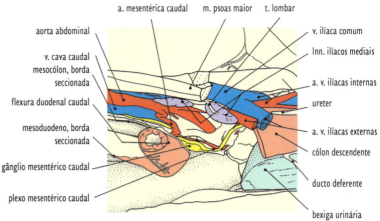

Fig. 6.38 Artéria mesentérica caudal: aspecto lateral esquerdo. Este é um aspecto aumentado da extremidade caudal do abdome depois da remoção de mais partes do músculo iliopsoas. O diâmetro da artéria mesentérica caudal, a qual segue um trajeto tortuoso, aumenta devido ao plexo mesentérico caudal circundante, no qual um gânglio mesentérico caudal pode ser claramente notado.

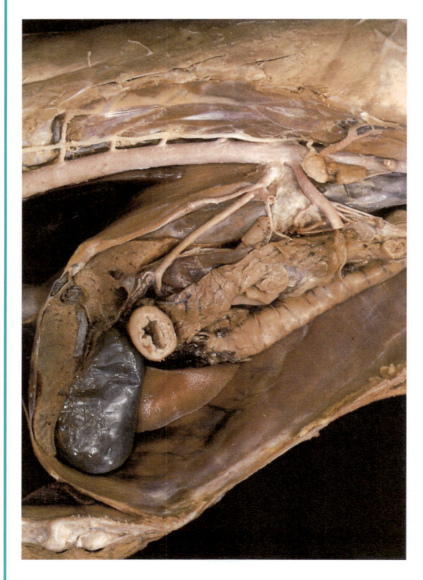
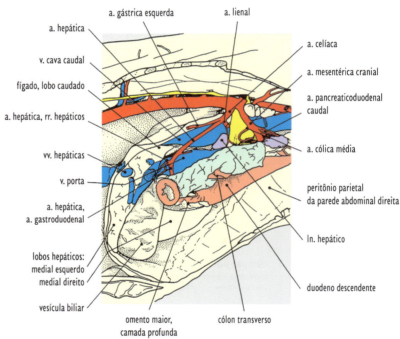

Fig. 6.39 Artéria hepática, veia porta hepática e vesícula biliar: aspecto lateral esquerdo. A remoção adicional de tecido expôs a artéria celíaca e sua origem na aorta, sendo que seus três ramos estão claramente apresentados. O esôfago e a cárdia do estômago foram removidos, junto com porções adicionais de tecido diafragmático e hepático. No tecido hepático seccionado, próximo ao diafragma e ao seu forame caval, observa-se a presença de grandes veias hepáticas. Compare esta figura com a Figura 6.63 do lado direito.

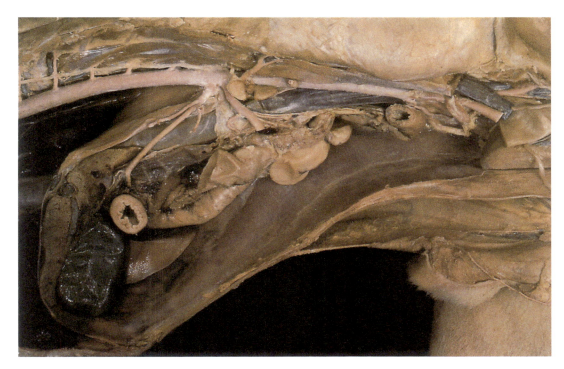

Fig. 6.40 Íleo, ceco e cólon ascendente: aspecto medial do lado direito. O lobo esquerdo do pâncreas foi removido para expor em vista medial as estruturas apoiadas no lado direito do abdome. Imediatamente à direita da artéria mesentérica cranial, o cólon ascendente, ceco e extremidade terminal do íleo estão expostos junto com vários linfonodos cólicos. Mais cranianamente, no lado direito, o lobo pancreático direito pode ser visualizado junto com o duodeno descendente (veja também as Figuras 6.80, 6.81 para o aspecto ventral, e a Figura 6.98 corte transversal). Compare esta figura com a Figura 6.55 do aspecto lateral direito.

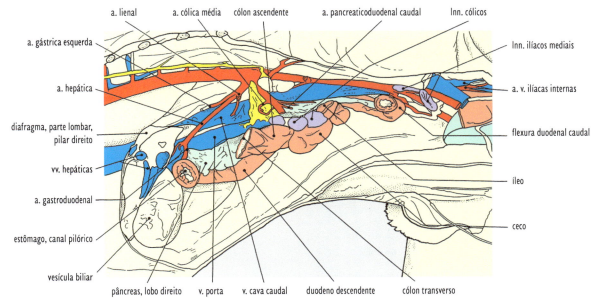

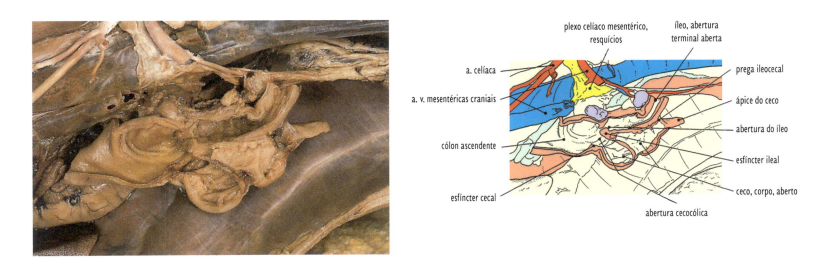

Fig. 6.41 Ceco aberto para mostrar as aberturas cecocólicas e ileocólicas: aspecto medial do lado direito. As extremidades do cólon e do íleo foram abertas e a abertura ileocecocólica é mostrada no centro da figura. O corpo do ceco também foi aberto e a abertura ileocecocólica situa-se diretamente em posição ventral à ileocólica. Compare esta figura com as Figuras 6.56 e 6.57 do ceco aberto pelo aspecto lateral direito.

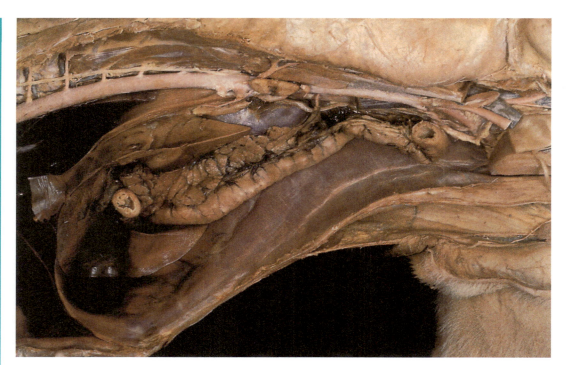

Fig. 6.42 Duodeno descendente, lobo direito do pâncreas e do rim direito: aspecto medial. Os resquícios do cólon, ceco e do íleo e seus linfonodos associados foram removidos; as artérias celíaca e mesentérica cranial foram cortadas próximas à aorta, sendo que grande parte da veia hepática portal foi removida. Compare esta figura com a Figura 6.51 do aspecto lateral direito. Praticamente toda a veia cava caudal foi removida, exceto próxima ao forame caval, onde permaneceu parte da parede direita da veia cava caudal. A saída de uma veia hepática do lobo direito do fígado é mostrada.

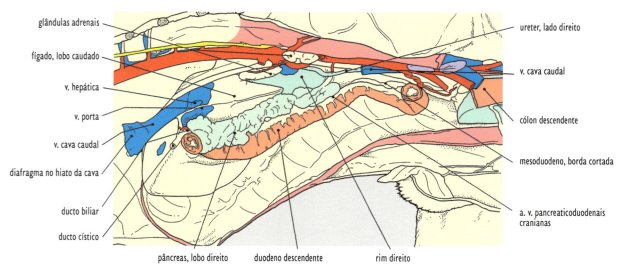

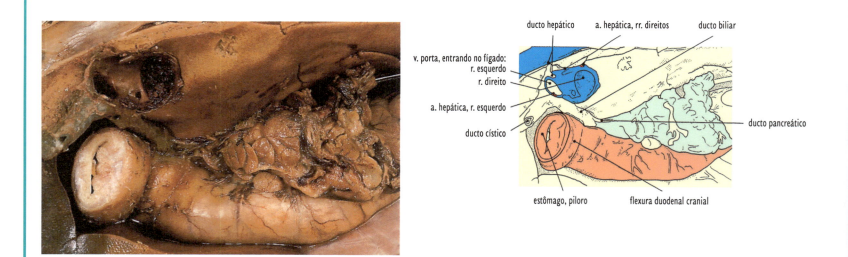

Fig. 6.43 Ducto biliar e veia porta do fígado: aspecto medial. Esta é uma imagem em maior aumento do ducto biliar e da veia porta do fígado. Os ductos cístico e hepático também foram expostos e um ducto pancreático se junta ao ducto biliar. Os dois principais ramos da veia porta são mostrados inserindo-se no fígado, sendo que três ramos cortados das artérias hepáticas também são visíveis na periferia da veia porta (veja também a Figura 6.95 em corte transversal).

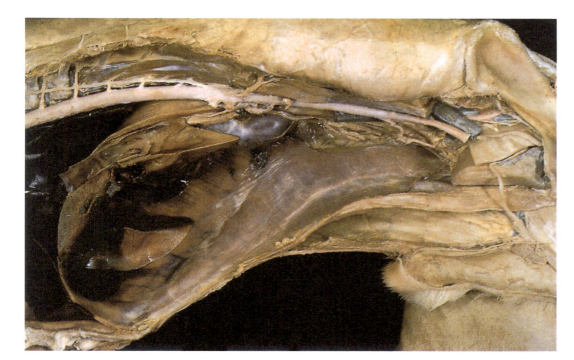

Fig. 6.44 Rim direito e lobo caudado do fígado: aspecto medial. A remoção do duodeno descendente e do lobo pancreático direito expõe o rim direito e o lobo caudado do fígado, o qual repousa em seu polo cranial. Compare esta figura com a Figura 6.50 do aspecto lateral direito (Figs. 6.84, 6.88 e 6.97). A musculatura diafragmática é revestida pela fáscia abdominal interna que sustenta o peritônio brilhante, o qual reveste toda a parede abdominal internamente.

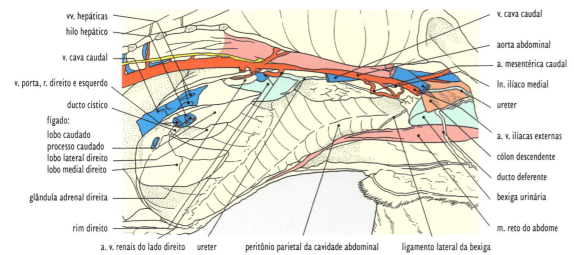

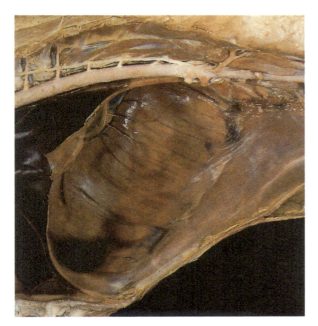

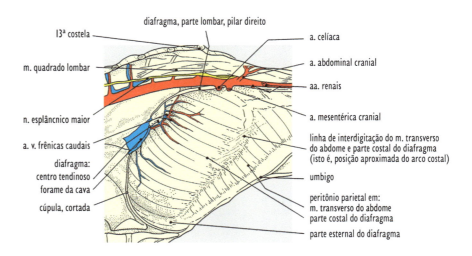

Fig. 6.45 Parede abdominal e diafragma do lado direito: aspecto medial. Depois da remoção das vísceras abdominais craniais, o peritônio parietal revestindo o abdome é exposto. A "linha" onde as partes costal e esternal da musculatura diafragmática se interdigita com o músculo abdominal transverso pode ser claramente visível através do abdome e delineará a posição aproximada do arco costal (veja também as Figuras 6.21, 6.22 do aspecto lateral).

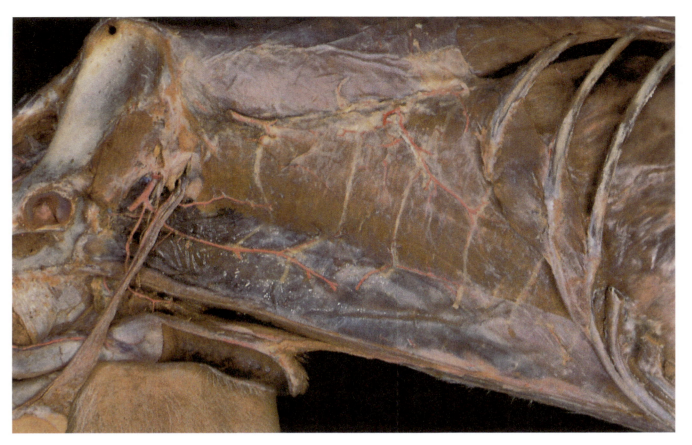
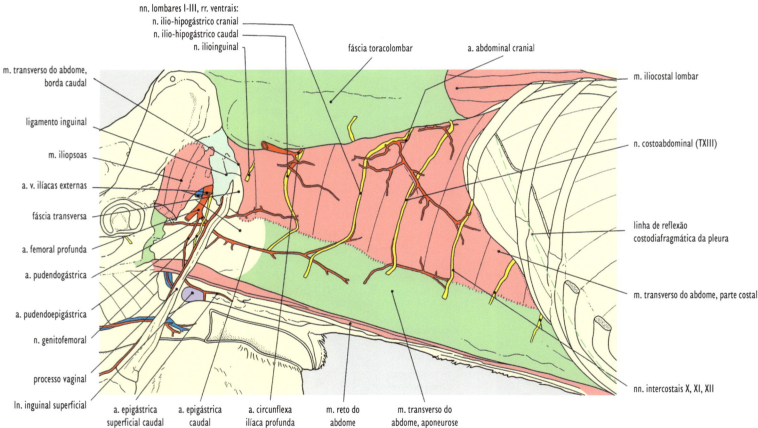

Fig. 6.46 Músculo transverso do abdome, nervos e artérias da parede abdominal: aspecto lateral direito. A maioria das características deste aspecto da parede abdominal direita é comparável com as do lado esquerdo já mostradas na Figura 6.20. O membro pélvico direito foi removido usando o mesmo procedimento adotado para o esquerdo e os músculos oblíquo e reto do abdome foram removidos para expor o músculo transverso do abdome com os nervos da parede mostrados em sua superfície. Diversamente da Figura 6.21, este espécime mostra claramente o tronco pudendogástrico, o qual origina as artérias epigástrica caudal e pudenda externa.

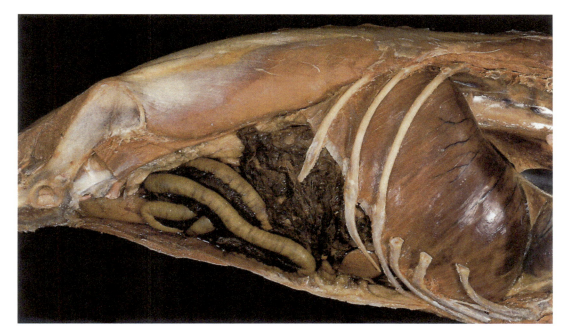

Fig. 6.47 Vísceras abdominais *in situ* depois da remoção da parede abdominal: aspecto lateral direito (1). O conteúdo abdominal foi mostrado depois da remoção da parede do abdome. Este aspecto deve ser comparado com o do lado esquerdo, na Figura 6.23. No lado direito, pode ser visto mais partes do omento maior (cor negra) do que no lado esquerdo, estendo-se este caudalmente entre a parede abdominal e os intestinos. Em muitos casos, pode revestir completamente o intestino até a bexiga urinária (ver também o aspecto ventral; Fig. 6.73).

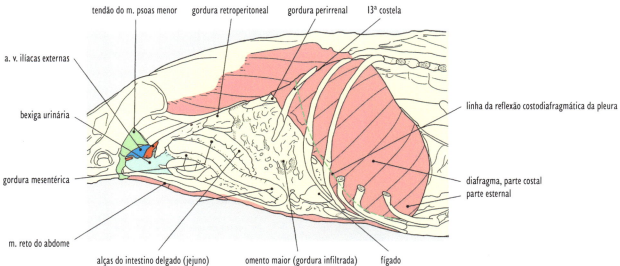

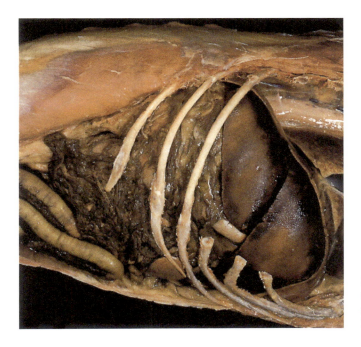

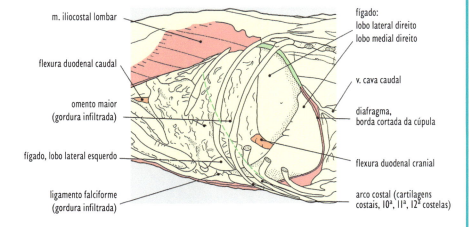

Fig. 6.48 Vísceras do abdome cranial após a remoção do diafragma: aspecto lateral direito. A metade direita do diafragma foi retirada, mantendo-se intactas as três costelas caudais e o arco costal. A linha de inserção diafragmática das costelas é indicada pela linha tracejada.

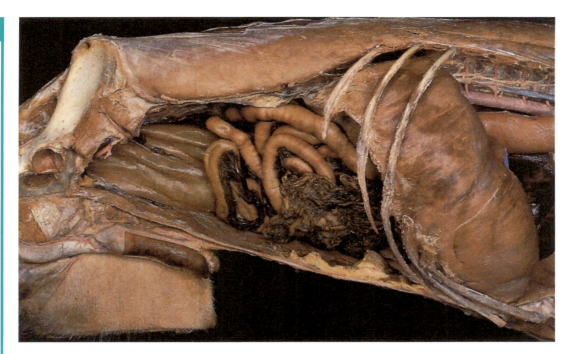

Fig. 6.49 Vísceras abdominais *in situ* depois da remoção da parede do abdome: aspecto lateral direito (2). Este espécime adicional foi incluído para mostrar como a bexiga urinária pode ficar distendida. Compare esta imagem com a Figura 6.47, a qual mostra uma bexiga urinária relativamente pequena. Neste espécime, praticamente toda o terço caudal da cavidade abdominal está ocupado pela bexiga urinária distendida.

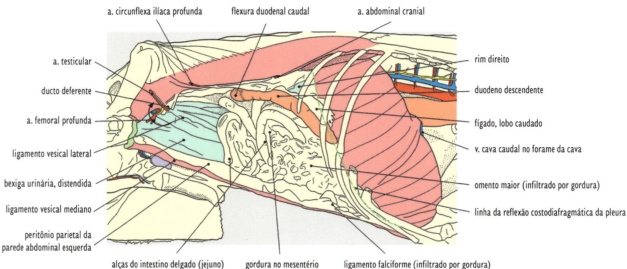

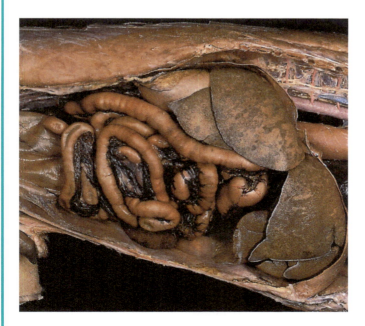

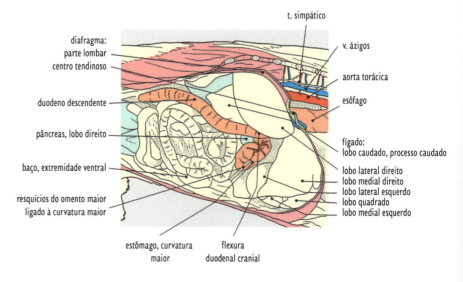

Fig. 6.50 Vísceras do abdome cranial depois da remoção do diafragma e das costelas: aspecto lateral direito. O lado direito do diafragma, as costelas caudais e o arco costal foram removidos, e o omento maior foi dissecado e removido.

6 O Abdome

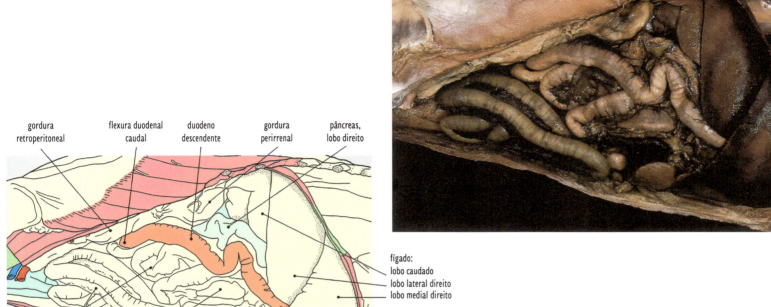

Fig. 6.51 Vísceras abdominais depois da remoção do omento maior: aspecto lateral direito. O omento maior foi removido, obtendo-se um panorama do abdome semelhante ao da Figura 6.50, de um espécime diferente. Depósitos adicionais de gordura são visíveis no mesentério e em posição retroperitoneal no teto da cavidade abdominal, aparecendo como uma faixa contínua.

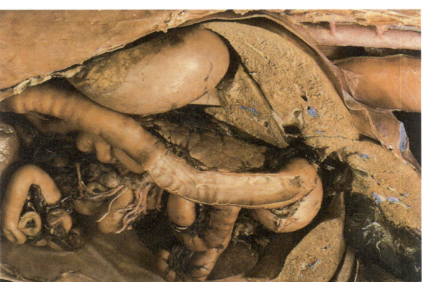

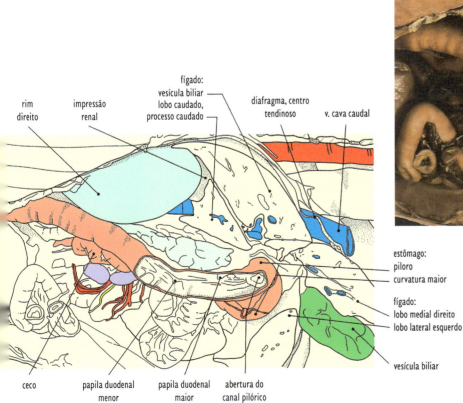

Fig. 6.52 Ducto biliar e papila duodenal do duodeno descendente: aspecto lateral direito. O fígado foi dissecado para expor a parte inicial do duodeno descendente. Parte da parede lateral direita do duodeno foi removida e a mucosa que o reveste foi limpa. A abertura do canal pilórico está visível e ambas as papilas duodenais maior e menor estão expostas. A remoção do lobos lateral direito e partes do medial direito do fígado expôs a vesícula biliar e seu ducto cístico.

303

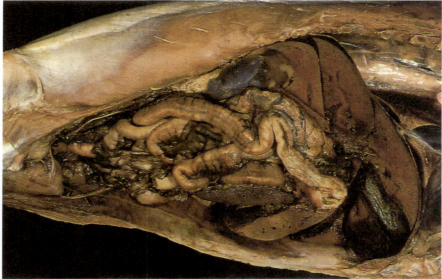

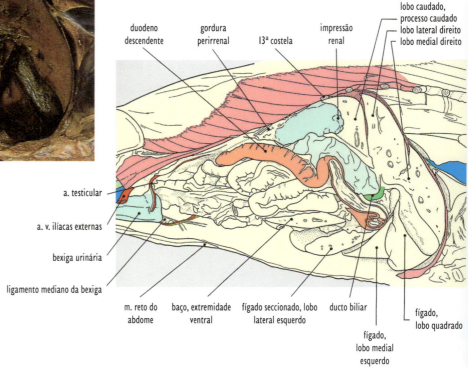

Fig. 6.53. Duodeno descendente, lobo direito do pâncreas e rim direito: aspecto lateral direito. A remoção da maior parte dos lobos lateral direito e do medial direito do fígado expôs a vesícula biliar, o ducto cístico e o ducto biliar. O corte do processo caudado do lobo caudado do fígado expôs o polo do rim direito localizado na fossa renal (Figs. 6.88 e 6.96).

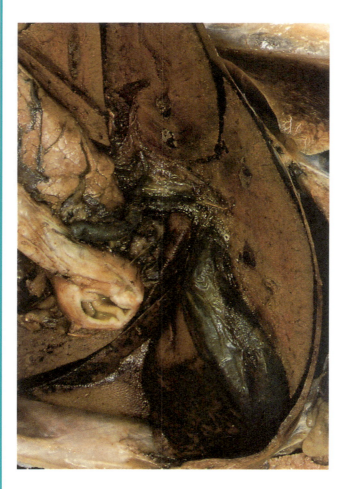

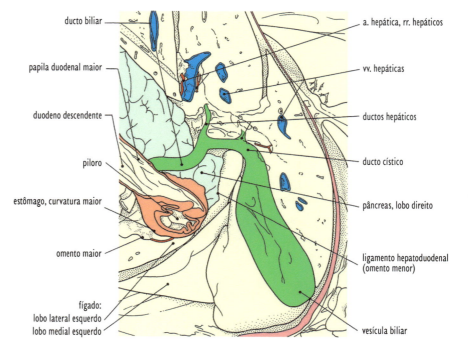

Fig. 6.54 Vesícula biliar, ductos cístico, hepático e biliar: aspecto lateral direito. Este é um aspecto aumentado da dissecação mostrada na Figura 6.53 e mostra uma dissecação semelhante à mostrada na Figura 6.52. Nas superfícies cortadas do fígado, são visíveis grandes veias hepáticas; duas artérias hepáticas são observadas dorsalmente no lobo lateral direito.

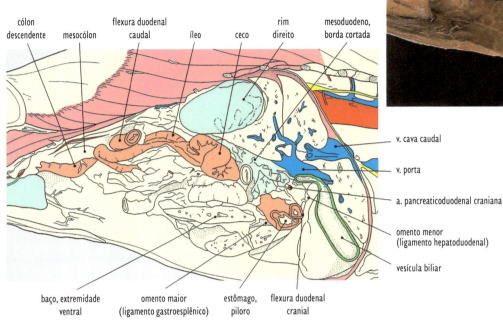

Fig. 6.55 Íleo, ceco e cólon ascendente: aspecto lateral direito. O duodeno descendente e o lobo pancreático esquerdo foram removidos, expondo o ceco e o íleo, o qual se estende caudalmente do ceco e ventralmente até a borda cortada do mesoduodeno. Mais caudalmente, algumas alças jejunais foram removidas e o cólon descendente e o mesocólon foram expostos em posição craniodorsal à bexiga. O baço também foi seccionado em sua extremidade ventral e o ligamento gastroesplênico é visível.

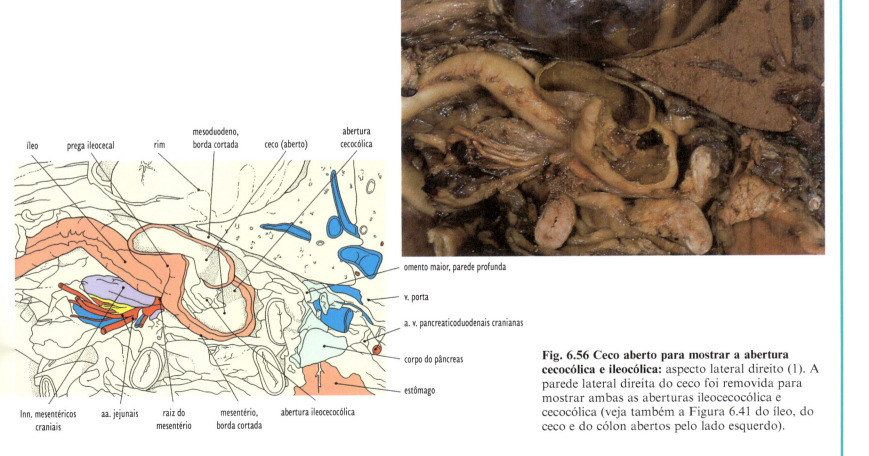

Fig. 6.56 Ceco aberto para mostrar a abertura cecocólica e ileocólica: aspecto lateral direito (1). A parede lateral direita do ceco foi removida para mostrar ambas as aberturas ileocecocólica e cecocólica (veja também a Figura 6.41 do íleo, do ceco e do cólon abertos pelo lado esquerdo).

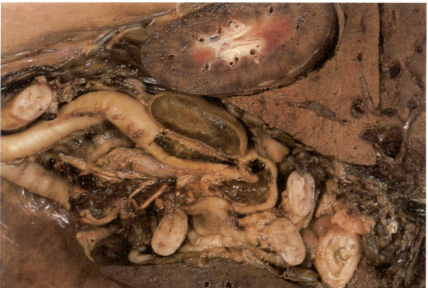

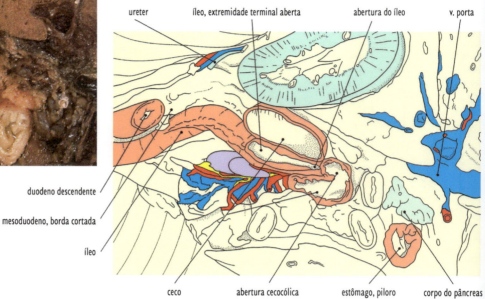

Fig. 6.57 Ceco aberto para mostrar as aberturas cecocólica e ileocecocólicas: aspecto lateral direito (2). Foi removida uma parte adicional da parede do ceco, de maneira que a extremidade terminal do íleo foi exposta e aberta para mostrar melhor a abertura ileocólica.

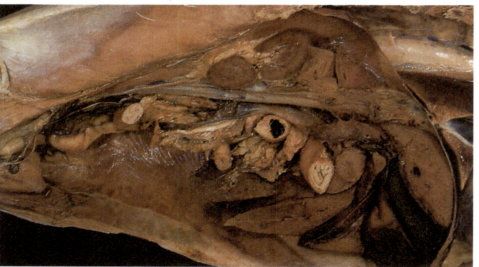

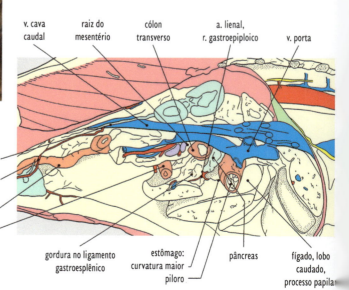

Fig. 6.58 Veia cava caudal e veia portal hepática: aspecto lateral direito. As alças jejunais remanescentes, o íleo e o ceco que repousam no lado direito da raiz do mesentério foram removidos. A remoção de uma parte adicional de tecido hepático expôs a veia cava até a altura do diafragma. O piloro foi seccionado e a flexura duodenal cranial foi removida junto com o omento menor, expondo o processo papilar do lobo caudado do fígado na curvatura menor (veja também o fígado em vista caudal na Figura 6.92 e em corte na Figura 6.95).

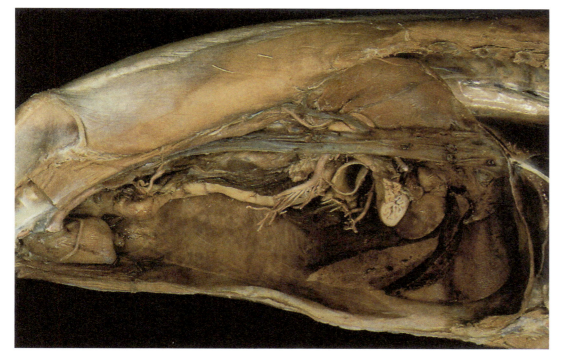

Fig. 6.59 Veia cava caudal, artérias mesentéricas cranial e caudal e cólon descendente: aspecto lateral direito. O duodeno ascendente foi removido e o cólon e o mesocólon foram expostos no lado esquerdo. A remoção dos tecidos mesentéricos e dos linfonodos da raiz mesentérica expôs a artéria mesentérica cranial, a qual é caudal ao cólon transverso. A veia porta hepática foi removida e o tecido hepático foi removido da região dorsal à veia cava caudal. A dissecção adicional do baço revelou os ramos da artéria esplênica; alguns entram no hiato na extremidade dorsal do baço; um único ramo grande, imediatamente caudal ao estômago, dirige-se para o hilo na extremidade ventral. A remoção dos resquícios do rim direito e do ureter revelaram a glândula adrenal e os vasos abdominais craniais, além de alguns nervos esplâncnicos autônomos passando sobre o arco lombocostal.

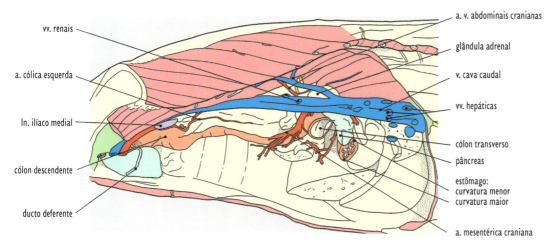

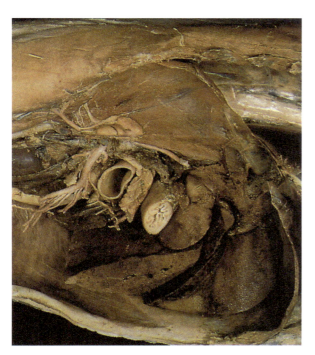

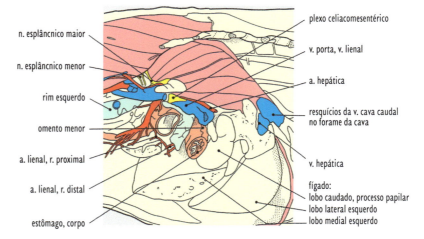

Fig. 6.60 Nervos esplâncnicos e glândula adrenal do lado direito: aspecto lateral direito. A remoção da veia cava caudal e da veia abdominal cranial revelou um pouco mais da artéria mesentérica cranial, uma vez que a grande veia renal esquerda foi mantida em posição. A artéria hepática ficou mais exposta, sendo que os resquícios da veia cava caudal marcam a posição do forame da cava no diafragma.

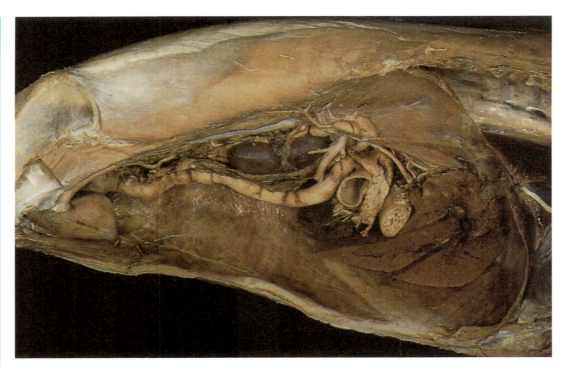

Fig. 6.61 Glândulas adrenais, rim esquerdo e cólon descendente: aspecto medial. A remoção da veia renal esquerda e da gordura perirrenal expôs o rim esquerdo e a glândula adrenal. A dissecação da artéria mesentérica cranial expôs inteiramente o cólon descendente, o qual não possui, neste espécime, o aspecto anormalmente saculado observado no cólon do espécime visto pelo lado direito (veja também as Figuras 6.26, 6.27 para o aspecto lateral esquerdo). A remoção de mais porções da veia porta e a limpeza adicional do omento maior ao redor do processo papilar do fígado e da curvatura menor do estômago revela a artéria gástrica esquerda.

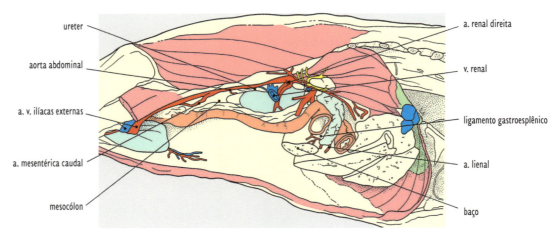

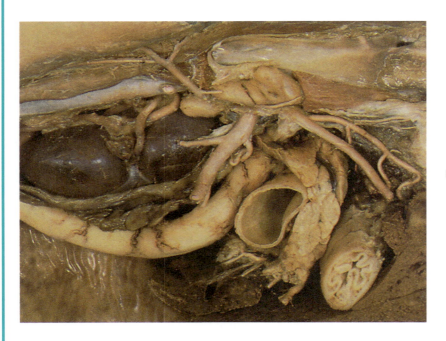

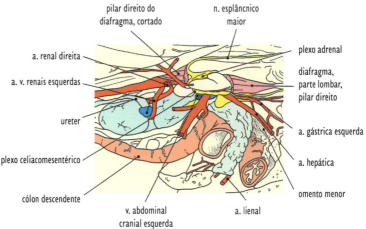

Fig. 6.62 Nervos esplâncnicos e ramos aórticos no abdome cranial: aspecto lateral direito. A parte costal do diafragma, consequentemente, o arco lombocostal, foi removida, realizando-se uma secção do pilar diafragmático direito; a parte sob a glândula adrenal foi removida. Os segmentos cortados do pilar permanecem em posição cranial e caudal à glândula adrenal, mostrando-se a conexão dos nervos esplâncnicos com o plexo adrenal sobre a glândula.

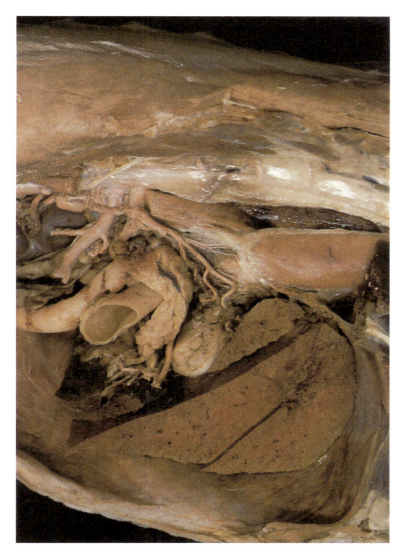
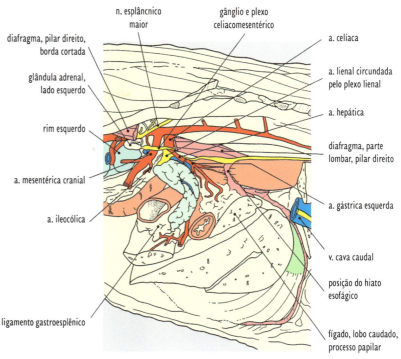

Fig. 6.63 Plexo celíaco mesentérico e ramificação da artéria cranial mesentérica e artéria celíaca: aspecto lateral direito. A glândula direita e a artéria abdominal cranial foram removidas e os nervos esplâncnicos foram ligeiramente deslocados ventralmente. Os plexos arteriais autônomos foram dissecados, embora o plexo autônomo esplênico ainda esteja aparente, fazendo este vaso parecer consideravelmente maior que os outros. Foram removidas mais porções da parte lombar direita do diafragma para abrir o hiato esofágico, também a maior parte do omento menor foi retirada da curvatura menor do estômago.

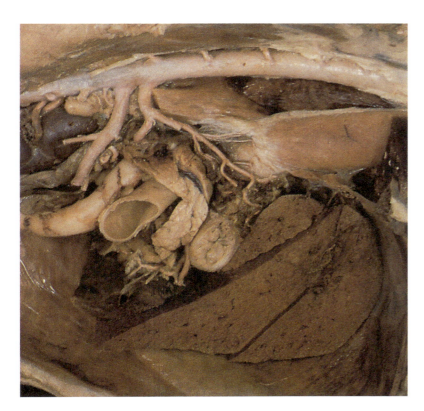
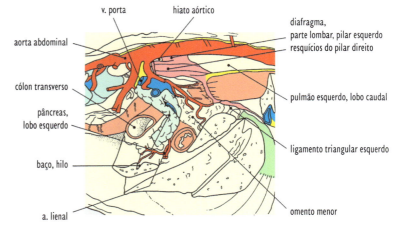

Fig. 6.64 Lobo esquerdo do pâncreas e cólon transverso: aspecto medial. A parte caudal restante do pilar diafragmático direito foi removida, assim como os nervos esplâncnicos e os plexos nervosos autônomos ao redor das raízes das artérias mesentérica cranial e celíaca. A remoção da gordura, da fáscia e da pleura ao redor da aorta descendente a expôs em toda sua extensão e a posição do hiato aórtico é especialmente bem mostrada na frente da artéria celíaca (Figs. 6.86, 6.96, 6.97).

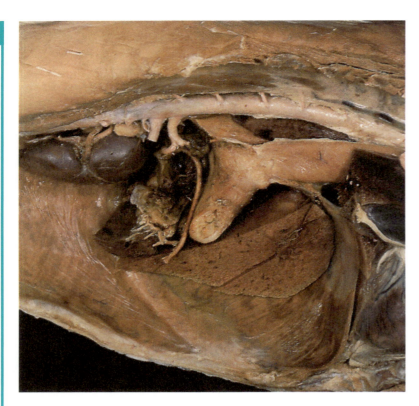
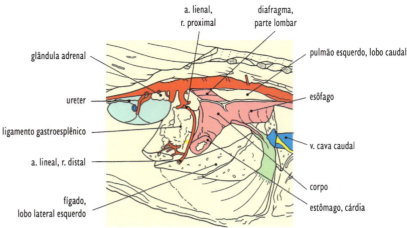

Fig. 6.65 Esôfago, cárdia e extremidade dorsal do baço: aspecto medial do lado esquerdo. Os resquícios da metade direita do diafragma foram removidos e as artérias celíaca e mesentérica cranial foram ambas cortadas junto à sua saída da aorta. O omento menor e o processo papilar do lobo caudado do fígado foram completamente removidos, expondo o cárdia e o resto do corpo do estômago. A remoção do pilar diafragmático do lado esquerdo destruiu o hiato esofágico do diafragma e expôs o esôfago entrando no abdome. Mais caudalmente, foi removido o resto do cólon e o rim esquerdo está completamente exposto.

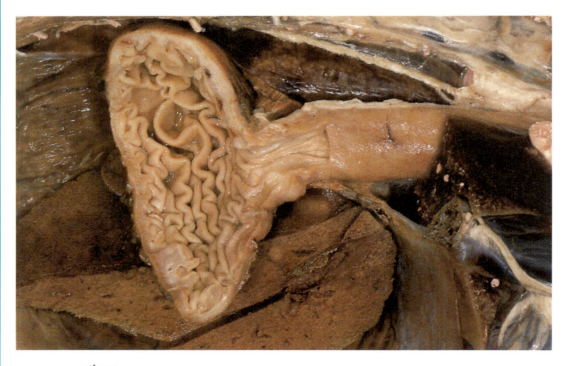

Fig. 6.66 Interior do esôfago, cárdia e fundo do estômago: aspecto medial. Praticamente todas as vísceras foram removidas da extremidade cranial do abdome, exceto o fundo do estômago e o cárdia. O interior do fundo exibe numerosas pregas gástricas.

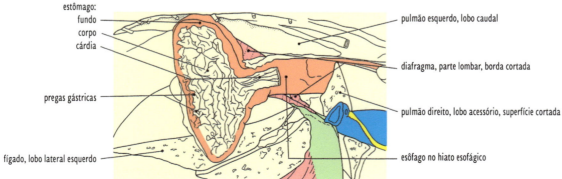

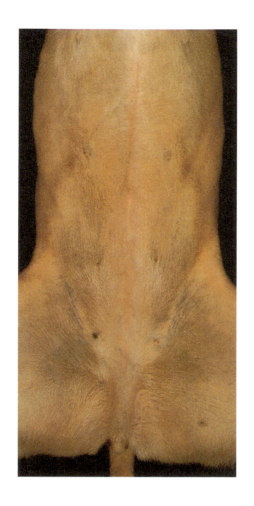
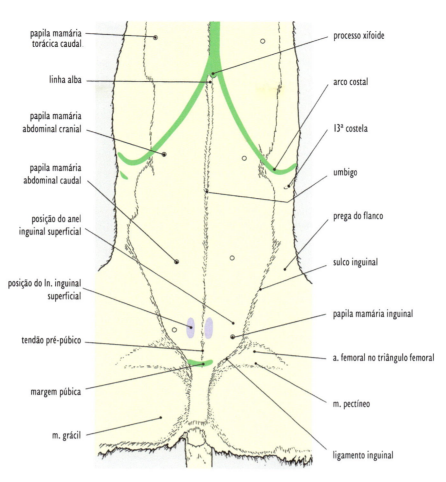

Fig. 6.67 Características superficiais do abdome e da coxa interna do abdome da cadela: aspecto ventral. As delimitações ósseas que são palpáveis nos limites cranial e caudal do abdome são mostradas nesta figura. Além disso, várias estruturas "moles" são claramente palpáveis na região inguinal e no triângulo femoral. A artéria femoral pode ser usada para se tomar a pulsação.

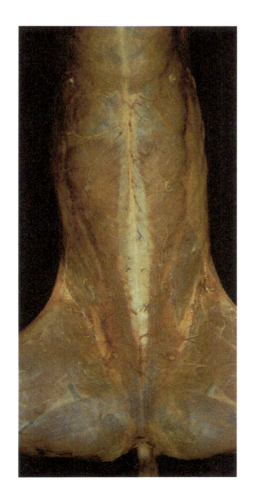
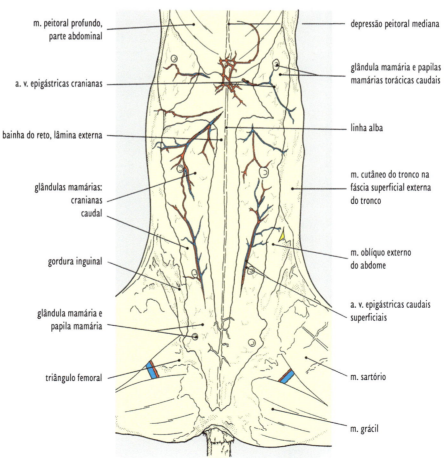

Fig. 6.68 Fáscia superficial do abdome e glândulas mamárias na cadela: aspecto ventral. A remoção da pele mostrou a fáscia superficial, que nesta cadela contém glândulas mamárias bem-desenvolvidas cobrindo grande parte da superfície ventral da parede abdominal.

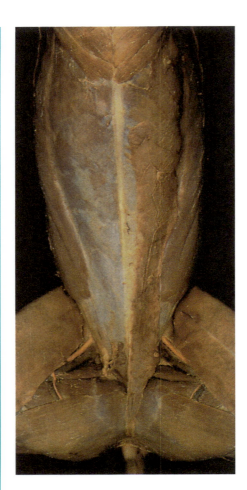
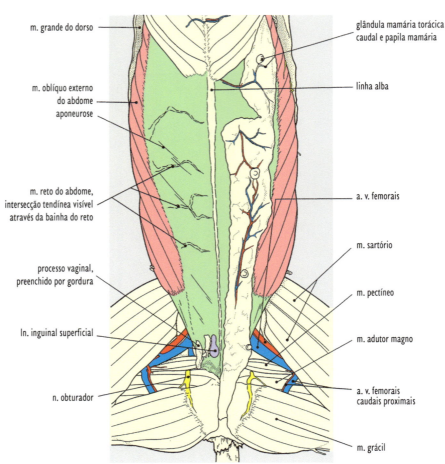

Fig. 6.69 Parede abdominal da cadela (1). Músculo oblíquo externo do abdome: aspecto ventral. A fáscia superficial e o músculo cutâneo foram removidos de ambos os lados e as glândulas mamárias foram removidas do lado direito. A gordura e a fáscia na região inguinal, e no triângulo femoral também foram removidas.

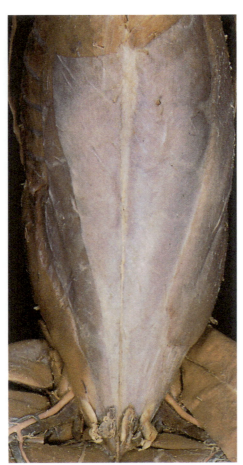
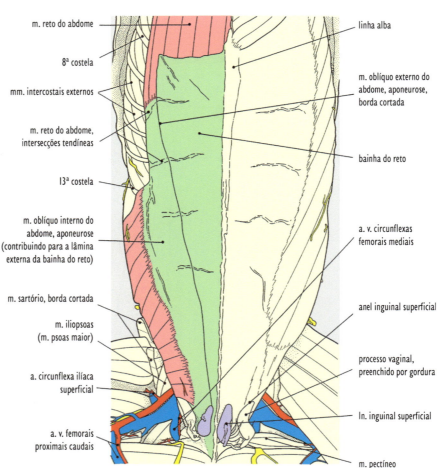

Fig. 6.70 Parede abdominal da cadela (2). Músculo oblíquo interno do abdome e bainha do reto: aspecto ventral. A fáscia, o músculo cutâneo e o tecido mamário foram removidos de toda a parede abdominal. No lado direito, foi removido o músculo oblíquo externo até a parte mais ventral da sua aponeurose de ligação com a linha alba (Fig. 6.15). A remoção da aponeurose do músculo oblíquo externo retirou grande parte da parede ventral e lateral do canal inguinal, de tal forma que o processo vaginal, preenchido por gordura, aparece mais proeminente caudalmente à borda caudal do músculo oblíquo interno.

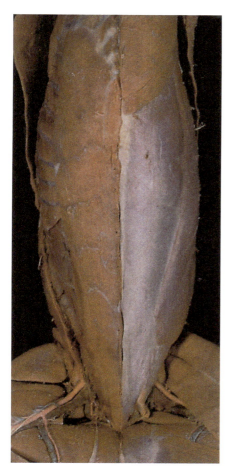
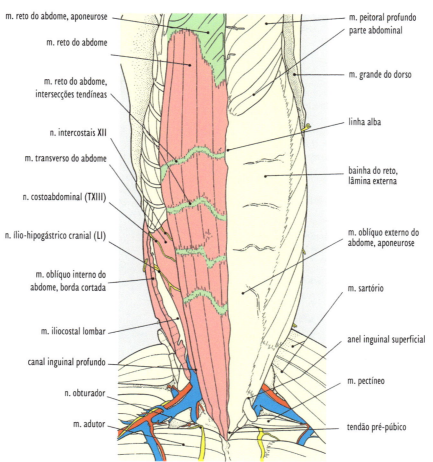

Fig. 6.71 Parede abdominal da cadela (3). Músculos reto do abdome e transverso do abdome: aspecto ventral. O músculo oblíquo interno foi removido do lado direito junto com a lâmina externa da bainha do reto. Embora o processo vaginal foi removido, o limite caudal do músculo transverso forma o limite cranial do canal inguinal, marcando a posição aproximada do anel inguinal profundo. Para obter uma consideração sobre a estrutura do canal inguinal, consulte o Capítulo 8.

Labels (Fig. 6.71):
- m. reto do abdome, aponeurose
- m. reto do abdome
- m. reto do abdome, intersecções tendíneas
- n. intercostais XII
- m. transverso do abdome
- n. costoabdominal (TXIII)
- n. ílio-hipogástrico cranial (LI)
- m. oblíquo interno do abdome, borda cortada
- m. iliocostal lombar
- canal inguinal profundo
- n. obturador
- m. adutor
- m. peitoral profundo parte abdominal
- m. grande do dorso
- linha alba
- bainha do reto, lâmina externa
- m. oblíquo externo do abdome, aponeurose
- m. sartório
- anel inguinal superficial
- m. pectíneo
- tendão pré-púbico

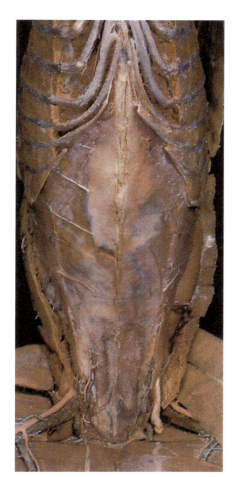
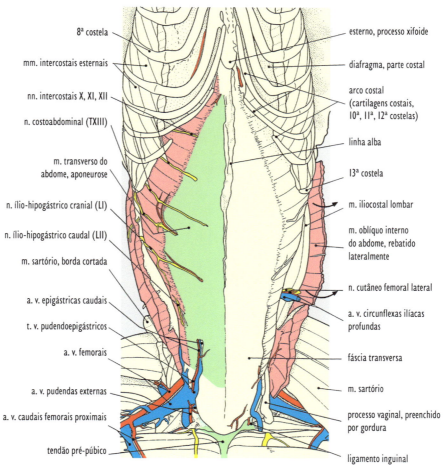

Fig. 6.72 Parede abdominal da cadela (4). Músculos transversos abdominais e nervos da parede abdominal: aspecto ventral. A remoção do músculo oblíquo e reto de ambos os lados da parede abdominal expôs os músculos abdominais transversos e a linha alba (Fig. 6.21). O canal inguinal profundo, processo vaginal e ligamento inguinal são mostrados mais claramente no lado esquerdo. Contudo, os vasos pudendogástricos e seus ramos terminais estão presentes no lado direito depois da remoção do músculo reto (Fig. 6.46).

Labels (Fig. 6.72):
- 8ª costela
- mm. intercostais esternais
- nn. intercostais X, XI, XII
- n. costoabdominal (TXIII)
- m. transverso do abdome, aponeurose
- n. ílio-hipogástrico cranial (LI)
- n. ílio-hipogástrico caudal (LII)
- m. sartório, borda cortada
- a. v. epigástricas caudais
- t. v. pudendoepigástricos
- a. v. femorais
- a. v. pudendas externas
- a. v. caudais femorais proximais
- tendão pré-púbico
- esterno, processo xifoide
- diafragma, parte costal
- arco costal (cartilagens costais, 10ª, 11ª, 12ª costelas)
- linha alba
- 13ª costela
- m. iliocostal lombar
- m. oblíquo interno do abdome, rebatido lateralmente
- n. cutâneo femoral lateral
- a. v. circunflexas ilíacas profundas
- fáscia transversa
- m. sartório
- processo vaginal, preenchido por gordura
- ligamento inguinal

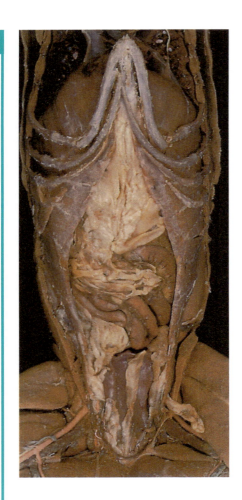
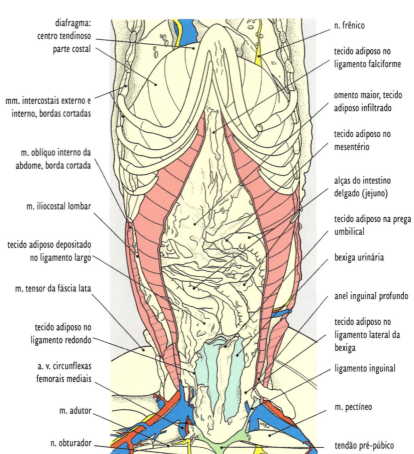

Fig. 6.73 Vísceras abdominais *in situ* de cadela depois da remoção da aponeurose dos músculos abdominais transversos: aspecto ventral. A cavidade abdominal foi aberta pela remoção da aponeurose de ambos os músculos transversos. Grandes massas de gordura subperitoneal estão presentes no ligamento falciforme, na prega umbilical e nos ligamentos laterais da bexiga urinária, no omento maior, no mesentério e nos ligamentos largos (Figs. 6.23, 6.47).

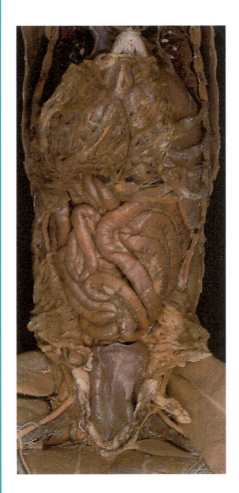
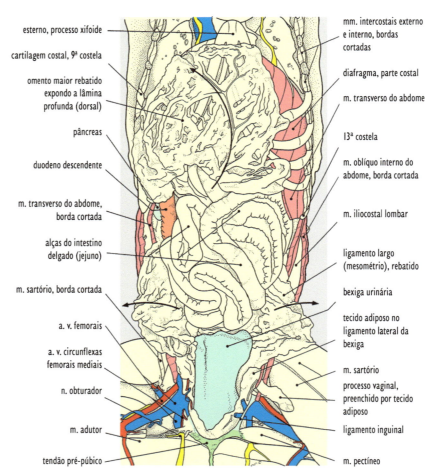

Fig. 6.74 Vísceras abdominais da cadela depois do rebatimento do omento maior e dos ligamentos largos: aspecto ventral. Os músculos transversos do abdome foram removidos, o omento maior foi rebatido cranianamente o quanto permitia a presente dissecação, os ligamentos largos foram rebatidos lateralmente e a prega umbilical foi removida da bexiga urinária.

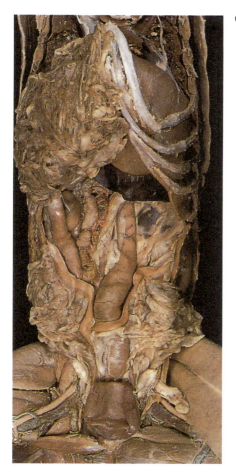
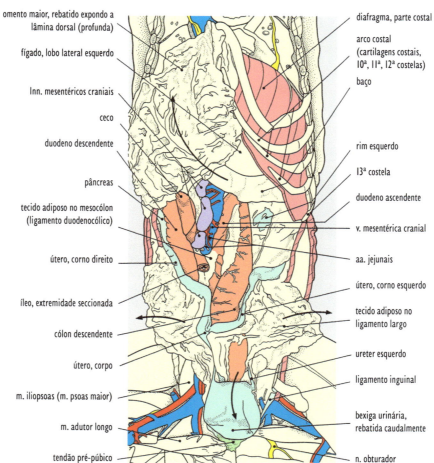

Fig. 6.75 Vísceras abdominais da cadela depois da remoção do jejuno e rebatimento da bexiga urinária: aspecto ventral. O jejuno e o mesentério rico em tecido adiposo foram removidos em massa seccionando-se o íleo próximo à junção ilecólica; o jejuno próximo à flexura duodenojejunal e o mesentério próximo a sua raiz. Parte da gordura na raiz mesentérica foi removida e a bexiga urinária foi rebatida caudalmente.

Labels (Fig. 6.75): omento maior, rebatido expondo a lâmina dorsal (profunda); fígado, lobo lateral esquerdo; lnn. mesentéricos craniais; ceco; duodeno descendente; pâncreas; tecido adiposo no mesocólon (ligamento duodenocólico); útero, corno direito; íleo, extremidade seccionada; cólon descendente; útero, corpo; m. iliopsoas (m. psoas maior); m. adutor longo; tendão pré-púbico; diafragma, parte costal; arco costal (cartilagens costais, 10ª, 11ª, 12ª costelas); baço; rim esquerdo; 13ª costela; duodeno ascendente; v. mesentérica cranial; aa. jejunais; útero, corno esquerdo; tecido adiposo no ligamento largo; ureter esquerdo; ligamento inguinal; bexiga urinária, rebatida caudalmente; n. obturador.

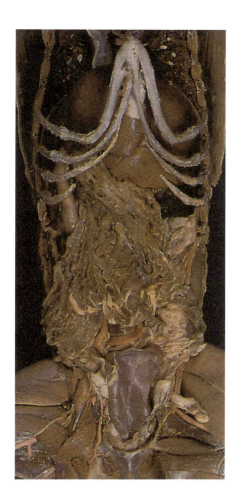
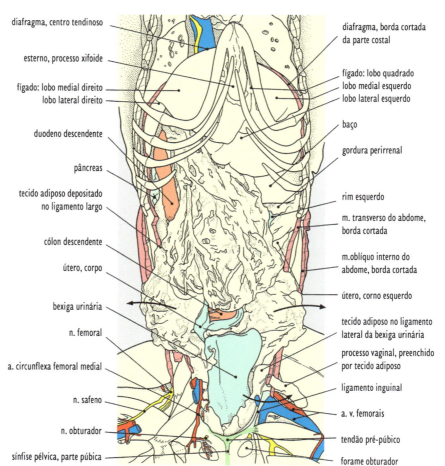

Fig. 6.76 Fígado, baço e omento maior da cadela depois da remoção do diafragma: aspecto ventral. A parte ventral do diafragma foi removida seccionando-se horizontalmente o centro tendinoso e a periferia muscular, expondo a superfície diafragmática do fígado com os arcos costais e as costelas caudais ainda em posição (Figs. 6.24, 6.48). O fígado se estende até a região xifoide entre os arcos costais esquerdo e direito (Fig. 6.67).

Labels (Fig. 6.76): diafragma, centro tendinoso; esterno, processo xifoide; fígado: lobo medial direito, lobo lateral direito; duodeno descendente; pâncreas; tecido adiposo depositado no ligamento largo; cólon descendente; útero, corpo; bexiga urinária; n. femoral; a. circunflexa femoral medial; n. safeno; n. obturador; sínfise pélvica, parte púbica; diafragma, borda cortada da parte costal; fígado: lobo quadrado, lobo medial esquerdo, lobo lateral esquerdo; baço; gordura perirrenal; rim esquerdo; m. transverso do abdome, borda cortada; m. oblíquo interno do abdome, borda cortada; útero, corno esquerdo; tecido adiposo no ligamento lateral da bexiga urinária; processo vaginal, preenchido por tecido adiposo; ligamento inguinal; a. v. femorais; tendão pré-púbico; forame obturador.

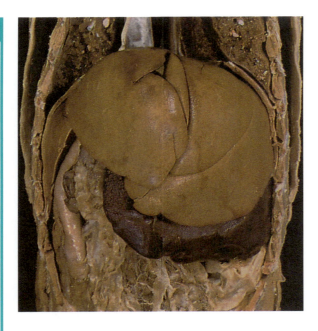
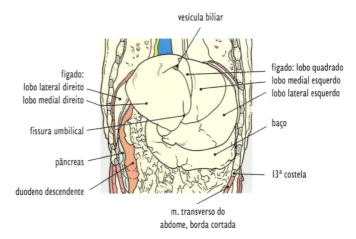

Fig. 6.77 Fígado, baço e omento maior depois da retirada das costelas e do arco costal: aspecto ventral. A remoção das costelas remanescentes e do arco costal expôs a superfície diafragmática do fígado e do baço. O baço está aumentado e sua extremidade ventral se estende consideravelmente além da linha ventral mediana para o lado direito do abdome (Figs. 6.25, 6.89, 6.90, 6.96, 6.97).

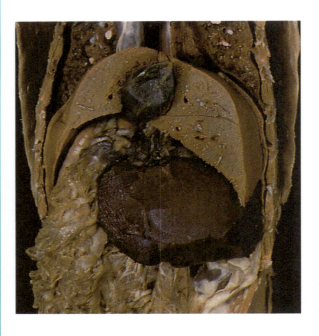
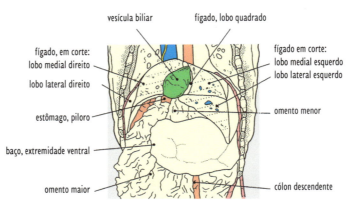

Fig. 6.78 Vesícula biliar depois da secção horizontal do fígado: aspecto ventral. O corte e a remoção do tecido hepático expôs a vesícula biliar em sua fossa entre os lobos medial e quadrado do fígado.

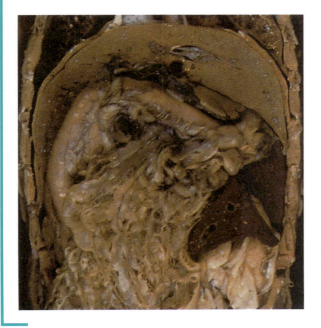
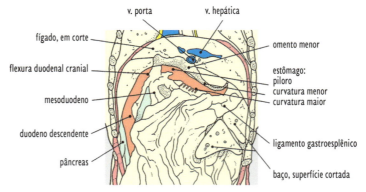

Fig. 6.79 Estômago e omento maior depois da ressecção do fígado e do baço: aspecto ventral. As costelas caudais, o arco costal, o fígado e o baço foram seccionados até o mesmo nível horizontal que o diafragma estava cortado. A curvatura do baço e seu tamanho muito aumentado devido à anestesia com barbitúricos significa que na realidade ele foi cortado duas vezes.

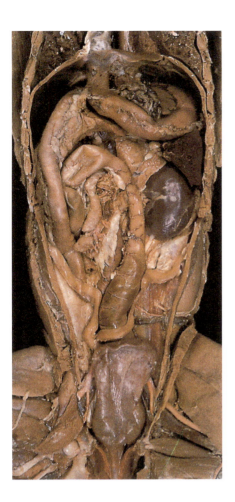
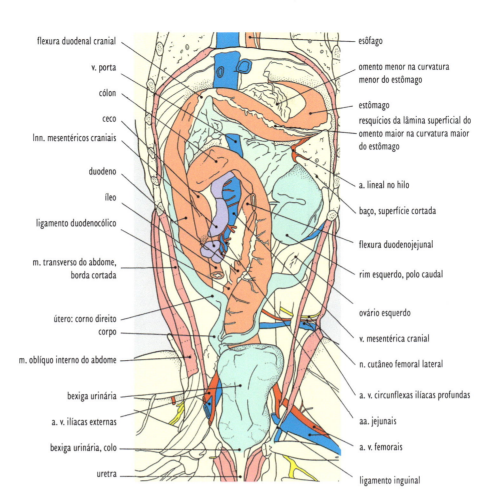

Fig. 6.80 Duodeno, ceco, cólon e linfonodos mesentéricos da cadela: aspecto ventral. A remoção de parte do fígado expôs o estômago e o omento menor reunidos na curvatura menor. O omento maior foi cortado de seu ponto de adesão na curvatura maior do estômago e também em sua ligação com o lobo esquerdo e com o corpo do pâncreas (Fig. 6.89).

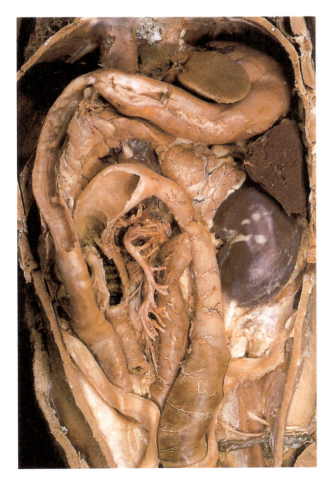
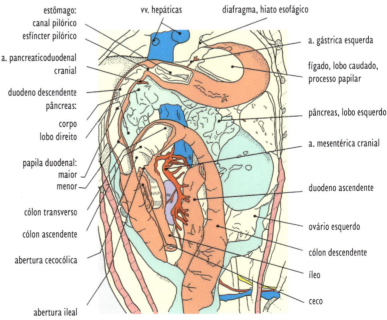

Fig. 6.81 Duodeno, pâncreas, ceco e cólon da cadela: aspecto ventral. A abertura do piloro no estômago e do início do duodeno descendente mostra o canal e o esfíncter pilórico e as papilas duodenais (Figs. 6.52, 6.54). A abertura da extremidade terminal do íleo e do cólon descendente expôs a abertura ileocólica; a abertura cecocólica também é visível embora grande parte do ceco esteja oculto dorsalmente ao cólon descendente (Figs. 6.41, 6.56, 6.57).

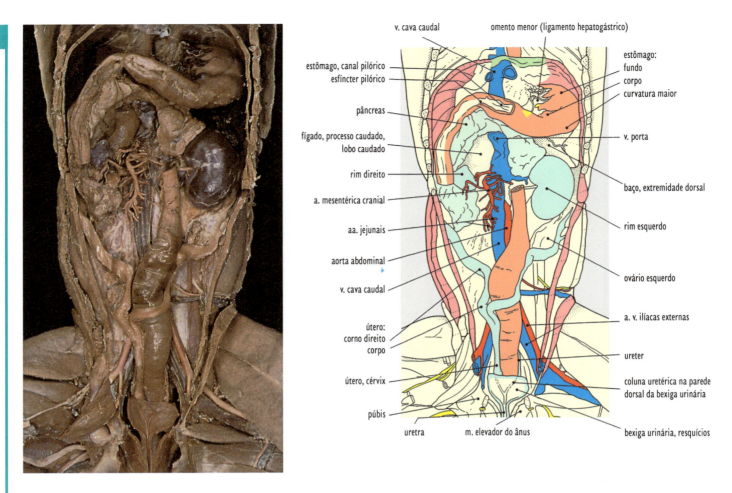

Fig. 6.82 Cólon descendente e útero da cadela: aspecto ventral. A remoção do ceco e de grande parte do duodeno e do cólon expôs o pâncreas, enquanto que a remoção dos linfonodos mesentéricos expôs a artéria mesentérica cranial. A bexiga urinária está aberta e seu tamanho foi reduzido; a gordura foi removida do teto abdominal para expor os cornos uterinos e o corpo. A uretra é visível depois da remoção dos ossos púbicos.

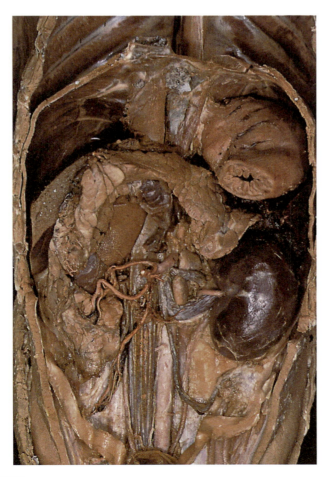

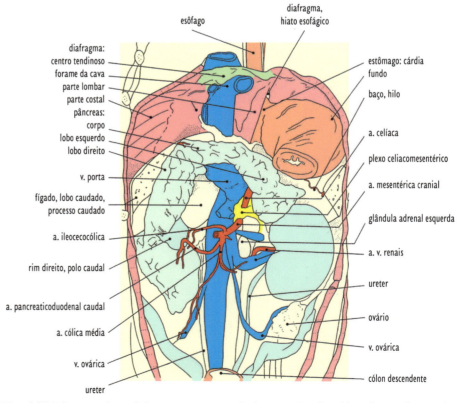

Fig. 6.83 Pâncreas da cadela: aspecto ventral. A remoção do cólon descendente, da parte restante do duodeno, do piloro do estômago e de parte de seu corpo expôs totalmente o pâncreas (Figs. 6.88, 6.89). Também expôs mais claramente a veia porta hepática e a artéria mesentérica cranial com um ramo pancreaticoduodenal caudal.

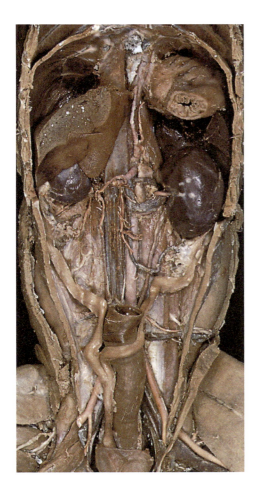
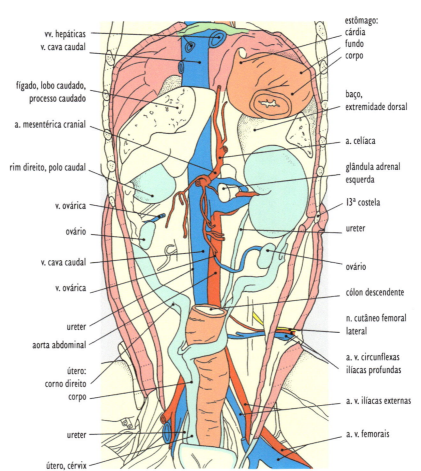

Fig. 6.84 Útero de cadela: aspecto ventral. O pâncreas e a veia porta hepática foram removidas, junto com parte da grande quantidade de gordura retroperitoneal localizada no teto da cavidade abdominal. Ainda assim, os grandes depósitos de tecido adiposo na bolsa ovárica e ao redor dela obscureceram os detalhes. Os cornos uterinos e o corpo ainda são mostrado e um ligeiro aumento de volume próximo à borda de corte da bexiga urinária denota a posição da cérvix.

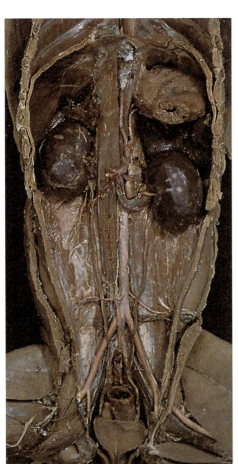
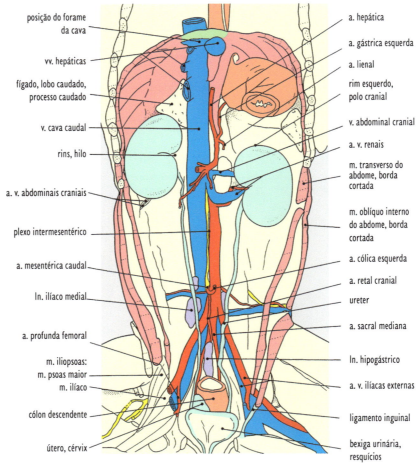

Fig. 6.85 Rins, ureteres e vasos sanguíneos no teto da cavidade abdominal da cadela: aspecto ventral. A remoção de praticamente todo o lobo caudado do fígado expôs o rim direito e a veia cava caudal em toda sua extensão. A remoção da maior parte do cólon descendente, dos ovários e do útero expôs os ureteres, a aorta abdominal e os vasos ilíacos externos no teto.

O Abdome

319

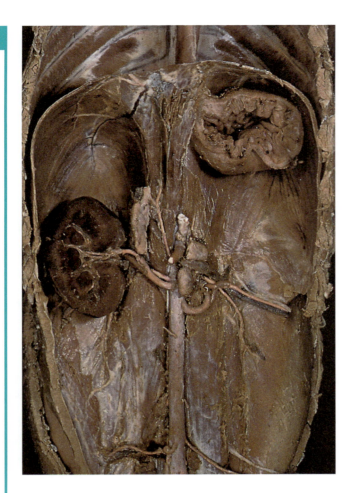
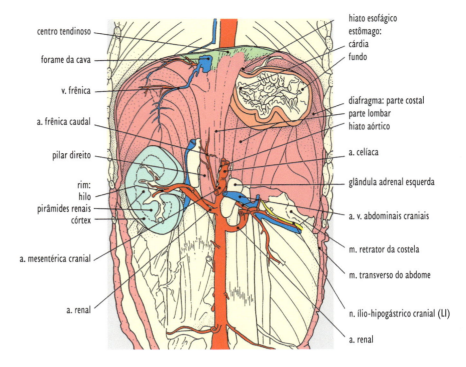

Fig. 6.86 Glândulas adrenais e pilares diafragmáticos da cadela: aspecto ventral. A veia cava caudal foi removida e as artérias celíaca e mesentérica cranial foram reduzidas aos seus segmentos iniciais. O rim esquerdo foi removido e o direito foi seccionado horizontalmente. A maioria dos resquícios do estômago também foi removida, restando apenas parte do fundo e do cárdia.

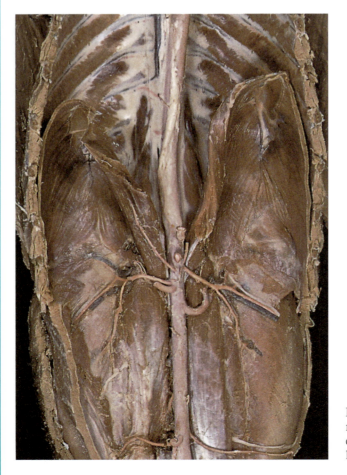
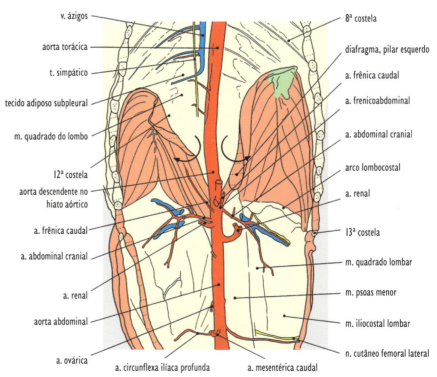

Fig. 6.87 Aorta descendente e pilares diafragmáticos da cadela: aspecto ventral. Os resquícios do rim direito, de ambas as glândulas adrenais e do estômago e do esôfago foram todos removidos. O diafragma foi seccionado para que as partes lombares fossem rebatidas lateralmente, abrindo o hiato aórtico.

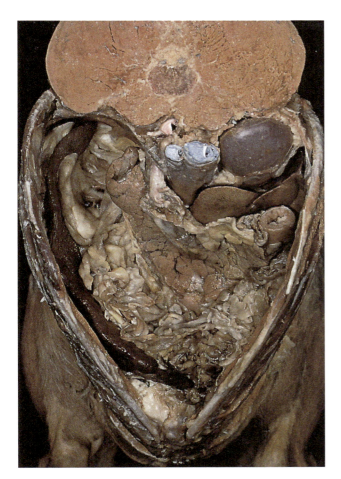
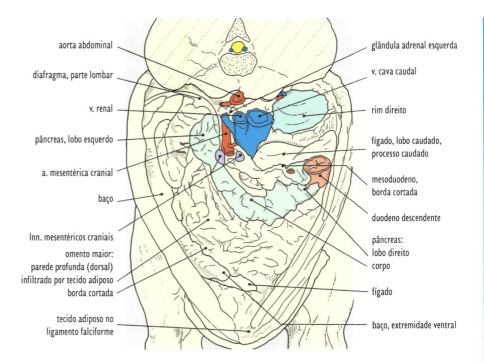

Fig. 6.88 Vísceras do abdome cranial (1). Depois de seccionar a peça inteira e de remover os intestinos: aspecto caudal. O corpo mostrado nesta figura foi cortado transversalmente na altura da vértebra lombar II. Os intestinos foram removidos depois de seccioná-los junto ao duodeno descendente e mesoduodeno, consequentemente parte do lobo direito do pâncreas também foi removida. Outras estruturas que foram seccionadas são visíveis, incluindo a aorta, a veia cava caudal, a veia porta hepática, a artéria mesentérica cranial e o omento maior.

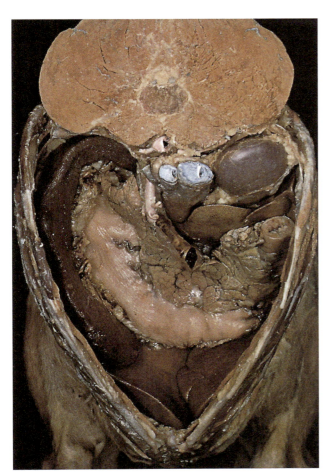
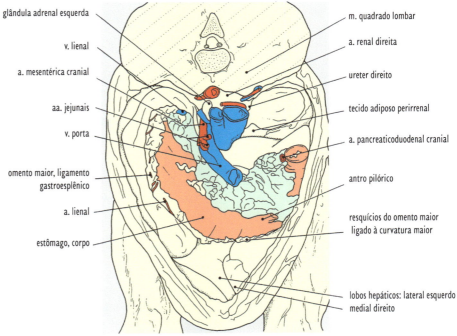

Fig. 6.89 Vísceras do abdome cranial (2). Pâncreas, estômago e baço: aspecto caudal. As paredes profunda e superficial do omento maior foram removidas e foi feita a ressecção do tecido ao redor da artéria mesentérica cranial e da veia porta hepática. O baço está confinado ao lado esquerdo do corpo, sendo seu tamanho mais próximo do normal quando comparado com as outras dissecações (Figs. 6.25, 6.77, 6.96, 6.97).

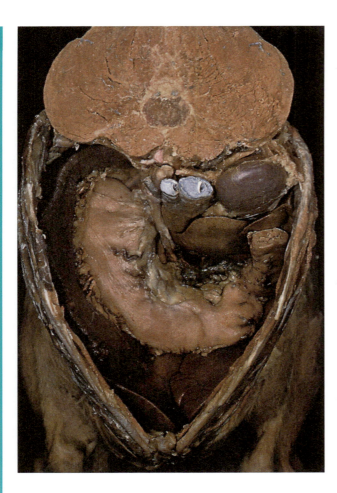
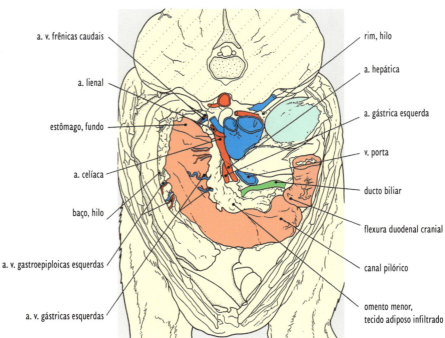

Fig. 6.90 Vísceras do abdome cranial (3). Estômago, baço e rim direito: aspecto caudal. O pâncreas foi removido expondo a superfície visceral do estômago do fundo, à esquerda, até a flexura duodenal cranial à direita. A posição do estômago e suas correlações também são demonstradas ventralmente nas Figuras 6.79-6.82 e em corte nas Figuras 6.94, 6.95.

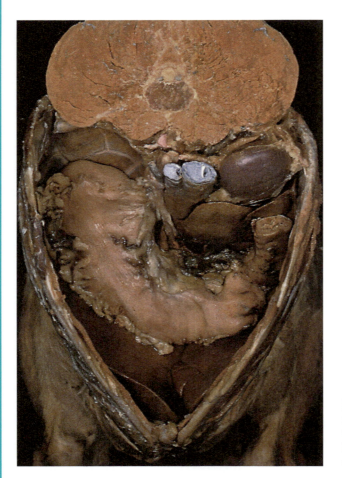
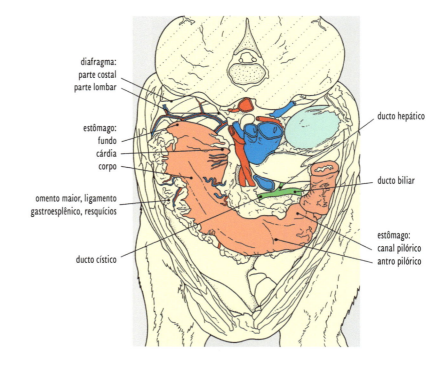

Fig. 6.91 Vísceras do abdome cranial (4). Estômago e fígado: aspecto caudal. A remoção do baço, combinado com a ressecção limitada do omento menor, expôs todo o estômago *in situ* contra a superfície visceral do fígado. Um resquício do ligamento gastroesplênico ainda está aderido à curvatura maior no fundo e no corpo; o cárdia está exposto à esquerda da artéria celíaca.

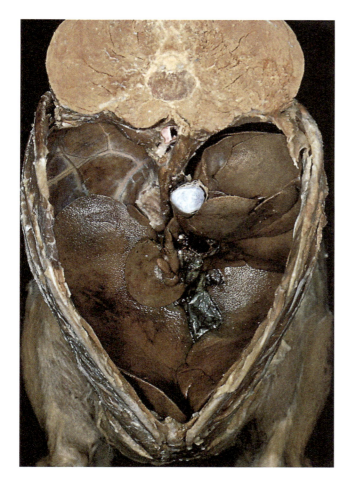
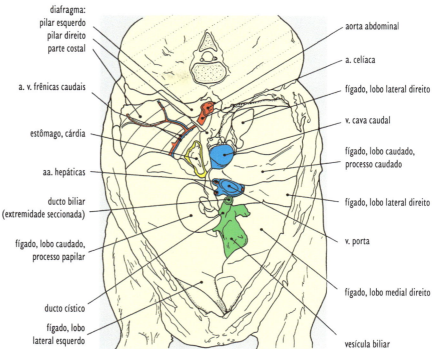

Fig. 6.92 Fígado e diafragma: aspecto caudal. O estômago foi removido depois de ser seccionado no cárdia, sendo que os resquícios do omento menor foram removidos da região portal do fígado. O rim direito foi removido de sua fossa no lobo caudado do fígado. A dissecação da veia cava caudal removeu as veias renais e o seccionamento da artéria celíaca removeu seus ramos. O ducto biliar foi cortado próximo à porta.

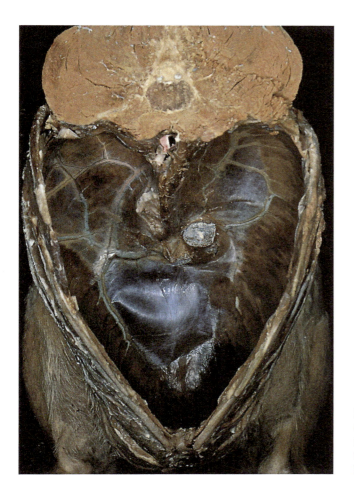
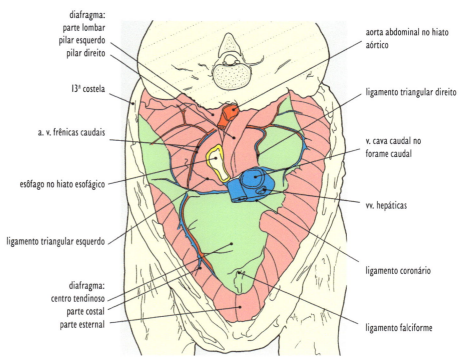

Fig. 6.93 Diafragma: aspecto caudal. A remoção do fígado e dissecação adicional da veia cava caudal e do cárdia do estômago expôs a face caudal do diafragma (ver também a Figura 5.91 para o aspecto cranial). O forame da cava no centro tendinoso está circundado pelos resquícios do ligamento coronário, sendo que os ligamentos triangulares são evidentes no centro tendinoso em ambos os lados.

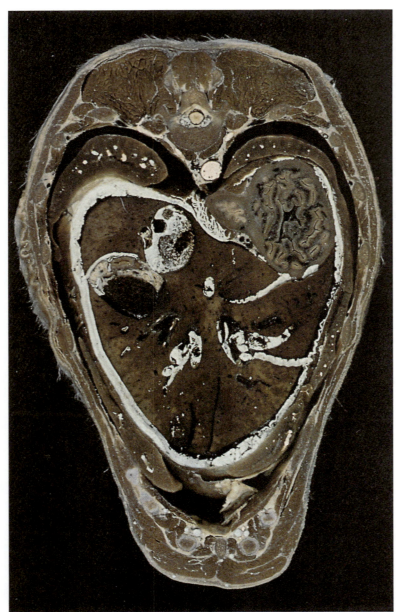

Fig. 6.94 Corte transversal (1). Através do fígado e do diafragma no nível do hiato esofágico: aspecto cranial. Este e os sete cortes seguintes através do abdome foram feitos aproximadamente nos níveis indicados nos esquemas que acompanham as fotos e todos são vistos pelo aspecto cranial. Eles continuam a sequência de cortes transversais do tórax (Capítulo 5) e são seguidos pelos cortes através da pelve (Capítulo 7). Neste primeiro corte, o hiato esofágico do diafragma é observado, com os pilares do diafragma em volta do cárdia do estômago. O fundo do estômago se projeta externamente para o lado esquerdo (Figs. 6.81, 6.91). A parte mais cranial do fígado foi cortada transversalmente e repousa na superfície visceral do diafragma. Neste nível, o fígado está incompletamente subdividido em lobos.

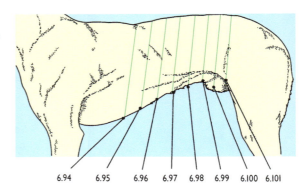

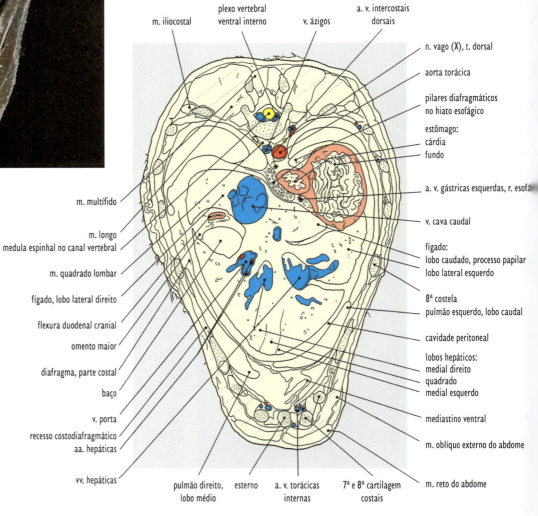

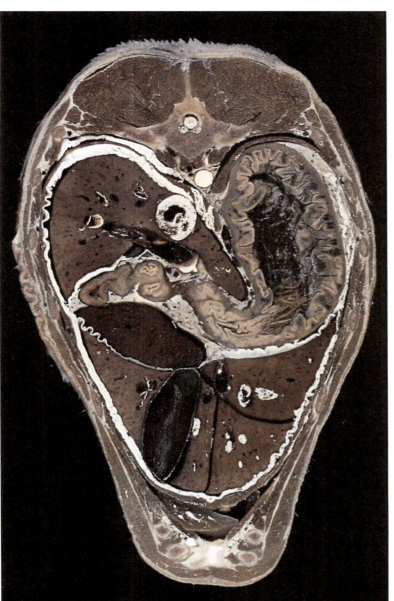

Fig. 6.95 Secção transversal (2). Através do fígado, vesícula biliar, estômago e flexura duodenal cranial: aspecto cranial. Este corte passa pelo estômago e pelo fígado. Demonstra a orientação quase transversal do longo eixo do estômago com o fundo no lado esquerdo e o piloro no direito (Figs. 6.80, 6.91). Os lobos do fígado estão claramente separados um do outro e a grande vesícula biliar está seccionada. Uma secção através da extremidade ventral do baço também repousa no lado direito, sendo uma relação anormal causada pelo aumento esplênico em consequência do uso de anestesia com barbitúricos (Figs. 6.25, 6.51, 6.77, 6.96). As partes costais do diafragma estão seccionadas e os recessos costodiafragmáticos das cavidades pleurais estão abertos. Um pouco de tecido pulmonar (pulmão direito, lobo caudal) ainda está presente ventralmente e o mediastino ventral permanece intacto.

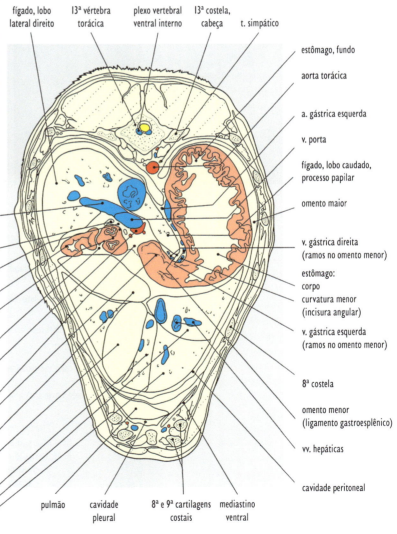

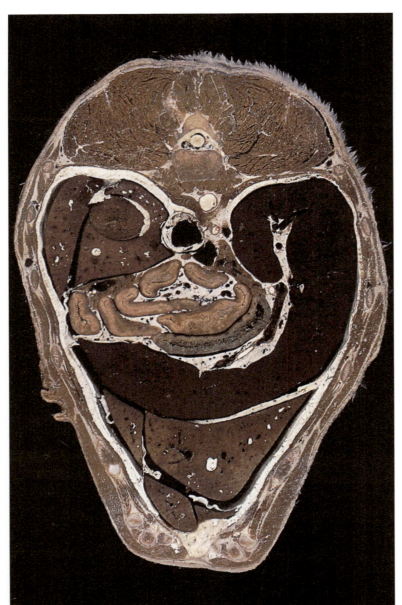

Fig. 6.96 Secção transversal (3). Através do baço, do rim direito e do hiato aórtico do diafragma: aspecto cranial. O baço marcadamente aumentado ocupa um espaço maior neste corte do que seria o normal. Geralmente, ele está confinado ao lado esquerdo do corpo com apenas sua extremidade ventral repousando contra a parede corporal próxima à linha ventral mediana (Fig. 6.90). Ventral ao jejuno, separando suas alças do baço, situa-se o omento maior. Os lobos direito e esquerdo do pâncreas foram seccionados, sendo que o duodeno descendente ocupa sua posição característica contra a parede lateral direita do abdome. Os pilares diafragmáticos foram seccionados onde eles circundam a aorta descendente na posição aproximada do hiato aórtico.

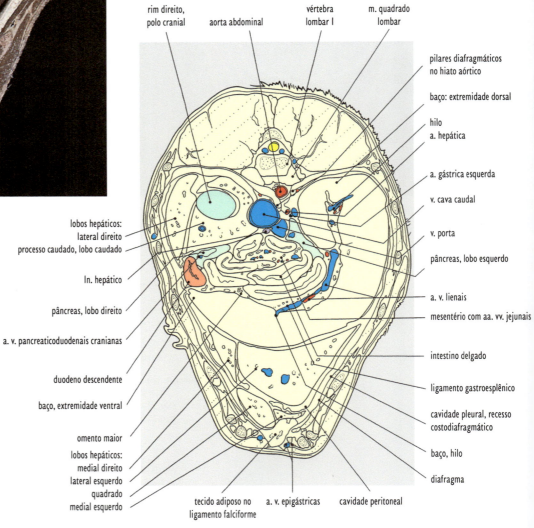

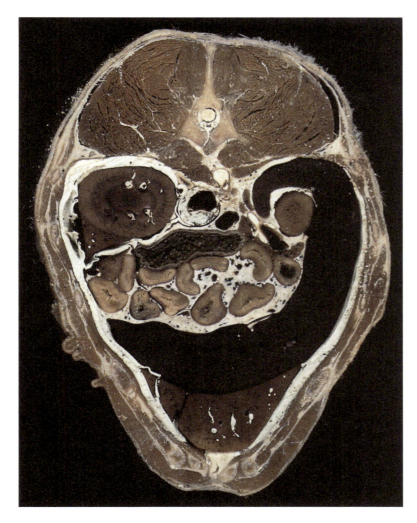

Fig. 6.97 Secção transveral (4). Através do baço, dos rins e do cólon transverso: aspecto cranial. Este corte ainda inclui o baço aumentado e alguns resquícios do fígado. A artéria celíaca, assim como os gânglios do plexo celiacomesentérico, pode ser vista em posição medial à extremidade dorsal do baço (Figs. 6.36, 6.62). Situado ventralmente à veia cava e à veia porta hepática, o cólon transverso foi seccionado em sua passagem da direita para a esquerda, quando circundava o aspecto cranial da raiz mesentérica (Figs. 6.59, 6.81). O mesentério, sustentando as alça jejunais, está infiltrado com tecido adiposo e contém numerosos vasos jejunais. O omento maior situa-se ventralmente ao jejuno. Sua separação em parede superficial e profundo pode ser observada, portanto a bolsa do omento está visível.

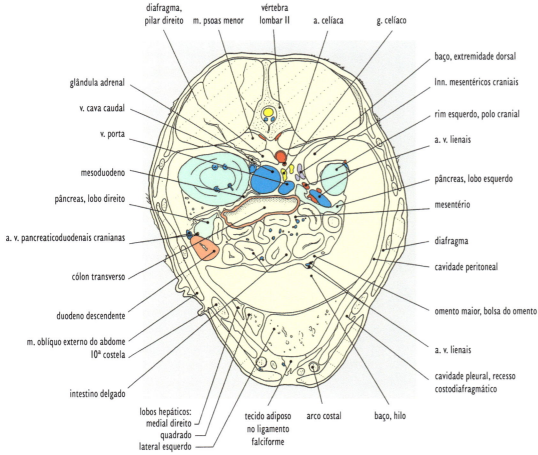

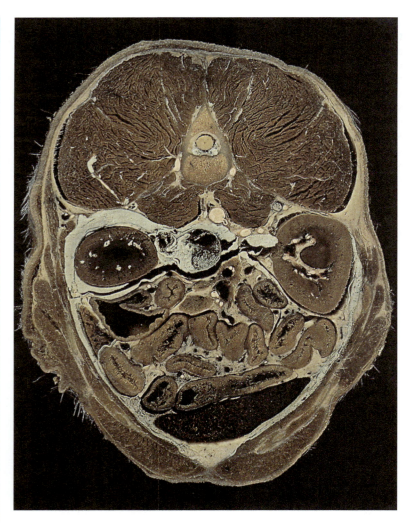

Fig. 6.98 Secção transversal (5). Através do ceco e da raiz do mesentério: aspecto cranial. O plano de corte passa, na realidade, pela parte cranial da raiz do mesentério e pelos linfonodos mesentéricos e pela artéria e veia mesentérica cranial. À direita da raiz situa-se o íleo, o ceco e o cólon ascendente; contra a parede lateral direita apoiam-se o duodeno descendente e o lobo direito do pâncreas. À esquerda da raiz está o duodeno ascendente e o cólon descendente (Figs. 6.80, 6.81). Nesta secção, assim como em todos os cortes abdominais, está presente o látex azul que extravasou de uma das veias da cavidade abdominal durante a injeção e que infiltrou a cavidade peritoneal. Nas secções vistas até agora (Figs. 6.94-6.97), o látex contribuiu para delinear e, portanto, identificar as vísceras abdominais. Entretanto, nesta secção e naquelas mais caudais através do abdome e da pelve, as quantidades de látex azul aumentaram, especialmente no teto do abdome, e distorceram parcialmente as relações entre as estruturas, tornando obscura a identificação venosa.

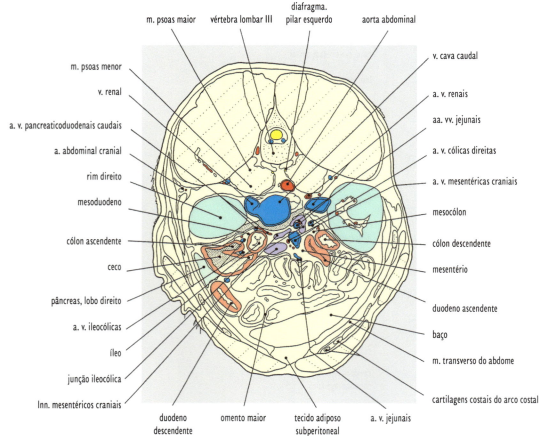

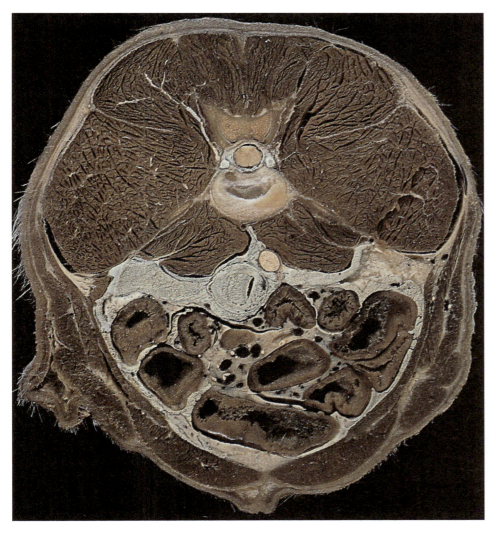

Fig. 6.99 Secção transversal (6). Através da alça duodenal, do jejuno, do íleo e do cólon descendente na altura da vértebras lombar 4: aspecto craniano. Este plano de corte passa logo caudalmente à raiz do mesentério. Consequentemente, o duodeno ascendente repousa próximo à linha mediana do lado esquerdo e o íleo, no lado direito. Em posição mais lateral, o cólon descendente situa-se à esquerda e o duodeno descendente, à direita (Figs. 6.80, 6.81, aspecto ventral). O plano de corte passou pelo disco intervertebral entre as vértebras lombares III e IV (Cap. 9). A musculatura sublombar (músculos quadrado e psoas) atingiu proporções consideráveis neste nível e a aorta abdominal e a veia cava estão até certo ponto inseridas no sulco entre os blocos musculares dos lados esquerdo e direito. Estas correlações estão ligeiramente alteradas pelo excesso de látex.

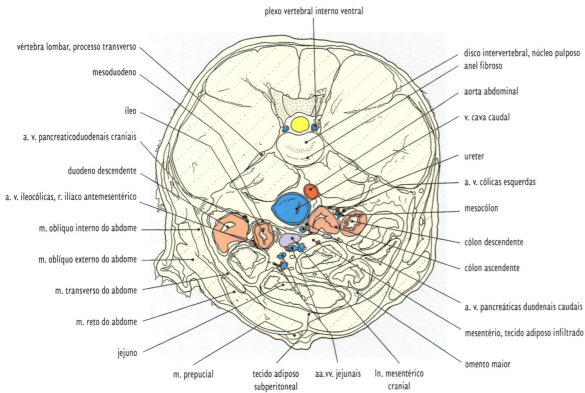

O Abdome

329

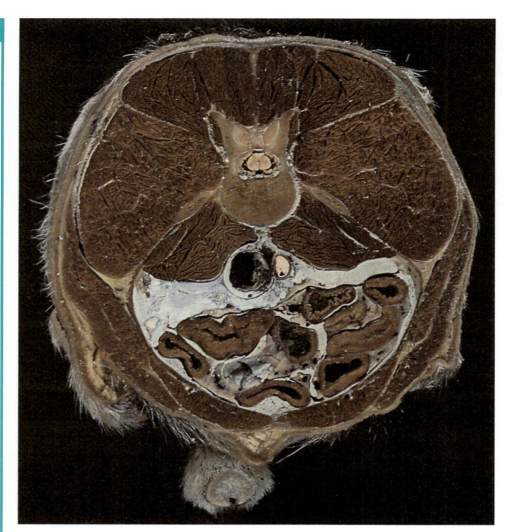

Fig. 6.100 Corte transversal (7). Plano de corte através da flexura duodenal caudal e cólon descendente, na altura da vértebra lombar V: aspecto cranial. Este corte passou pela flexura duodenal caudal na extremidade caudal da alça duodenal. Em ambos os lados do teto do abdome estão expostos vasos sanguíneos testiculares e um ureter. Contudo, a massa de látex azul que infiltrou a cavidade peritoneal deslocou estas estruturas de seu contato em vida com os músculos sublombares. A aorta abdominal e a veia cava caudal estão "isoladas" nesta massa de látex, mas repousam claramente no sulco entre os blocos de músculos sublombares. Contudo, infelizmente não é possível identificar traços da cisterna do quilo no teto abdominal, seja nesta, seja em qualquer das secções abdominais precedentes.

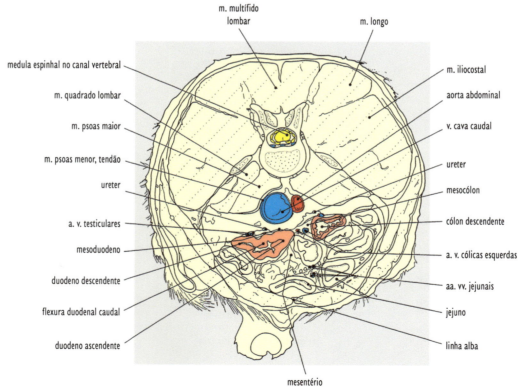

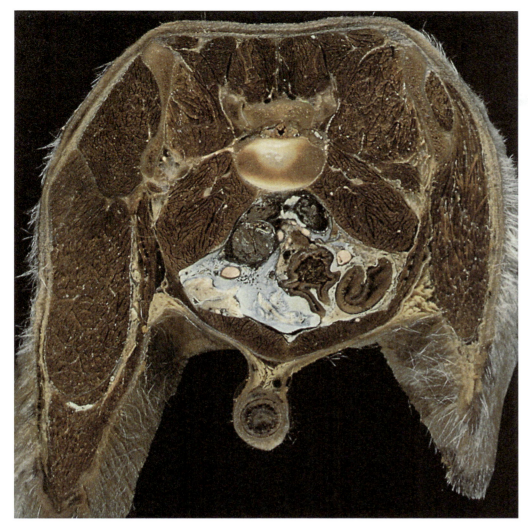

Fig. 6.101 Corte transversal (8). Plano de corte através da vertebra lombar VII, asas do ílio e artérias ilíacas externas: aspecto cranial. Esta secção passa através da extremidade caudal do abdome. O cólon descendente está seccionado transversalmente, embora ligeiramente distorcido pela massa de látex azul ocupando o lado direito da cavidade abdominal. No lado esquerdo, uma última alça de jejuno permanece em posição. No teto, tanto os vasos ilíacos internos como os externos são mostrados junto com um único linfonodo hipogástrico dorsal ao cólon descendente. Ambos os ureteres são visíveis, embora o esquerdo esteja consideravelmente mais deslocado pelo látex extravasado. Na parede abdominal, os músculos retos do abdome estão particularmente proeminentes com os vasos epigástricos caudais em suas superfícies internas (Figs. 6.20, 6.46). Na fáscia superficial do abdome, dorsalmente ao pênis, também são visíveis os vasos epigástricos superficiais. O plano de corte pelo pênis passa pela parte mais cranial do corpo do pênis e mostra a parte longa circundando o osso do pênis. O prepúcio seccionado circunda uma cavidade prepucial.

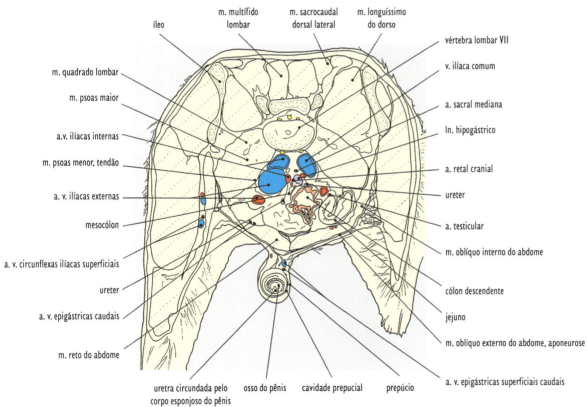

7. MEMBRO PÉLVICO

O membro pélvico possui as regiões: glútea, perineal, do quadril, do joelho ou poplítea, da perna, társica, metatársicas e falangeanas. As proeminências ósseas são facilmente identificáveis: estas incluem a espinha ilíaca dorsocraniana, o trocânter maior e a tuberosidade isquiática. A inspeção das posições relativas dos membros pélvicos direito e esquerdo permite uma avaliação de fraturas no osso coxal ou de luxação da articulação coxofemoral. A displasia da articulação coxofemoral, condição que se imaginava ser apenas hereditária, é atualmente caracterizada por ser de origem multifatorial, resultando em uma incongruência total do quadril e não apenas deficiência do acetábulo. O grau de anormalidade pode ser avaliado colocando-se o animal em decúbito dorsal e, em seguida, abduzindo-se caudalmente os membros para observar o quanto estes se aproximam da horizontal, ou seja, a capacidade de congruência da articulação coxofemoral. O sinal de Ortolani também é utilizado, colocando-se o animal em decúbito lateral. O joelho é, então, abduzido e uma pressão proximal é aplicada contra o quadril – pode-se sentir as crepitações na articulação coxofemoral.

Quando há uma completa instabilidade da articulação, existem várias técnicas de reparo disponíveis. Elas incluem a substituição total da articulação coxofemoral, osteotomia pélvica tripla, pinos de Steinman e artroplastia com remoção da cabeça e do colo do fêmur. Esta técnica é usada para reparar luxações permanentes ou recorrentes da articulação coxofemoral. As incisões são feitas desde o trocânter maior até a altura da diáfise do fêmur.

A primeira técnica usada no atendimento de displasia coxofemoral costumava ser miotomia pectínea, onde fragmentos do músculo pectíneo eram removidos de cada lado, reduzindo, assim, as forças adutoras das pernas. Isto raramente é usado nos dias atuais. Na abordagem cirúrgica dorsal da articulação coxofemoral, é necessário seccionar o tendão de inserção do músculo glúteo, tendo cuidado para não lesionar o nervo ciático (que está ao lado do ligamento sacrotuberal). Resumidamente, realiza-se uma incisão curvada por cima dos músculos glúteos, ligeiramente craniana ao trocânter maior, com dissecação entre o glúteo médio e tensor da fáscia lata para criar um campo cirúrgico triangular. Atualmente, a maioria dos cães é tratada com o uso de anti-inflamatórios não esteroide (AINES), nutrição adequada (particularmente em cães jovens e de grande porte), controle do peso, condroitina, glicosaminas e exercícios apropriados.

Traumatismos mais graves podem ocorrer na articulação do joelho, já que esta articulação é facilmente lesionada quando os cães viram-se mantendo todo o peso corporal sobre o membro pélvico apoiado contra o chão (ou seja, torque). Isto pode resultar em danos no menisco, normalmente o menisco medial (clássica lesão em "alça de balde") na articulação ou, em alguns casos, os ligamentos colaterais ou os liga-

mentos cruzados cranianos que são lesionados. O cruzado craniano na articulação femoropatelar é o mais acometido em acidentes. É o resultado de uma movimentação exagerada na tíbia enquanto o fêmur permanece estabilizado.

Pode-se tentar deslocar o fêmur com relação à tíbia e, se houver um movimento no sentido craniano, indica a ruptura do ligamento cruzado craniano. Um movimento exagerado no sentido caudal indica que a ruptura ocorreu no ligamento cruzado caudal. Problemas no cruzado caudal são raramente identificados. Os principais testes para avaliar a estabilidade da articulação são o movimento de gaveta craniana e a compressão tibial. O ligamento cruzado craniano é reparado por vários métodos. Porém, o mais apropriado é a utilização de suturas extracapsulares.

O reparo cirúrgico de fraturas de fêmur é realizado por uma incisão paralela ao encontro da fáscia lata com a borda caudal do músculo bíceps femoral. A combinação de pinos, fios de cerclagem, fixadores externos e particularmente placas ósseas podem ser usadas. Os pinos são inseridos através da fossa trocantérica ou em direção a ela. Existem numerosos métodos diferentes dependendo da natureza da fratura.

A luxação de patela pode ocorrer em raças pequenas e nestas são geralmente laterais, visto que a luxação medial ocorre menos frequentemente em raças grandes. Nestes casos, o reparo é realizado pelo aprofundamento do sulco troclear e deslocamento da tuberosidade da tíbia. Desse modo, o ligamento patelar lateral aumenta sua tensão. Esta técnica também é usada para luxação medial de patela. Porém, há muitas outras técnicas, incluindo o aprofundamento do sulco ou tensionamento da articulação. Existem várias causas anatômicas que geram essas condições incluindo deformidade do tipo varo, abaulamento distal do fêmur, hipoplasia do côndilo medial e sulco troclear raso.

A tuberosidade da tíbia tem seu próprio centro de ossificação separado do corpo da tíbia por uma cartilagem de crescimento e, desse modo, pode ser destacada pelo ligamento patelar. Devido a esse fato, pode haver a necessidade de um aparafusamento para colocá-la de volta no lugar. A tuberosidade do calcâneo também possui seu próprio centro de ossificação separado por uma linha epifisária, podendo, também, ser destacada, já que o tendão do calcâneo comum se insere neste local.

Os linfonodos associados ao membro pélvico não são normalmente palpáveis. Rostralmente, o subilíaco drena a região lateral do quadril e coxa. O poplíteo, situado entre as cabeças do gastrocnêmio, é muito importante na drenagem do membro inferior. Quadros de infecção ou neoplasia farão ambos os linfonodos serem facilmente palpáveis.

A veia safena lateral pode ser usada para coleta de amostra de sangue, se necessário. O pulso pode ser aferido na artéria femoral, no trígono femoral, que compreende a artéria e veia femoral e nervos safenos.

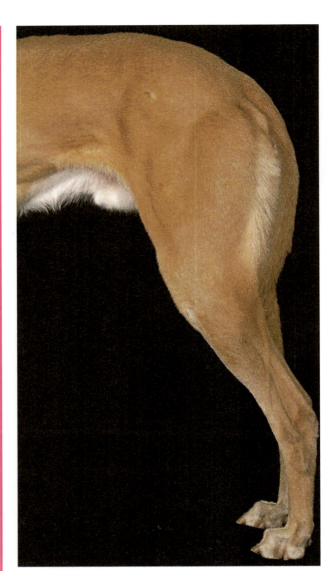

Fig. 7.1 Características superficiais do membro pélvico: aspecto lateral esquerdo. As proeminências ósseas palpáveis do membro pélvico são mostradas nesta ilustração. Além disso, a posição de inúmeros músculos que são facilmente palpáveis e/ou claramente visíveis está mostrada. Embora não seja palpável na superfície, a posição da articulação coxofemoral é indicada pelo trocânter maior do fêmur, posicionado lateral a ela. Na parte inferior da perna, o tendão do calcâneo comum é um cordão bem definido que termina na tuberosidade do calcâneo ("ponta do jarrete"). Estes três componentes – tendão gastrocnêmico, tendão flexor digital superficial, e tendão acessório dos músculos posteriores da coxa – podem ser distinguidos se o membro estiver elevado, removendo a tensão do tendão. A Figura 7.1A mostra as principais regiões topográficas do membro pélvico baseadas nos componentes osteológicos internos: as regiões topográficas subsidiárias são relatadas nas junções básicas entre os segmentos.

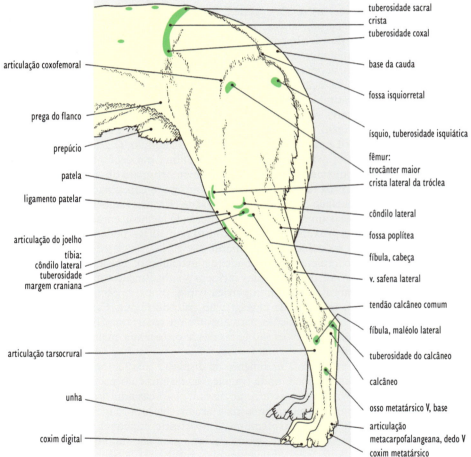

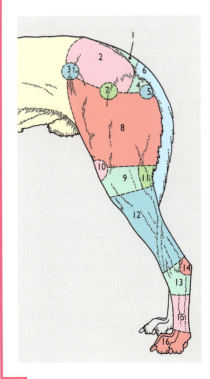

Fig. 7.1A Regiões topográficas do membro pélvico: aspecto lateral esquerdo. **1-6** Região Pélvica. **1** Região Sacral. **2** Região Glútea. **3** Região da Tuberosidade Coxal. **4** Fossa Isquiorretal. **5** Região da Tuberosidade Isquiática. **6** Região da Cauda. **7** Região da Articulação do Quadril. **8** Região da Coxa. **9** Região do Joelho (Articulação do Joelho). **10** Região Patelar. **11** Região Poplítea. **12** Região da Perna. **13** Região do Tarso. **14** Região Calcânea. **15** Região do Metatarso. **16** Região da Falange (Dedos).

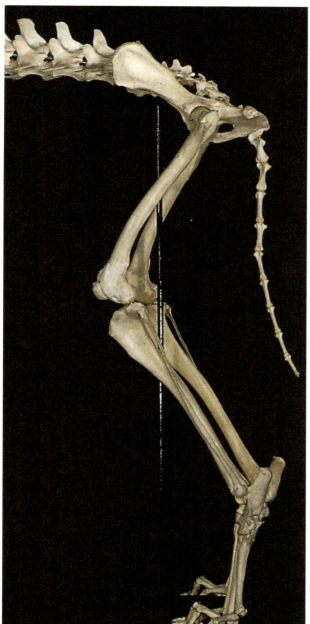

Fig. 7.2 Esqueleto do membro pélvico: aspecto lateral esquerdo. As saliências ósseas palpáveis superficiais mostradas na Figura 7.1 estão coloridas no desenho. Os ossos adjacentes da coluna vertebral estão incluídos na ilustração para mostrar as suas relações topográficas com o membro pélvico com o animal em postura de estação normal. Ao contrário do membro torácico, há uma firme união óssea entre o membro pélvico e o tronco. Os ossos pélvicos direito e esquerdo são unidos no cíngulo pélvico, o qual é unido fortemente com a coluna vertebral pela articulação sacroilíaca, situada caudomedialmente à tuberosidade sacral. Cada osso pélvico tem quatro componentes de crescimento que se fundem em uma idade precoce (2-3 meses). Cada um dos três componentes óbvios (ílio, ísquio e púbis) tem características palpáveis mostradas aqui. O quarto componente (osso acetabular) é pequeno e localizado dentro da fossa do acetábulo da articulação coxofemoral.

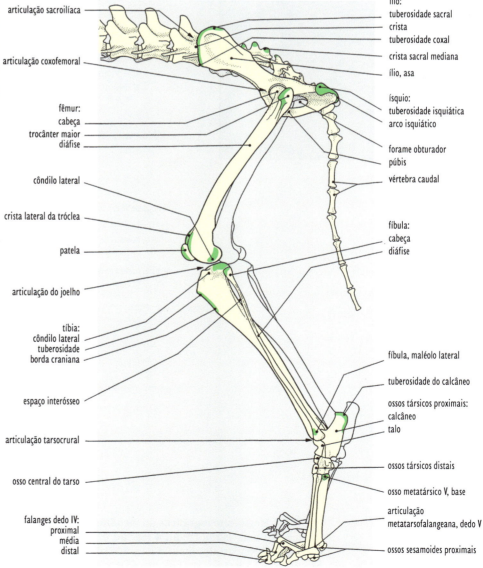

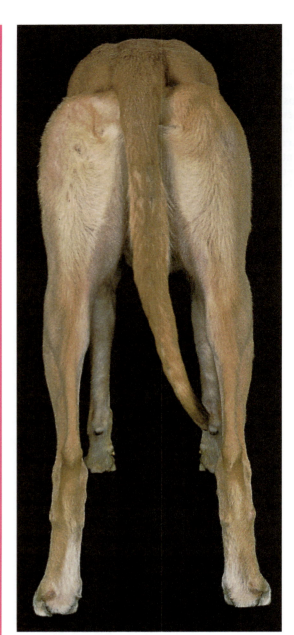

Fig. 7.3 Características superficiais do membro pélvico: aspecto caudal. As principais características ósseas palpáveis e as regiões topográficas já mostradas no aspecto lateral do membro estão mostradas novamente como pontos de referência e estão indicadas na ilustração. Uma ou duas proeminências ósseas adicionais palpáveis no aspecto medial do membro também estão mostradas. A fossa isquiorretal é a depressão claramente visível e palpável na lateral da base da cauda. Normalmente, ela está situada ao lado do canal anal e é normalmente preenchida com gordura, de modo que não pode ser facilmente visualizada como nestes cães galgos. Uma segunda depressão claramente visível e palpável, a fossa poplítea, está caudal à articulação do joelho e entre as extremidades distais dos músculos posteriores. O grande linfonodo poplíteo pode ser sentido dentro dessa fossa. A Figura 7.3A mostra as principais regiões topográficas do membro pélvico.

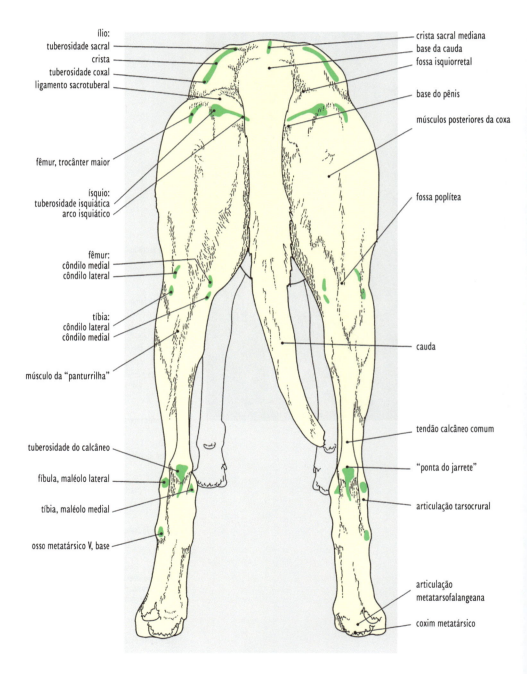

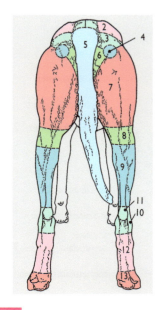

Fig. 7.3A Regiões topográficas do membro pélvico: aspecto caudal. 1-6 Regiões Pélvicas. **1** Região Sacral. **2** Região Glútea. **3** Fossa Isquiorretal. **4** Região da Tuberosidade Isquiática. **5** Região Caudal. **6** Região Perineal. **7** Região da Coxa. **8** Região Poplítea. **9** Região da Perna. **10** Região do Tarso. **11** Região Calcânea. **12** Região do Metatarso. **13** Região da Falange (Dedos).

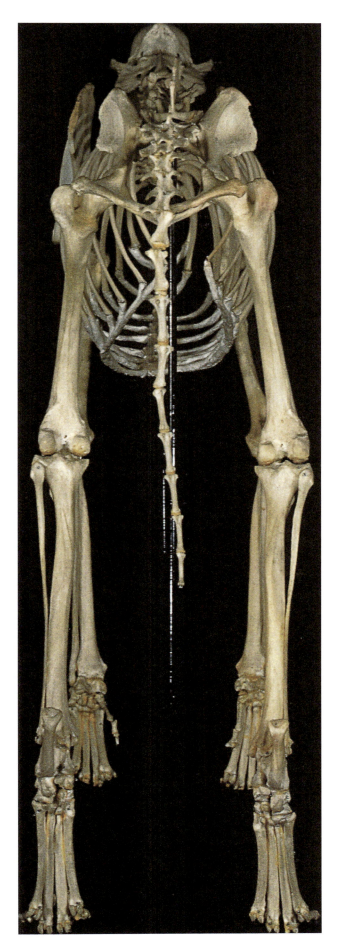
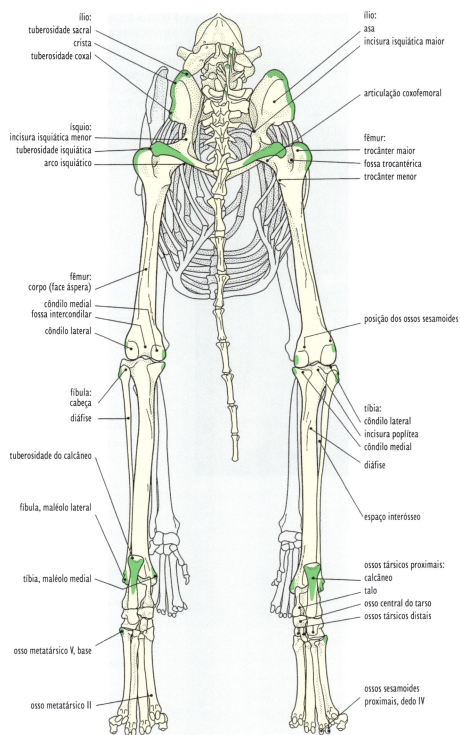

Fig. 7.4 Esqueleto do membro pélvico: aspecto caudal. As características ósseas palpáveis mostradas no aspecto superficial estão coloridas na ilustração. Nesta preparação do esqueleto, os ossos sesamoides localizados no tendão do músculo gastrocnêmio caudais à articulação do joelho foram perdidos. A posição que eles deveriam ocupar está representada pela face articular lisa no aspecto caudodorsal dos proeminentes côndilos do fêmur, e são claramente exibidas radiograficamente na Figura 7.10. Na região da perna, a tíbia e a pequena fíbula permanecem lado a lado. Este arranjo contrasta fortemente com o antebraço, onde o rádio e a ulna, igualmente desenvolvidos, cruzam-se. O limitado grau de mobilidade do antebraço que esta configuração dá para o membro torácico está completamente reduzido no membro pélvico.

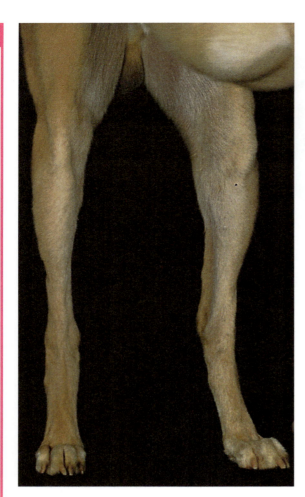

Fig. 7.5 Características superficiais do membro pélvico: aspecto craniano. As principais características ósseas palpáveis já representadas nos aspectos lateral e caudal estão mostradas novamente como pontos de referência indicados na ilustração. Além disso, a maior parte da superfície medial da tíbia está subcutânea, do côndilo medial da tíbia até sua extremidade proximal, e do maléolo medial até sua extremidade distal. A posição da articulação tarsocrural é identificável pela crista, e o sulco do talo é palpável ao lado dos tendões flexor do tarso e extensor digital. Ligeiramente mais distal, a pulsação da artéria dorsal do pé pode ser percebida na base da região metatársica medialmente. A Figura 7.5A mostra as principais regiões topográficas do membro pélvico.

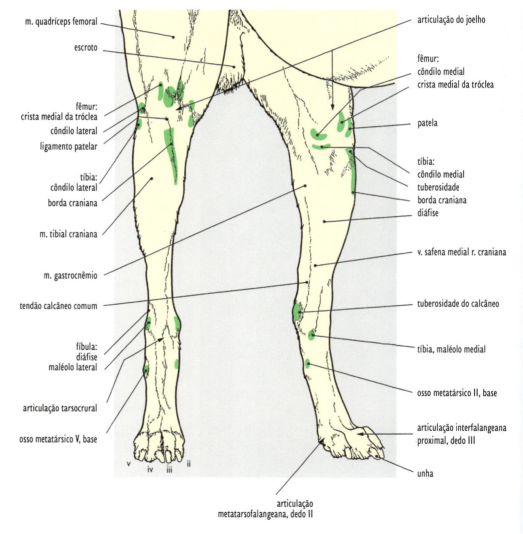

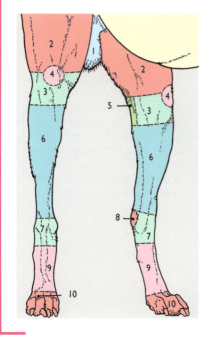

Fig.7.5A Regiões topográficas do membro pélvico: aspecto craniano. **1** Região Perineal (Escrotal). **2** Região da Coxa. **3** Região do Joelho (Articulação do Joelho). **4** Região Patelar. **5** Região Poplítea. **6** Região da Perna. **7** Região do Tarso. **8** Região Calcânea. **9** Região do Metatarso. **10** Região da Falange (Dedos).

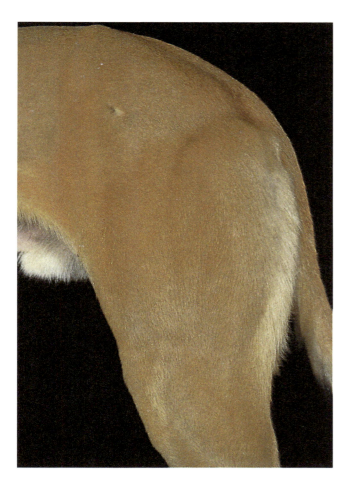
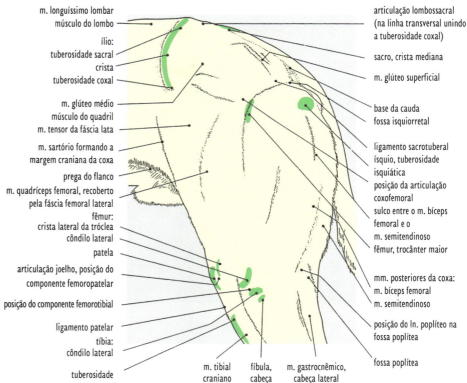

Fig. 7.6 Caracterísricas superficiais das regiões pélvica e da coxa: aspecto lateral esquerdo. As características palpáveis e visíveis estão indicadas.

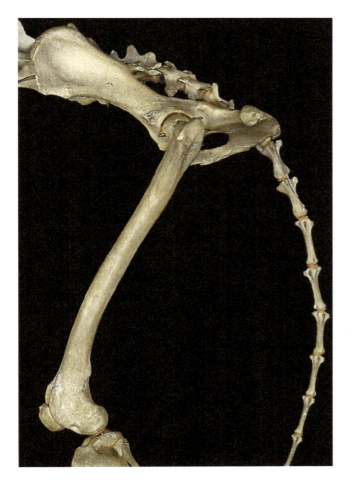
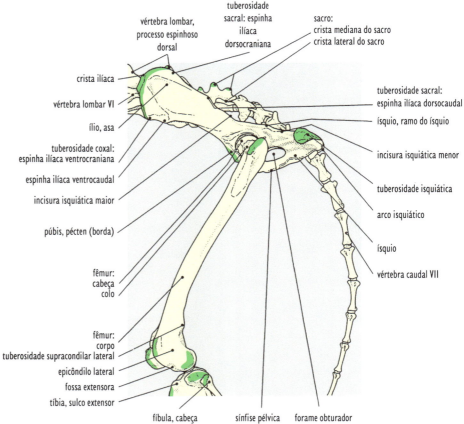

Fig. 7.7 Esqueleto das regiões pélvica e da coxa: aspecto lateral esquerdo. As características coloridas em verde correspondem às principais saliências ósseas palpáveis mostradas na Figura 7.6.

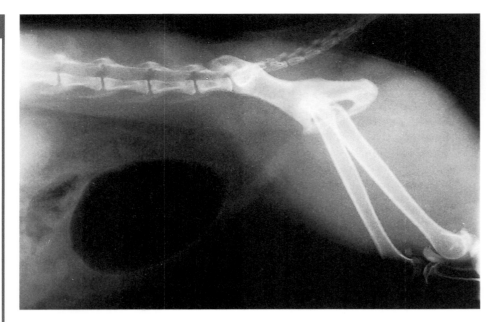

Fig. 7.8 Radiografia da pelve e da articulação coxofemoral: aspecto lateral esquerdo. A articulação coxofemoral e a pelve no aspecto lateral são potencialmente de menor importância anatômica que o aspecto ventrodorsal (Fig.7.9), já que as cabeças do fêmur e as articulações coxofemorais estão sobrepostas. Entretanto, este aspecto com o membro pélvico tracionado caudalmente demonstra a grande mobilidade geral disponível para o membro pélvico. Ela é o somatório dos movimentos caudal lombar, lombossacral e da articulação sacroilíaca, como também a própria articulação coxofemoral.

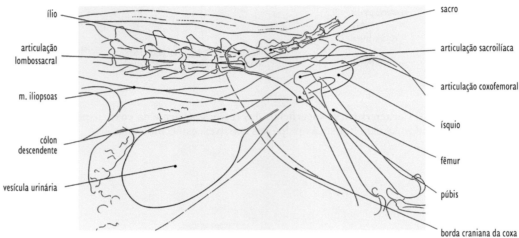

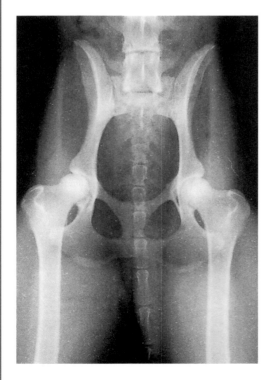

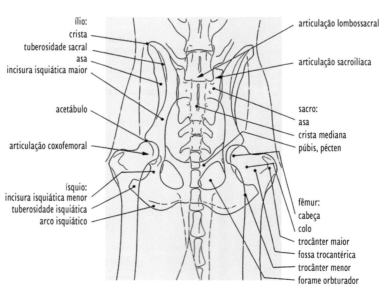

Fig. 7.9 Radiografia da pelve e articulação coxofemoral: aspecto dorsoventral. Na articulação coxofemoral, a cabeça do fêmur está mais complemente inserida em uma extensiva fossa acetabular do que é observado na articulação do ombro. O acetábulo é aprofundado por uma rima fibrocartilagínea (radioluscente e assim não aparente). O movimento do quadril é potencialmente considerável; aqui ambas as pernas foram puxadas caudalmente, colocando a articulação coxofemoral em extensão extrema. Esta posição radiográfica é frequentemente usada para avaliar a displasia da articulação coxofemoral.

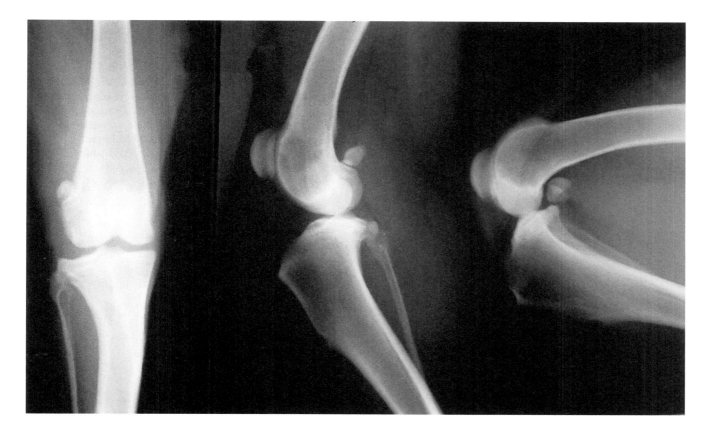

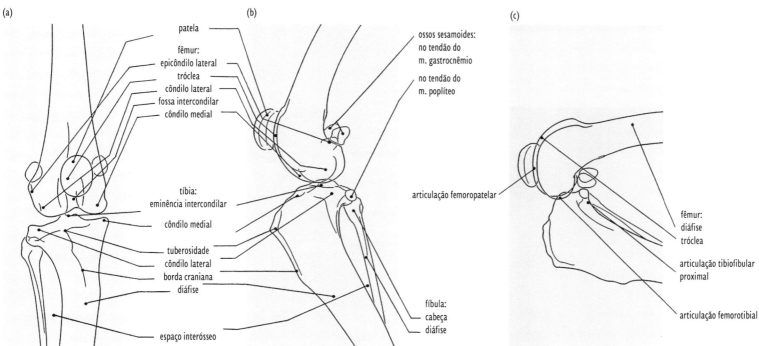

Fig. 7.10 Radiografia da articulação do joelho: aspectos craniocaudal e lateral. As principais características osteológicas da articulação do joelho estão mostradas nessas três radiografias. No aspecto craniocaudal (a), a composição natural da articulação está claramente mostrada. No aspecto lateral, a articulação do joelho está estendida (b) e na posição em estação normal que realça a área restrita de contato entre os côndilos femoral e tibial. A marcante incongruência entre as superfícies articulares torna-se mais congruente devido aos meniscos cartilaginosos pareados, que são radioluscentes. O tendão patelar, apesar de palpável na superfície com características ósseas, não é radiopaco, bem como as fibrocartilagens parapatelares que envolvem as margens da tróclea femoral. O par de sesamoides (ausentes nas imagens do esqueleto) está visível na parte caudal da articulação, bem como está o osso sesamoide menor no tendão do músculo poplíteo. A flexão da articulação do joelho (c) e a extensão são reguladas por meio de um par de ligamentos cruzados que ficam no centro da articulação, entre os côndilos. Assim como as cartilagens dos meniscos, eles são radioluscentes e, portanto, invisíveis na radiografia.

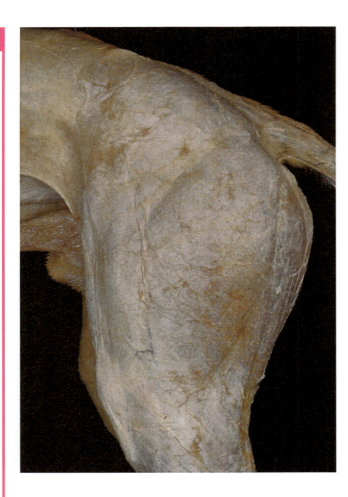

Fig. 7.11 Fáscia superficial do quadril e da coxa: aspecto lateral esquerdo. Somente a pele foi removida. A fáscia glútea superficial e a fáscia lateral superficial da coxa são contínuas com a fáscia superficial do tronco e com a fáscia coccígena superficial ao longo da cauda. A fáscia superficial e profunda são unidas sobre o músculo bíceps femoral. A fáscia glútea profunda é grossa e cobre firmemente o músculo glúteo médio. A fáscia glútea continua como a forte fáscia femoral lateral, ou fáscia lata, sobre a lateral da coxa. A aponeurose do tensor da fáscia lata cria uma fáscia lata de duas folhas por certa distância. A fáscia lata é contínua com a fáscia medial femoral. A fáscia femoral profunda é ligada ao lábio lateral e medial do fêmur, bem como com a patela e com os côndilos do fêmur. A gordura é contida dentro da fossa isquiorretal.

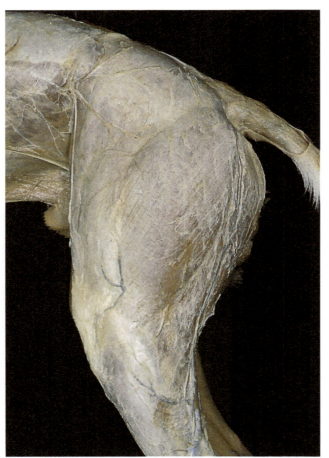

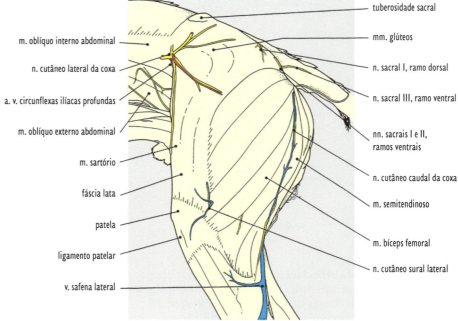

Fig. 7.12 Estruturas superficiais do quadril e da coxa: aspecto lateral esquerdo. Algumas porções da fáscia superficial foram dissecadas expondo nervos e vasos sanguíneos. Toda a fáscia profunda está intacta.

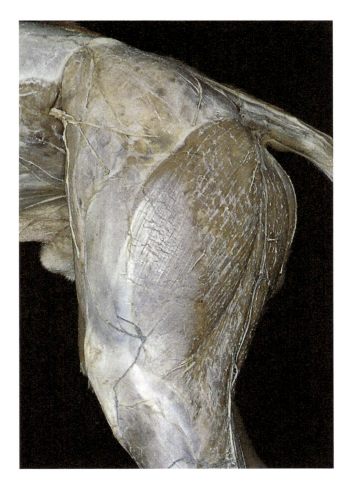
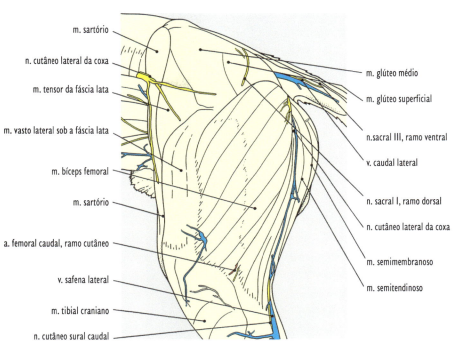

Fig. 7.13 **Músculos superficiais e fáscia profunda do quadril e coxa:** aspecto lateral esquerdo. Toda fáscia superficial e gordura associada foi removida.

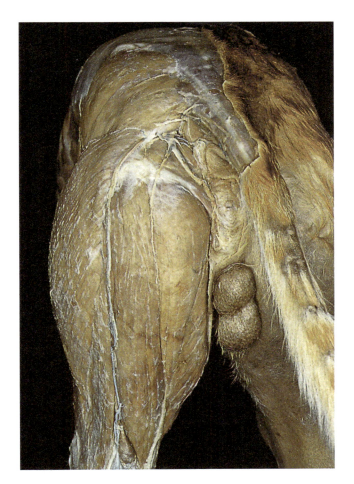
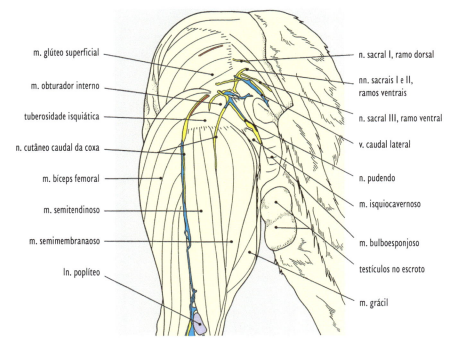

Fig. 7.14 **Músculos superficiais esquerdo do quadril e coxa:** aspecto caudal. A gordura foi removida da fossa isquiorretal para expor vários pequenos nervos e vasos sanguíneos. A posição superficial do linfonodo poplíteo também pode ser observada.

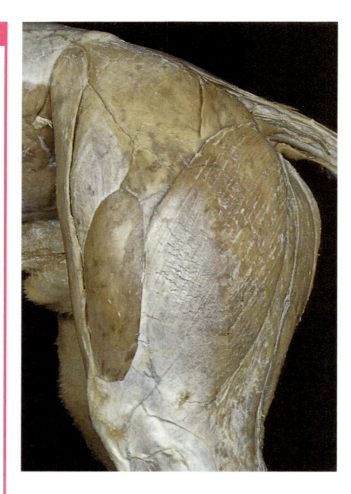
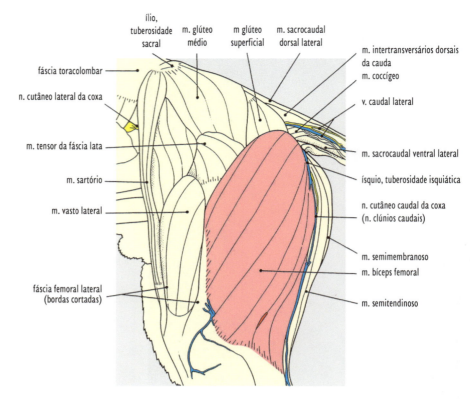

Fig. 7.15 Quadril e coxa após remoção da fáscia glútea e exposição da fáscia femoral lateral: aspecto lateral esquerdo. Nervos superficiais e vasos sanguíneos foram removidos.

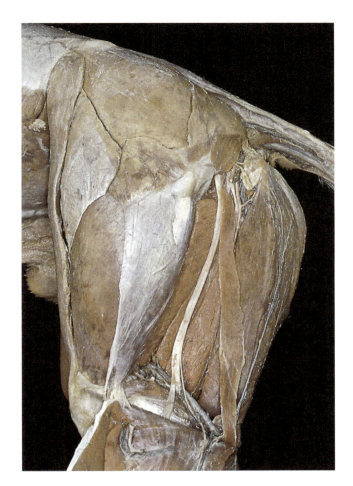
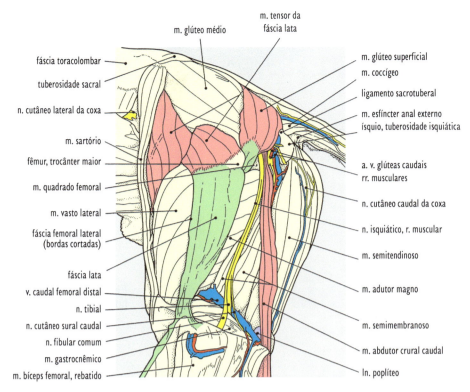

Fig. 7.16 Quadril e coxa após o rebatimento do músculo bíceps femoral: aspecto lateral esquerdo. O músculo bíceps femoral foi rebatido distalmente, deixando o músculo abdutor crural caudal em posição. O grande nervo ciático está agora exposto.

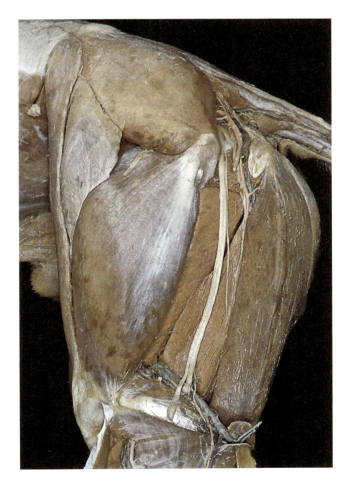
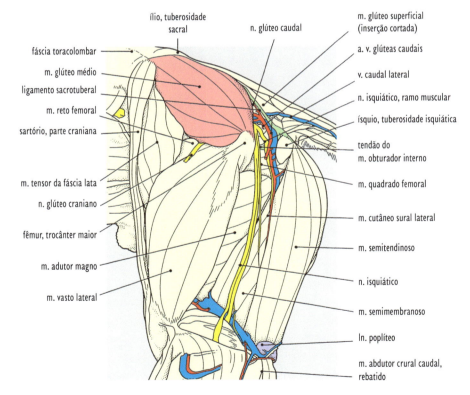

Fig. 7.17 Quadril e coxa após remoção do músculo glúteo superficial e remanescente da fáscia lata: aspecto lateral esquerdo. O músculo abdutor crural caudal foi rebatido distalmente. O ligamento sacrotuberal pode agora ser visto.

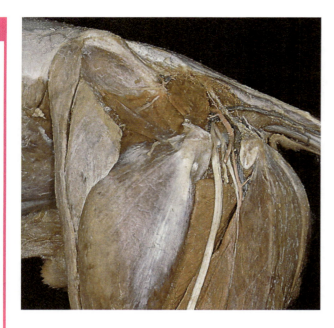
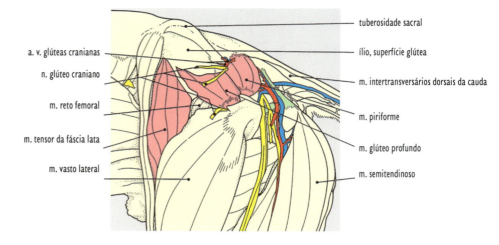

Fig. 7.18 Quadril e coxa proximal após remoção do músculo glúteo médio: aspecto lateral esquerdo. O músculo glúteo profundo está exposto agora.

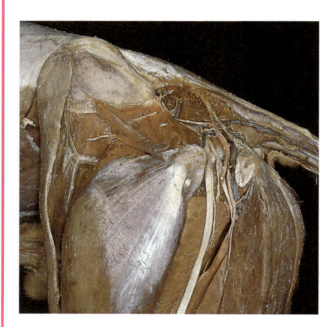
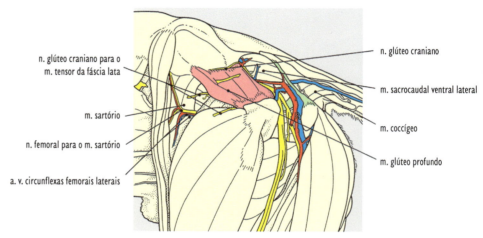

Fig. 7.19 Quadril e coxa proximal após remoção dos músculos tensor da fáscia lata e piriforme: aspecto lateral esquerdo.

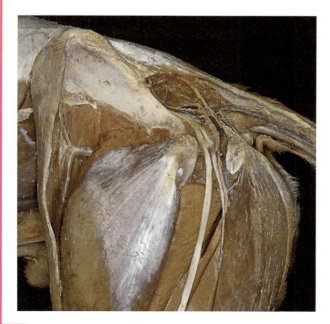
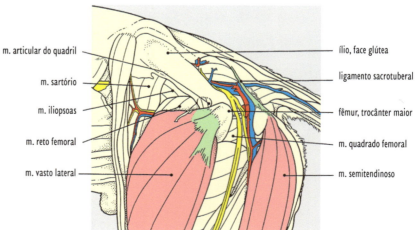

Fig. 7.20 Quadril e coxa proximal após remoção do músculo glúteo profundo: aspecto lateral esquerdo.

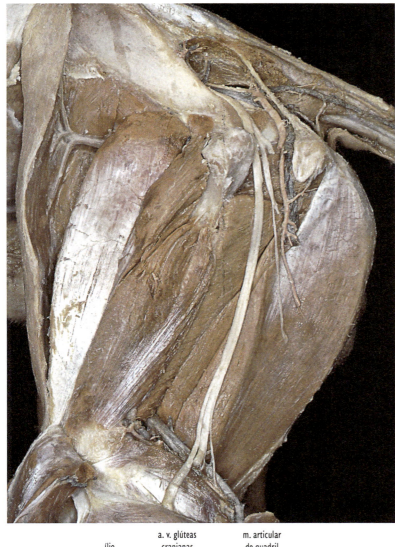

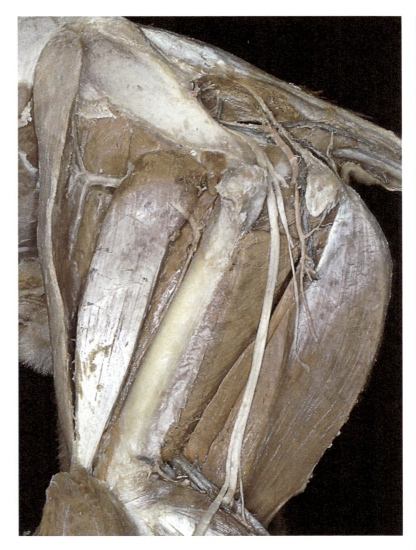

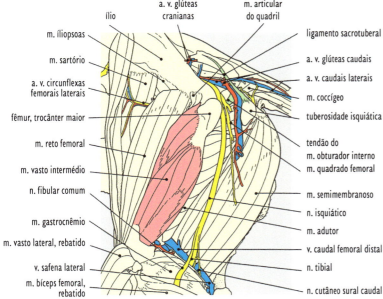

Fig. 7.21 Quadril e coxa após o rebatimento do músculos vasto lateral e semitendinoso: aspecto lateral esquerdo.

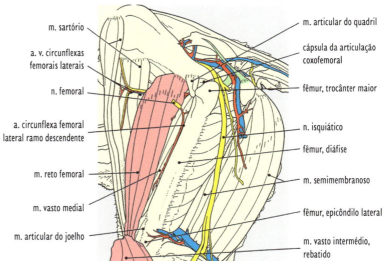

Fig. 7.22 Quadril e coxa após o rebatimento do músculo vasto intermédio: aspecto lateral esquerdo. O músculo foi rebatido distalmente.

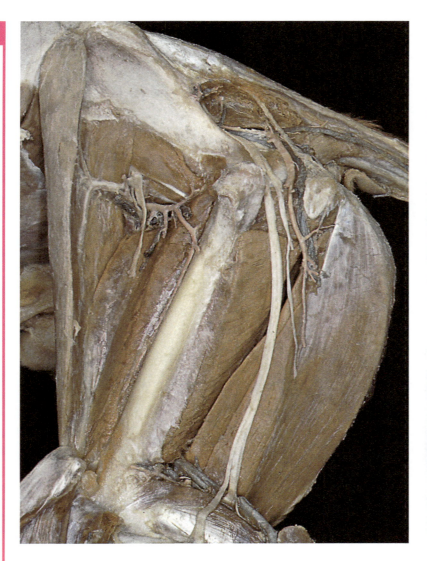
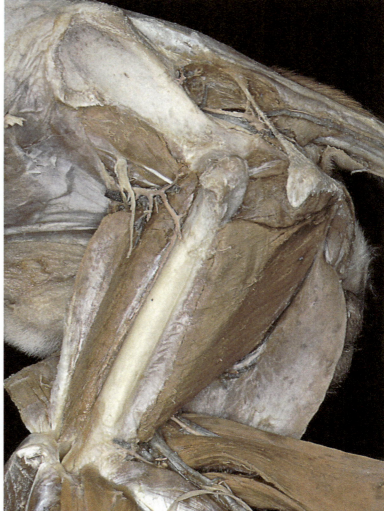
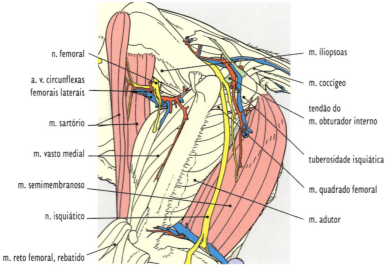
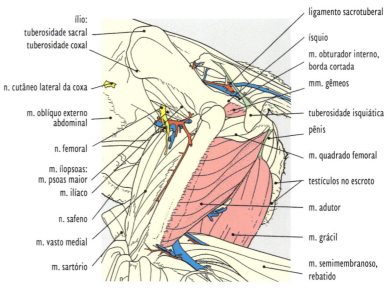

Fig. 7.23 **Quadril e coxa após o rebatimento do músculo reto femoral:** aspecto lateral esquerdo.

Fig. 7.24 **Quadril e coxa após o rebatimento dos músculos sartório e semimembranoso:** aspecto lateral esquerdo. O nervo ciático e parte do músculo obturador interno foram removidos para expor a borda dorsal do ísquio e os músculos gêmeos. O músculo adutor maior pode também ser visto, bem como o grácil, que é o músculo mais medial na região da coxa.

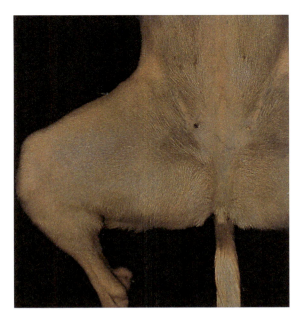
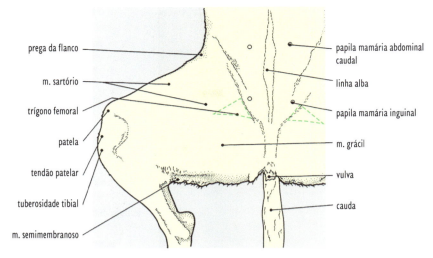

Fig. 7.25 Características superficiais da coxa direita: aspecto medial. As características palpáveis e visíveis estão indicadas. Convém salientar que as Figuras. 7.25-7.34, mostrando o aspecto medial da coxa, foram produzidas enquanto o cão foi fixado, com as coxas totalmente abduzidas e os joelhos flexionados.

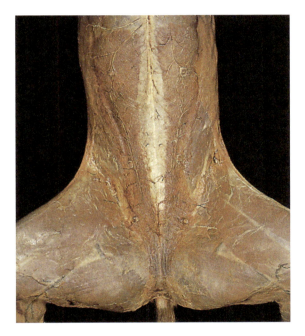

Fig. 7.26 Fáscia superficial da coxa direita: aspecto medial. A fáscia superficial contém muitos vasos sanguíneos pequenos e nervos, incluindo a veia safena medial e as artéria e os nervo acompanhantes. A fáscia femoral profunda se junta com a fáscia femoral lateral para formar um cilindro em torno da coxa.

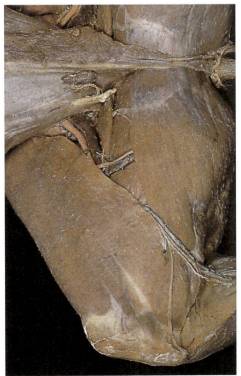
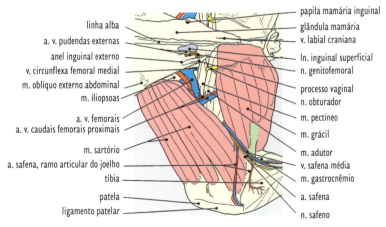

Fig. 7.27 Músculos superficiais da coxa direita: aspecto medial. Toda fáscia superficial e profunda foi removida, assim como a gordura do trígono femoral. A glândula mamária do lado direito também foi removida. Os limites do trígono femoral podem vistos claramente agora. Deve-se notar que o músculo sartório é geralmente mais delineado entre as partes craniano e caudal do que neste modelo.

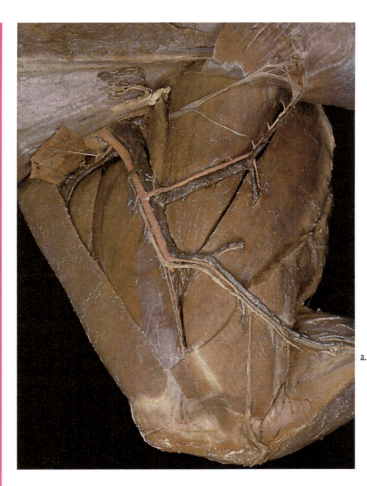
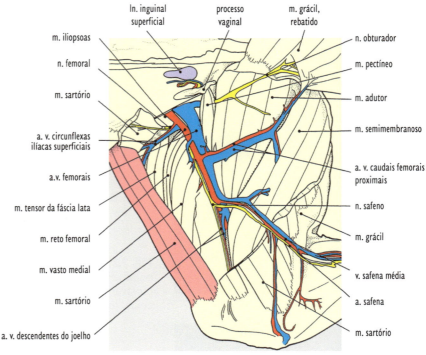

Fig. 7.28 Coxa direita após a remoção da parte caudal do músculo sartório e do rebatimento do músculo grácil: aspecto medial. Os músculos profundos mediais da coxa são agora mostrados.

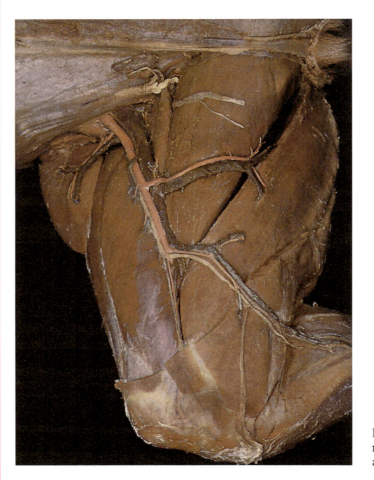
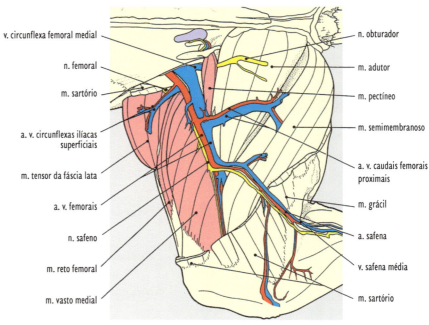

Fig. 7.29 Coxa direita após remoção do músculo sartório craniano: aspecto medial. O tensor da fáscia lata e parte do músculo quadríceps são mostrados agora.

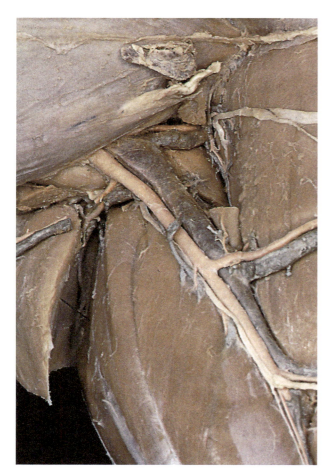
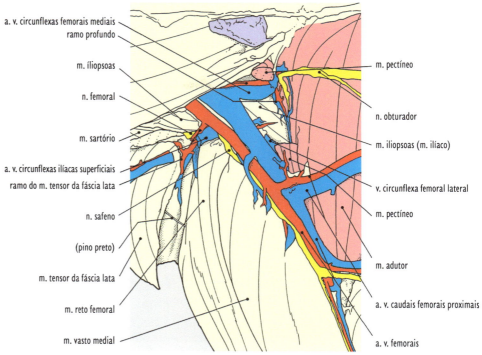

Fig.7.30 Coxa direita após remoção do músculo pectíneo: aspecto medial. A maioria dos vasos circunflexos femorais mediais pode ser vista agora.

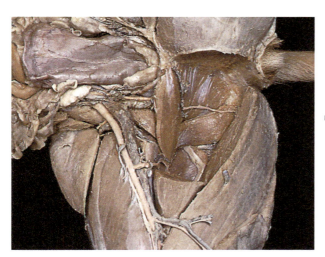
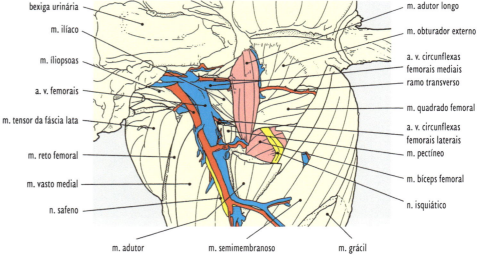

Fig. 7.31 Coxa direita após remoção do músculo adutor magno: aspecto medial. A parede abdominal também foi removida. O músculo adutor longo foi deixado na posição. Observe a localização do nervo ciático medial em direção ao músculo bíceps femoral.

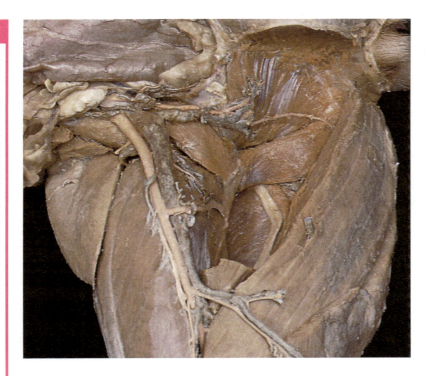
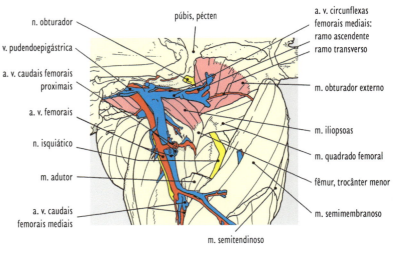

Fig. 7.32 Coxa direita após remoção do músculo adutor longo: aspecto medial. A inserção do músculo iliopsoas no trocânter menor do fêmur está mostrada agora.

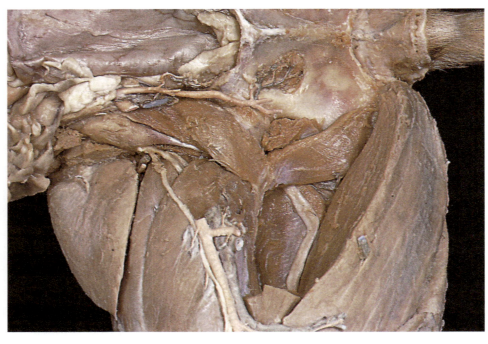

Fig. 7.33 Coxa direita após remoção do músculo obturador externo: aspecto medial. A artéria, a veia femoral e a veia circunflexa femoral medial também foram removidas. O músculo obturador interno, que se origina do assoalho da pélvis, pode ser visto através do forame obturador.

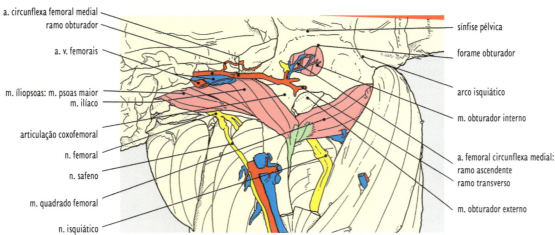

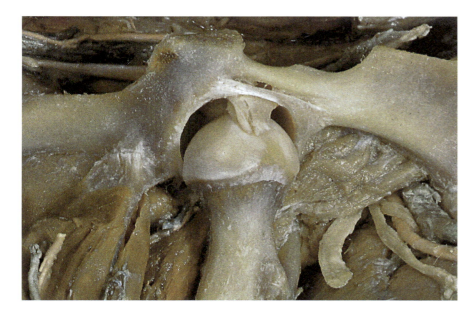

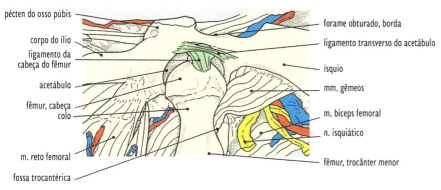

pécten do osso púbis — forame obturado, borda
corpo do ílio — ligamento transverso do acetábulo
ligamento da cabeça do fêmur — ísquio
acetábulo — mm. gêmeos
fêmur, cabeça / colo — m. bíceps femoral
— n. isquiático
m. reto femoral — fêmur, trocânter menor
fossa trocantérica

Fig. 7.34 Articulação coxofemoral direita: aspecto ventral. Os músculos iliopsoas e quadrado femoral foram removidos. A cápsula da articulação coxofemoral também foi removida e a cabeça do fêmur foi ligeiramente puxada do acetábulo para expor o ligamento da cabeça do fêmur.

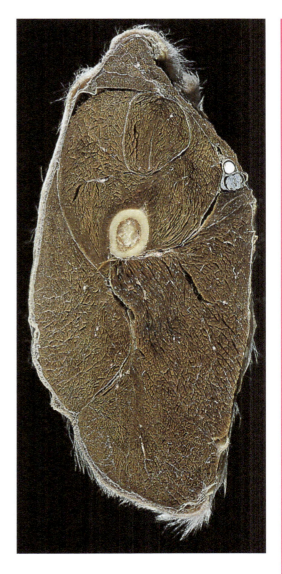

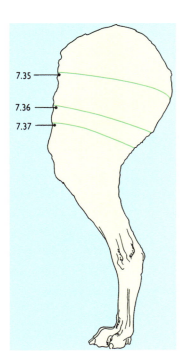

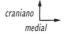
craniano / medial

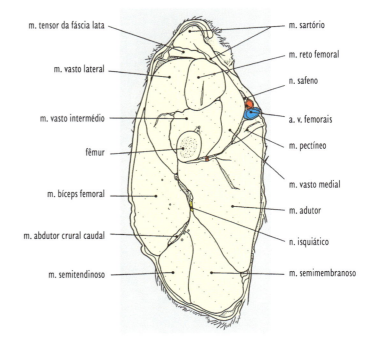

m. tensor da fáscia lata — m. sartório
— m. reto femoral
m. vasto lateral — n. safeno
— a. v. femorais
m. vasto intermédio — m. pectíneo
fêmur — m. vasto medial
m. bíceps femoral — m. adutor
m. abdutor crural caudal — n. isquiático
m. semitendinoso — m. semimembranoso

Fig. 7.35-7.37 Secções transversais através da coxa esquerda nos níveis indicados no desenho em anexo: aspecto da superfície proximal da secção. Observe a posição profunda da artéria e veia femoral próximo ao joelho.

Fig. 7.35

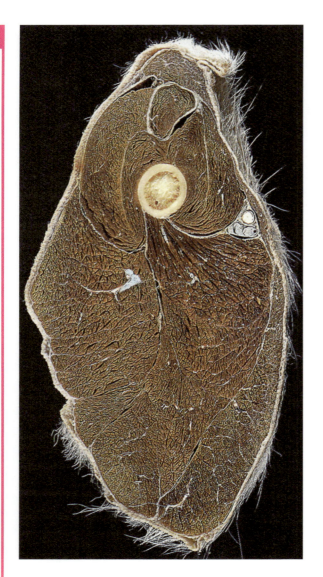

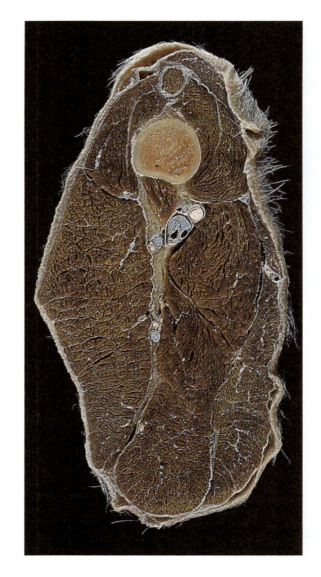

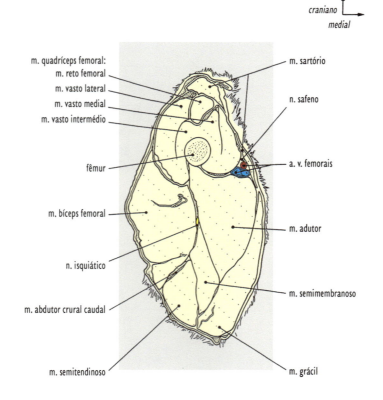

Fig. 7.36

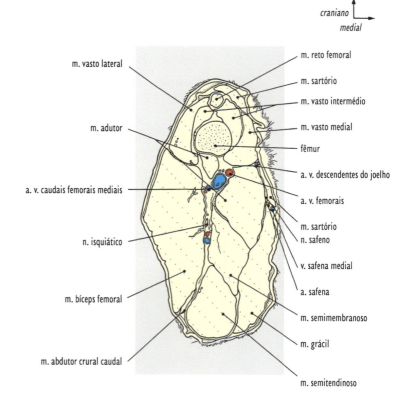

Fig. 7.37

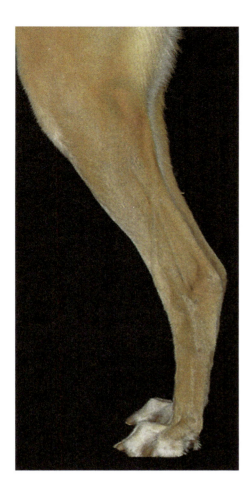
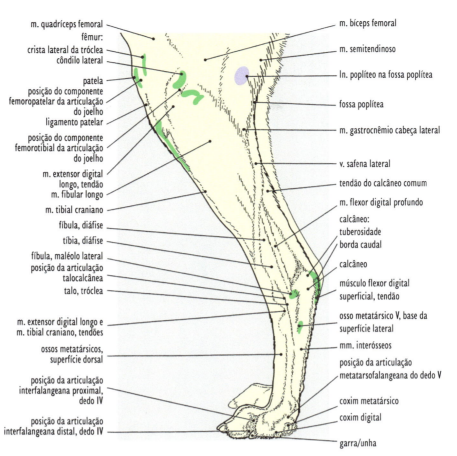

Fig. 7.38 Características superficiais da perna e do pé: aspecto lateral esquerdo. As características palpáveis e visíveis estão indicadas.

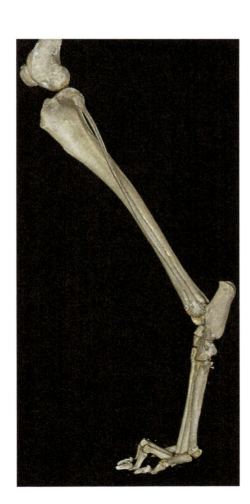
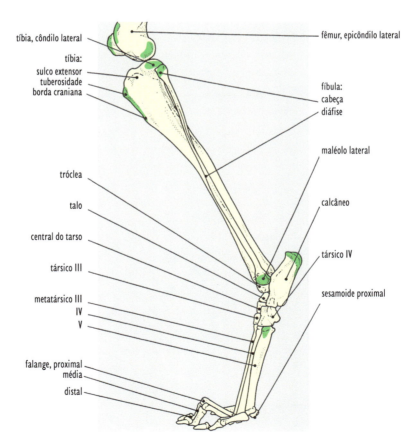

Fig. 7.39 Esqueleto da perna e pé: aspecto lateral esquerdo. As características coloridas em verde correspondem as saliências ósseas palpáveis mostrada na Figura 7.38.

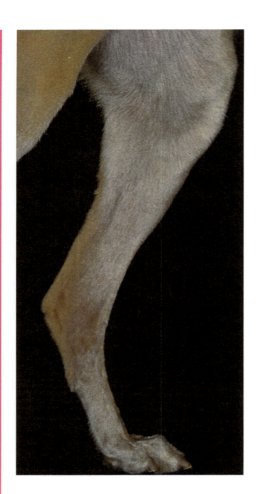
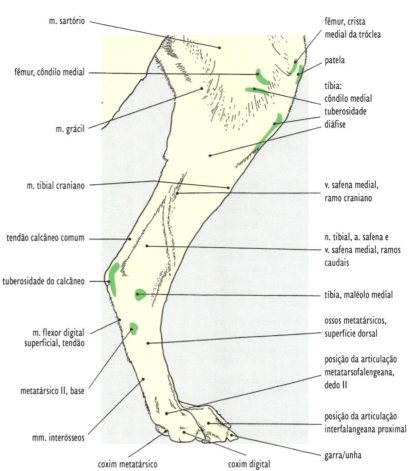

Fig. 7.40 Características superficiais da perna e pé: aspecto medial esquerdo. As características palpáveis e visíveis estão indicadas.

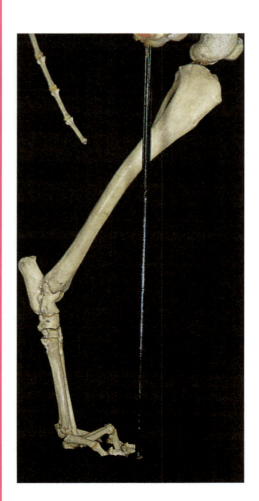
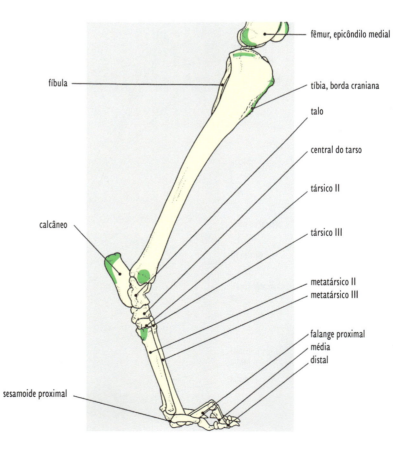

Fig.7.41 Esqueleto da perna e pé: aspecto medial esquerdo. As características coloridas em verde correspondem às características ósseas palpáveis mostradas na Figura 7.40.

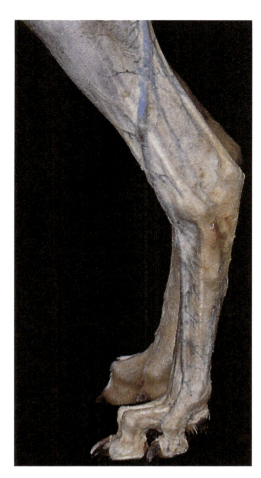

Fig. 7.42 Fáscia superficial da perna, tarso e pé: aspecto lateral esquerdo. A fáscia superficial envolve as pernas, os tarsos e os pés, e contém muitos vasos sanguíneos e nervos, incluindo os vasos safenos. A fáscia profunda da articulação do joelho está intimamente associada ao ligamento patelar e é contínua com a fáscia femoral proximal e com a fáscia crural distal. A fáscia crural possui duas camadas, sendo que a camada profunda recobre os músculos e ossos e fornece parcialmente a inserção para o músculo bíceps femoral. Em direção ao pé, a fáscia profunda está intimamente associada à tuberosidade do calcâneo, outros ossos, tendões e ligamentos.

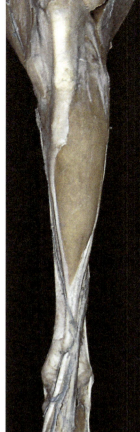

Fig. 7.43 Membro inferior esquerdo: aspecto craniano. Somente a fáscia foi removida.

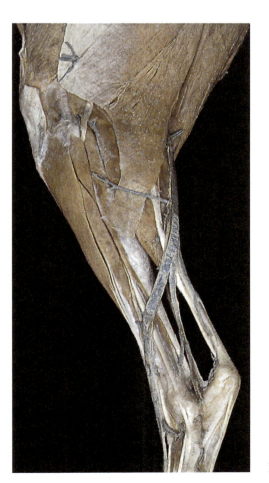

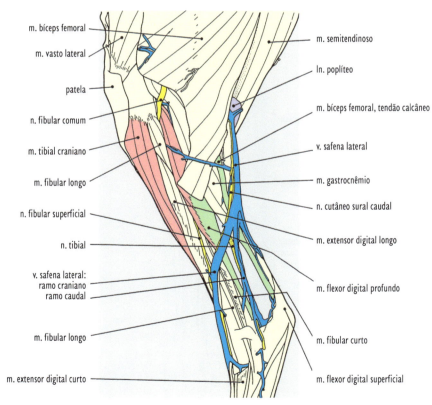

Fig. 7.44 Membro inferior esquerdo: aspecto lateral esquerdo. Somente a fáscia foi removida.

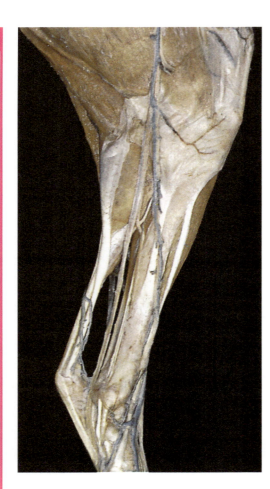
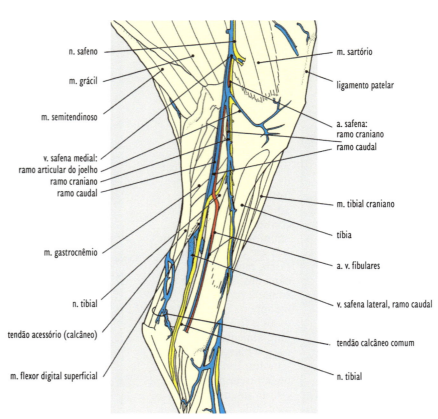

Fig. 7.45 Membro inferior esquerdo: aspecto medial. Somente a fáscia foi removida. O tendão calcâneo comum é constituído de contribuições dos músculos gastrocnêmio, flexor digital superficial, bíceps femoral, semitendinoso e grácil.

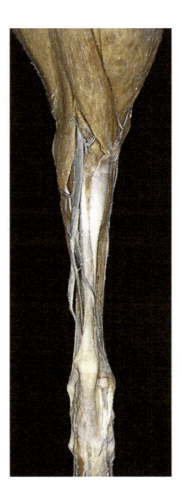
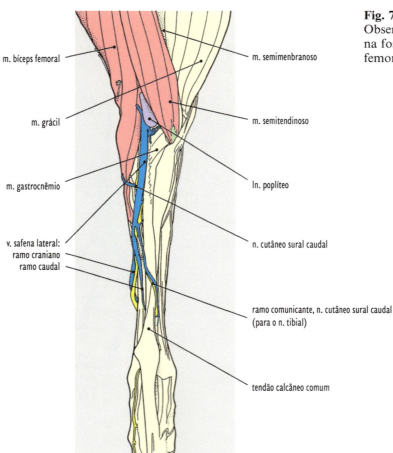

Fig. 7.46 Perna esquerda: aspecto caudal. Observe a posição do linfonodo poplíteo na fossa poplítea, entre o músculo bíceps femoral e semitendinoso.

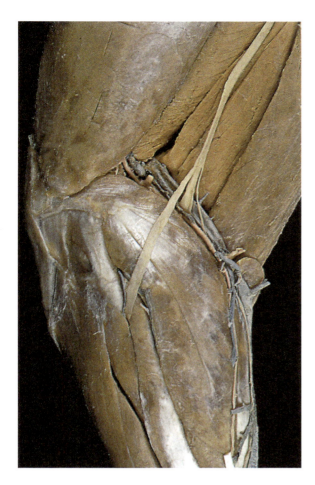
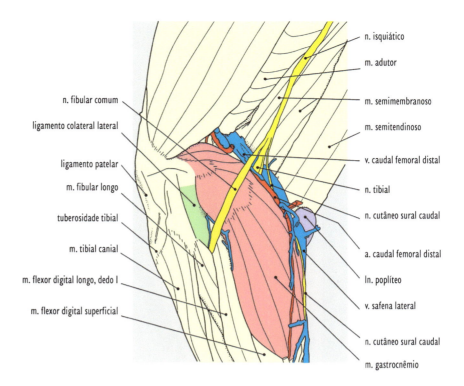

Fig. 7.47 Região do joelho no membro pélvico esquerdo: aspecto lateral. O músculo bíceps da femoral foi removido para expor a parte proximal do músculo gastrocnêmio e a bifurcação do nervo ciático.

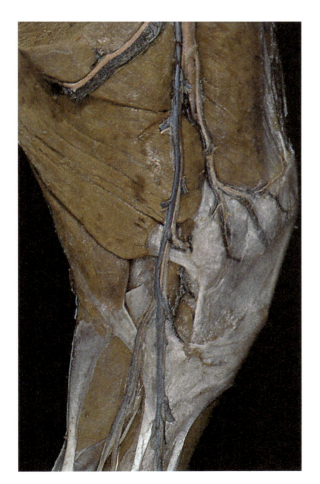
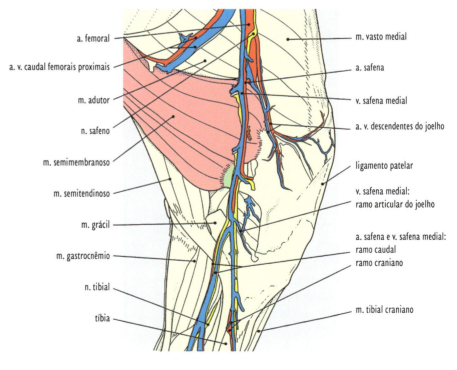

Fig. 7.48 Região do joelho no membro inferior esquerdo: aspecto medial. Os músculos sartório e grácil foram removidos.

359

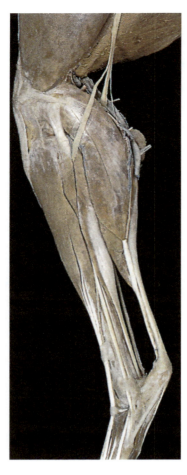
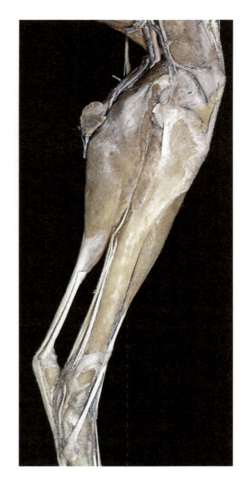
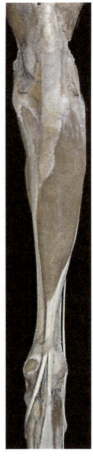

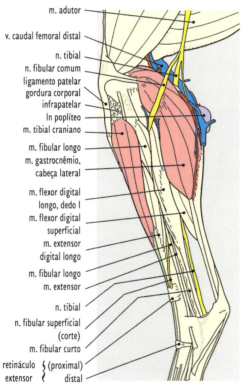
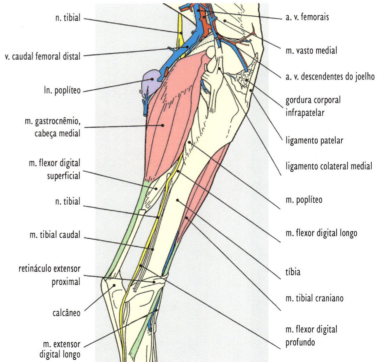
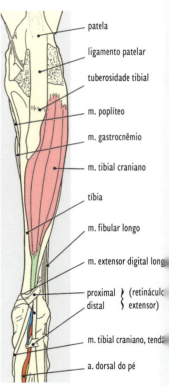

Fig. 7.49 Perna esquerda após a remoção da veia safena lateral: aspecto lateral. O bíceps femoral, semitendinoso e semimembranoso também foram removidos.

Fig. 7.50 Perna esquerda após a remoção da artéria e veia safena e nervo safeno medial: aspecto medial. Os músculos grácil, sartório, semitendinoso e semimembranoso também foram removidos.

Fig. 7.51 Perna esquerda após a remoção das veias e nervos superficiais: aspecto craniano.

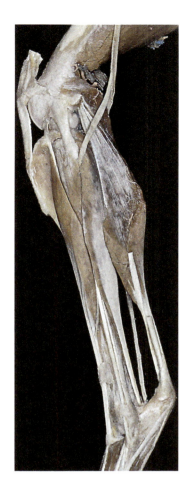
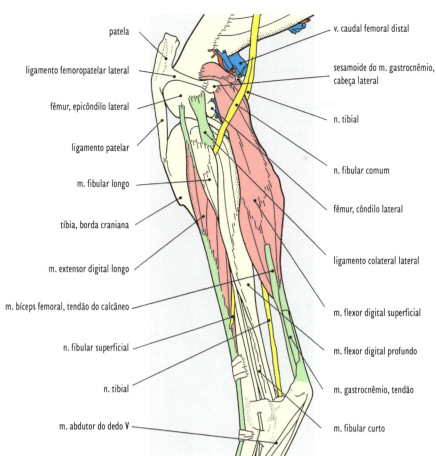

Fig. 7.52 Perna esquerda após a remoção dos músculos tibial craniano e gastrocnêmio: aspecto lateral. A gordura corporal infrapatelar e o linfonodo poplíteo também foram removidos. O comprimento do extensor digital longo e flexor digital superficial estão expostos. As próximas três figuras são do mesmo estágio de dissecação.

Labels (Fig. 7.52): patela; ligamento femoropatelar lateral; fêmur, epicôndilo lateral; ligamento patelar; m. fibular longo; tíbia, borda craniana; m. extensor digital longo; m. bíceps femoral, tendão do calcâneo; n. fibular superficial; n. tibial; m. abdutor do dedo V; v. caudal femoral distal; sesamoide do m. gastrocnêmio, cabeça lateral; n. tibial; n. fibular comum; fêmur, côndilo lateral; ligamento colateral lateral; m. flexor digital superficial; m. flexor digital profundo; m. gastrocnêmio, tendão; m. fibular curto

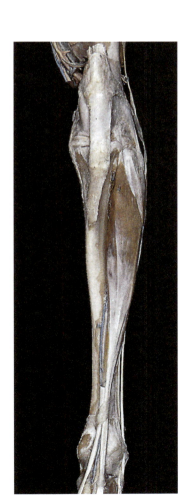
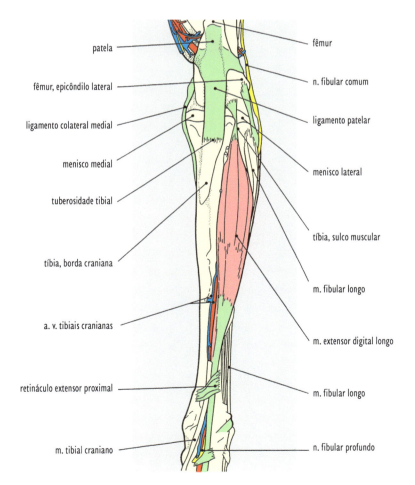

Fig. 7.53 Perna esquerda após a remoção do músculo tibial craniano: aspecto craniano.

Labels (Fig. 7.53): patela; fêmur, epicôndilo lateral; ligamento colateral medial; menisco medial; tuberosidade tibial; tíbia, borda craniana; a. v. tibiais cranianas; retináculo extensor proximal; m. tibial craniano; fêmur; n. fibular comum; ligamento patelar; menisco lateral; tíbia, sulco muscular; m. fibular longo; m. extensor digital longo; m. fibular longo; n. fibular profundo

Membro Pélvico

361

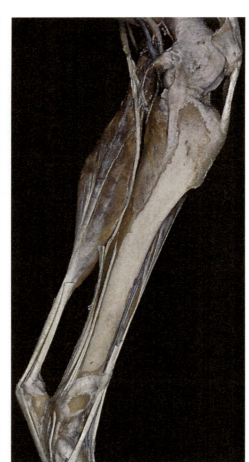
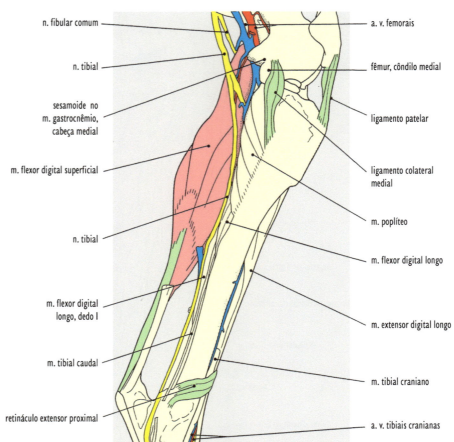

Fig. 7.54 Perna esquerda após remoção dos músculos tibial craniano e gastrocnêmio: aspecto medial. O trajeto do nervo tibial é agora revelado.

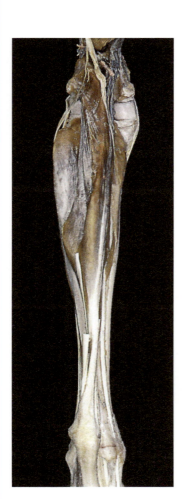
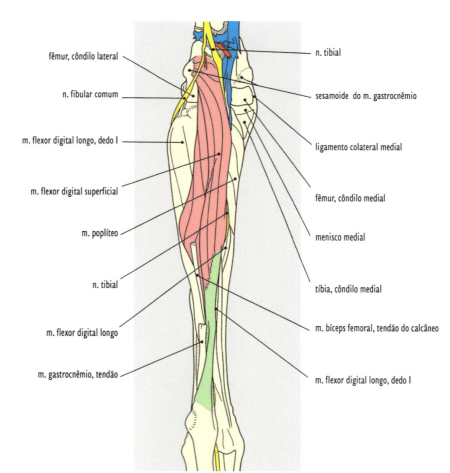

Fig. 7.55 Perna esquerda após a remoção do músculo gastrocnêmio: aspecto caudal.

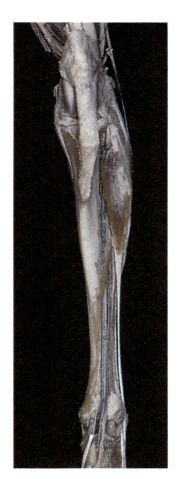
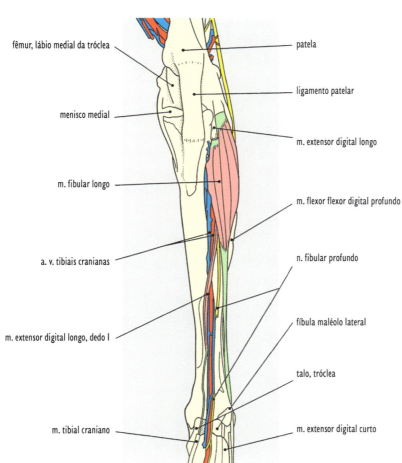

Fig. 7.56 Perna esquerda após a remoção do músculo extensor digital longo: aspecto craniano. O vaso tibial craniano e o músculo extensor do dedo I estão expostos. Este é o músculo extensor do dedo II, quando o dedo I (vestigial) está ausente.

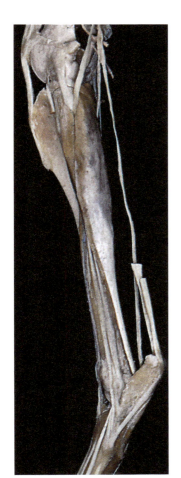
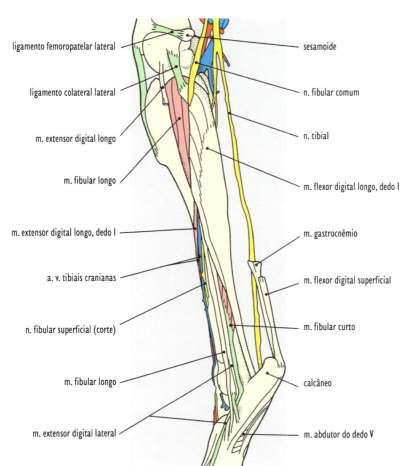

Fig. 7.57 Perna esquerda após a remoção dos músculos extensor digital longo e flexor digital superficial: aspecto lateral. As próximas duas figuras são do mesmo estágio de dissecação.

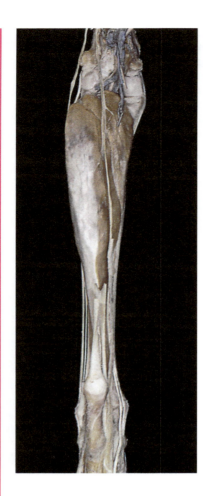
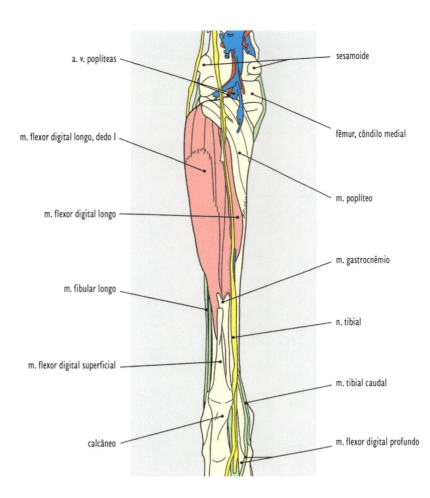

Fig. 7.58 Perna esquerda após a remoção do músculo flexor digital superficial: aspecto caudal. O flexor digital profundo (dedo I) e o músculo flexor digital longo são as cabeças lateral e medial, respectivamente, do músculo flexor digital profundo.

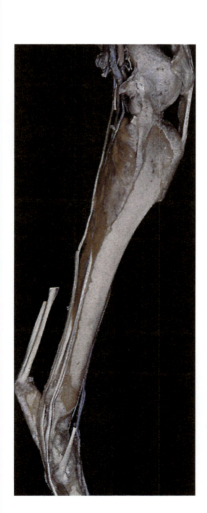
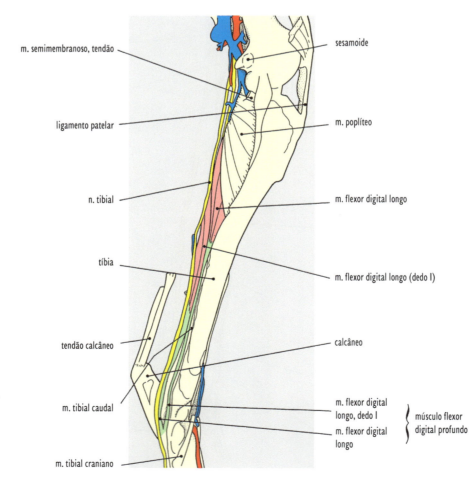

Fig. 7.59 Perna após a remoção do músculo flexor digital superficial: aspecto medial.

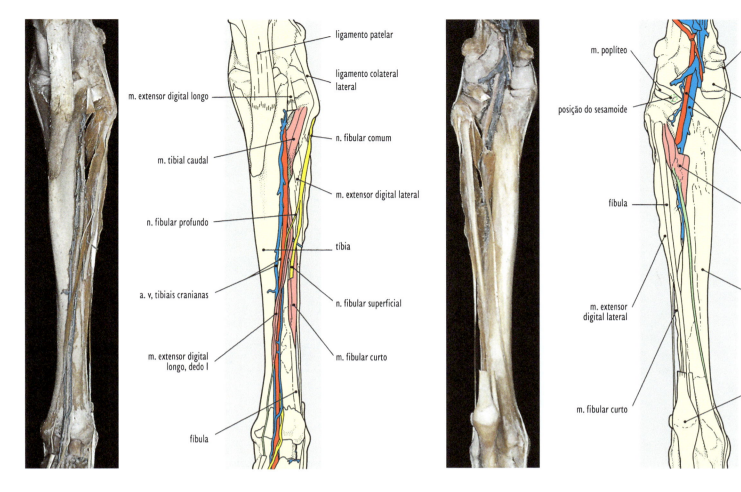

Fig. 7.60 Perna esquerda após a remoção do músculo fibular longo: aspecto craniano. Os vasos tibiais cranianos podem ser vistos em sua posição craniana na tíbia emergindo entre a tíbia e a fíbula. A artéria tibial craniano não contém látex vermelho neste espécime.

Fig. 7.61 Perna esquerda após a remoção dos músculos flexor digital profundo e poplíteo: aspecto caudal. O pequeno músculo tibial caudal está exposto.

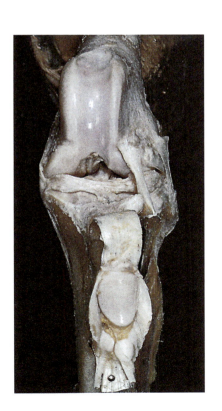

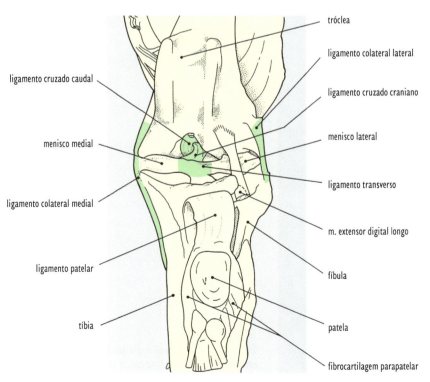

Fig. 7.62 Articulação do joelho esquerdo: aspecto craniano. A patela e os seus ligamentos foram rebatidos distalmente para expor o ligamento cruzado. O joelho está parcialmente flexionado.

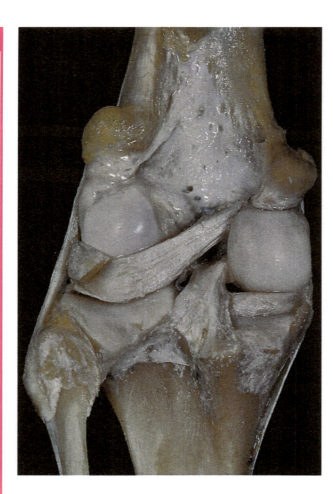
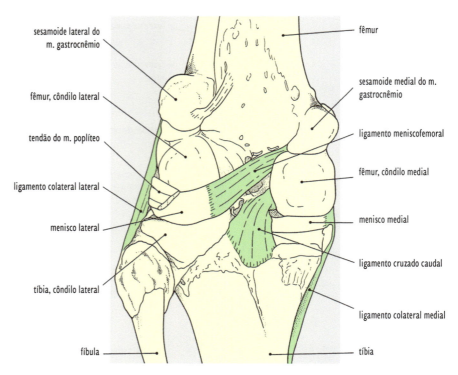

Fig. 7.63 **Articulação do joelho esquerdo:** aspecto caudal.

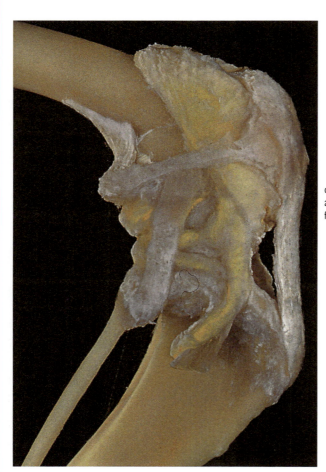
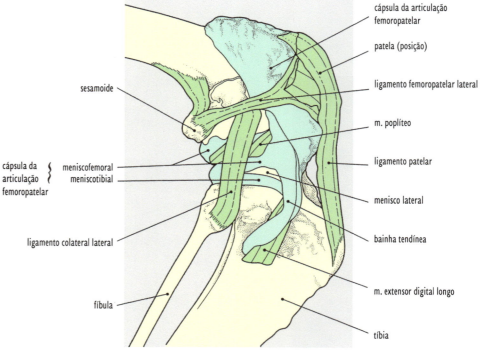

Fig. 7.64 **Articulação do joelho direito com a cavidade articular preenchida com resina amarela:** aspecto lateral. Observe a bainha tendínea do tendão extensor digital longo e extensão proximal da cápsula da articulação femoropatelar.

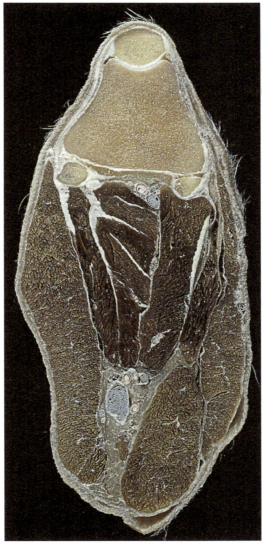

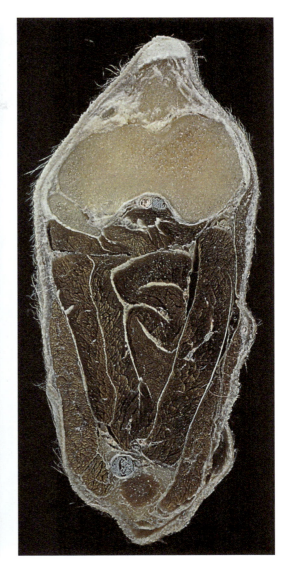

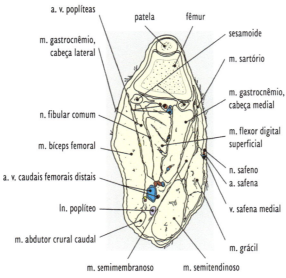

Fig. 7.65

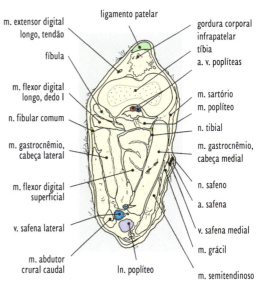

Fig. 7.66

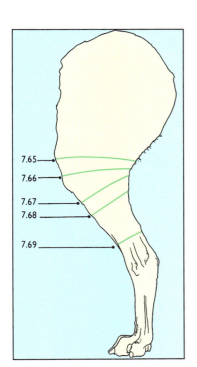

Figs. 7.65 -7.69 Secções transversais através do joelho esquerdo e da região da perna, nos níveis indicados no desenho: aspecto da superfície proximal das secções.

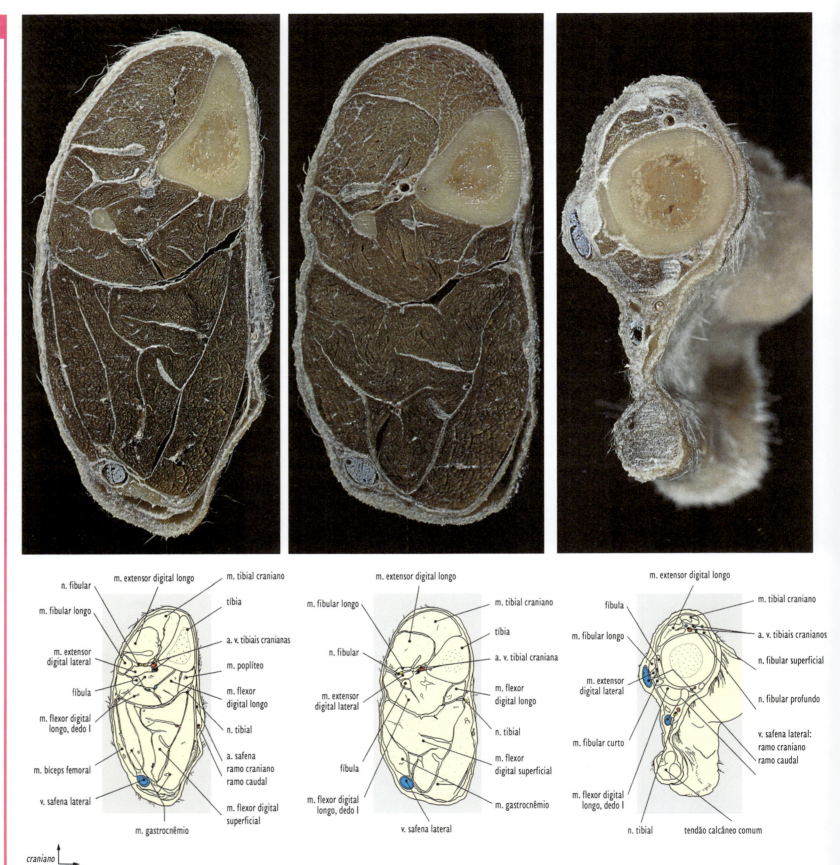

Fig. 7.67

Fig. 7.68

Fig. 7.69

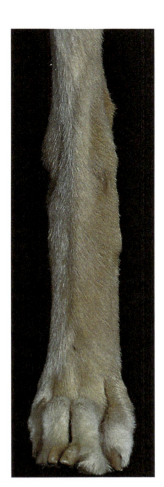
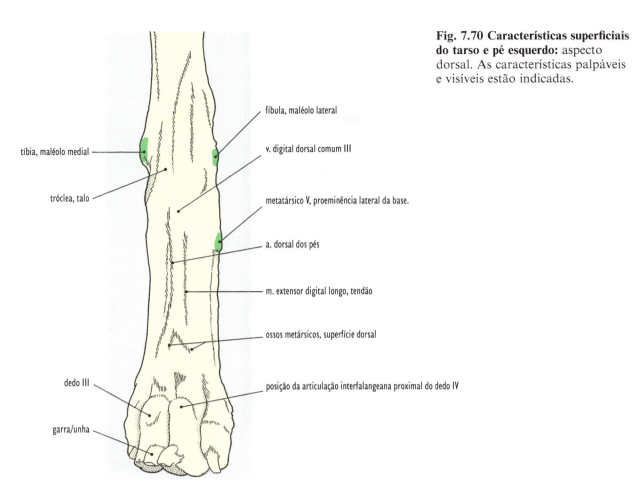
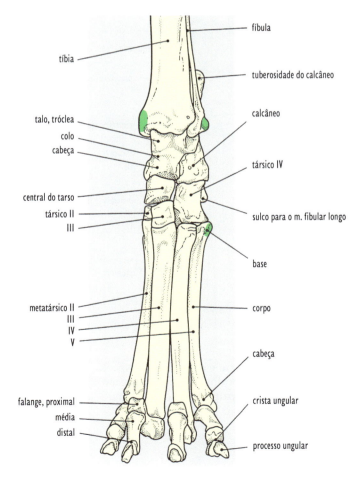

Fig. 7.70 Características superficiais do tarso e pé esquerdo: aspecto dorsal. As características palpáveis e visíveis estão indicadas.

Fig. 7.71 Esqueleto do tarso e pé esquerdo: aspecto dorsal. Os detalhes coloridos em verde correspondem às características ósseas palpáveis mostradas na Figura 7.70.

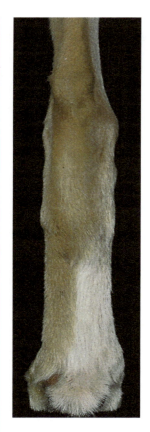
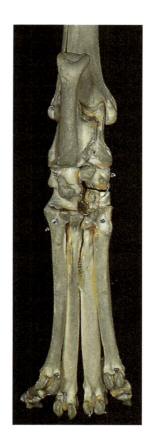
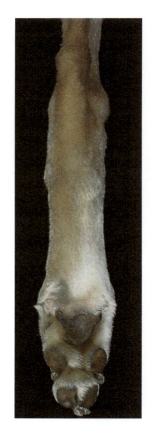
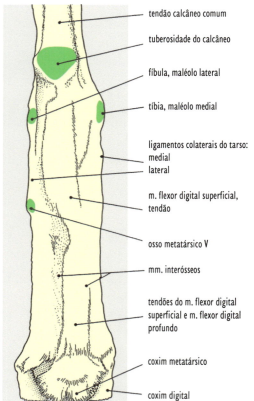
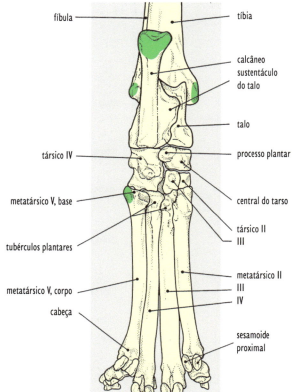
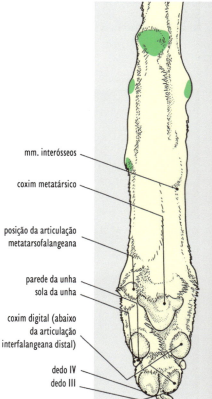

Fig. 7.72 Características superficiais do tarso e pé esquerdo: aspecto plantar. As características ósseas palpáveis e visíveis estão indicadas.

Fig. 7.73 Esqueleto do tarso e pé esquerdo: aspecto plantar. Os detalhes coloridos em verde correspondem às características ósseas palpáveis mostradas na Figura 7.72.

Fig. 7.74 Características superficiais do tarso e pé esquerdo (pés elevados do chão): aspecto plantar. As características palpáveis e visíveis estão indicadas.

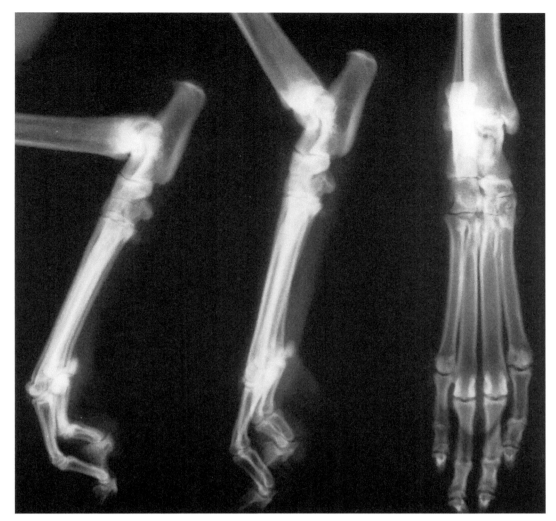

Fig. 7.75 Radiografia do tarso e pé: aspectos dorsoplantar e lateral. As principais características osteológicas do pé estão mostradas nessas três radiografias. A osteologia detalhada do membro pélvico abaixo do tarso não difere significativamente do membro torácico, além da ausência normal do dedo I e da região metatársica ser mais comprida e estreita. O aspecto dorsoplantar do tarso (c) mostra o osso central do tarso sem uma contrapartida no carpo do membro torácico. O aspecto lateral (a – com a articulação tarsal flexionada; b – com a articulação tarsal estendida) oferece uma clara apreciação da articulação entre os ossos do tarso. A principal articulação em que ocorrem praticamente todos os movimentos é a articulação tarsocrural, e a proeminente superfície troclear arredondada é uma característica radiográfica marcante. A crista e depressões da articulação se ajustam fortemente e mostram porque a articulação funciona como uma dobradiça com ação estritamente limitada, com pouco ou nenhum movimento lateral ou medial. As articulações mais distais nos tarsos exibem graus restritos de movimentos, especialmente a articulação tarsometatarsiana.

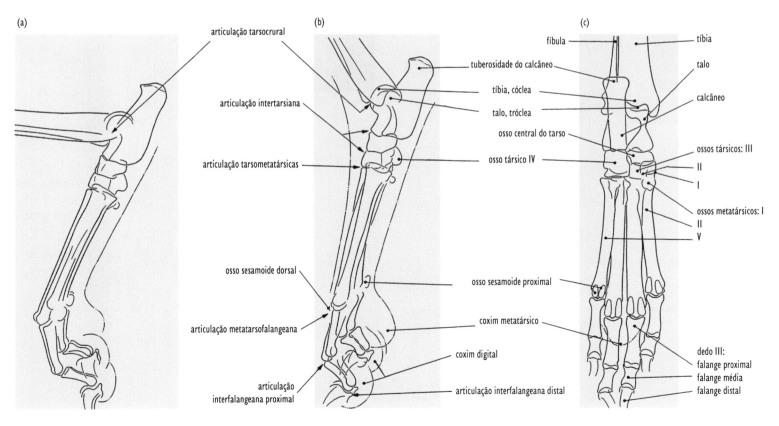

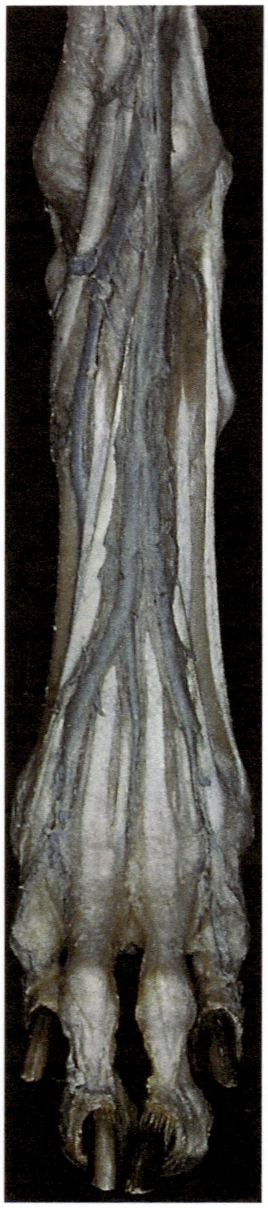

Fig. 7.76 Tarso e pé esquerdo: aspecto dorsal. Somente a fáscia foi removida.

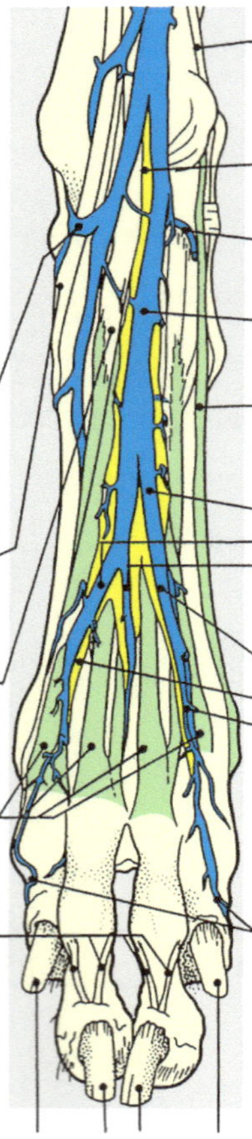

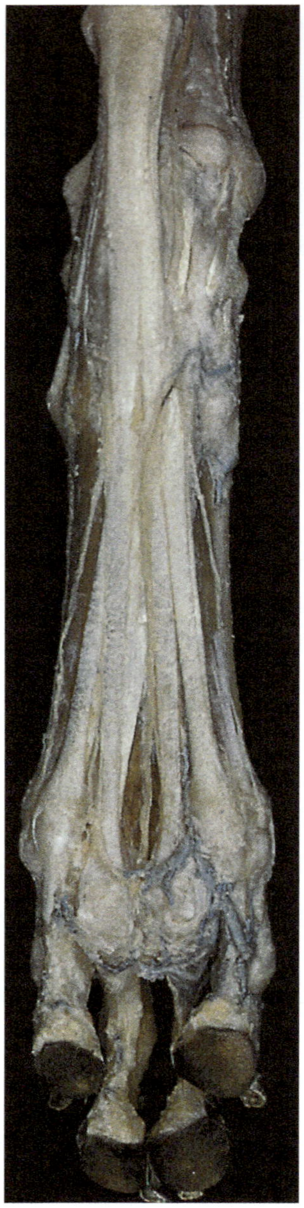

Fig. 7.77 Tarso e pé esquerdo: aspecto plantar. Somente a fáscia foi removida. O coxim foi removido, mas o coxim digital permanece no lugar.

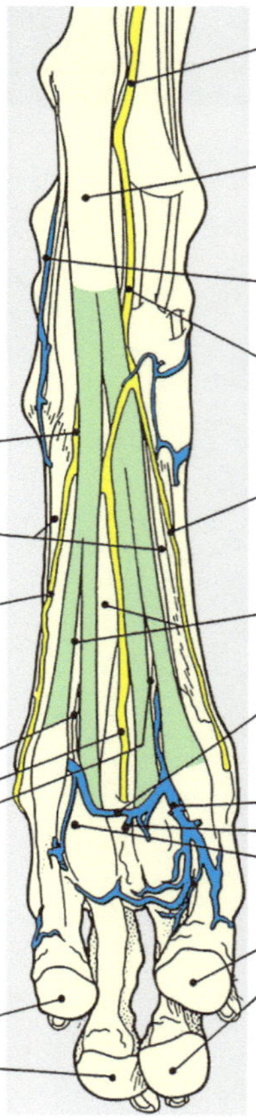

Fig. 7.76:
- m. fibular longo
- n. fibular superficial
- v. társica lateral
- v. digital dorsal comum III
- m. extensor digital lateral
- v. társica medial
- v. digital dorsal comum IV
- II
- III
- m. tibial craniano
- n. digital dorsal comum II
- III
- IV
- m. extensor digital curto
- m. extensor digital longo
- ligamentos elásticos dorsais
- v.v. digitais dorsais próprias
- II III IV V

Fig. 7.77:
- n. tibial
- m. flexor digital superficial
- v. safena lateral, ramo caudal
- n. plantar medial
- n. lateral plantar
- n. digital plantar II abaxial
- mm. interósseos
- n. digital plantar V abaxial
- m. flexor digital superficial
- arco plantar superficial
- v. digital plantar V comum IV
- II
- III
- n. digital plantar comum II
- III
- IV
- coxim digital II
- III
- coxim digital V
- IV

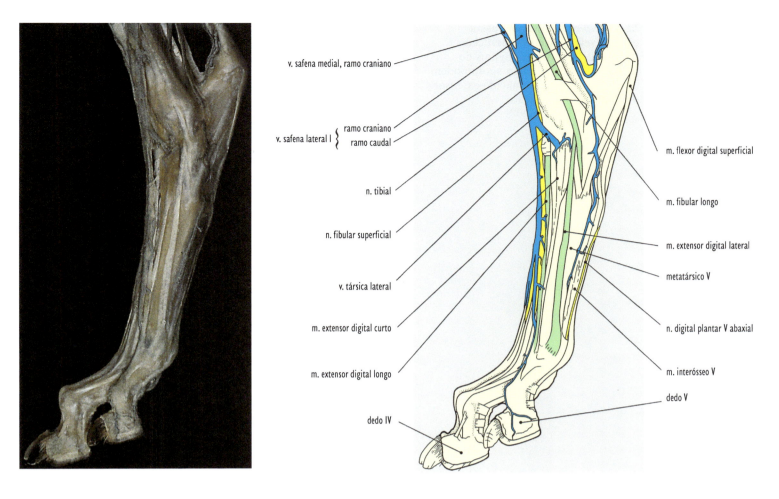

Fig. 7.78 Tarso e pé esquerdo: aspecto lateral. Somente a fáscia foi removida.

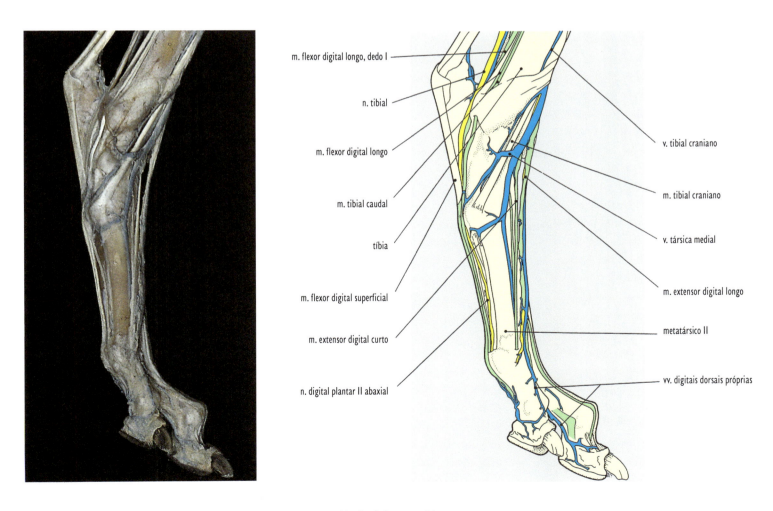

Fig. 7.79 Tarso e pé esquerdo: aspecto medial. Somente a fáscia foi removida.

Fig. 7.80 Tarso e pé esquerdo após a remoção das veias e nervos superficiais: aspecto dorsal. As divisões digitais do tendão extensor digital longo agora podem ser vistas, bem como o retináculo extensor fixando o tendão na posição.

Fig. 7.81 Tarso e pé esquerdo após a remoção das veias e nervos superficiais: aspecto plantar. A divisão digital do flexor digital superficial foi exposta. O coxim digital foi removido.

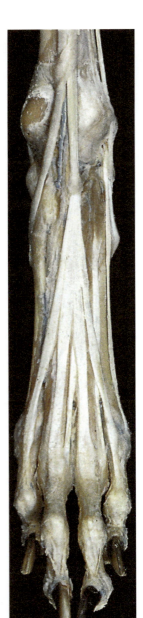
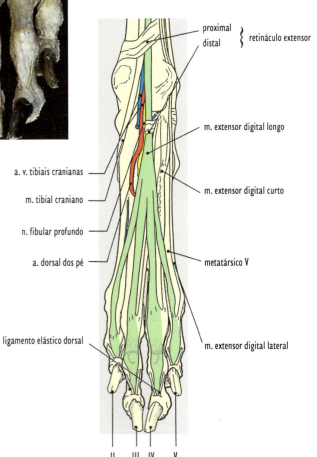
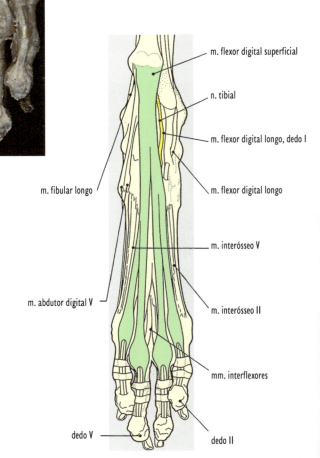

374

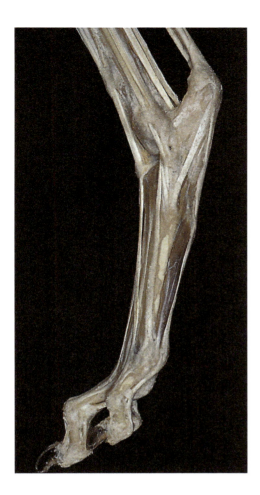
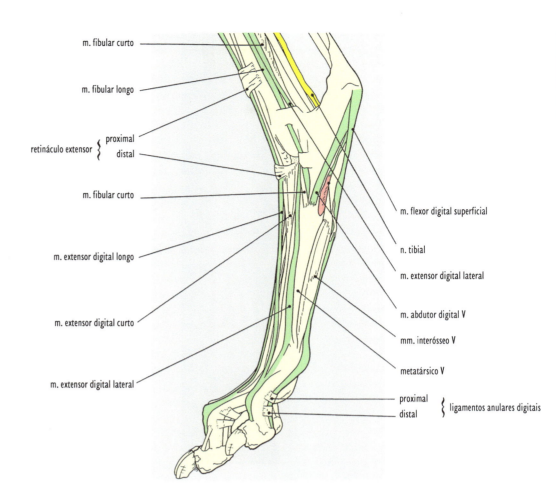

Fig. 7.82 Tarso e pé esquerdo após a remoção das veias e nervos superficiais: aspecto lateral. Neste espécime, alguns músculos estão associados ao abdutor do dedo V, em geral totalmente colagenoso.

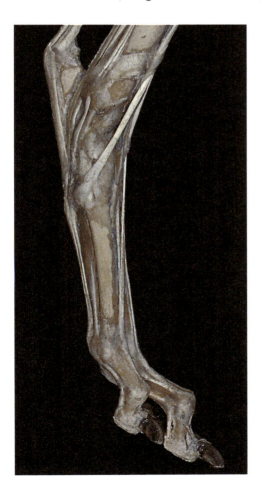
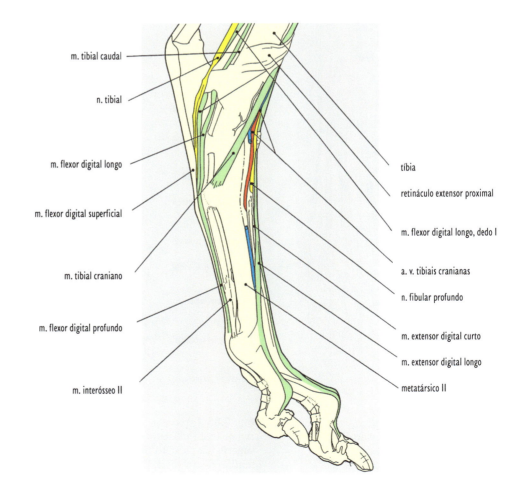

Fig. 7.83 Tarso e pé esquerdo após a remoção das veias e nervos superficiais: aspecto medial.

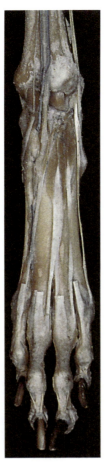
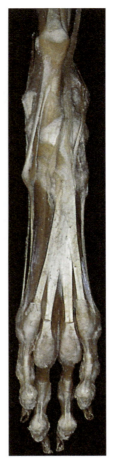
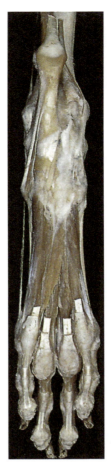
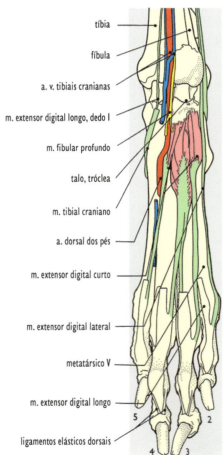
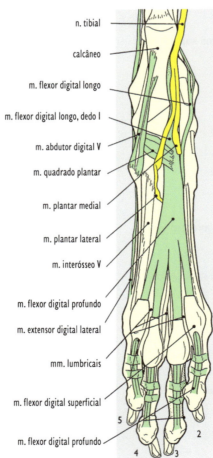
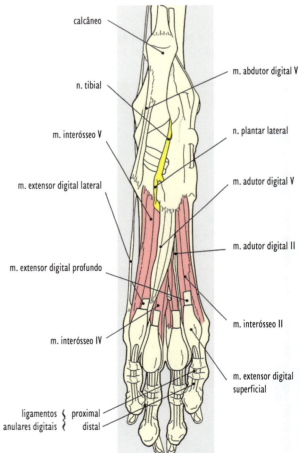

Fig. 7.84 Tarso e pé esquerdo após a remoção dos músculos extensor digital longo e tibial craniano: aspecto dorsal. O músculo extensor digital curto está exposto. Observar além disso a continuação da artéria tibial craniana no pé e a artéria dorsal dos pés.

Fig. 7.85 Tarso e pé esquerdo após a remoção do músculo flexor digital superficial: aspecto plantar. O tendão flexor digital profundo está exposto. Os nervos plantares medial e lateral podem ser vistos na terminação do nervo tibial craniano.

Fig. 7.86 Tarso e pé esquerdo após a remoção do músculo flexor digital profundo: aspecto plantar.

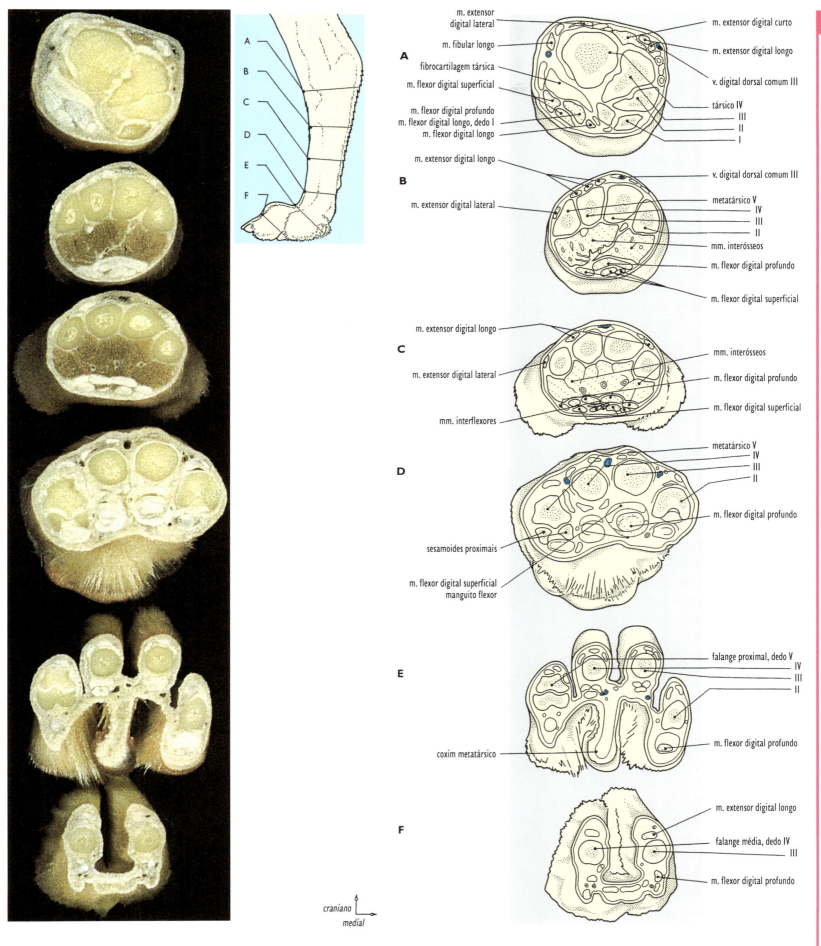

Fig. 7.87 Secções transversas através do tarso e pé esquerdo nos níveis indicados no desenho: aspecto da superfície proximal das secções.

8. A PELVE

Clinicamente, a pelve é uma região importante porque contém o reto, sacos anais, a próstata e os órgãos acessórios dos machos, trato reprodutivo das fêmeas e parte do trato urinário. Para as finalidades deste capítulo, abordamos os tratos reprodutivos e o trato urinário juntos na pelve.

Na prática veterinária, mais tempo é dispensado no trato com as glândulas anais do que com qualquer outra pequena área do corpo. Estes sacos anais situam-se entre os músculos interno e externo do esfíncter e são normalmente esvaziados quando da defecação ou quando houver demanda para a marcação de território. O saco acumula secreção de glândulas em suas paredes e esta passa para o exterior por meio de dutos que se abrem na periferia do orifício anal. Esses dutos podem ser canulados. Eles podem requerer o simples esvaziamento quando estiverem cheios e estiverem causando irritação; irrigação, limpeza e preenchimento com creme contendo antibióticos/cortisona quando impactados; podem necessitar de remoção completa se forem fonte persistente de problema (tomando o cuidado de não danificar o ânus e a inervação do ânus). Em algumas situações, quando o processo tiver chegado à furunculose anal (tratos de fundo cego), toda a região anal deve ser limpa, os tratos dissecados e deve ser feita uma reparação. Esta é uma condição quase específica dos cães da raça Pastor Alemão e pode ter causas imunológicas. Cirurgia é, hoje em dia, frequentemente desencorajada e o tratamento é principalmente medicamentoso (ciclosporina e outros).

Já analisamos duas das três hérnias (cães também apresentam hérnias escrotal e de hiato no diafragma) que os cães podem sofrer (inguinal e umbilical). Uma terceira e muito mais difícil de reparar é a hérnia perineal que é vista clinicamente como uma saliência em um ou ambos os lados do ânus e pode ser também sentida pelo reto. Um aumento de volume se desenvolve subcutaneamente à medida que os conteúdos abdominal e pélvico (em geral, a bexiga urinária) são forçados por pressão intra-abdominal para dentro da pelve. Em cães mais velhos, os músculos elevador do ânus e coccígeo, que formam a estrutura do diafragma pélvico, o qual se situa de cada lado do reto, tornam-se mais fracos à medida que os músculos se atrofiam com a idade. Eles oferecem suporte durante as contrações ou defecação. O reto, então, se desvia para o lado do enfraquecimento durante as tentativas de defecar. Para reparar este dano, o ligamento sacrotuberoso é usado como o ponto de ancoragem para os músculos do diafragma pélvico (elevador e coccígeo), mas deve-se ter o cuidado de não danificar o nervo isquiático durante o reparo. As incisões iniciais são feitas verticalmente no lado do ânus, sobre o local do reparo. Não se esqueça do uso do reto para a determinação da temperatura.

Felizmente, o prolapso retal é raro no cão. É frequentemente tratado por uma simples sutura do tipo "bolsa de tabaco", com ou sem o debridamento do tecido desvitalizado.

A próstata encontra-se geralmente dentro do canal pélvico, mas em cães idosos existe um reposicionamento no abdome e desta forma ela se torna acessível para cirurgias, apesar disto ser provavelmente problemático, através de uma incisão na linha média abdominal ventral caudal. A próstata se torna progressivamente maior com a idade, sob a influência de andrógenos testiculares e a concorrente influência de estrógeno.

A uretra do macho pode ser bloqueada por pedras (cálculos urinários) na porção proximal do sulco ventral no osso peniano e este é um motivo simples para fazer uma incisão sobre a uretra e remover a pedra. Em alguns casos em que ocorrerem problemas persistentes, uma nova abertura para a uretra poderá ser feita diretamente na pele ventral do ânus, desta forma removendo o problema de bloqueio uretral no pênis proximal.

A cirurgia do pênis é algumas vezes realizada para remover o problema de um prepúcio infectado e parafimose ou fimose.

Em casos de traumatismo e acidentes em estradas de rodagem, pode ser necessária a completa remoção do pênis.

A castração é outra operação de rotina realizada em cães para reduzir a agressividade e, se realizada tardiamente durante a vida, provavelmente apresentará pouco efeito, sendo uma operação relativamente simples. Ela é algumas vezes mais difícil quando realizada, em cães, para a remoção de tumores testiculares e, em alguns, casos a completa ablação escrotal é necessária quando os tumores envolverem o escroto.

Em cães que possuem um dos testículos retido, este deve ser removido para prevenir a neoplasia intra-abdominal. Uma incisão parapeniana no lado do testículo retido pode ser feita, mas uma incisão inguinal ou na linha média é mais comum. É geralmente necessária a ligação da veia epigástrica superficial se uma incisão parapeniana tiver sido feita, e o pênis pode ser rebatido e uma incisão normal na linha média poderá ser feita através da linha alba. Você poderá encontrar os vasos deferentes como conjuntos de cordões divergentes do colo da bexiga urinária. A tração delicada destes geralmente trará o(s) testículo(s) retidos(s) à vista do abdome ou canal inguinal.

Na cadela, raramente é necessário remover a parede ventral da vagina que se tornou prolapsada. A dermatite perivulvar e a vulvite necrótica podem requerer episiotomia ou episioplastia para reparar os tecidos inflamados.

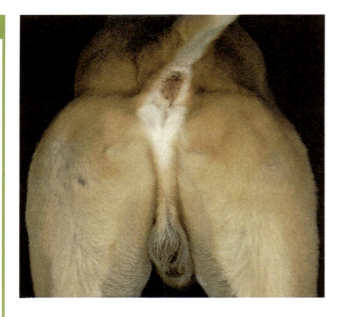
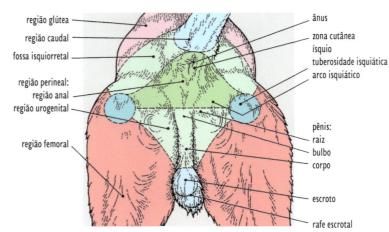

Fig. 8.1 Características da superfície e regiões topográficas da pelve e genitália: aspecto caudal. A região perineal é mostrada com a cauda levantada. Situa-se acima do períneo, que, por sua vez, preenche e fecha o contorno da pelve. Ela corresponde à parte retroperitoneal da pelve e inclui músculos e estruturas fibrosas que contornam o canal anal e a terminação dos tratos urogenitais. O limite superficial é a pele que recobre a fossa isquiorretal e se estende ventralmente em direção ao escroto. Uma linha horizontal ligando as tuberosidades isquiáticas separa um triângulo anal de um triângulo urogenital.

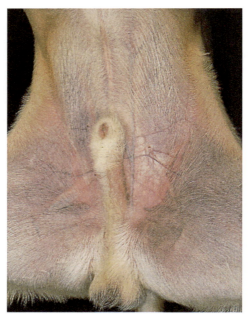

Fig. 8.2 Características superficiais do prepúcio: aspecto ventral (1). O prepúcio é mostrado envolvendo completamente a glande do pênis. A bainha tubular apresenta normalmente uma camada externa recoberta por pelos contínua com a pele da parede abdominal e das coxas.

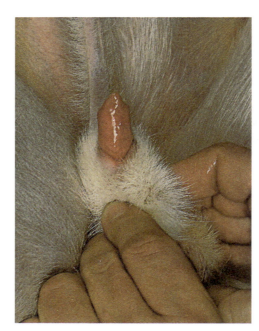

Fig. 8.3 Características da superfície do prepúcio: aspecto ventral (2). A glande do pênis sofre protrusão através do orifício do prepúcio e o prepúcio é puxado para trás, abrindo a cavidade do prepúcio.

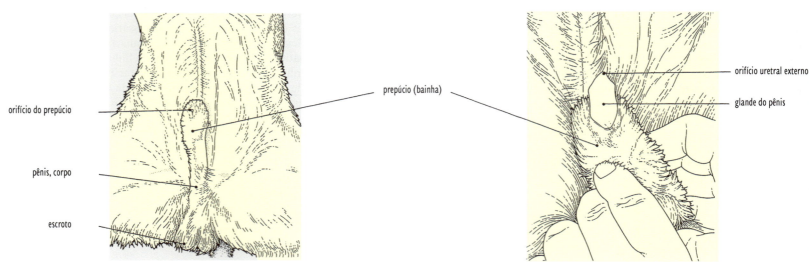

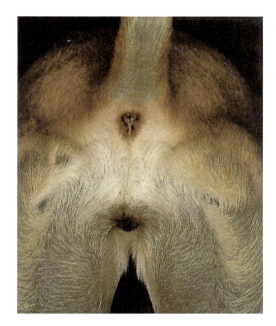

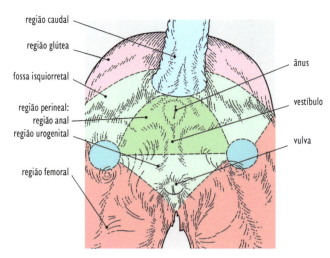

Fig. 8.4 Características superficiais da área e regiões topográficas da pelve e genitália da cadela: aspecto caudal. A região perineal da cadela é mostrada com a cauda erguida. Sua disposição geral é muito semelhante àquela do macho. O triângulo urogenital (também conhecido como região pudenda) incorpora o único componente visível da genitália externa, a vulva posicionada abaixo do arco isquiático. O vestíbulo que conecta a vulva com a vagina pode ter até 5 cm de comprimento.

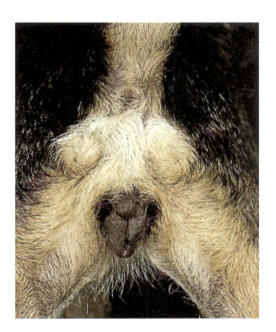

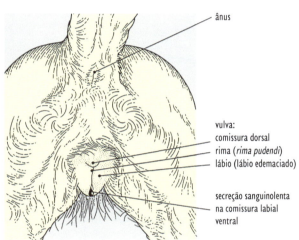

Fig. 8.5 Características da área da genitália de uma cadela no estro: aspecto caudal. A genitália de uma cadela no cio é mostrada com a cauda erguida. A vulva está aumentada e seus lábios congestos e edemaciados. Uma secreção tingida de sangue da vulva também é típica da cadela no cio.

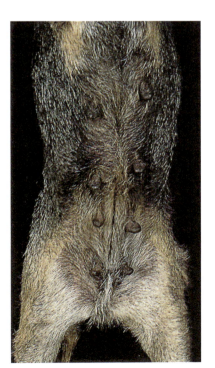

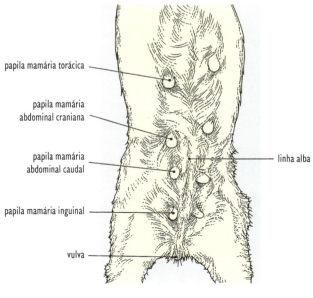

Fig. 8.6 Características da superfície do abdome de uma cadela multípara: aspecto ventral. Esta cadela Border Terrier multípara mostra duas fileiras de papila mamárias. Em cadelas nulíparas, as papilas mamárias estariam menos pronunciadas. Quatro pares são normais para esta raça pequena, apesar de que cinco pares seriam comuns na maior parte das raças e muito ocasionalmente seis pares estão presentes.

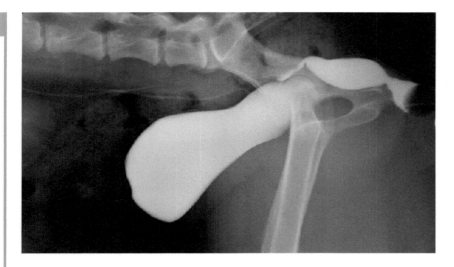

Fig. 8.7 Radiografia da pelve: aspecto lateral, macho, cão. A uretra foi evidenciada com um meio de contraste hidrossolúvel contendo iodo. Foi introduzido ar na bexiga urinária.

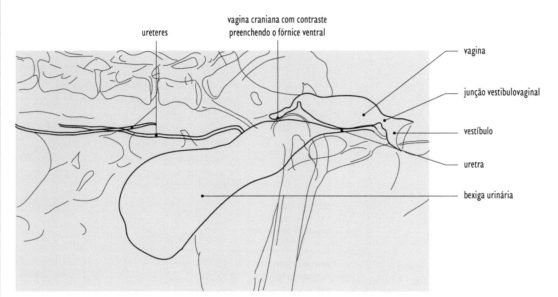

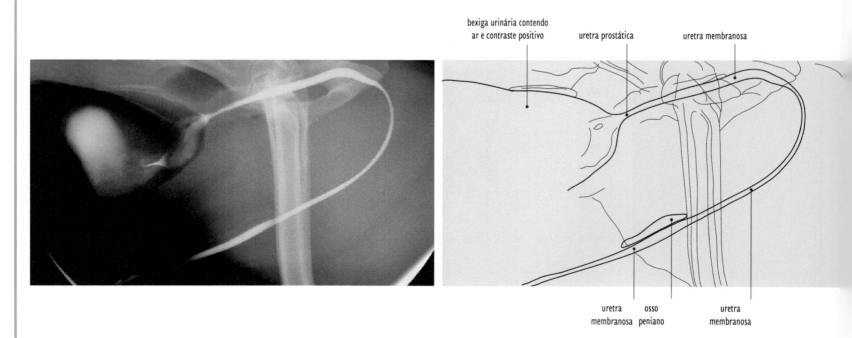

Fig. 8.8 Radiografia da pelve: aspecto lateral, fêmea, cão. Um meio de contraste hidrossolúvel contendo iodo foi infundido no vestíbulo, vagina, uretra e bexiga urinária. Existe também algum meio de contraste presente nos ureteres.

Fig. 8.9 Cavidade pélvica e ligamento sacrotuberoso: aspecto dorsolateral esquerdo. Este é um aspecto levemente diferente da Figura 7.20, olhando para baixo na pelve através da incisura isquiática maior e em direção à articulação do quadril. O tronco lombossacral está claramente exposto neste aspecto deixando a pelve para continuar como o nervo isquiático. Caudal ao ligamento sacrotuberoso, o músculo coccígeo e o músculo externo do esfíncter anal formam a delimitação medial da fossa isquiorretal (Fig. 8.66). O músculo obturador interno formando o assoalho e a parede lateral da fossa deixa a pelve e seu tendão está visível sobre os músculos gêmeos abaixo do nervo isquiático. Imediatamente cranianamente a ele, a cápsula da articulação do quadril foi exposta e o músculo articular da coxa situa-se sobre sua superfície. O músculo retrator do pênis e o músculo bulboesponjoso estão expostos na raiz do pênis. (Fig. 8.44).

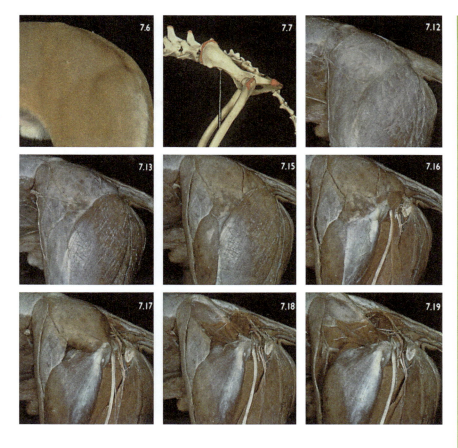

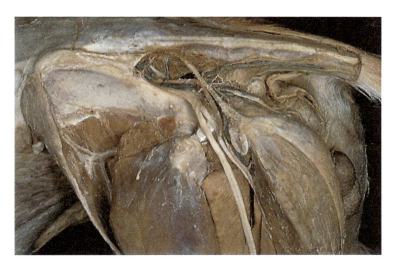

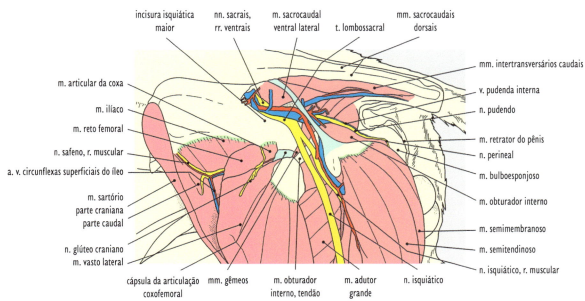

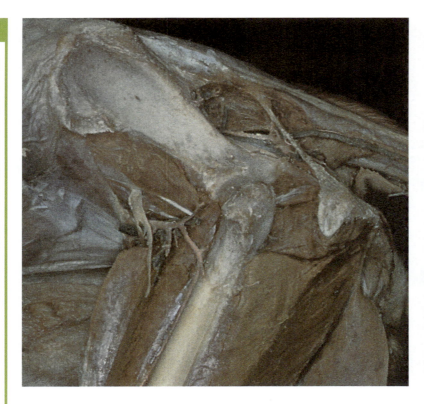
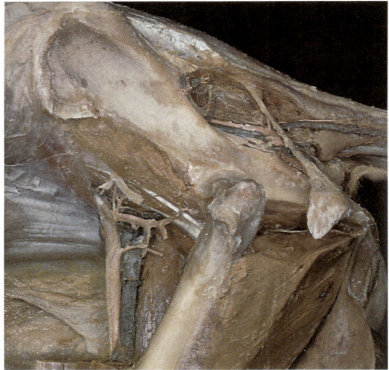
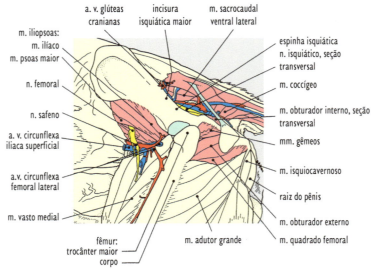
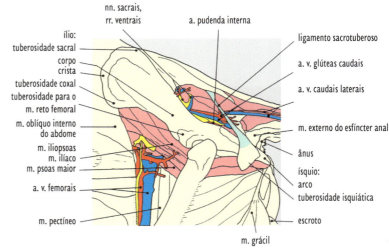

Fig. 8.10 Osso pélvico, articulação do quadril e músculos da associação pélvica menor: aspecto lateral esquerdo (1). Os músculos sartório, vasto lateral e reto femoral foram removidos da superfície craniana da coxa, expondo os músculos vasto medial e iliopsoas com o nervo femoral passando através do último. Também expostas estão as ramificações na coxa dos vasos ilíaco circunflexo superficial e femoral circunflexo lateral. Caudal à articulação coxofemoral, o nervo isquiático, os vasos glúteos caudais, os músculos semimembranoso e semitendinoso foram todos removidos. Os músculos obturador interno e externo, os músculos gêmeos e quadrado femoral estão visíveis convergindo para a superfície caudal do trocanter femoral maior na vizinhança da fossa trocantérica.

Fig. 8.11 Osso pélvico, articulação coxofemoral e músculos da associação pélvica menor: aspecto lateral esquerdo (2). A remoção do músculo vasto medial da coxa craniana expõe os músculos iliopsoas e pectíneo, com os vasos femorais correndo para baixo da porção craniana da coxa para o último músculo. Apesar de o nervo femoral ser amplamente removido, seu ramo safeno permanece na posição com relação aos vasos femorais. Caudalmente à articulação coxofemoral, o tendão obturador interno foi removido juntamente com os músculos gêmeos subjacentes. Somente os músculos obturador externo e quadrado femoral permanecem na associação pélvica menor. A remoção do semimembranoso e do semitendinoso completa a remoção dos músculos da coxa e expõe os músculos adutor e grácil da coxa interna e o músculo isquiocavernoso da raiz do pênis.

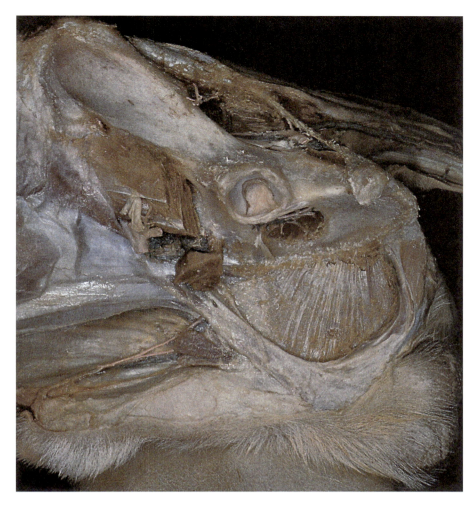

Fig. 8.12 Osso pélvico, genitália externa e região inguinal após a remoção do membro pélvico: aspecto lateral esquerdo. Os restos do membro pélvico foram removidos seccionando-se os músculos pectíneo e iliopsoas (suas superfícies de corte estão claramente expostas); removidos completamente os músculos adutor, grácil, quadrado femoral e obturador externo de seus ligamentos pélvicos; com desarticulação da articulação coxofemoral após o seccionamento de sua cápsula fibrosa e do ligamento interno da cabeça femoral. Os vasos femorais e o nervo safeno são também seccionados cranianamente ao músculo pectíneo. A parede e assoalho ósseos da pelve formados pelos ossos pélvicos estão agora expostos; estendendo-se ventralmente da sínfise pélvica está o tendão da linha média da sínfise ao qual a maior parte dos músculos adutores se liga. O músculo obturador interno é visível através do forame obturador e os remanescentes do nervo e vasos obturadores são expostos. A genitália externa permanece completamente intacta apesar de uma pequena porção da pele do pênis ter sido removida. O processo vaginal estende-se caudalmente em direção à superfície lateral do pênis; linfonodos inguinais superficiais e vasos pudendos externos residem na fáscia abdominal superficial, cranianamente a ele. As fáscias prepucial e peniana também misturam-se com as fáscias abdominal e femoral na prega da virilha e porção medial da coxa.

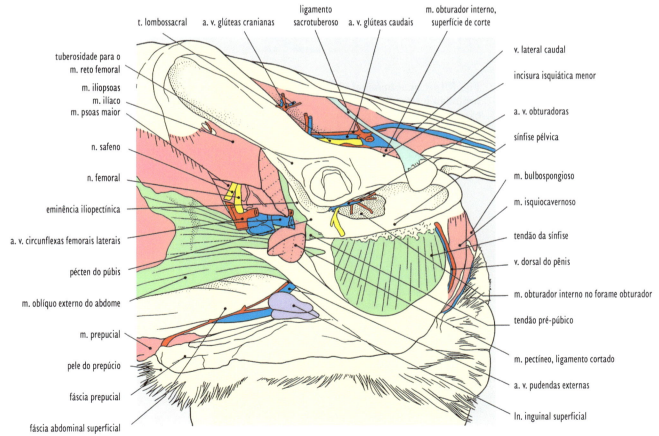

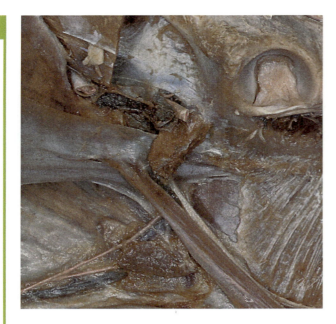
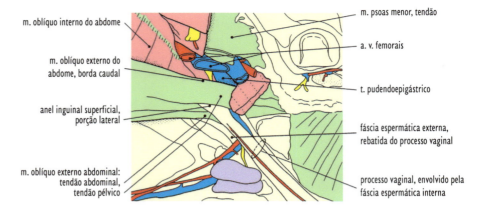

Fig. 8.13 Canal inguinal (1). Músculo oblíquo externo do abdome e anel inguinal superficial: aspecto lateral esquerdo. Este é um aspecto aumentado da região inguinal de um cão e inicia uma sequência de dissecções do canal inguinal (Figs. 8.53- 8.57 para uma sequência ventral em cadela). A fáscia abdominal foi eliminada para expor o anel inguinal superficial e o rebatimento da fáscia espermática expôs o processo vaginal. Os vasos femorais são cortados para trás, para expor a borda caudal do músculo oblíquo externo.

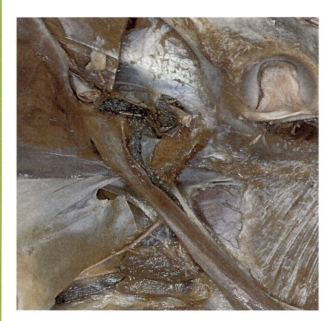
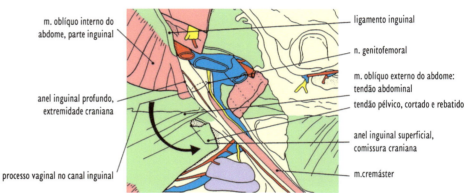

Fig. 8.14 Canal inguinal (2). Músculo oblíquo interno do abdome, anéis inguinais profundo e superficial: aspecto lateral esquerdo. O tendão pélvico do músculo oblíquo externo foi cortado próximo a sua fusão com o tendão pectíneo, e toda a aponeurose é rebatida ventralmente, destruindo o anel inguinal superficial e as paredes lateral e ventral do canal inguinal. O anel inguinal pouco definido está localizado no ponto onde o processo vaginal cruza a borda caudal do músculo oblíquo interno do abdome.

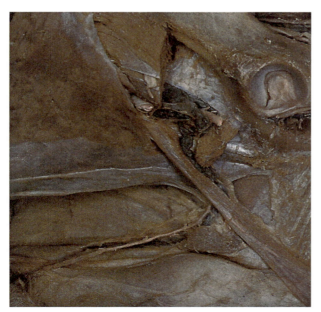
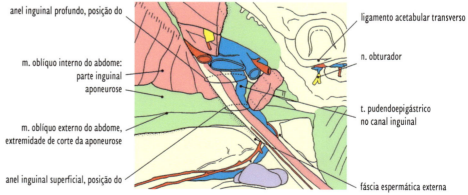

Fig. 8.15 Canal inguinal (3). Músculo oblíquo interno do abdome, fáscia espermática e músculo cremáster: aspecto lateral esquerdo. A porção rebatida do oblíquo externo foi removida e a linha da borda cortada do tendão é visível no músculo reto do abdome onde ele contribui para a bainha do reto (Cap. 6). As posições aproximadas dos anéis inguinais e, portanto, a extensão do canal inguinal, são mostradas.

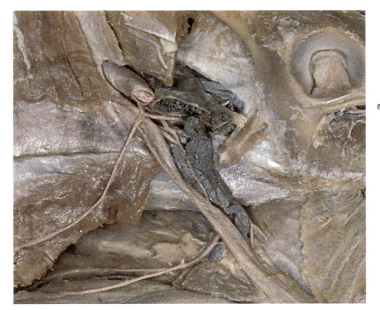
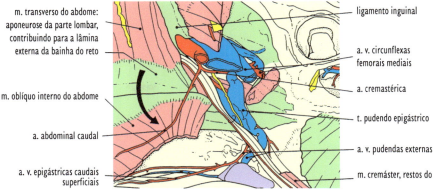

Fig. 8.16 Canal inguinal (4). Processo vaginal, tronco pudendoepigástrico e nervo genitofemoral: aspecto lateral esquerdo. O músculo oblíquo interno foi dissecado da sua origem no ligamento inguinal e está rebatido ventralmente. O músculo cremáster derivado do oblíquo interno foi também removido da fáscia que contorna o processo vaginal.

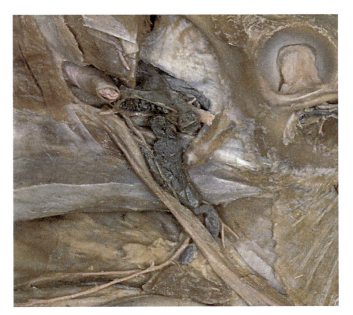
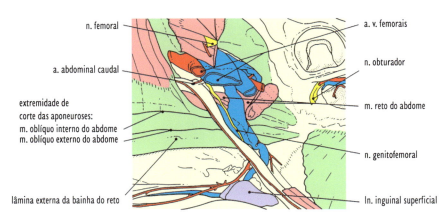

Fig. 8.17 Canal inguinal (5). Músculos transverso do abdome e reto do abdome: aspecto lateral esquerdo. A porção rebatida do oblíquo interno foi removida e a linha da extremidade do corte de seu tendão está visível na superfície do reto do abdome paralelo àquela do oblíquo externo, onde ambas contribuem para a bainha do reto. O músculo transverso do abdome também contribui para a camada superficial da bainha do reto.

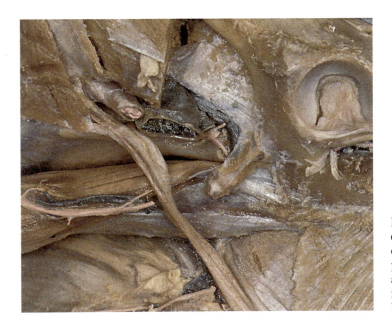
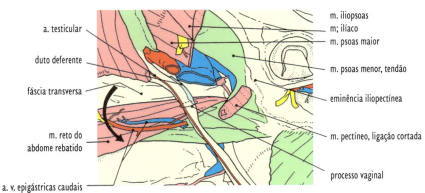

Fig. 8.18 Canal inguinal (6). Processo vaginal, artéria testicular e duto deferente: aspecto lateral esquerdo. O músculo transverso do abdome foi cortado através de uma linha com a extremidade dorsal do reto do abdome permitindo que o reto fosse rebatido ventralmente para fora da parede abdominal, destruindo totalmente o que permaneceu do canal inguinal. A fáscia transversa delimita o abdome e forma então a camada interna da bainha do reto (Cap. 6).

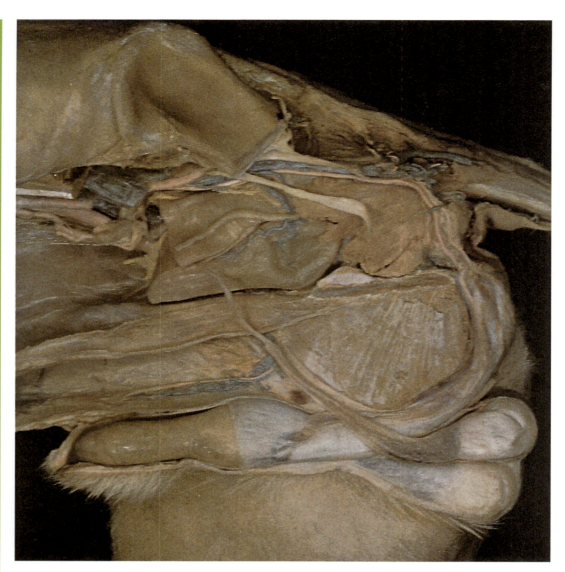

Fig. 8.19 Cavidade pélvica após a remoção do osso pélvico: aspecto lateral esquerdo. A parede abdominal foi removida e o músculo iliopsoas e os vasos ilíacos externos foram cortados para trás em direção ao teto abdominal. O osso pélvico do lado esquerdo foi removido recortando através da sínfise pélvica e através do corpo do ílio ventralmente à articulação sacroilíaca. O músculo coccígeo foi separado de seu ligamento ilíaco e o pilar lateral do pênis e o músculo isquiocavernoso esquerdo foram separados em seus ligamentos com o arco isquiático. O ligamento sacrotuberoso foi cortado transversalmente e removido com o osso pélvico. O músculo obturador interno, ligado à superfície pélvica do osso pélvico, também foi removido. A cavidade pélvica está aberta do lado esquerdo e o músculo elevador do ânus do diafragma pélvico está posicionado do lado esquerdo depois que sua origem do osso pélvico foi separada quando da remoção do osso pélvico. A cavidade prepucial foi aberta pela remoção da metade esquerda do prepúcio, caudalmente até o fórnice prepucial no bulbo da glande. O escroto foi também aberto, mostrando o testículo e epidídimo do lado esquerdo dentro da cavidade do processo vaginal.

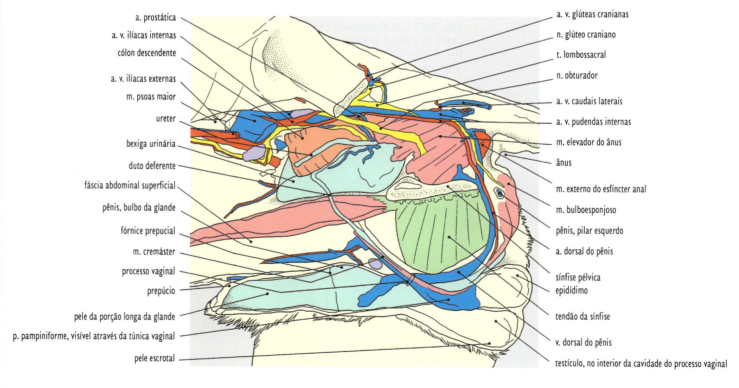

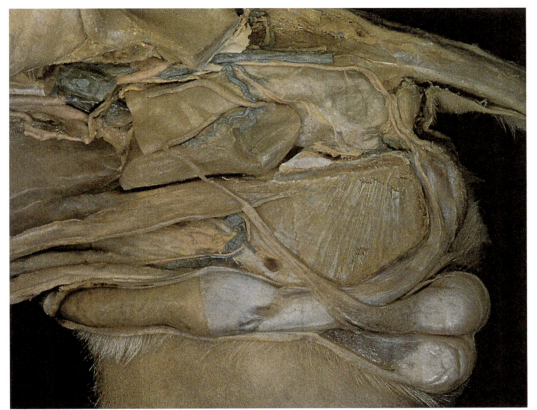

Fig. 8.20 Vísceras pélvicas (1) após a remoção do músculo elevador do ânus: aspecto lateral esquerdo. A remoção do músculo elevador do ânus e o encurtamento do nervo obturador e do tronco lombossacral iniciaram a exposição visceral na parte mais craniana do peritôneo da cavidade pélvica. O afrouxamento da fáscia perineal e pélvica ainda obscurece os detalhes na parte mais caudal do retroperitôneo da cavidade subjacente ao períneo. A principal continuação dos vasos pudendos externos como vasos dorsais do pênis está agora clara. A origem da veia dorsal do pênis no bulbo da glande está visível, e a veia superficial da glande está cortada transversalmente no prepúcio dorsal para a parte longa da glande.

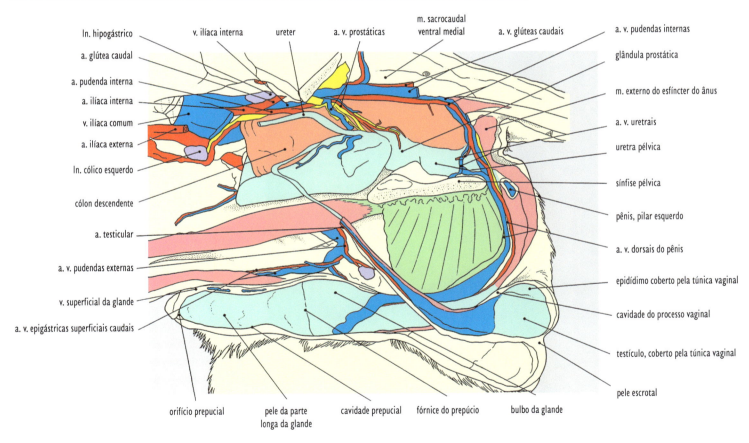

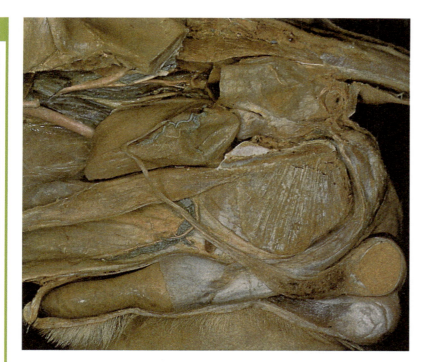
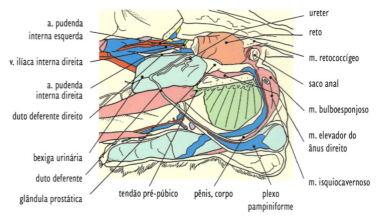

Fig. 8.21 Vísceras pélvicas (2). Glândula prostática e saco anal após a remoção do músculo do esfíncter anal externo: aspecto lateral esquerdo. Os vasos ilíacos externos foram removidos juntamente com quantidades consideráveis de fáscia pélvica e perineal e o músculo do esfíncter anal externo. O saco anal foi exposto com o músculo retococcígeo que se situa dorsalmente a ele. O reto, na terminação craniana da pelve, foi removido, expondo a aposição dos dutos deferentes esquerdo e direito no dorso do colo da bexiga urinária.

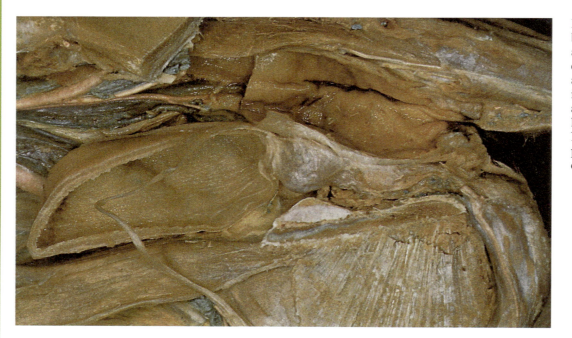

Fig. 8.22 Vísceras pélvicas (3). Interior da bexiga urinária e reto e o canal anal: aspecto lateral esquerdo. A metade esquerda da bexiga urinária, reto e canal anal foram removidos, mostrando seu interior. No canal anal, colunas estão aparentes e a abertura do saco anal do lado direito é visível na linha anocutânea. Na parte craniana da pelve, um nervo pélvico é exposto sobre o músculo elevador do ânus do lado direito.

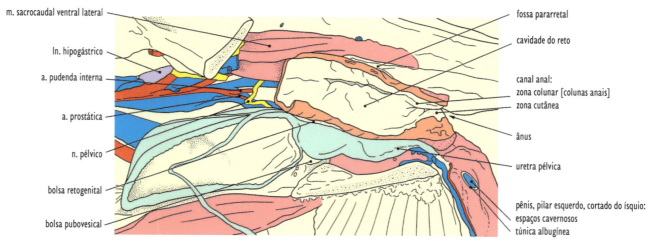

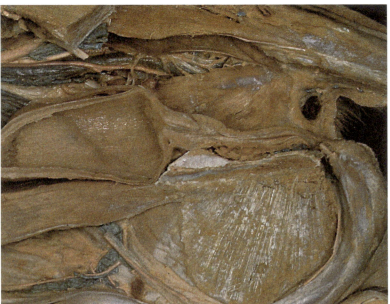

Fig. 8.23 Vísceras pélvicas (4) Bexiga urinária, próstata e uretra pélvica em corte sagital: aspecto medial esquerdo. O reto foi removido e a uretra pélvica e a próstata estão seccionadas na linha média. O elevador do ânus do lado direito está exposto após a remoção retal e seu suprimento nervoso é exibido. O saco anal do lado direito está aberto após a remoção do músculo do esfíncter anal interno com o canal anal. O saco contém secreção acumulada das glândulas anais que estão ao redor. A próstata envolve completamente a uretra prostática e um músculo uretral envolve a parte remanescente da uretra pélvica.

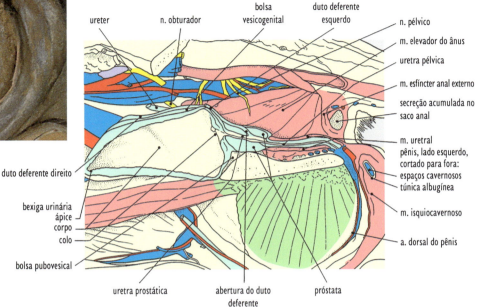

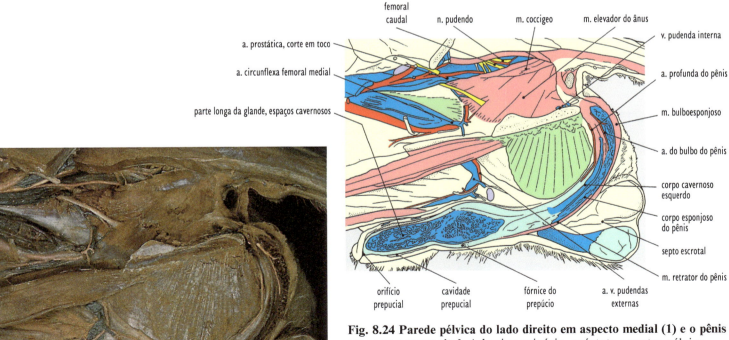

Fig. 8.24 Parede pélvica do lado direito em aspecto medial (1) e o pênis em corte parassagital. A bexiga urinária, próstata e uretra pélvica foram removidas e o diafragma pélvico do lado direito está exposto; o músculo coccígeo é visível dorsalmente ao elevador do ânus. Os remanescentes do processo vaginal e testículo do lado esquerdo foram removidos e o pênis foi seccionado parassagitalmente à esquerda de sua linha média. O corpo cavernoso e o corpo esponjoso estão abertos na raiz e corpo e o tecido cavernoso do bulbo da glande e parte longa da glande está visível.

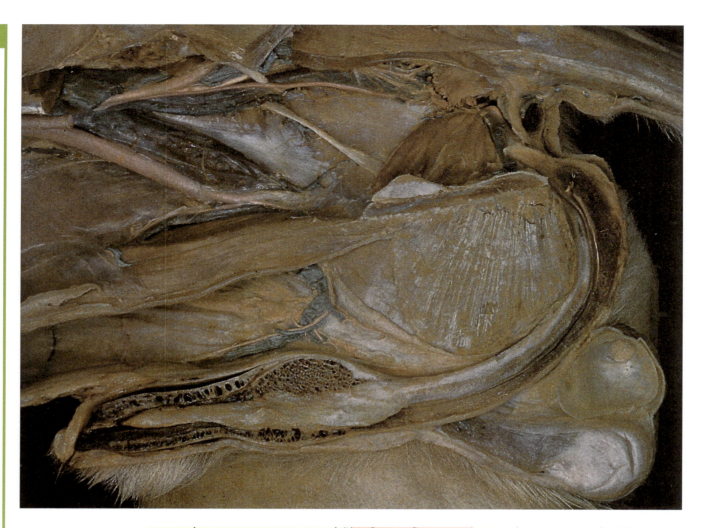

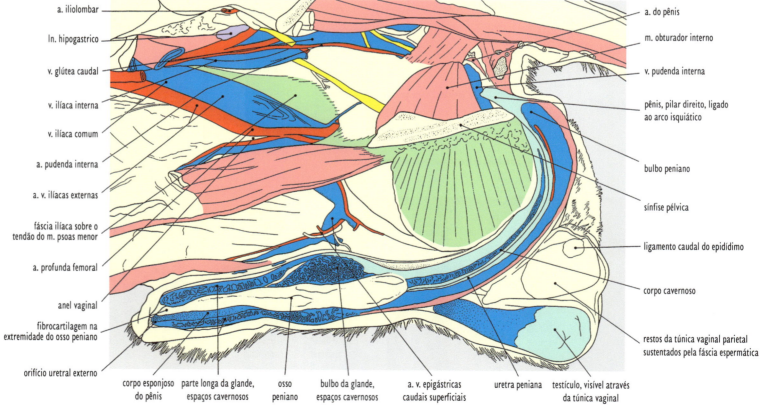

Fig. 8.25 Parede pélvica do lado direito em aspecto medial (2) e o pênis em corte sagital. Remoção do músculo elevador do ânus expôs os músculos obturador interno e coccígeo do lado direito. O corte sagital do pênis expõe muito da sua anatomia interna, especialmente a extensão do osso peniano na glande e a disposição dos tecidos cavernosos do bulbo e parte longa da glande (veja a Figura 8.26 para obter mais detalhes da anatomia peniana). Na saída da pelve, a porção direita do pênis está exposta ao seu ligamento ao arco isquiático caudal a uma veia pudenda interna proeminente. Cranianamente à entrada da pelve, na parede abdominal direita, a artéria femoral profunda está sendo exibida, com suas ramificações na vizinhança do anel vaginal.

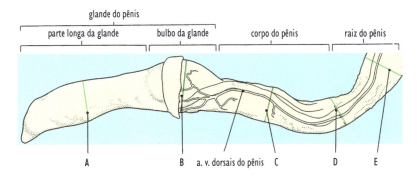
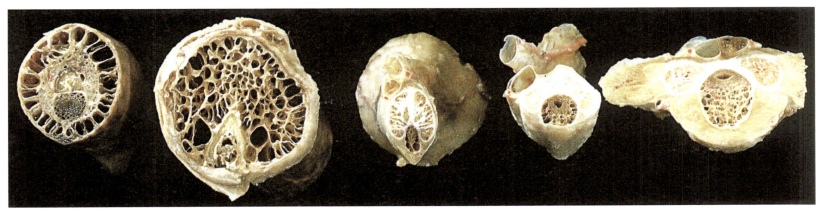
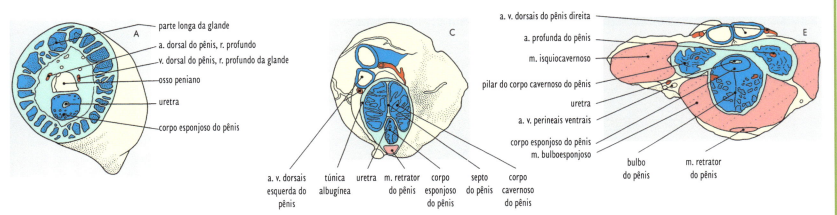
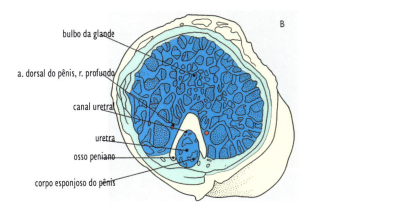
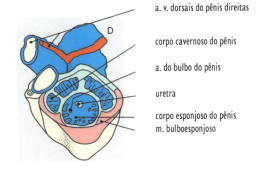
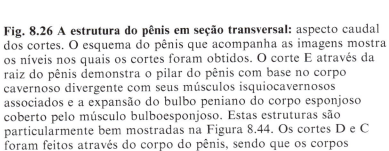

Fig. 8.26 A estrutura do pênis em seção transversal: aspecto caudal dos cortes. O esquema do pênis que acompanha as imagens mostra os níveis nos quais os cortes foram obtidos. O corte E através da raiz do pênis demonstra o pilar do pênis com base no corpo cavernoso divergente com seus músculos isquiocavernosos associados e a expansão do bulbo peniano do corpo esponjoso coberto pelo músculo bulboesponjoso. Estas estruturas são particularmente bem mostradas na Figura 8.44. Os cortes D e C foram feitos através do corpo do pênis, sendo que os corpos cavernosos se uniram na linha media, separados somente por um septo fibroso. No corpo do pênis, o corpo esponjoso que delimita a uretra permanece um componente bastante restrito, situando-se abaixo do músculo retrator do pênis. Os cortes B e A através da glande do pênis mostram o *os penis* (osso peniano) como uma continuação do corpo cavernoso com o corpo esponjoso e uretra correndo em uma "goteira" em seu lado inferior. A extensão total do osso peniano é mostrada na Figura 8.25. O tecido esponjoso remanescente da glande se desenvolve do corpo esponjoso e vem para envolvê-lo e ao osso peniano como o bulbo globular da glande (B) e a alongada parte longa da glande (A).

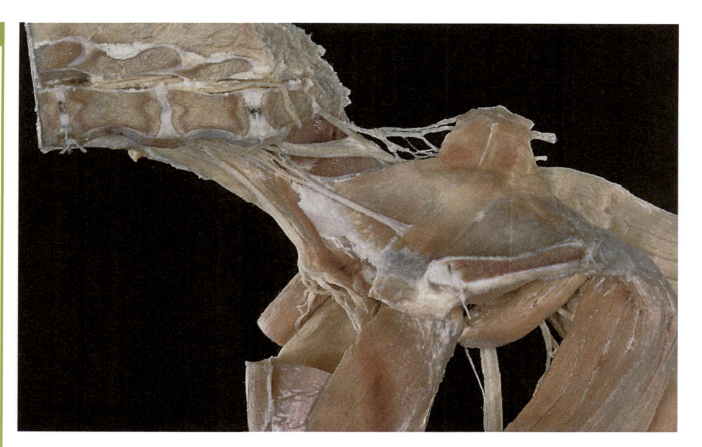

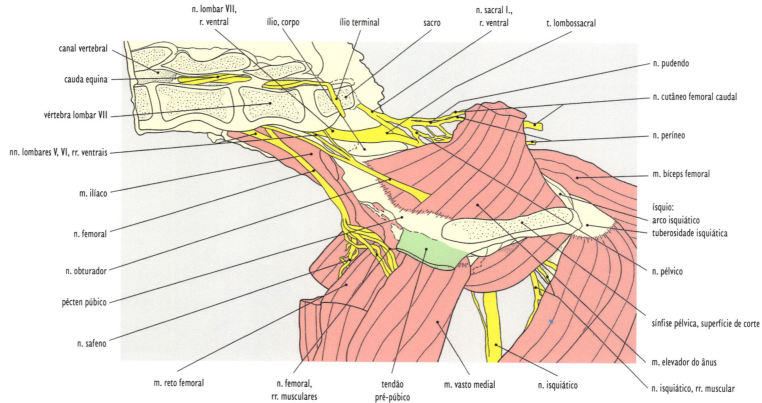

Fig. 8.27 Parede pélvica do lado direito (3). Plexo lombossacral e nervos para a pelve e membros posteriores: aspecto medial. Esta dissecção fornece um quadro geral sobre os nervos para o membro pélvico e pelve, surgindo do plexo lombossacral e terminando na parede pélvica. A coluna vertebral foi seccionada na linha média, mas a porção caudal do sacro e as vértebras caudais foram removidas completamente. Contribuições dos nervos V, VI e VII e do nervo sacral 1 estão claramente evidentes. Aqueles nervos que surgem da porção sacral do plexo foram artificialmente evidenciados juntamente com o músculo elevador do ânus.

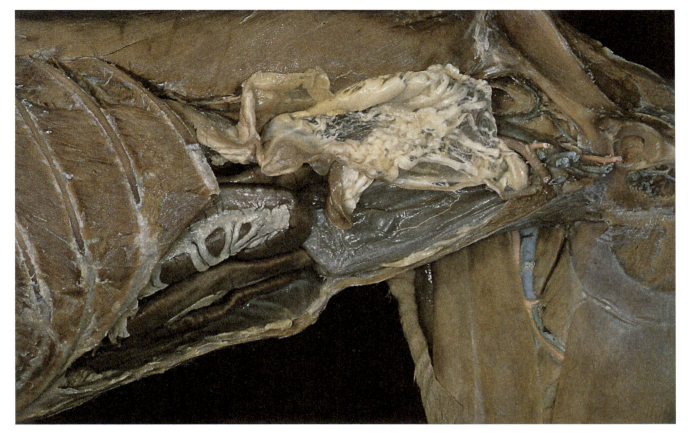

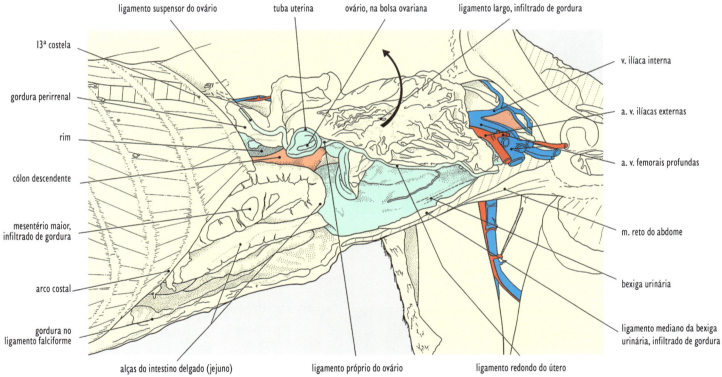

Fig. 8.28 Trato reprodutivo da cadela (1). Corno uterino esquerdo e ligamento largo: aspecto lateral esquerdo. A parede abdominal do lado esquerdo foi removida nesta cadela expondo os conteúdos abdominais do aspecto lateral esquerdo. O ligamento largo infiltrado de gordura (mesométrio) foi rebatido dorsalmente para expor o ovário em sua bolsa ovariana e para evidenciar o ligamento redondo do útero na borda de sua própria prega do mesométrio. O ligamento redondo segue sua trajetória caudalmente para a região inguinal, e cranianamente é continuado pelo ligamento próprio do ovário. O ligamento suspensor do ovário é visível relacionado à superfície dorsolateral do rim.

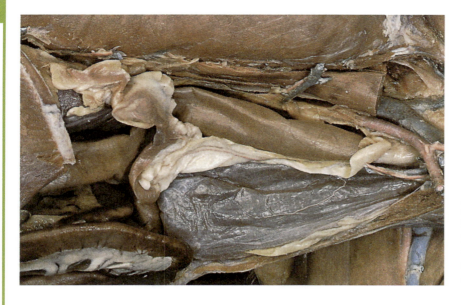
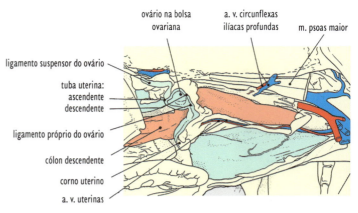

Fig. 8.29 Trato reprodutivo da cadela (2). Ovário, bolsa ovariana e corno uterino: aspecto lateral esquerdo. O ligamento largo foi removido, exceto pela parte que sustenta o ovário, e o cólon descendente é exposto. O intestino delgado foi rebatido cranioventralmente para evidenciar a extensão do corno uterino esquerdo.

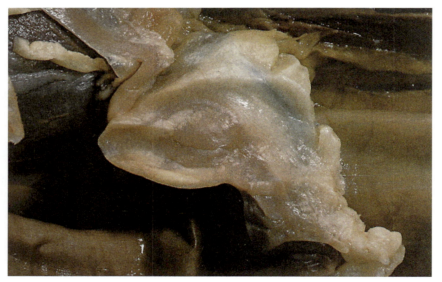
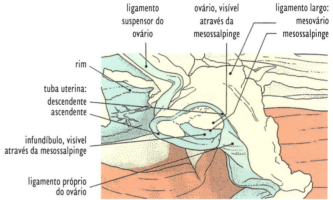

Fig. 8.30 Trato reprodutivo da cadela (3). Ovário, bolsa ovariana e tuba uterina (1): aspecto lateral esquerdo. Este é um aspecto aumentado do ovário e da bolsa ovariana mostrada na Figura 8.29. A mesossalpinge forma a parede bursal lateral e o ovário e infundíbulo são visíveis através dela.

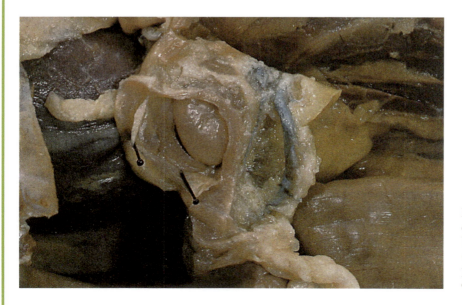
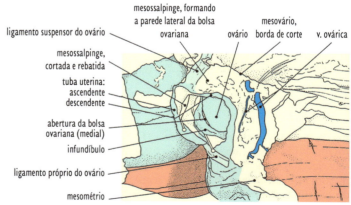

Fig. 8.31 Trato reprodutivo da cadela (4). Ovário, bolsa ovariana e tuba uterina (2): aspecto lateral esquerdo. A parede lateral da bolsa ovariana foi cortada internamente e rebatida, expondo o ovário o infundíbulo da tuba uterina. Entre estes dois, na parede medial da bolsa, a abertura para a cavidade bursal é evidenciada.

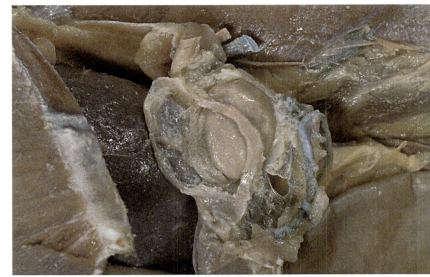

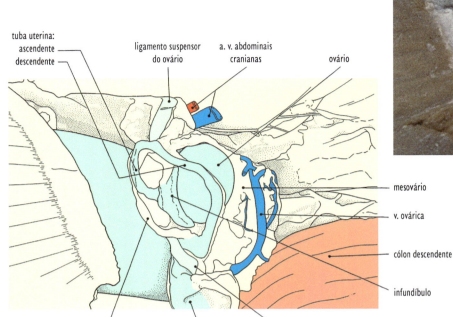

Fig. 8.32 Trato reprodutivo da cadela (5). Ovário, bolsa ovariana e tuba uterina (3): aspecto lateral esquerdo. A parede da bolsa ovariana (mesossalpinge) foi removida exceto por uma pequena parte que liga o componente ascendente da tuba uterina com o ligamento ovariano próprio. A tuba uterina é exposta e o ovário é completamente descoberto. Partes do mesovário foram deixadas intactas, ligadas ao ovário, com elementos da veia ovárica evidenciado nele.

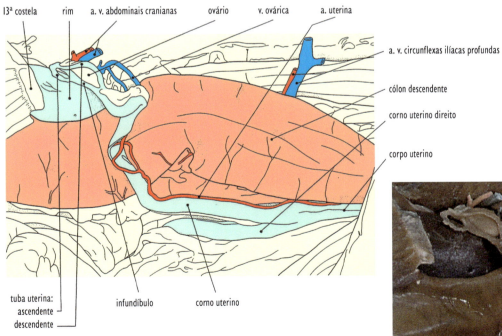

Fig. 8.33 Trato reprodutivo da cadela (6). Ovário e útero: aspecto lateral esquerdo. As partes remanescentes do ligamento largo foram removidas e o ovário e tuba uterina são delineados. A veia ovárica é deixada no lugar após a remoção do mesovário; a artéria uterina é deixada após a remoção do mesométrio. Ambos os cornos uterinos estão agora visíveis e o corpo uterino está evidente ventralmente ao cólon descendente.

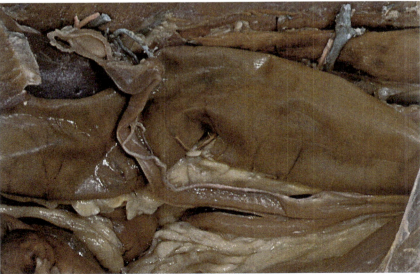

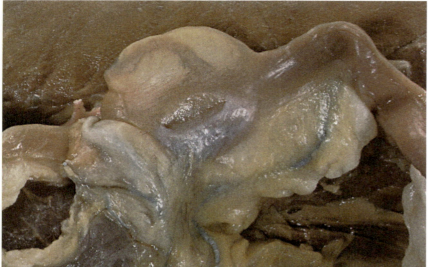

Fig. 8.34 Trato reprodutivo da cadela (7). Ovário esquerdo e bolsa ovariana rebatida dorsalmente: aspecto lateral esquerdo. O ovário e a bolsa ovariana foram rebatidos dorsalmente de forma que a superfície medial da bolsa está exposta. A abertura dorsal está visível e o infundíbulo com suas fímbrias semelhantes a dedos está visível através da abertura da bolsa.

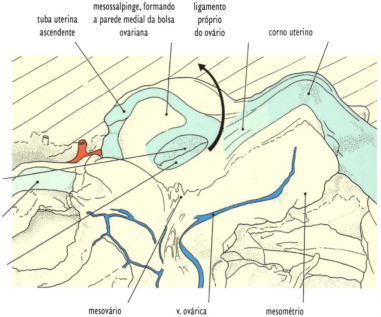

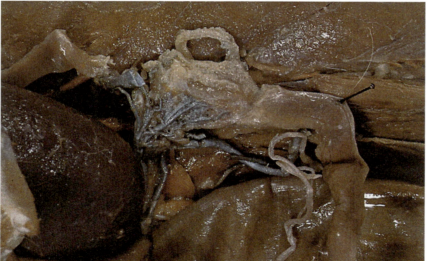

Fig. 8.35 Trato reprodutivo da cadela (8). Bolsa ovariana esquerda após a remoção do ovário e reflexão dorsal: aspecto lateral esquerdo. Ovário, mesosalpinge e mesovário foram removidos, expondo a tuba uterina completa e ramificações extensivas da veia ovárica. A artéria uterina um tanto tortuosa encontra-se também à esquerda em associação ao corno uterino esquerdo.

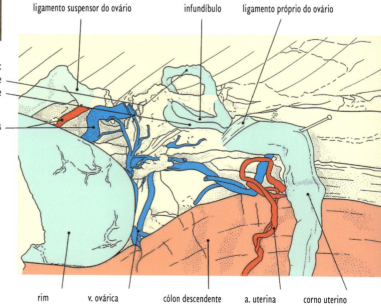

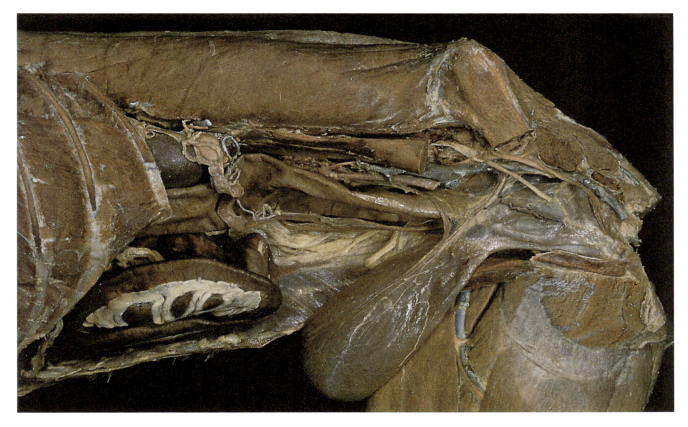
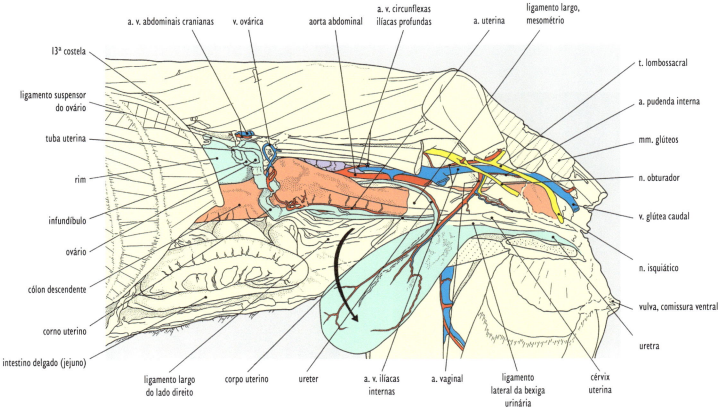

Fig. 8.36 Trato reprodutivo da cadela (9) no abdome e pelves: aspecto lateral esquerdo. O osso pélvico foi removido desta cadela da mesma forma feita para o cão (Fig. 8.19). A metade esquerda do diafragma pélvico foi removida e o músculo iliopsoas foi cortado para trás junto ao teto abdominal. A bexiga urinária foi rebatida ventralmente para fora da cavidade corpórea. O espécime dissecado para esta e para as quatro próximas figuras já tinha sido parcialmente dissecado; a cauda foi cortada em suas raízes e a parede vestibular caudodorsal inteira foi removida.

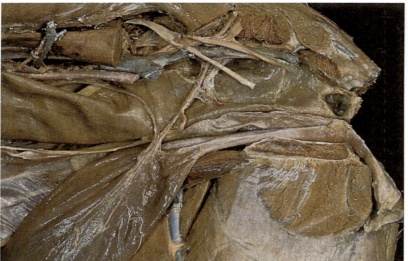

Fig. 8.37 Vísceras pélvicas da cadela (1). Após a remoção do osso pélvico e do diafragma pélvico: aspecto lateral esquerdo. O ligamento lateral da bexiga urinária, o tecido adiposo e a fáscia foram removidos da pelve, expondo o reto, vagina e uretra. O esfíncter anal externo foi removido do canal anal e o saco anal foi aberto, revelando o acúmulo de secreção pelas glândulas anais.

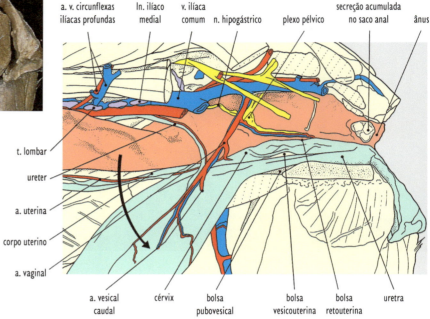

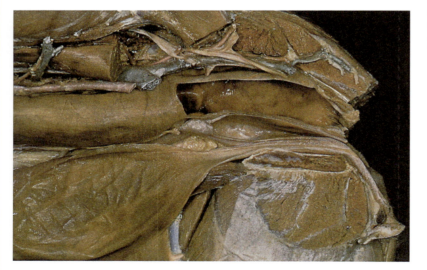

Fig. 8.38 Vísceras pélvicas da cadela (2). Interior do reto, vagina e uretra: aspecto lateral esquerdo. O reto e o canal anal, a vagina e a uretra estão todos seccionados na linha média. Com a remoção da parede caudal do vestíbulo, a vagina e o orifício uretral externo "parecem" abrir na superfície imediatamente abaixo do ânus.

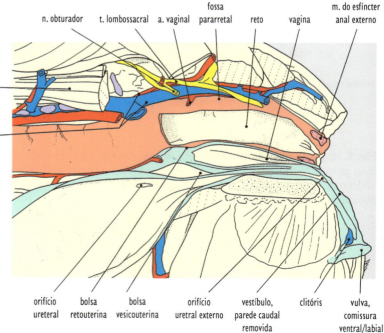

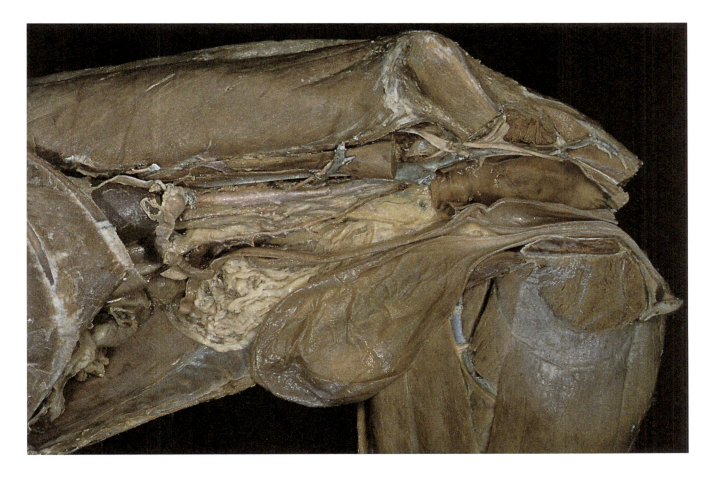

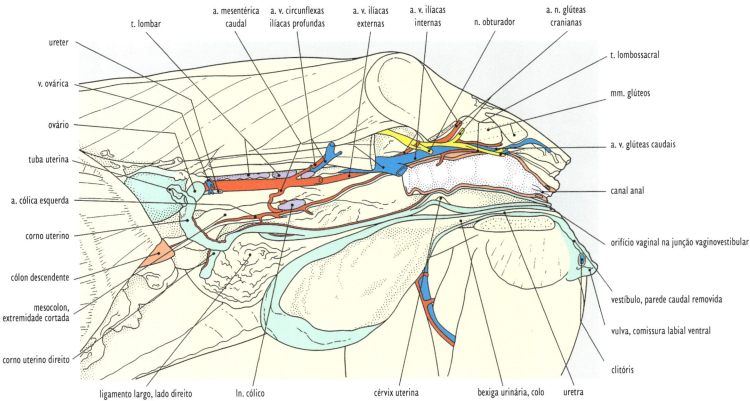

Fig. 8.39 Trato reprodutivo da cadela (1): aspecto lateral esquerdo. Os remanescentes do intestino delgado e a maior parte do cólon descendente foram removidos, apesar de que grande parte do mesocólon foi deixada na posição. A artéria cólica esquerda e a artéria mesentérica caudal foram preservadas e um linfonodo próximo ao cólon é evidenciado. O ureter foi removido exceto por um pequeno segmento na terminação craniana do abdome próximo à veia ovárica. Ambos os cornos uterinos agora são mostrados e a cérvix uterina está aberta.

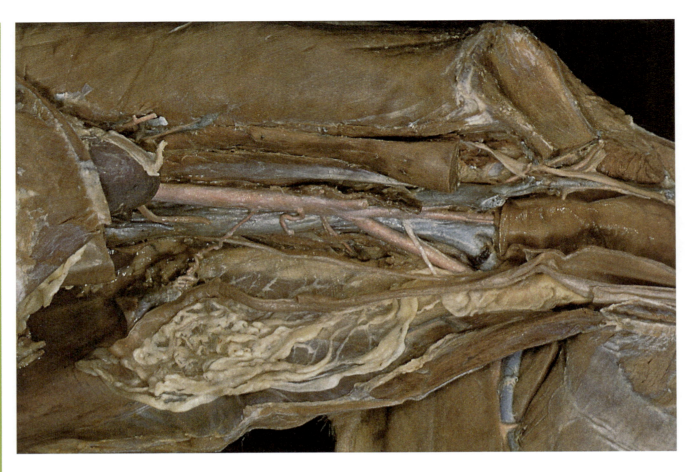
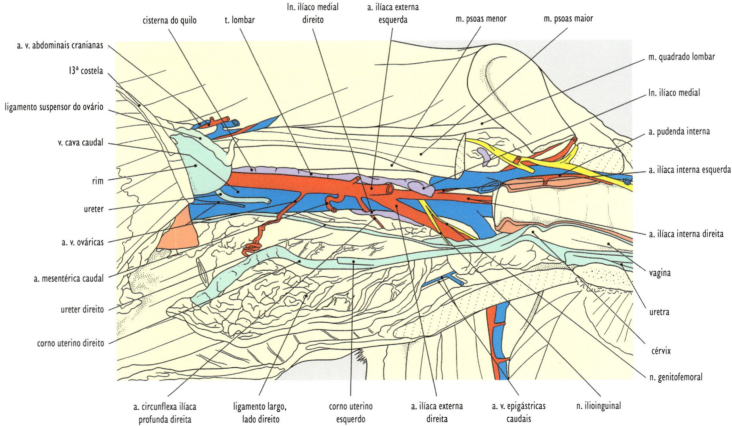

Fig. 8.40 Trato reprodutivo da cadela (11). Corno uterino e ligamento largo do lado direito: aspecto ventromedial. A bexiga urinária foi removida, como também o mesocólon e o tecido adiposo e fáscia do teto do abdome. Esta é uma visão do aspecto ventromedial e dirige-se para cima em direção ao teto do abdome sobre a aorta abdominal e a veia cava caudal. A remoção dos vasos circunflexos ilíacos profundos expôs o tronco linfático lombar do lado esquerdo, um tanto edemaciado, e claramente ligando um linfonodo ilíaco medial caudalmente com a cisterna do quilo cranianamente. Um grande linfonodo ilíaco medial também está visível do lado direito, bem como ambos os nervos ilioinguinal e genitofemoral.

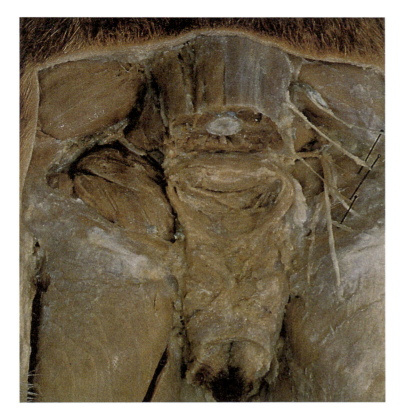
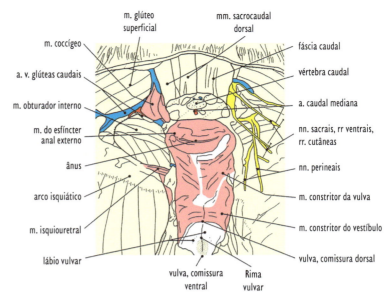

Fig. 8.41 Genitália externa da cadela (1). Esfíncter anal externo e músculos constritores: aspecto caudal. A pele e a fáscia superficial foram removidas da saída da pelve (períneo) e porções de tecido adiposo foram removidas da fossa isquiorretal. A cauda foi cortada transversalmente em sua raiz imediatamente dorsal ao ânus. Do lado direito, numerosos nervos cutâneos foram alfinetados após terem sido libertados do tecido adiposo na fossa isquiorretal.

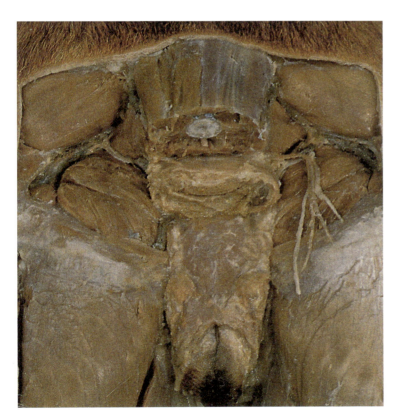
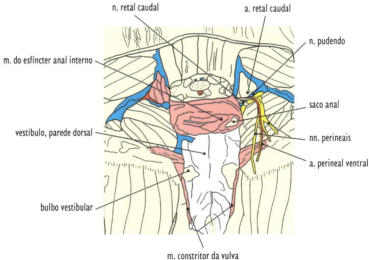

Fig. 8.42 Genitália externa da cadela (2). Glândulas anais e bulbos vestibulares: aspecto caudal. Parte do músculo do esfíncter anal externo foi removida, expondo o saco anal do lado direito. Os músculos constritores do vestíbulo e da vulva também foram removidos da parede dorsocaudal do vestíbulo e os bulbos vestibulares estão expostos em ambos os lados.

403

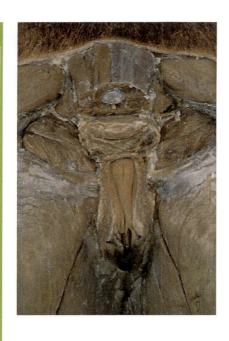
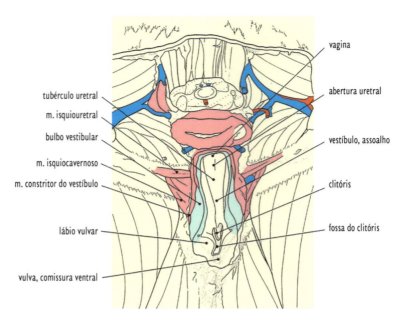

Fig. 8.43 Genitália externa da cadela (3). Vestíbulo e vulva: aspecto caudal. A parede dorsocaudal do vestíbulo, incluindo a comissura dorsal da vulva, foi removida tão proximamente quanto a abertura vaginal para o vestíbulo imediatamente ventral ao canal anal. Distalmente a esta abertura, o orifício uretral externo está aparente, enquanto no interior da comissura vulvar ventral do clitóris está alojado em uma acentuada fossa clitoriana.

Labels (fig. 8.43): vagina; tubérculo uretral; abertura uretral; m. isquiouretral; bulbo vestibular; vestíbulo, assoalho; m. isquiocavernoso; clitóris; m. constritor do vestíbulo; fossa do clitóris; lábio vulvar; vulva, comissura ventral

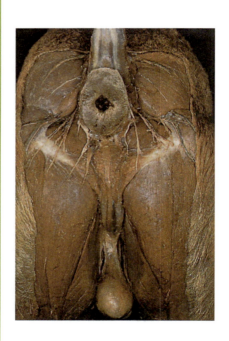
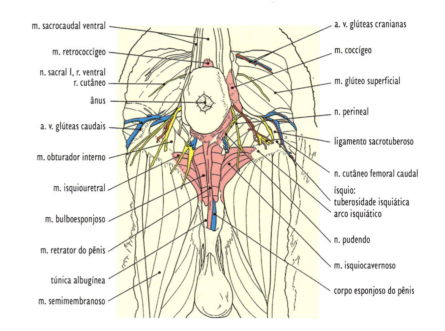

Fig. 8.44 Genitália externa (1). Raiz peniana e nervos do períneo: aspecto caudal. A pele e fáscia superficial foram removidas do dorso, fossa isquiorretal, períneo e fêmur caudal de ambos os lados direito e esquerdo. Numerosos nervos e vasos sanguíneos cutâneos foram mantidos e arrumados de acordo com seu arranjo aproximado em vida. Os músculos associados ao pênis estão particularmente bem evidenciados nesse espécime.

Labels (fig. 8.44): m. sacrocaudal ventral; a. v. glúteas cranianas; m. retrococcígeo; m. coccígeo; n. sacral I, r. ventral r. cutâneo; m. glúteo superficial; ânus; n. perineal; a. v. glúteas caudais; ligamento sacrotuberoso; m. obturador interno; n. cutâneo femoral caudal; m. isquiouretral; ísquio: tuberosidade isquiática arco isquiático; m. bulboesponjoso; n. pudendo; m. retrator do pênis; m. isquiocavernoso; túnica albugínea; corpo esponjoso do pênis; m. semimembranoso

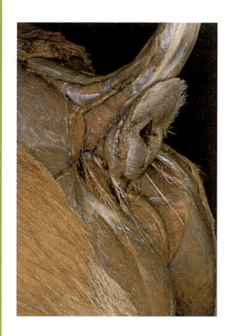
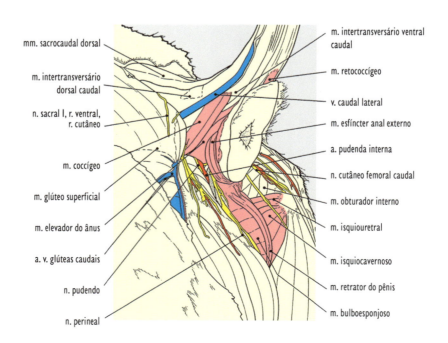
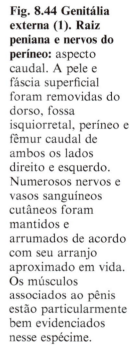

Fig. 8.45 Genitalia externa (2). Raiz do pênis e nervos do períneo: aspecto caudolateral. Este é um aspecto da dissecação prévia vista de um ângulo levemente diferente. Ela mostra as terminações na cauda de ambos os músculos coccígeo e elevador do ânus e a associação dos últimos com o esfíncter anal externo. Este aspecto também mostra o nervo pudendo mais claramente acompanhando a artéria pudenda interna.

Labels (fig. 8.45): m. intertransversário ventral caudal; mm. sacrocaudal dorsal; m. intertransversário dorsal caudal; m. retrococcígeo; v. caudal lateral; n. sacral I, r. ventral, r. cutâneo; m. esfíncter anal externo; a. pudenda interna; n. cutâneo femoral caudal; m. coccígeo; m. obturador interno; m. glúteo superficial; m. isquiouretral; m. elevador do ânus; m. isquiocavernoso; a. v. glúteas caudais; m. retrator do pênis; n. pudendo; m. bulboesponjoso; n. perineal

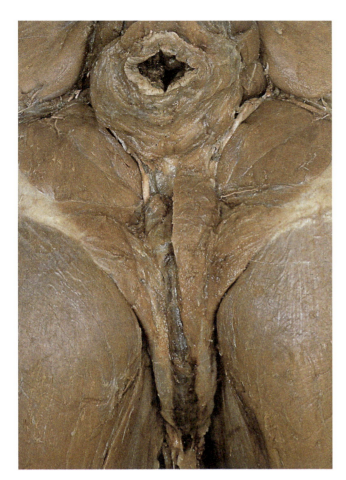

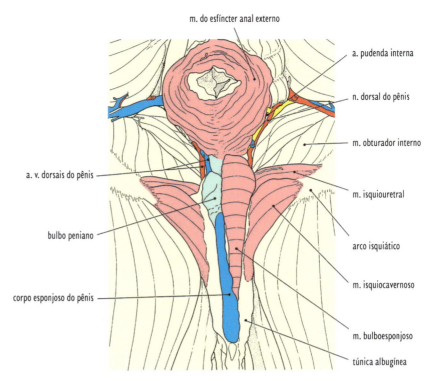

Fig. 8.46 Genitália externa (3). Bulbo peniano e vasos penianos dorsais: aspecto caudal. O músculo retrator do pênis foi removido e o músculo bulboesponjoso do lado esquerdo também foi cortado e removido. O bulbo peniano e, mais distalmente, o corpo esponjoso do pênis estão descobertos no lado esquerdo. Os vasos dorsais do pênis entram no pênis como grandes continuações dos vasos pudendos internos.

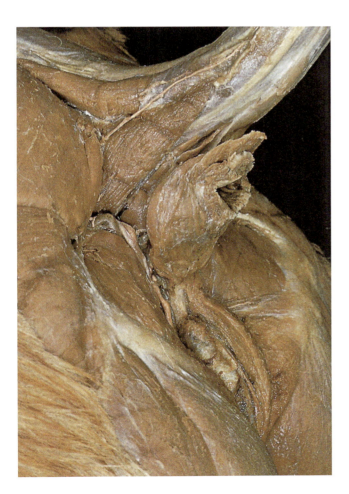

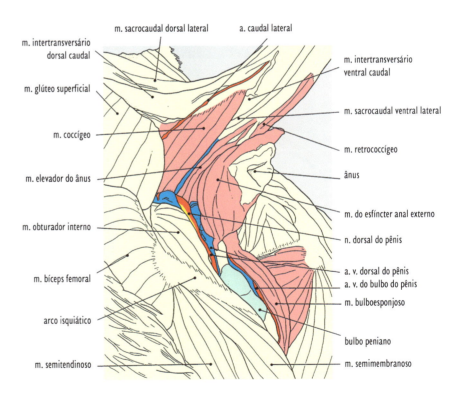

Fig. 8.47 Genitália externa. (4). Bulbo peniano e vasos penianos dorsais: aspecto caudolateral. Este é um aspecto da dissecção prévia, porém de um ângulo levemente diferente. A associação do músculo elevador do ânus e o músculo do esfíncter anal externo está claramente mostrada agora, e o músculo retrococcígeo está visível entrando na porção dorsal da cauda até o músculo do esfíncter anal. Os vasos penianos dorsais estão claramente mostrados, acompanhados neste aspecto pelo nervo peniano dorsal.

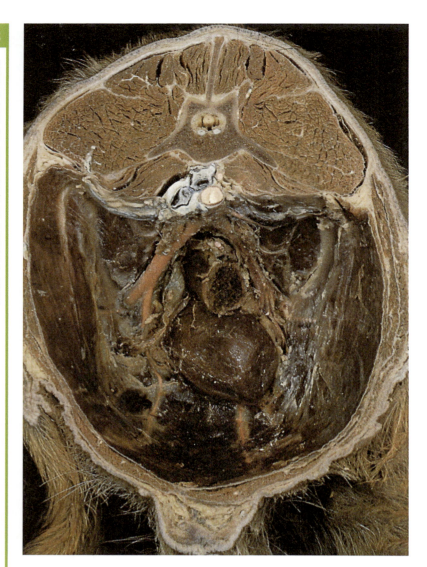

Fig. 8.48 Cavidade abdominal caudal e entrada da pelve: aspecto craniano. O abdome foi seccionado transversalmente na região lombar caudal e os órgãos abdominais foram removidos.

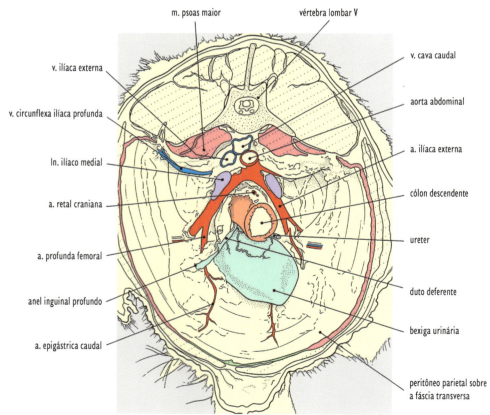

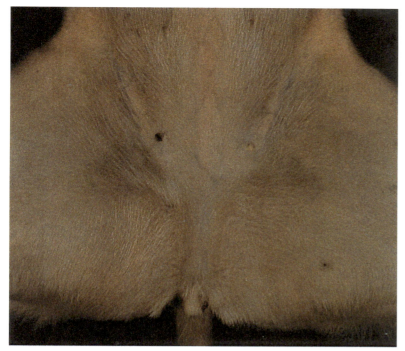
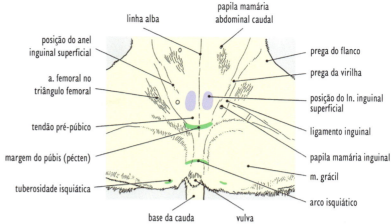

Fig. 8.49 Características da superfície da pelve e porção interna da coxa da cadela: aspecto ventral. As poucas saliências ósseas que são geralmente palpáveis abaixo da superfície da pelve e lado interno da coxa estão indicadas nesta figura. Estes pontos correspondem àqueles corados em verde nos ossos ilustrados abaixo (Fig. 8.50). As Figuras 7.1 e 9.1 mostram a superfície da pelve em aspectos lateral e dorsal, e da parte posterior nas Figuras 8.1 e 8.4, e devem ser comparadas com esta figura para obter uma visão geral da área anatômica da pelve.

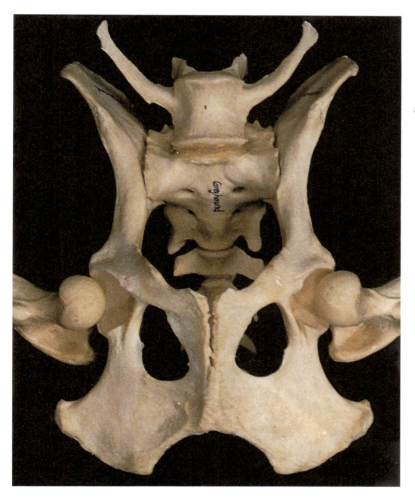
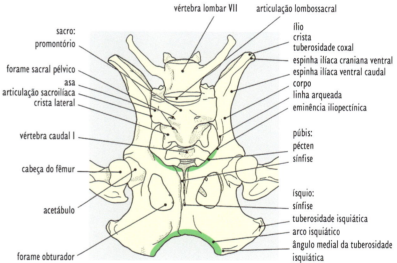

Fig. 8.50 Esqueleto da pelve e da coxa: aspecto ventral. As poucas saliências palpáveis mostradas na visão superficial acima (Fig. 8.49) estão coradas em verde neste esqueleto para referência. O esqueleto pélvico também é mostrado nas Figuras 7.6 e 9.2 dos aspectos lateral e dorsal, e na Figura 7.4 de um aspecto caudal. O assoalho ósseo da pelve bastante completo deve ser comparado com o teto e paredes, que são primariamente musculares e ligamentosas.

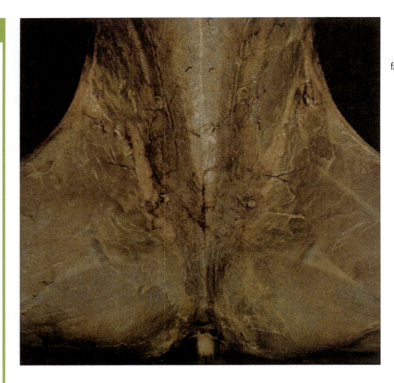
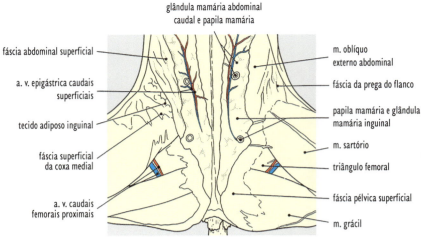

Fig. 8.51 Fáscia superficial das regiões inguinal, da pelve e da porção interna da coxa da cadela: aspecto ventral. A pele foi removida, expondo a fáscia superficial, uma camada subcutânea espessa e sem saliências, infiltrada com tecido adiposo e a qual contém as glândulas mamárias abdominal caudal e inguinal.

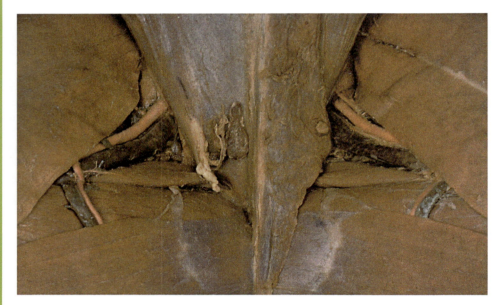

Fig. 8.52 Triângulo femoral, processo vaginal e anel inguinal superficial do lado direito da cadela: aspecto ventral. O tecido adiposo superficial e fáscia do lado direito foram retirados do lado interno da coxa e as glândulas mamárias foram removidas da parte inferior da barriga da pelve. Expostos por estes procedimentos estão: os vasos femorais no triângulo femoral, um pequeno processo vaginal preenchido por tecido adiposo projetando através do anel inguinal superficial da aponeurose externa oblíqua, vasos epigástricos superficiais caudais, nervo genitofemoral e um linfonodo inguinal superficial proeminente (compare com a Figura 8.23 do canal intacto do macho com as estruturas transversais).

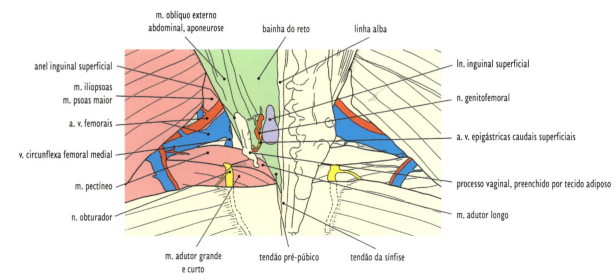

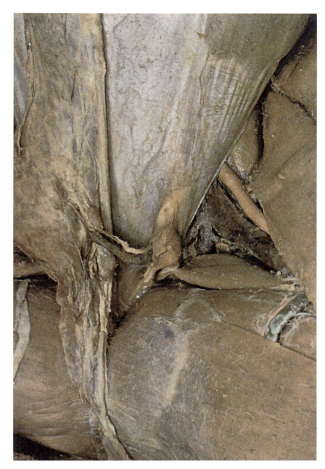
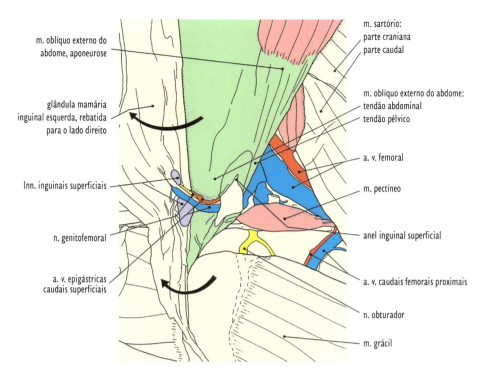

Fig. 8.53 Processo vaginal, vasos pudendos externos e linfonodos inguinais superficiais do lado esquerdo da cadela: aspecto ventral. A glândula mamária inguinal do lado esquerdo foi rebatida para o lado direito da pelve expondo um quadro muito semelhante ao da Figura 8.52 da página anterior do lado direito. Entretanto, existem dois linfonodos inguinais superficiais desse lado. O processo vaginal preenchido por tecido adiposo pode também ser visto através da aponeurose oblíqua abdominal externa, no interior do canal inguinal, cranianamente ao anel inguinal superficial.

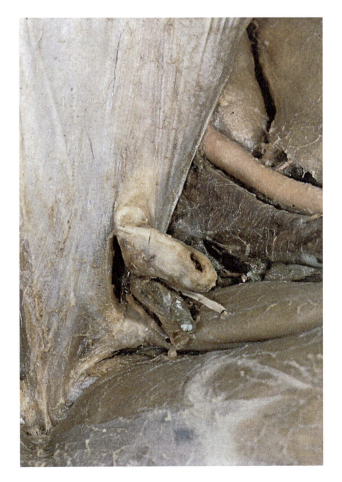
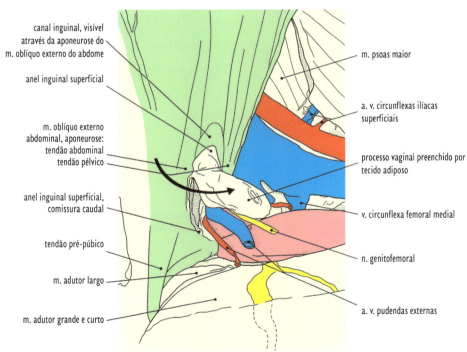

Fig. 8.54 Canal inguinal do lado esquerdo da cadela (1). Anel inguinal superficial: aspecto caudal. A glândula mamária inguinal e os linfonodos inguinais superficiais foram removidos e os nervos genitofemorais e vasos pudendos foram separados. Estas últimas estruturas, e o processo vaginal, foram todas rebatidas lateralmente e presas ao músculo pectíneo no lado de dentro da coxa. O tendão abdominal do oblíquo externo está apresentado formando a borda medial do anel inguinal superficial.

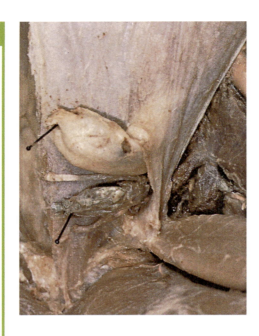
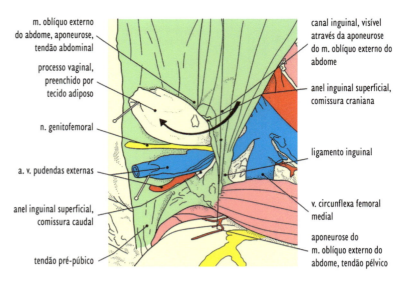

Fig. 8.55 Canal inguinal do lado esquerdo da cadela (2). Tendão pélvico do músculo oblíquo externo do abdome: aspecto ventral. O processo vaginal, vasos pudendos e nervo genitofemoral estão neste quadro rebatidos medialmente com a finalidade de expor o tendão pélvico do oblíquo externo que forma a borda lateral do anel inguinal superficial e muito da parede lateral do canal inguinal.

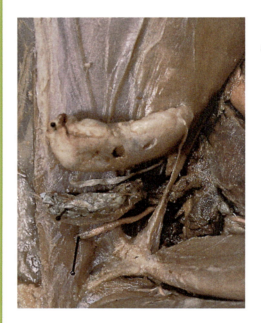
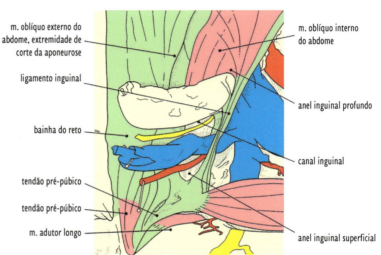

Fig. 8.56 Canal inguinal do lado esquerdo da cadela (3). Ligamento inguinal e músculo oblíquo interno do abdome: aspecto ventral. O músculo oblíquo externo do abdome foi removido, destruindo o anel inguinal superficial e as paredes lateral e ventral do canal inguinal. O anel inguinal profundo é indicado na extremidade caudal do músculo oblíquo interno, e o ligamento inguinal está intacto.

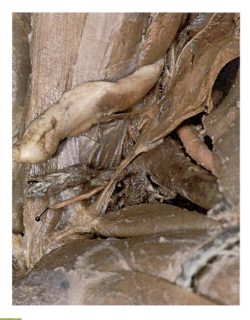
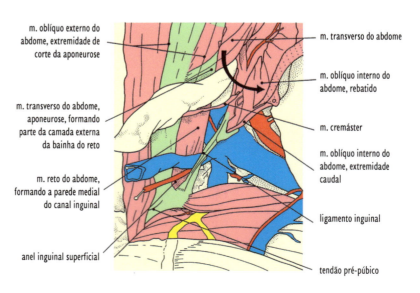

Fig. 8.57 Canal inguinal do lado esquerdo da cadela (4). Músculo cremáster e músculo reto do abdome: aspecto ventral. O músculo oblíquo interno do abdome foi cortado transversalmente e rebatido lateralmente, destruindo o anel inguinal profundo, mas demonstrando o ligamento do músculo ao ligamento inguinal. Da face interna do oblíquo interno, um pequeno músculo cremáster corre para fora, através do canal inguinal.

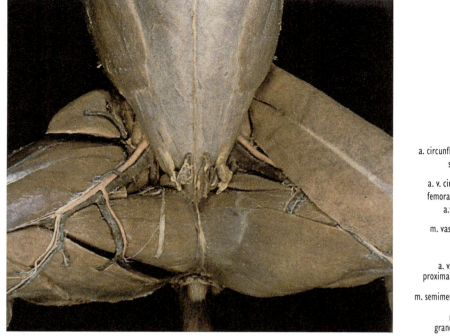
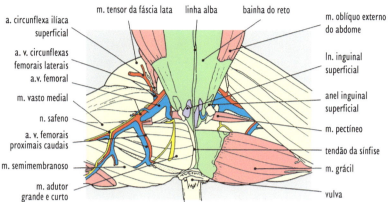

Fig. 8.58 Triângulo femoral do lado direito da cadela após a remoção dos músculos sartório, pectíneo e grácil: aspecto ventral. Os triângulos femoral de ambos os lados foram limpos do tecido adiposo e da fáscia para exibir os vasos femorais, e o triângulo do lado direito também teve suas extremidades craniana e caudal removidas (sartório e pectíneo respectivamente). Consequentemente, os vasos circunflexos medial e lateral estão expostos, bem como o componente safeno do nervo femoral. A remoção do músculo grácil da face interior da coxa direita deixou seu ramo motor, do nervo obturador, no lugar, e expôs os vasos femorais caudais proximais.

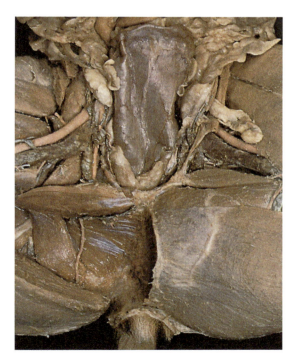
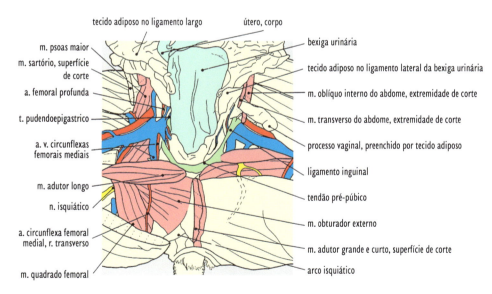

Fig. 8.59 Entrada da pelve e assoalho da pelve na cadela, após a remoção da parede abdominal e músculo adutor maior do lado direito: aspecto ventral. A parede muscular abdominal foi removida. Deixando o ligamento inguinal intacto no lado esquerdo e o tendão pré-púbico aplicado à borda craniana dos ossos púbicos, ventralmente. No lado direito, a continuidade dos vasos femoral e ilíaco externo está aparente.

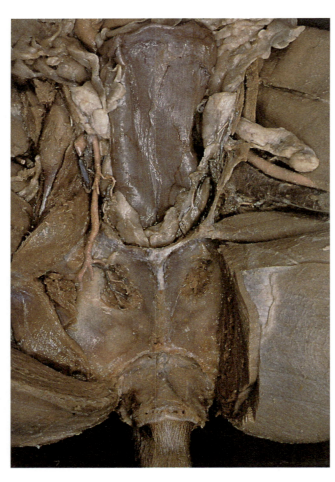
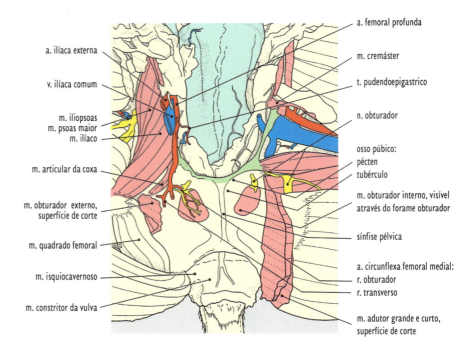

Fig. 8.60 Tendão pré-púbico, sínfise pélvica e ossos do assoalho da pelve na cadela: aspecto ventral. A remoção dos músculos adutor longo e obturador externo expôs o osso pélvico do lado direito. Através do forame obturador, o músculo obturador interno está visível. Do lado esquerdo, o músculo também foi retirado do lado interno da pelve; a sínfise pélvica completa e o arco isquiático estão agora expostos. No lado direito, a remoção dos vasos femorais permitiu a exposição da artéria femoral profunda com seus ramos pudendoepigastrico e femoral circunflexo medial.

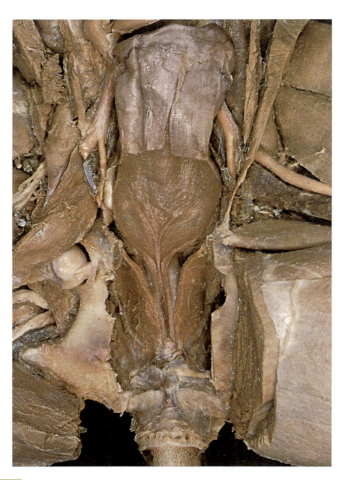
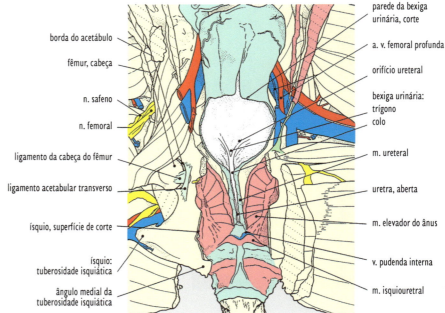

Fig. 8.61 Cavidade pélvica e diafragma pélvico da cadela após a remoção do assoalho ósseo da pelve: aspecto ventral. Os ossos púbico e isquiático de ambos os lados foram serrados transversalmente craniana e caudalmente ao forame obturador e o assoalho ósseo da pelve foi removido. Os músculos elevador do ânus e obturador interno de ambos os lados foram cortados de seus ligamentos e os músculos obturador interno foram removidos tão lateralmente quanto a remoção óssea, expondo os músculos elevadores do ânus. Parte da parede ventral da bexiga urinária foi removida, e a uretra, exposta entre os músculos elevadores do ânus, está também aberta ventralmente. As aberturas ureterais e o trígono da bexiga urinária convergem no colo da bexiga urinária em sua parede dorsal.

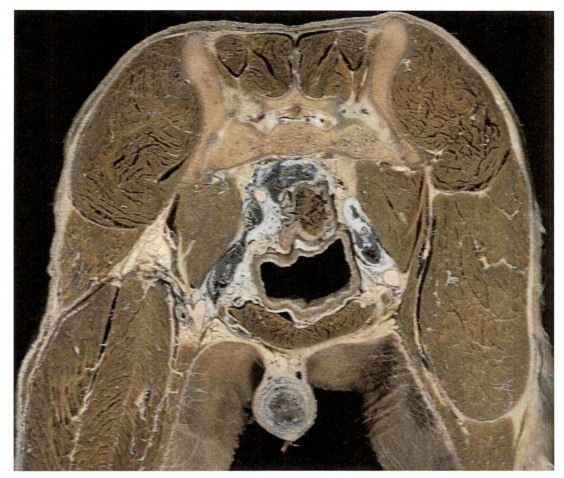
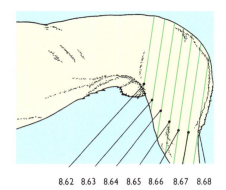

8.62 8.63 8.64 8.65 8.66 8.67 8.68

Fig. 8.62 Corte transversal (1) através de articulações sacroilíacas, cólon descendente, bexiga urinária e lacunas vasculares: aspecto craniano. Este e as seguintes seis cortes foram feitos aproximadamente nos níveis mostrados no esquema anexo, e todos são vistos do aspecto craniano. Eles continuam a sequência de cortes transversos através do abdome (Cap. 6). Devido à obliquidade da entrada da pelve, o assoalho da pelve não está cortado transversalmente até que o corte três seja atingido.

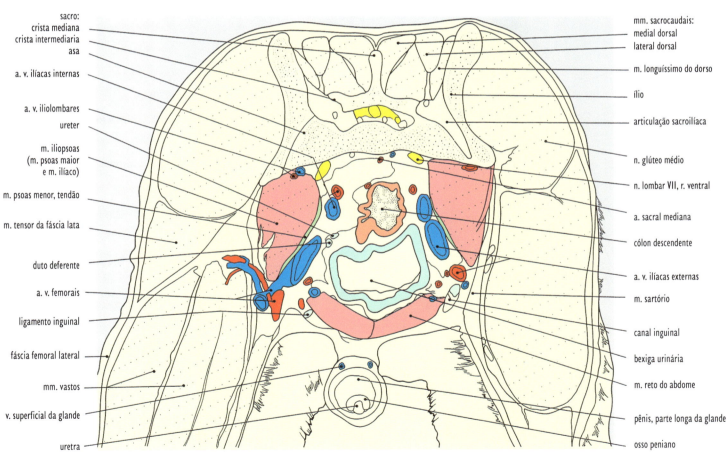

sacro:
crista mediana
crista intermediaria
asa

a. v. ilíacas internas

a. v. iliolombares
ureter

m. iliopsoas
(m. psoas maior
e m. ilíaco)

m. psoas menor, tendão

m. tensor da fáscia lata

duto deferente

a. v. femorais

ligamento inguinal

fáscia femoral lateral

mm. vastos

v. superficial da glande

uretra

mm. sacrocaudais:
medial dorsal
lateral dorsal

m. longuíssimo do dorso

ílio

articulação sacroilíaca

n. glúteo médio

n. lombar VII, r. ventral

a. sacral mediana

cólon descendente

a. v. ilíacas externas

m. sartório

canal inguinal

bexiga urinária

m. reto do abdome

pênis, parte longa da glande

osso peniano

A Pelve

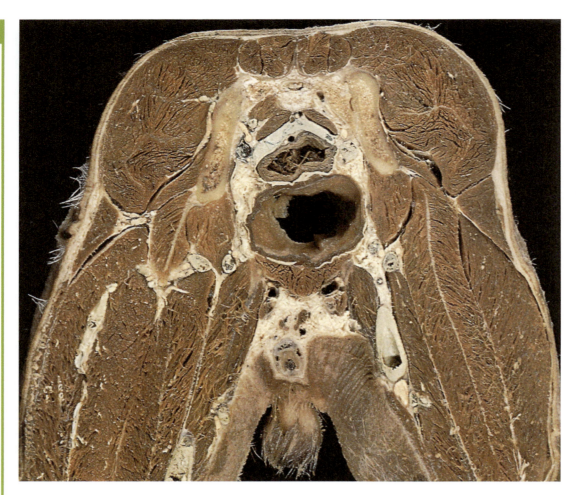

Fig. 8. 63 Corte transversal (2) através do corpo do ílio, bexiga urinária, vasos femorais e pênis: aspecto craniano. Este corte é imediatamente craniano ao pécten do púbis e inclui os músculos pectíneos em cada lado entrando nas coxas. A bexiga urinária e o reto enchem a cavidade corpórea neste nível e os músculos ilíacos em cada lado formam uma importante partição limitante ventral ao corpo do ílio, e dorsal aos músculos abdominais retos. Ventralmente aos músculos retos, na fáscia superficial entre as coxas, os vasos pudendos externos e os cordões espermáticos em processos vaginais estão visíveis em ambos os lados contra os músculos pectíneos. Dorsalmente ao pênis seccionado, linfonodos inguinais superficiais estão visíveis.

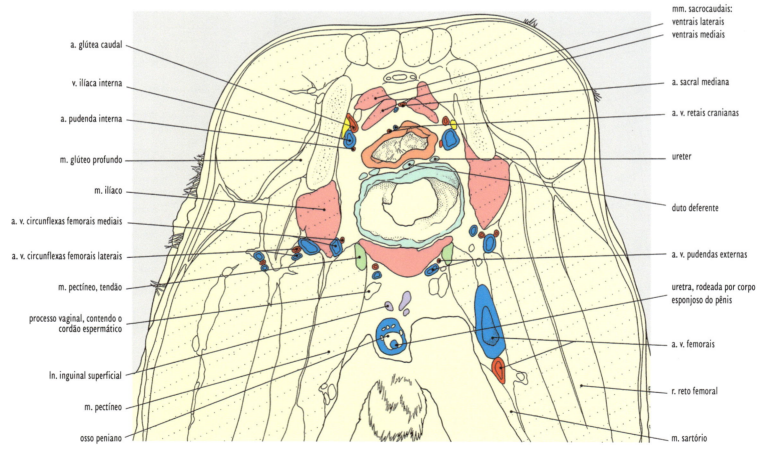

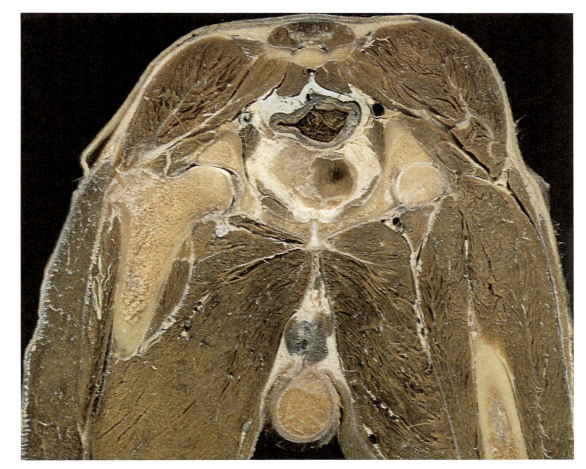

Fig. 8.64 Corte transversal (3) através da articulação coxo femoral, colo da bexiga urinária, pênis e escroto: aspecto craniano. Este corte passa através da pelve inteira, cortando os ossos púbicos imediatamente caudal ao pécten. O corte também passa através da articulação coxofemoral e, no lado direito, o ligamento da cabeça do fêmur está demonstrado em destaque. Dorsolateralmente, a parede pélvica nesse nível é formada do músculo piriforme na grande comissura isquiática. Látex azul que escapou do sistema venoso é encontrado na cavidade pélvica em todos estes cortes e convenientemente demonstra as várias "escavações" entre as vísceras pélvicas. Entre as coxas, os processos vaginais com os cordões espermáticos flanqueiam o corpo peniano.

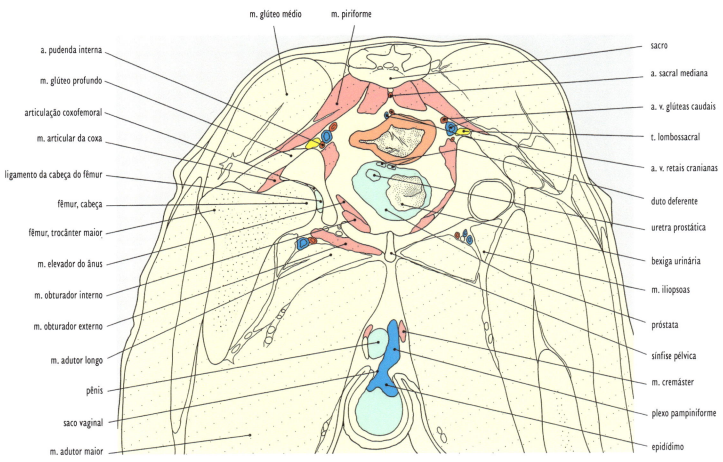

m. glúteo médio — m. piriforme — sacro — a. sacral mediana — a. v. glúteas caudais — t. lombossacral — a. v. retais cranianas — duto deferente — uretra prostática — bexiga urinária — m. iliopsoas — próstata — sínfise pélvica — m. cremáster — plexo pampiniforme — epidídimo

a. pudenda interna — m. glúteo profundo — articulação coxofemoral — m. articular da coxa — ligamento da cabeça do fêmur — fêmur, cabeça — fêmur, trocânter maior — m. elevador do ânus — m. obturador interno — m. obturador externo — m. adutor longo — pênis — saco vaginal — m. adutor maior

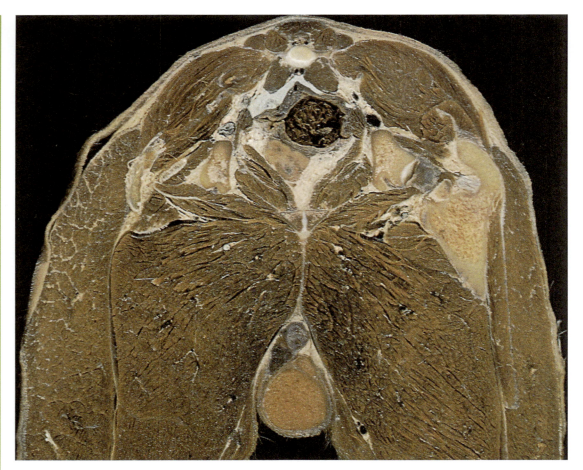

Fig. 8. 65 Corte transveral (4) através da vértebra caudal I, forame obturador, próstata, pênis e escroto: aspecto craniano. Este corte passa através do orifício obturado no assoalho da pelve; ambos os músculos obturador interno e externo estão claramente mostrados. Na cavidade pélvica, o diafragma pélvico dos músculos elevador do ânus e coccígeo flanqueiam as vísceras pélvicas, dentre as quais a próstata está evidente. Ela se encontra predominantemente na superfície dorsal da uretra. Lateralmente ao diafragma pélvico, os vasos glúteos caudais estão visíveis na comissura isquiática menor. O tendão da sínfise estende-se ventralmente da sínfise pélvica e os músculos adutores ligam-se a ele.

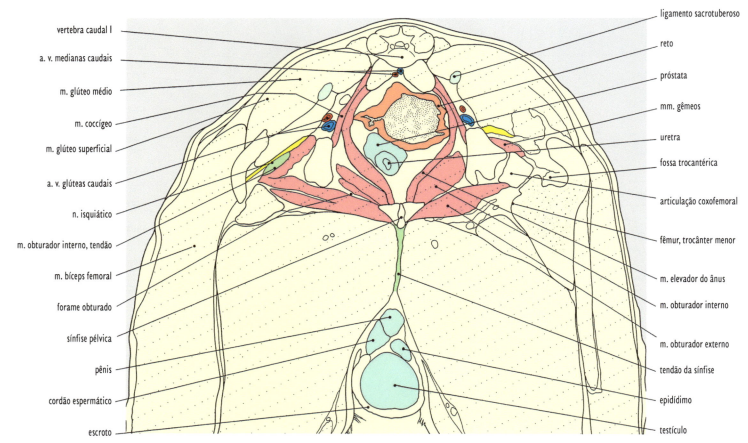

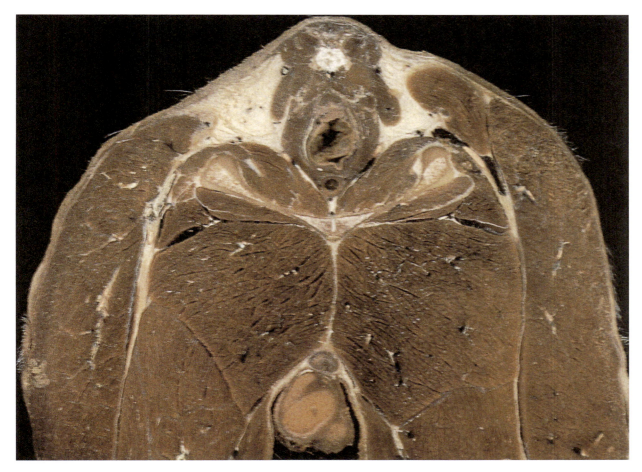

Fig. 8.66 Corte transversal (5) através do arco isquiático, diafragma pélvico e fossa isquiorretal: aspecto craniano. Este corte demonstra a importância do diafragma pélvico no confinamento da porção terminal do reto e canal anal. Ele forma o limite medial da fossa isquiorretal, que normalmente se encontra preenchida por tecido adiposo.

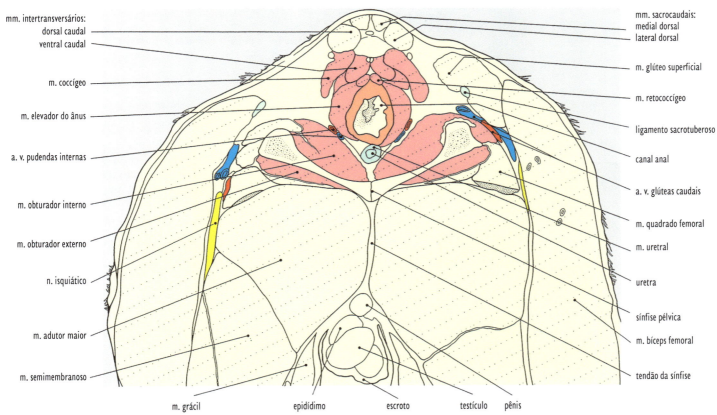

417

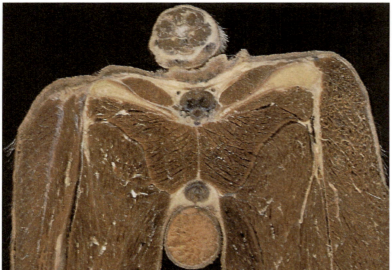

Fig. 8.67 Corte transversal (6) através da raiz da cauda e das tuberosidades isquiáticas: aspecto craniano. Este corte passa através do arco isquiático em ambos os lados da linha média no ponto no qual a uretra está entrando no bulbo uretral, imediatamente proximal à raiz do pênis.

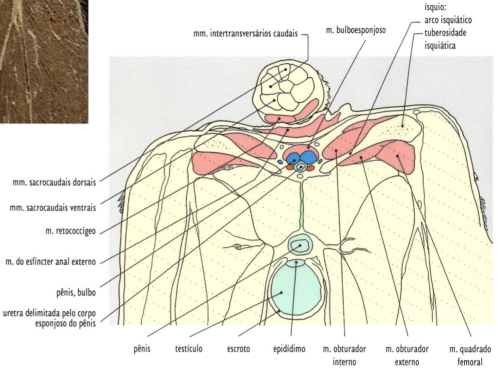

mm. intertransversários caudais
m. bulboesponjoso
ísquio:
arco isquiático
tuberosidade isquiática
mm. sacrocaudais dorsais
mm. sacrocaudais ventrais
m. retococcígeo
m. do esfíncter anal externo
pênis, bulbo
uretra delimitada pelo corpo esponjoso do pênis
pênis   testículo   escroto   epidídimo   m. obturador interno   m. obturador externo   m. quadrado femoral

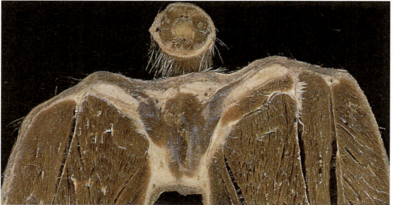

Fig. 8.68 Corte transversal (7) através da raiz do pênis e base da cauda: aspecto craniano. Este corte passa através da raiz do pênis e expõe ambos os músculos isquiocavernoso e bulboesponjoso, e abre o bulbo uretral na linha média.

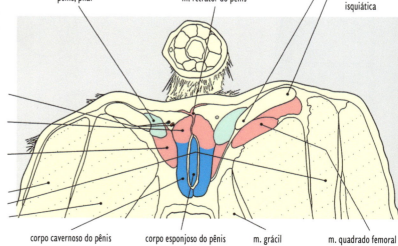

pênis, pilar
m. retrator do pênis
ísquio:
arco isquiático
tuberosidade isquiática
a. v. do pênis
m. bulboesponjoso
m. isquiocavernoso
mm. da coxa:
m. bíceps femoral
m. semitendinoso
m. semimembranoso
corpo cavernoso do pênis   corpo esponjoso do pênis   m. grácil   m. quadrado femoral

9. A COLUNA VERTEBRAL

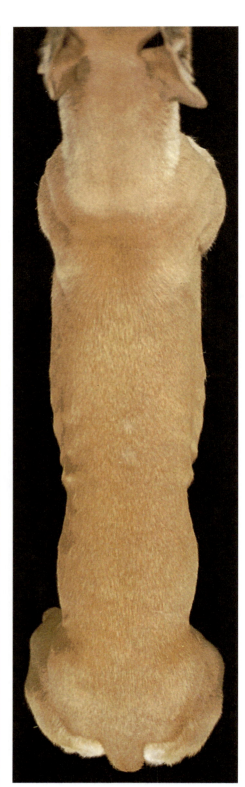
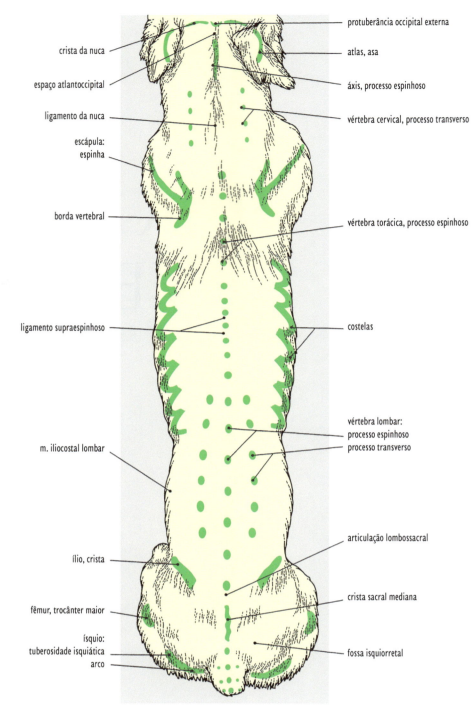

Fig. 9.1 Características superficiais do pescoço, tronco e cauda: aspecto dorsal. As saliências ósseas palpáveis da coluna vertebral e nos ossos adjacentes são mostradas nesta figura. Para obter uma comparação com os aspectos laterais, consulte as Figuras. 3.1, 5.1, 6.1 e 7.6.

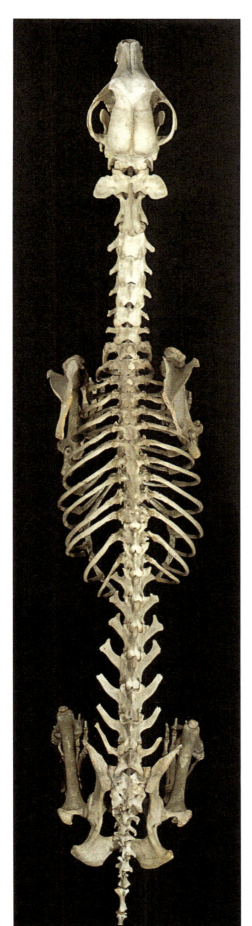
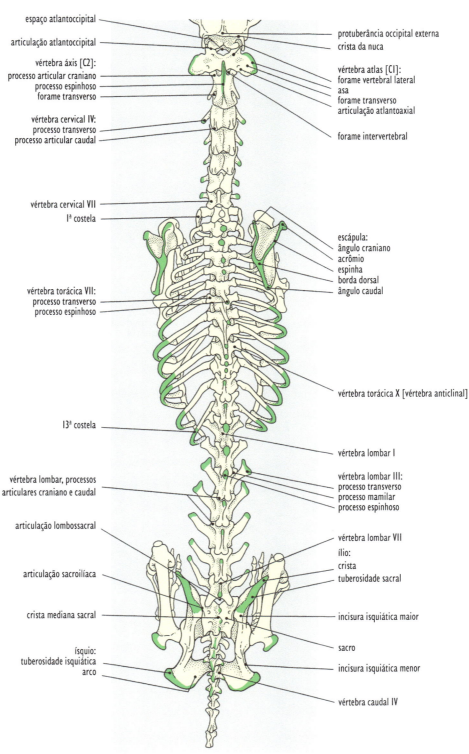

Fig. 9.2 Esqueleto axial: aspecto dorsal. As saliências ósseas palpáveis mostradas no aspecto superficial estão coloridas em verde para referência. Outras características ósseas da coluna vertebral não são normalmente palpáveis através da musculatura dorsal (epaxial) sobrejacente, especialmente no pescoço e na região lombar. Para ver os aspectos laterais do esqueleto, consulte as Figuras 3.2, 5.2, 6.2 e 7.7.

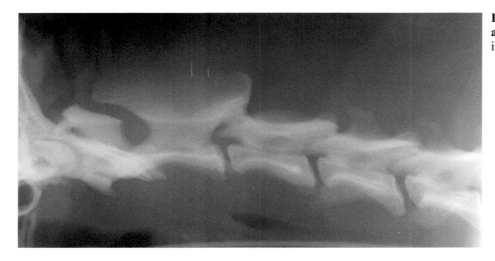

Fig. 9.3 Radiografia da espinha cervical craniana: aspecto lateral. Os espaços dos discos intervertebrais podem ser claramente observados.

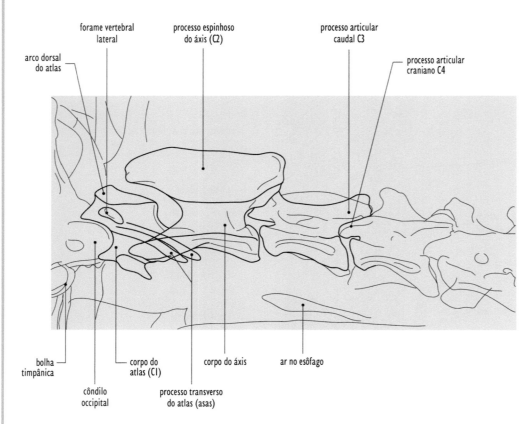

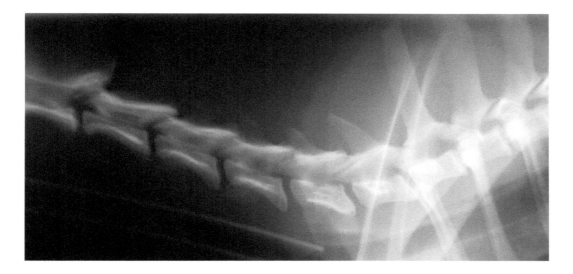

Fig. 9.4 Radiografia da espinha cervical caudal: aspecto lateral. O grande processo transverso da sexta vértebra cervical é visível.

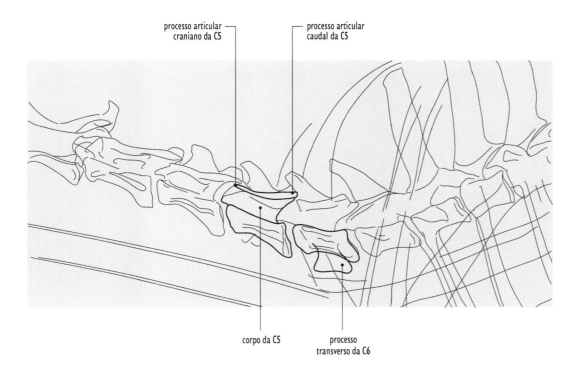

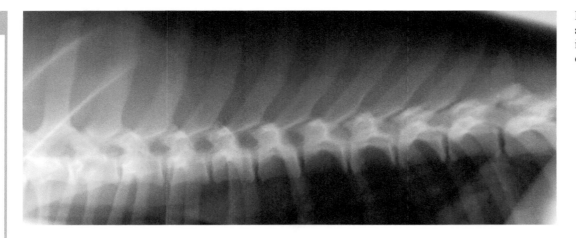

Fig. 9.5 Radiografia da espinha torácica: aspecto lateral. As articulações sinoviais intervertebrais são orientadas no plano dorsal e craniano à vértebra anticlinal.

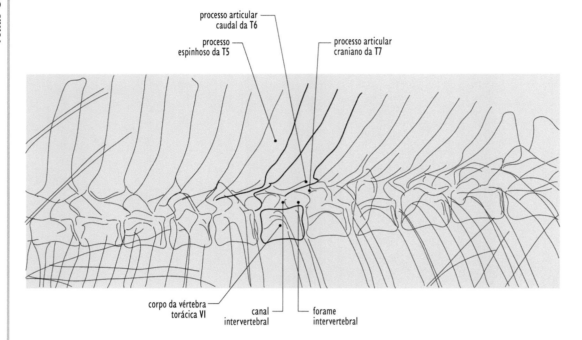

- processo articular caudal da T6
- processo espinhoso da T5
- processo articular craniano da T7
- corpo da vértebra torácica VI
- canal intervertebral
- forame intervertebral

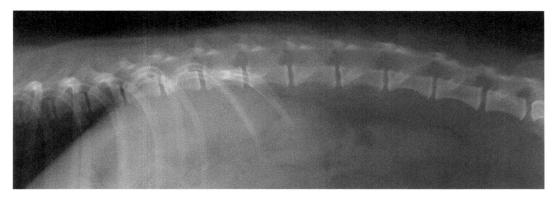

Fig. 9.6 Radiografia da junção toracolombar: aspecto lateral, variante anatômica. A primeira vértebra lombar possui processos transversos alongados e alargados, descritos como costelas vestigiais. Uma vértebra na borda de uma seção da coluna vertebral pode assumir algumas características da seção adjacente. Neste caso, esta será descrita como toracolização da primeira vértebra lombar.

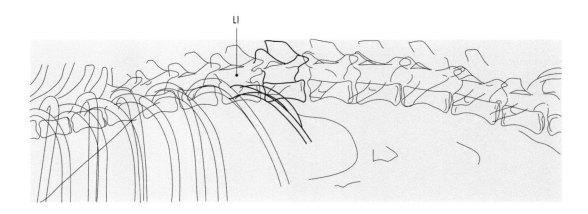

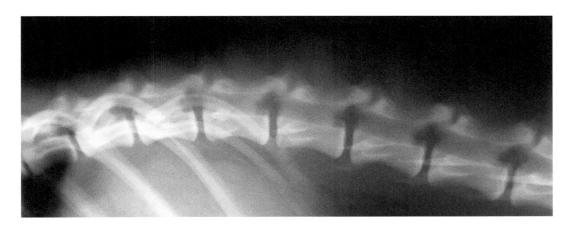

Fig. 9.7 Radiografia da junção toracolombar: aspecto lateral. As articulações intervertebrais sinoviais estão orientadas no plano sagital caudalmente à vértebra anticlinal (compare com a Figura 9.5).

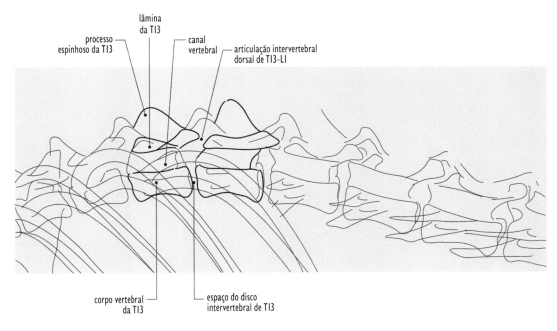

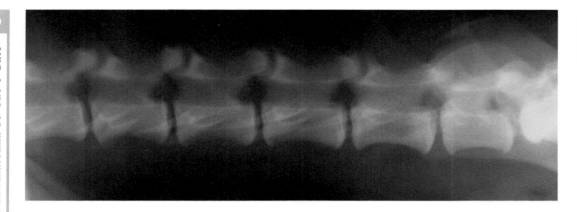

Fig. 9.8 Radiografia da espinha lombar: aspecto lateral. O grande forame intervertebral pode ser claramente observado.

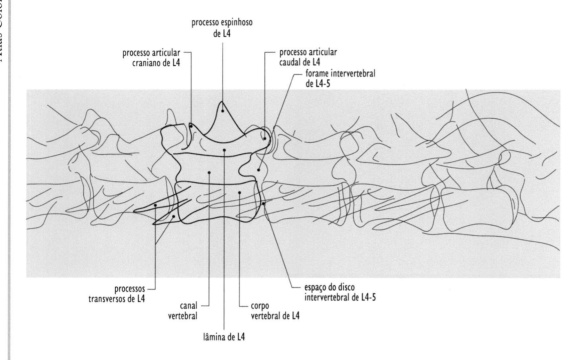

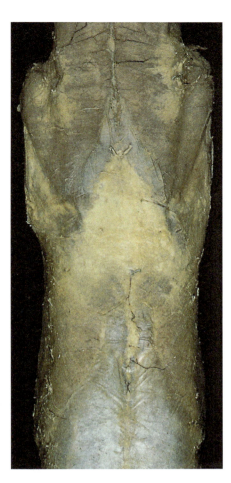
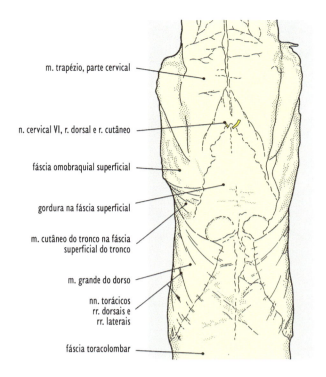

Fig. 9.9 Estruturas superficiais da extremidade caudal do pescoço e região vertebral torácica: aspecto dorsal. A fáscia superficial frouxa está variavelmente infiltrada com gordura e contém o músculo subcutâneo do tronco. Ramos cutâneos laterais do ramo torácico dos nervos torácicos estão aparentes no tórax dorsolateral. Aspectos comparáveis no aspecto lateral são mostrados nas Figuras 3.6 e 5.7.

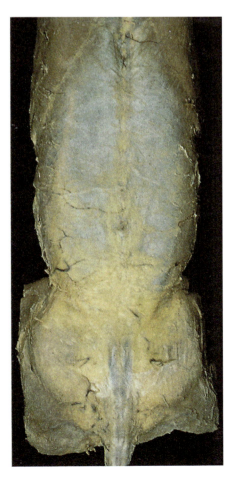
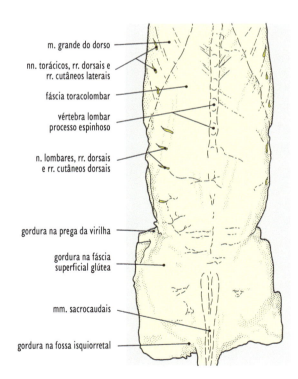

Fig. 9.10 Estruturas superficiais das regiões lombar e pélvica e a raiz da cauda: aspecto dorsal. A gordura está muito infiltrada na fáscia lombar e glútea e está presente no assoalho do flanco e na fossa isquiorretal. Aspectos comparáveis no aspecto lateral são mostrados nas Figuras 6.11 e 7.11.

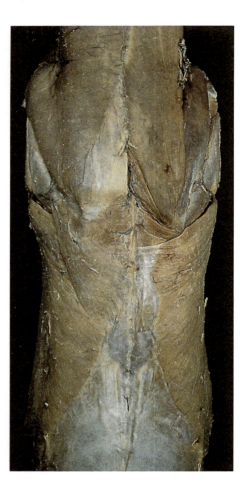
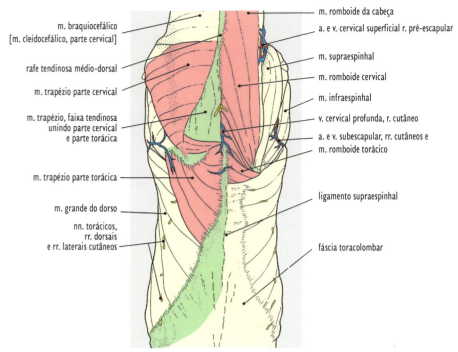

Fig. 9.11 Músculos superficiais da extremidade caudal do pescoço e da região vertebral torácica: aspecto dorsal. A fáscia superficial foi retirada da superfície para expor os músculos extrínsecos superficiais dos membros no lado esquerdo. Estes não são revestidos externamente pela fáscia toracolombar profunda que é internamente contínua a eles na superfície da musculatura epaxial. No lado direito o componente cleidocervical dos músculos braquiocefálico e trapézio foi removido para expor o músculo romboide na região interescapular. Para obter uma comparação do aspecto lateral, consulte as Figuras 5.9 e 5.10.

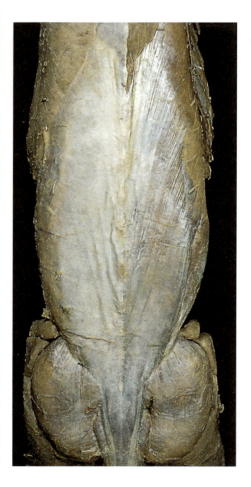
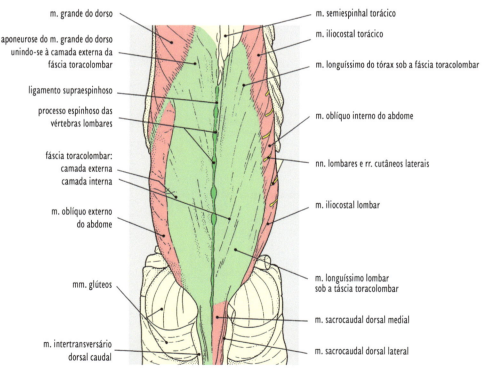

Fig. 9.12 Músculos superficiais das regiões pélvica e lombar e a base da cauda: aspecto dorsal. A retirada da fáscia superficial da superfície expôs os músculos superficiais em certa medida, embora a densa fáscia toracolombar obscureça detalhes dos músculos epaxiais subjacentes. No lado direito, a camada externa da fáscia toracolombar foi removida juntamente com os músculos grande do dorso e o oblíquo externo do abdome, expondo uma camada interna da fáscia intimamente relacionada com os músculos. Para obter uma comparação do aspecto lateral, consulte as Figuras 6.14, 6.15 e 7.15.

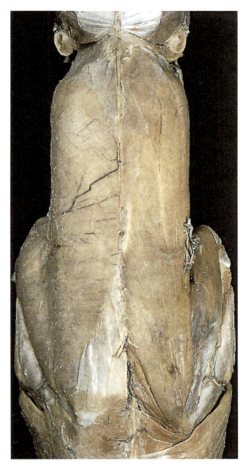
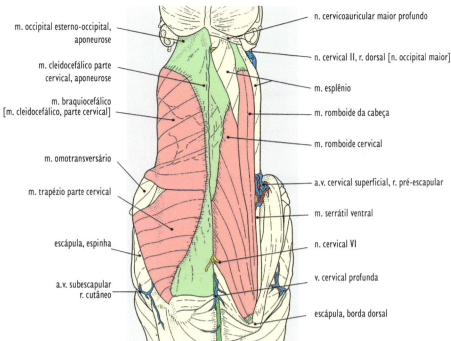

Fig. 9.13 Músculos superficiais do pescoço e região interescapular: aspecto dorsal. A fáscia superficial foi removida do lado esquerdo do pescoço e ombro para expor os músculos superficiais. Essa remoção também incluiu o músculo platisma (Figs. 3.6 e 3.7) e os músculos das cartilagens auriculares (Figs. 2.41-2.45). No lado direito, a remoção do componente cleidocervical do músculo braquiocefálico e do trapézio cervical expôs a extensão das partes cervical e da cabeça do músculo romboide. Para obter uma comparação do aspecto lateral do pescoço, consulte as Figuras 3.13 e 3.15.

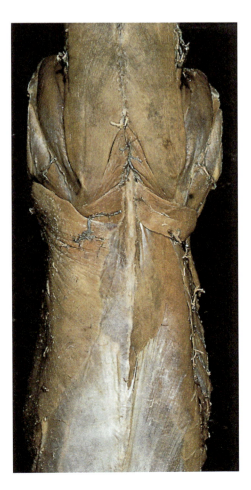
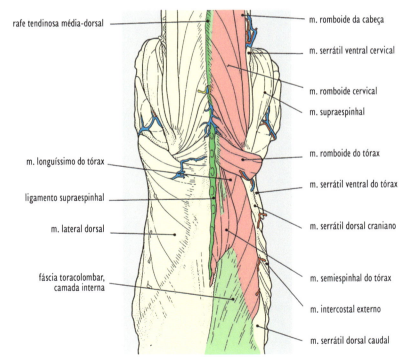

Fig. 9.14 Músculos romboide e epaxial torácico após remoção dos músculos trapézio e lateral dorsal: aspecto lateral. A remoção do músculo lateral dorsal no lado direito completa a exposição do componente torácico do músculo romboide na região interescapular. A fáscia toracolombar continua cranianamente na superfície dos músculos epaxiais abaixo do romboide torácico; através dele são visíveis os combinados músculos espinhal e semiespinhal do tórax e o longuíssimo do tórax. Uma comparação do aspecto lateral é fornecida na Figura 5.10, na qual a fáscia toracolombar profunda entre as conexões do músculo serrátil dorsal foi removida.

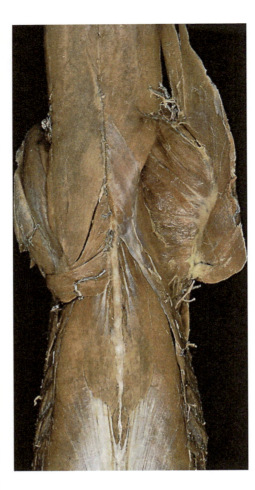
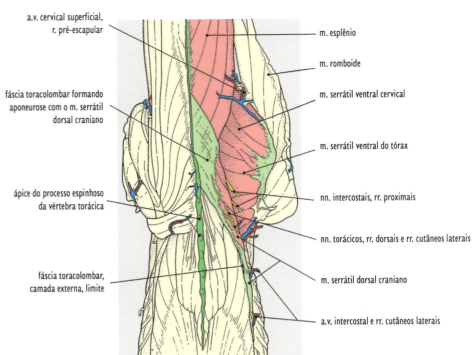

Fig. 9.15 Músculo serrátil ventral após transecção do músculo romboide e deslocamento da escápula: aspecto dorsal. O músculo romboide do lado direito foi separado e a terminação superior da escápula foi deslocada lateralmente para expor as partes torácica e cervical do músculo serrátil ventral convergindo na face serrada da escápula. O músculo serrátil ventral também é demonstrado no aspecto lateral na Figura 4.16 com o membro torácico ainda no lugar, e na Figura 5.11 com o membro torácico removido. A continuação craniana da fáscia toracolombar exposta fornece ligação para os músculos serrátil dorsal craniano e esplênio.

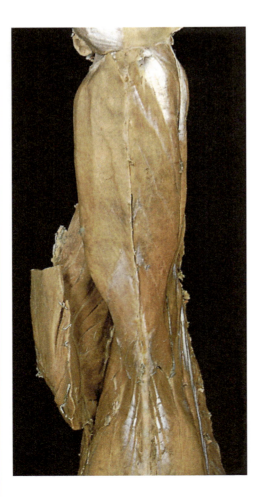
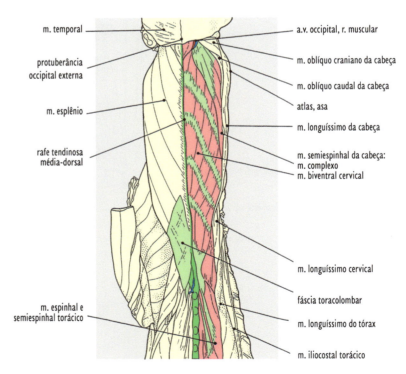

Fig. 9.16 Músculos epaxiais do pescoço e da extremidade craniana do tórax. (1) Músculos esplênio e semiespinhal da cabeça: aspecto dorsal. O seccionamento do músculo romboide e o deslocamento da escápula no lado esquerdo expuseram o músculo esplênio inteiro no pescoço originado da fáscia toracolombar na extremidade craniana do tórax. A remoção do músculo esplênio no lado direito expôs a combinação dos músculos espinhal e semiespinhal do tórax e sua continuação proeminente bipartida no pescoço como componente semiespinhal da cabeça.

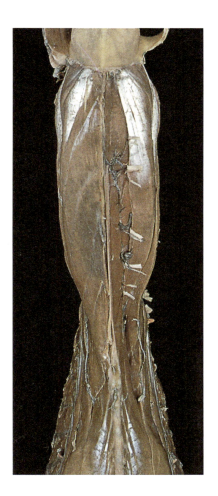
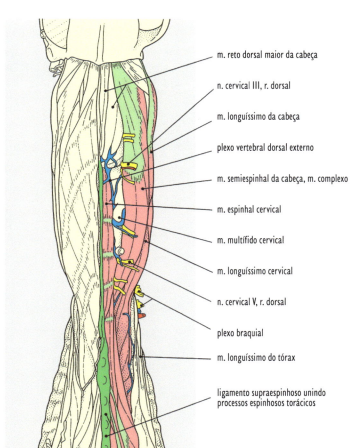

Fig. 9.17 Músculos epaxiais do pescoço e da extremidade craniana do tórax. (2) Músculo espinhal cervical e semiespinhal da cabeça e r. dorsal dos nervos espinhais: aspecto dorsal. A remoção do músculo biventere cervical no lado direito expôs o componente músculo complexo e ramificações musculares dos ramos dorsais dos nervos cervicais subjacentes. Também estão expostos os componentes músculos espinhais do pescoço vizinhos ao ligamento da nuca na linha média, e os componentes longuíssimos formando o limite lateral. A continuação dos músculos longos através do tórax e pescoço é agora claramente demonstrada. Um aspecto comparável do ponto de vista lateral é observado na Figura 3.18.

- m. reto dorsal maior da cabeça
- n. cervical III, r. dorsal
- m. longuíssimo da cabeça
- plexo vertebral dorsal externo
- m. semiespinhal da cabeça, m. complexo
- m. espinhal cervical
- m. multífido cervical
- m. longuíssimo cervical
- n. cervical V, r. dorsal
- plexo braquial
- m. longuíssimo do tórax
- ligamento supraespinhoso unindo processos espinhosos torácicos

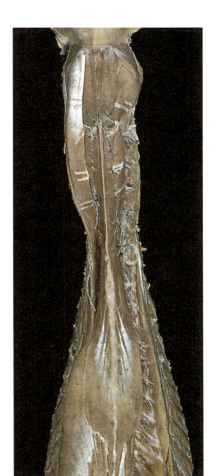
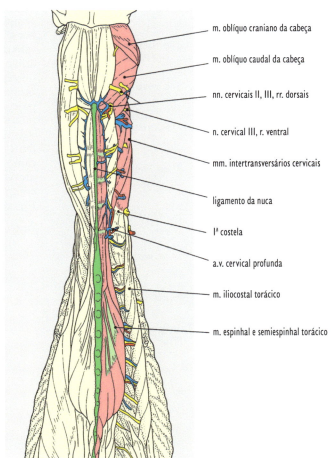

Fig. 9.18 Músculos epaxiais do pescoço e da extremidade craniana do tórax. (3) Músculo intertransversário, multífido e espinhal: aspecto dorsal. A remoção dos músculos complexo e longuíssimo, no lado direito, expôs os proeminentes e complexos músculos intertransversários no pescoço, com suas continuações como músculos oblíquos no complexo atlas/áxis. Os músculos intertransversários são pouco representados nas regiões torácica e lombar mas são proeminentes na cauda. O músculo reto dorsal da cabeça em direção à linha média dorsal é uma continuação dos músculos interespinhais como já revelado. Um aspecto comparável do ponto de vista lateral é observado na Figura 3.19.

- m. oblíquo craniano da cabeça
- m. oblíquo caudal da cabeça
- nn. cervicais II, III, rr. dorsais
- n. cervical III, r. ventral
- mm. intertransversários cervicais
- ligamento da nuca
- Iª costela
- a.v. cervical profunda
- m. iliocostal torácico
- m. espinhal e semiespinhal torácico

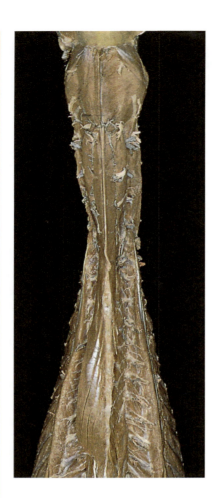
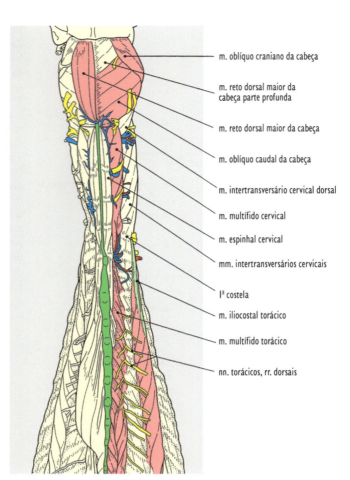

- m. oblíquo craniano da cabeça
- m. reto dorsal maior da cabeça parte profunda
- m. reto dorsal maior da cabeça
- m. oblíquo caudal da cabeça
- m. intertransversário cervical dorsal
- m. multífido cervical
- m. espinhal cervical
- mm. intertransversários cervicais
- Iª costela
- m. iliocostal torácico
- m. multífido torácico
- nn. torácicos, rr. dorsais

Fig. 9.19 Músculos epaxiais do pescoço e da extremidade craniana do tórax. (4) Músculos especiais do complexo atlanto-occipital: aspecto dorsal. O músculo reto dorsal maior da cabeça, localizado no lado esquerdo, está removido do direito, expondo o músculo oblíquo da cabeça e o componente profundo do músculo reto dorsal da cabeça. A remoção do componente no tórax mostra o músculo multífido do tórax e as ramificações do ramo dorsal dos nervos torácicos. Os aspectos laterais comparáveis do pescoço são mostrados na Figura 3.20, e do tórax na Figura 5.40.

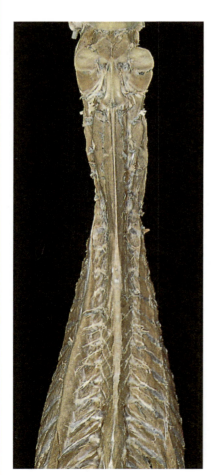
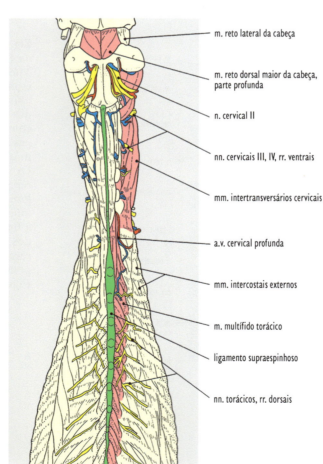

- m. reto lateral da cabeça
- m. reto dorsal maior da cabeça, parte profunda
- n. cervical II
- nn. cervicais III, IV, rr. ventrais
- mm. intertransversários cervicais
- a.v. cervical profunda
- mm. intercostais externos
- m. multífido torácico
- ligamento supraespinhoso
- nn. torácicos, rr. dorsais

Fig. 9.20 Músculos epaxiais do pescoço e terminação craniana do tórax. (5) O complexo atlanto-occipital e ligamento da nuca: aspecto dorsal. Os músculos oblíquo e reto dorsal da cabeça foram removidos de ambos os lados exceto pela parte profunda do reto dorsal da cabeça no espaço atlanto-occipital. Os músculos multífidos no pescoço e alguns componentes dos músculos intertransversários foram removidos, deixando os músculos intertransversários mais ventrais no lugar com os segmentos do ramo ventral dos nervos espinhais cervicais atravessando-os. Aspectos laterais comparáveis do pescoço são expostos nas Figuras 3.21 e 3.22.

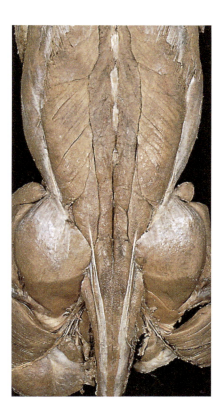
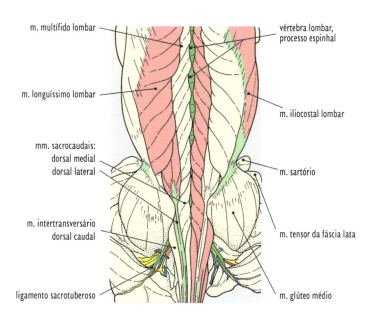

Fig. 9.21 Músculos epaxiais da região lombar e sacral e a raiz da cauda. (1) Após remoção da fáscia profunda: aspecto dorsal. A remoção das fáscias toracolombar, sacral, da cauda e glútea, e os músculos glúteos superficiais expõem os músculos epaxiais. A continuidade de ambos os componentes multífido e longuíssimo na base da cauda como músculos sacrocaudais dorsais está claramente aparente. A musculatura do intertransversário caudal é visível após a remoção dos músculos glúteos superficiais. Um aspecto comparável da região glútea e da fossa isquiorretal do ponto de vista lateral é observado na Figura 7.17.

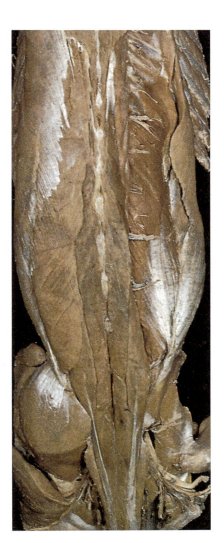
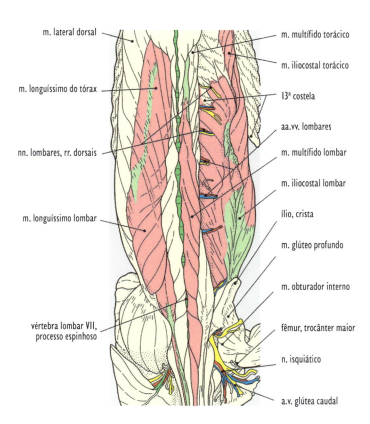

Fig. 9.22 Músculos epaxiais das regiões lombar e sacral e raiz da cauda. (2) Após remoção dos músculos longuíssimo e glúteos: aspecto dorsal. Os longuíssimos torácico e lombar foram removidos do lado direito, apesar de sua continuidade na cauda (músculo sacrocaudal dorsal lateral) permanecer. O músculo iliocostal está exposto lateralmente junto com as ramificações musculares do ramo dorsal dos nervos lombares e ramificações de vasos lombares. A remoção dos músculos glúteos do lado direito permite um delineamento mais claro da raiz da cauda. Assim como no pescoço, músculos intertransversários proeminentes caracterizam a cauda. Para obter uma comparação do aspecto lateral, consulte a Figura 7.19.

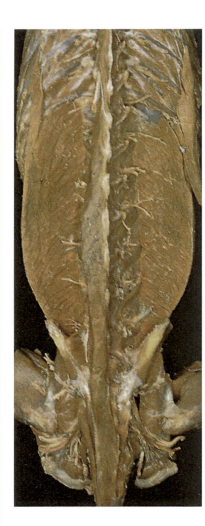

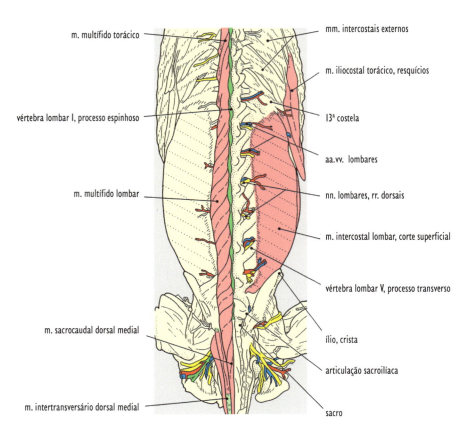

Fig. 9.23 Regiões lombar e sacral da coluna vertebral e a raiz da cauda: aspecto dorsal. O músculo multífido lombar e os músculos sacrocaudais dorsais foram removidos do lado direito, expondo a vértebra lombar e a superfície sacral dorsal com a articulação sacroilíaca. O músculo iliocostal foi quase completamente removido, embora parte de sua massa, a qual se projeta sob as extremidades dos processos transversos das vértebras lombares, tenha sido mantida no lugar para fornecer estabilidade ao espécime.

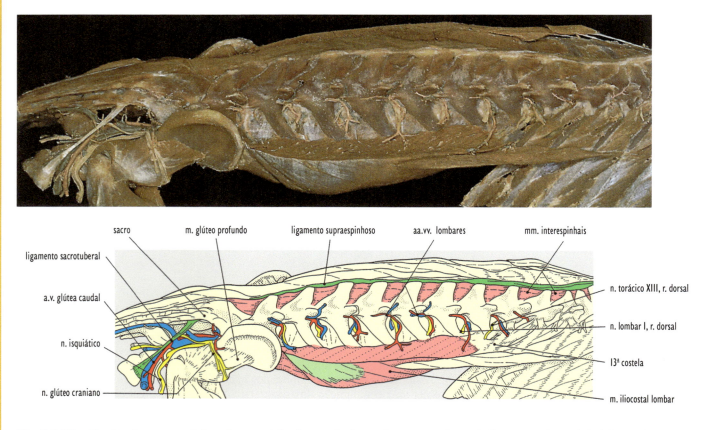

Fig. 9.24 Regiões lombar e sacral da coluna vertebral e a raiz da cauda: aspecto lateral. O aspecto lateral da Figura 9.23 mostra a região lombar sem os músculos epaxiais exceto pela maior parte da região ventral do iliocostal. As ramificações musculares dos ramos dorsais dos nervos lombares são ainda observadas, acompanhadas dos ramos musculares dos vasos lombares.

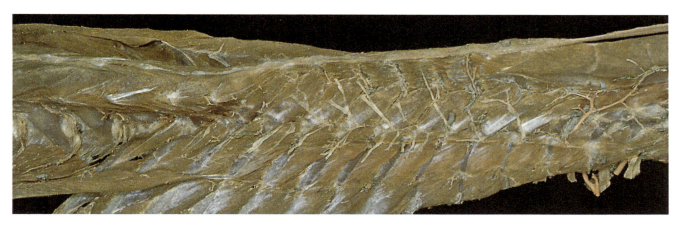
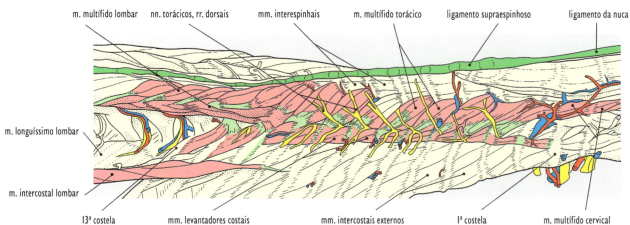

Fig. 9.25 Músculos epaxiais do tórax. (1) Após a remoção dos músculos longuíssimo e iliocostal: aspecto lateral. O que resta da musculatura epaxial torácica são os músculos multífido e interespinhais. Os multífidos (músculos "rotatores longos") são sobrepostos por extensas ramificações dos ramos dorsais dos nervos espinhais torácicos. A remoção do músculo iliocostal no limite da extremidade lateral dos músculos epaxiais também expõe os músculos levantadores da costela – continuações dorsais dos intercostais externos. Uma visão comparada, também do aspecto lateral, é mostrada na Figura 5.40.

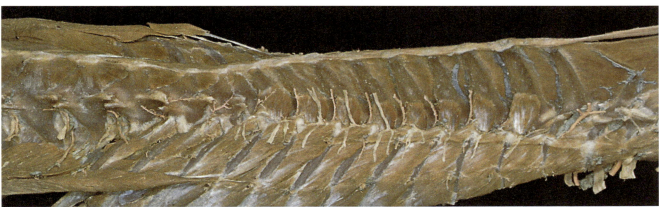
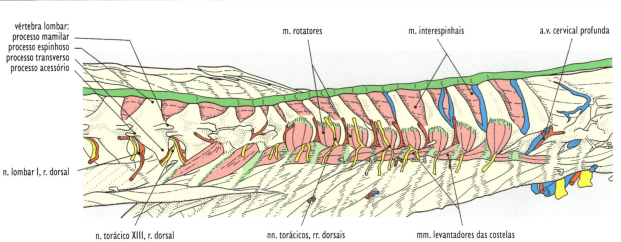

Fig. 9.26 Músculos epaxiais do tórax. (2) Músculos rotatores e interespinhais: aspecto lateral. O componente "rotator longo" do músculo multífido torácico foi removido para expor os músculos rotatores mais curtos e mais verticalmente orientados e os músculos levantadores de costela. Os músculos interespinhais e ligamentos supraespinhosos longitudinais estão claramente demonstrados.

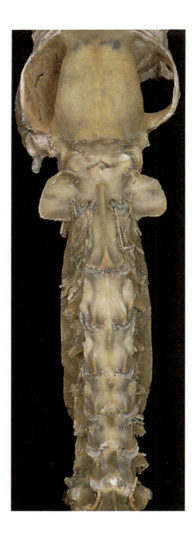
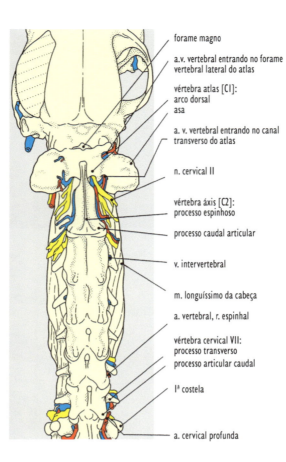

Fig. 9.27 Região cervical da coluna vertebral após a remoção da musculatura epaxial: aspecto dorsal. A musculatura epaxial foi removida do pescoço para dar uma visão completa da vértebra cervical. A passagem da artéria vertebral pelo canal transverso do atlas foi retida do lado direito com a continuação da artéria entrando no canal vertebral através do forame lateral vertebral no arco dorsal. A passagem completa da artéria vertebral é mostrada nas Figuras 3.21-3.23 e Figura 3.26, nas quais a parede lateral do canal transverso foi removida de todas as vértebras cervicais.

Labels: forame magno; a.v. vertebral entrando no forame vertebral lateral do atlas; vértebra atlas [C1]: arco dorsal, asa; a. v. vertebral entrando no canal transverso do atlas; n. cervical II; vértebra áxis [C2]: processo espinhoso; processo caudal articular; v. intervertebral; m. longuíssimo da cabeça; a. vertebral, r. espinhal; vértebra cervical VII: processo transverso, processo articular caudal; 1ª costela; a. cervical profunda

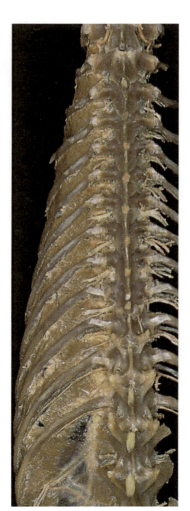
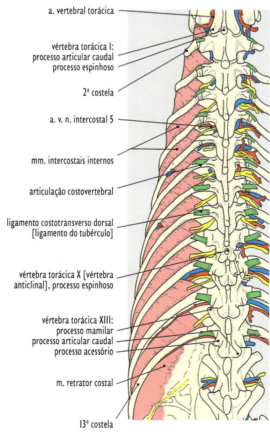

Fig. 9.28 Região torácica da coluna vertebral, nervos intercostais e vasos sanguíneos: aspecto dorsal. Toda a musculatura epaxial foi removida do tórax, juntamente com a musculatura intercostal caudal do lado direito. Os músculos intercostais internos permanecem em posição do lado esquerdo. As "tríades" intercostais de artéria, veia e nervo estão aparentes nas extremidades superiores dos espaços intercostais (Figs. 5.18 e 5.23, do tórax em aspecto lateral).

Labels: a. vertebral torácica; vértebra torácica I: processo articular caudal, processo espinhoso; 2ª costela; a. v. n. intercostal 5; mm. intercostais internos; articulação costovertebral; ligamento costotransverso dorsal [ligamento do tubérculo]; vértebra torácica X [vértebra anticlinal], processo espinhoso; vértebra torácica XIII: processo mamilar, processo articular caudal, processo acessório; m. retrator costal; 13ª costela

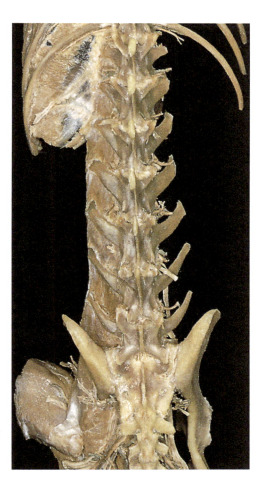
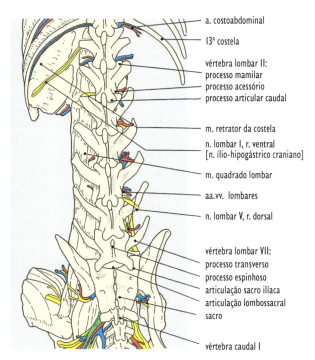

Fig. 9.29 Regiões lombar, sacral e caudal da coluna vertebral após a remoção dos músculos epaxiais: aspecto dorsal. Toda a musculatura epaxial foi removida da região lombar e da raiz da cauda para dar uma visão completa da vértebra nesta região. Também estão mostrados na esquerda os nervos e vasos sanguíneos deixando a cavidade pélvica através do forame isquiático menor abaixo do ligamento sacrotuberal em direção aos membros torácicos (mostrado no aspecto lateral nas Figuras 7.16-7.19 e Fig. 8.9).

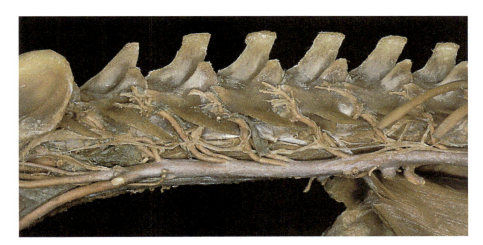

Fig. 9.30 Região lombar da coluna vertebral, vasos lombares e tronco nervoso lombar simpático: aspecto lateral. A remoção dos ileocostais lombares da musculatura epaxial e dos músculos quadrado lombar e psoas da musculatura hipaxial subvertebral expõe toda a aorta abdominal em todo o seu comprimento. Artérias lombares estão claramente aparentes, assim como o tronco simpático e seus ramos comunicantes com ramos ventrais dos nervos lombares espinhais.

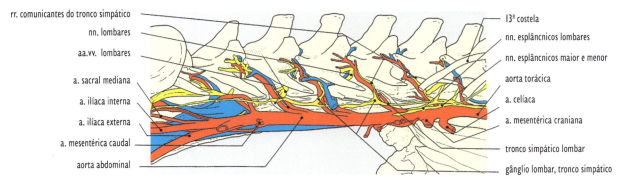

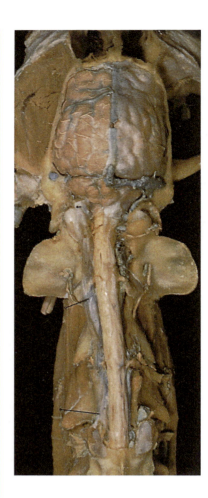
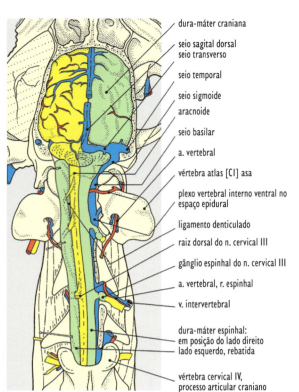

Fig. 9.31 Medula espinhal e meninges espinhais *in situ*. (1) Região cervical craniana: aspecto dorsal. O teto do crânio foi removido, juntamente com o arco dorsal do atlas e os arcos e processos espinhosos do áxis e terceira vértebra cervical, abrindo a cavidade craniana e o canal vertebral. Cérebro, meninges cranianas e seios venosos durais foram considerados em outro local (Figs. 2.117 e 2.118). No canal espinhal, a dura-máter foi cortada longitudinalmente na linha média dorsal e a metade esquerda é refletida para mostrar as raízes nervosas dorsais entrando em seus "tubos" durais individuais e um componente do ligamento denticulado. No lado direito, a artéria vertebral foi conservada entrando no espaço epidural do canal espinhal e desaparecendo abaixo da medula para continuar como artérias espinhal ventral e basilares (Figs. 2.111 e 2.124).

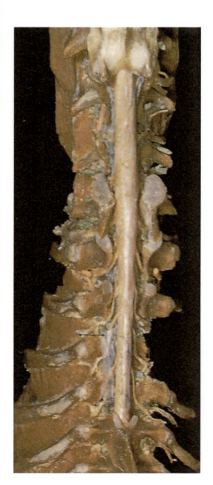
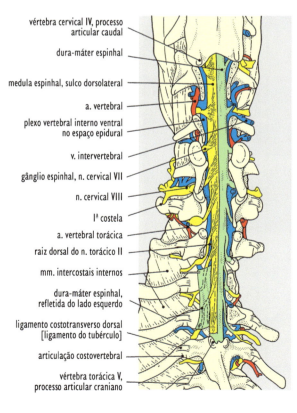

Fig. 9.32 Medula espinhal e meninges espinhais *in situ*. (2) Junção cervicotorácica: aspecto dorsal. Este segmento da medula espinhal mostra o alargamento cervical associado à inervação dos membros pélvicos sobre os segmentos vertebrais C5-C7. O alongamento progressivo das raízes do nervo espinhal dentro do espaço peridural também é evidente: na C6 as raízes passam em ângulos mais ou menos perpendiculares das suas origens no cordão para suas saídas através do forame intervertebral; na T3 e T4 as raízes dos nervos seguem caudalmente dentro do canal espinhal por certa distância antes da sua saída. Nesta região mais caudal a dura-máter espinhal foi rebatida da medula no lado esquerdo e um componente do ligamento denticulado está exposto.

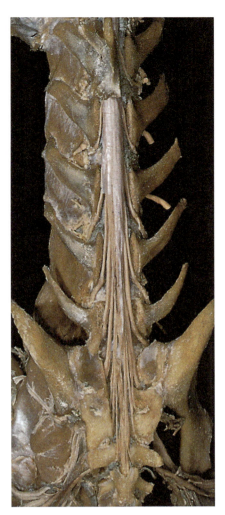
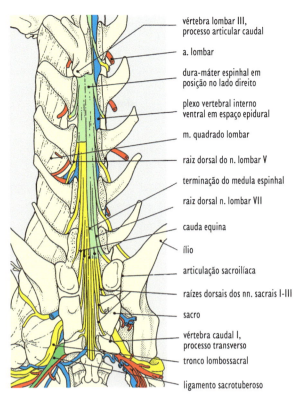

Fig. 9.33 Medula espinhal e meninges espinhais no sítio. (3) Região lombar e cauda equina: aspecto dorsal. O alargamento lombar da medula espinhal associado à inervação dos membros pélvicos nos segmentos vertebrais lombares III-V. Além disso, a medula estreita-se rapidamente e realmente termina na vértebra lombar VII, somente sendo continuado por um cordão de tecido não nervoso. Acompanhando lateralmente a terminação caudal da medula e esse filamento terminal estão as raízes dos nervos sacral e caudal produzindo a cauda equina

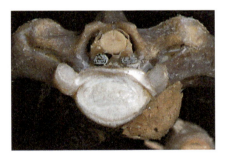
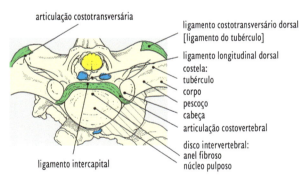

Fig. 9.34 Ligamentos da coluna vertebral. (1) Ligamento intercapital: aspecto craniano. A coluna vertebral e a medula espinhal foram cortadas transversalmente nas vértebras torácicas II e III. O disco intervertebral seccionado apresenta um componente fibrocartilaginoso externo envolvendo o núcleo pulposo localizado centralmente. Um ligamento intercapital unindo as cabeças das costelas ao longo do dorso de um disco está presente entre as cabeças da 2ª costela à 10ª costela.

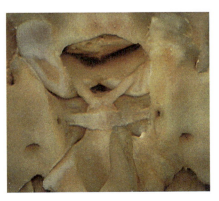
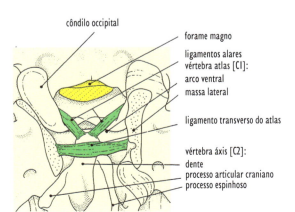

Fig. 9.35 Ligamentos da coluna vertebral. (2) Ligamentos atlantoaxiais: aspecto dorsal. O arco dorsal do atlas foi removido e a medula espinhal, as meninges espinhais e o plexo venoso vertebral foram removidos do canal vertebral para expor os ligamentos associados ao dente (processo odontoide) do áxis, onde formam a articulação atlantoaxial.

10. O GATO: ASPECTOS COMPARATIVOS

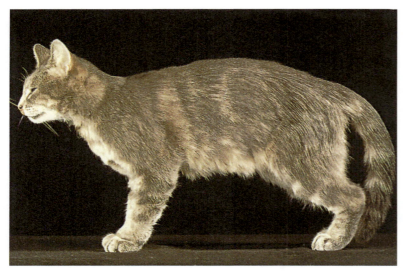

Fig. 10.1 **Características superficiais do gato:** aspecto lateral esquerdo. O gato difere do cão de diversas maneiras (Fig. 1.1), embora a maioria sejam diferenças no formato e na proporção. Em vez de fazer uma descrição abrangente e completa da anatomia felina, que vai além do escopo deste livro, serão ilustradas neste capítulo algumas diferenças anatômicas importantes. As diferenças mais importantes percebidas ao exame da superfície são: (i) encurtamento facial com grande desenvolvimento de pelos tácteis no focinho e ausência deles abaixo do queixo; (ii) olho com pupila elíptica que pode estar quase totalmente fechada ao brilho da luz, como uma lâmina vertical; (iii) dentes reduzidos a uma mera dentição sectorial, com caninos relativamente compridos e fortes projetados para perfurar, com um relevante espaçamento pós-canino. Possuem os carniceiros mais cortantes dentre os carnívoros; (iv) garras curtas, curvadas, afiadas e retráteis; (v) pênis curto, direcionado caudalmente, com abertura do prepúcio próxima ao escroto.

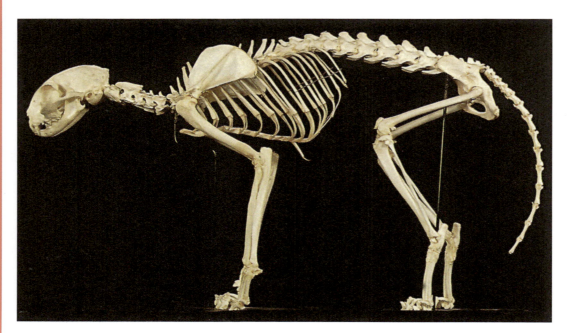

Fig. 10.2 **Esqueleto do gato:** aspecto lateral esquerdo. Imagens e radiografias do esqueleto são utilizadas para evidenciar a osteologia do gato. De imediato, observa-se uma significativa similaridade geral com o cão, embora os ossos sejam geralmente formados por linhas mais suaves. As imagens dos esqueletos apresentam diferenças evidentes na postura entre as duas espécies (compare com a Figura 1.2).

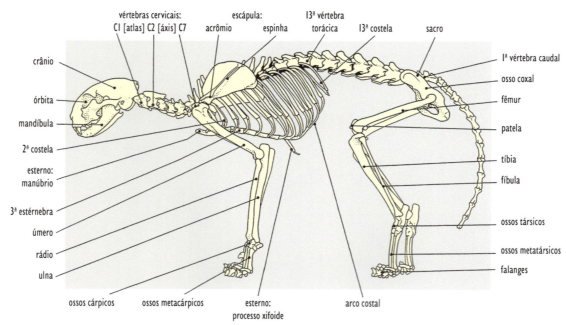

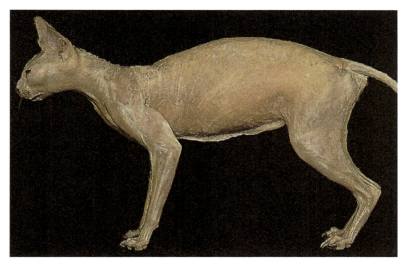
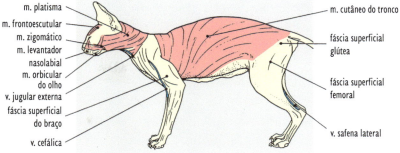

Fig. 10.3 Estruturas superficiais e músculos cutâneos: aspecto lateral esquerdo. A pele foi removida revelando a fáscia superficial, comparável em extensão com a do cão (Figs. 2.24, 3.6, 4.10, 4.50, 5.6, 6.11, 7.11, 7.42, 9.9 e 9.10). Os músculos cutâneos do tronco são de maior tamanho no gato, originados claramente das regiões sacral e lombar, e menos visíveis da base da cauda.

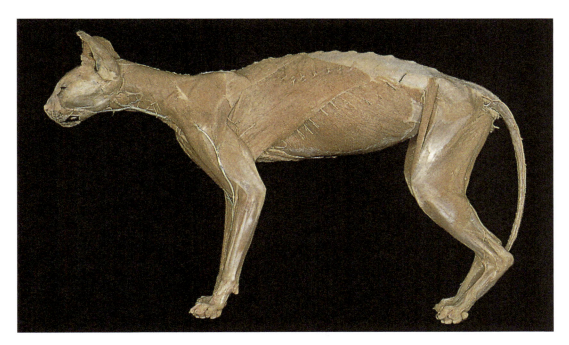

Fig. 10.4 Musculatura superficial: aspecto lateral esquerdo. A fáscia superficial e o músculo cutâneo nela aderido foram removidos, expondo a musculatura superficial. A continuação cutânea lateral derivada do ramo dorsal dos nervos torácicos e dos nervos intercostais (ramo ventral dos nervos torácicos) emerge através dos músculos do tronco dorsolateral e lateralmente, respectivamente.

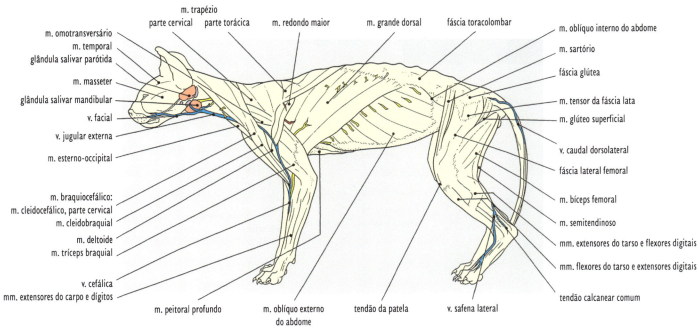

443

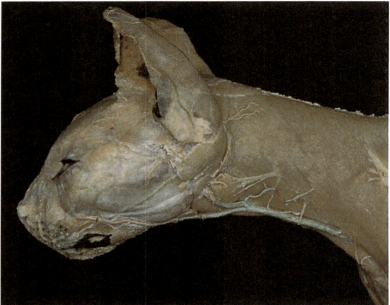

Fig. 10.5 Estruturas superficiais da cabeça e do pescoço: aspecto lateral esquerdo. A pele e a maior parte da musculatura cutânea foram removidas, exceto as do nariz (compare com as Figuras 2.27-2.30 do cão). Além das diferenças no formato e na proporção, outras diferenças incluem a glândula salivar molar, uma estrutura mais pronunciada do que as glândulas bucais do cão (Fig. 2.38). Um grande linfonodo parotídeo superficial adicional está localizado caudalmente à glândula parótida. Nota: os linfonodos do gato são, em geral, relativamente maiores do que os dos cão.

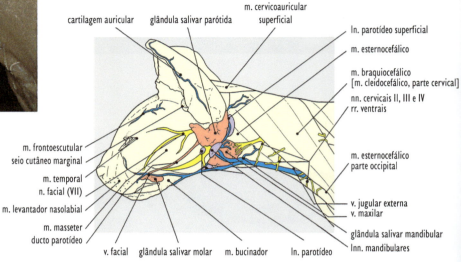

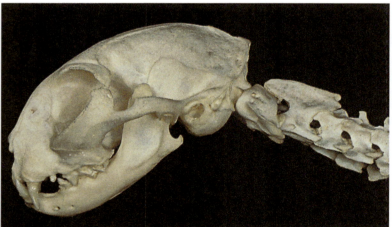

Fig. 10.6 Esqueleto da cabeça e extremidade craniana do pescoço: aspecto lateral esquerdo. O crânio apresenta numerosas diferenças comparado com o cão (Fig. 2.2). O comprimento facial é reduzido em relação ao crânio, devido principalmente ao encurtamento da mandíbula. A dentição é reduzida e meramente sectorial (função cortante), com perda na capacidade de triturar do dente molar; supressão/redução no número de dentes pré-molares também produz um considerável espaço pós-canino. A extensa órbita tem uma margem óssea praticamente completa e está posicionada mais rostralmente, dando ao gato a visão binocular mais desenvolvida de todos os carnívoros. A crista sagital é pequena e restrita a porção caudal do crânio, enquanto a bolha timpânica contida no ouvido médio é perceptivelmente maior.

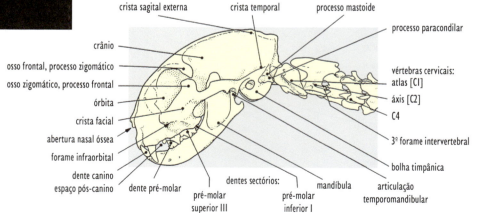

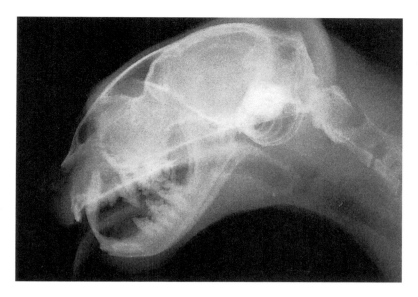

Fig. 10.7 Radiografia da cabeça e extremidade craniana do pescoço: aspecto lateral. Os principais achados radiográficos da cabeça estão apresentados nesta imagem e na Figura 10.17. Assim como nas radiografias da cabeça do cão (Figs. 2.4 e 2.6), os detalhes ósseos internos estão omitidos, enfatizando a identificação das principais estruturas e suas diferenças com as do cão. O tamanho relativamente grande da cavidade craniana é evidente com uma cavidade única do seio frontal. As arcadas dentárias e as raízes dos dentes são visíveis através dos ossos da mandíbula e do maxilar. Poucos achados sutis são discerníveis, embora a faringe e a traqueia contenham ar dentro delas (Fig. 2.7).

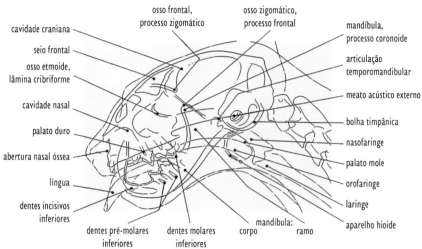

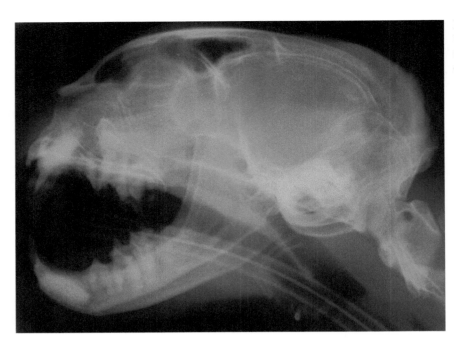

Fig. 10.8 Radiografia da cabeça: aspecto lateral, raça braquicefálica. Os ossos frontal e nasal são mais arredondados nessas raças e há evidenciação dos etmoturbinados e encurtamento da cavidade nasal.

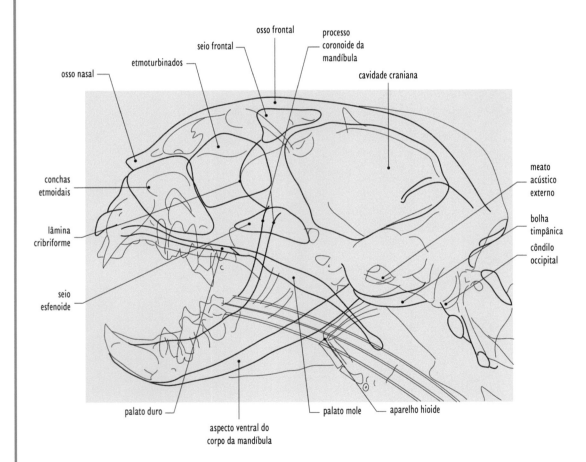

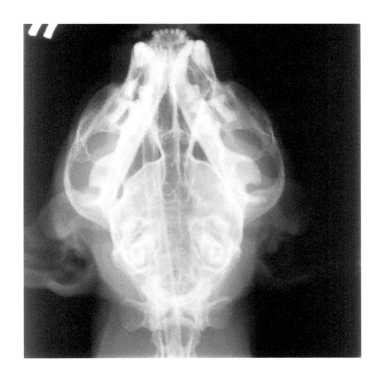

Fig. 10.9 Radiografia da cabeça: aspecto ventrodorsal. Os grandes arcos zigomáticos podem ser vistos.

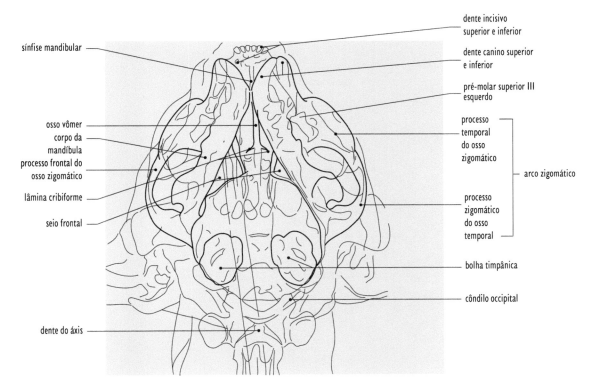

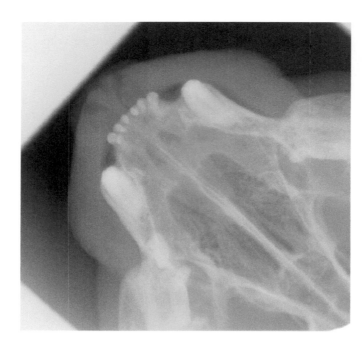

Fig. 10.10 Radiografia da maxila e cavidade nasal: aspecto dorsoventral intraoral. As raízes dos dentes aparecem encurtadas nesta projeção e estão anguladas em relação ao feixe de raios X. As duas cavidades nasais são visíveis sem superposição. Alguns pré-molares e molares não estão enquadrados na imagem.

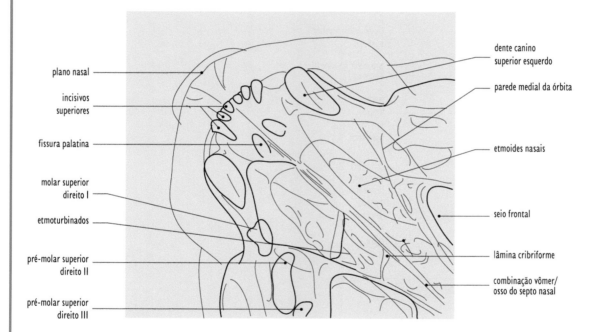

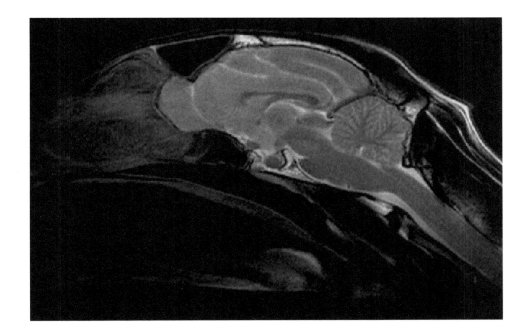
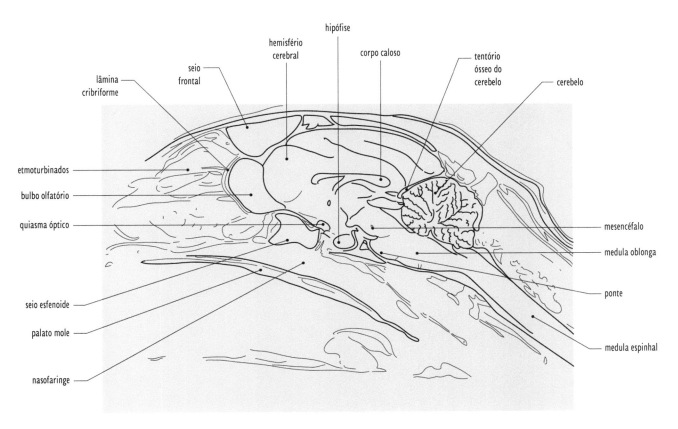

Fig. 10.11 Imagem de ressonância magnética da cabeça: plano mediano, imagem ponderada em T2.

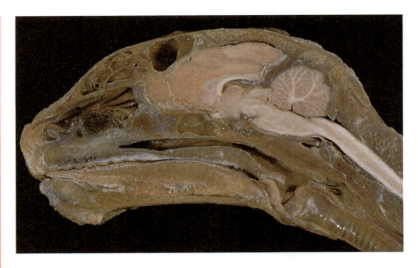

Fig. 10.12 Cabeça e extremidade craniana do pescoço na secção mediana: aspecto medial da hemicabeça direita. As diferenças no formato e na proporção neste aspecto são novamente aparentes, comparadas com a Figura 2.87 do cão. O seio esfenoide é uma cavidade consideravelmente maior do que no crânio do cão e posiciona-se ventralmente ao bulbo olfatório do cérebro, que é relativamente menor no gato. O epitélio olfatório no fundo da cavidade nasal também é menos extenso do que no cão, apresentando somente metade de receptores olfatórios. A laringe apresenta-se um pouco mais simples, com uma prega vestibular menor e um ventrículo laríngeo pouco distinguível. Embora não visível aqui, a cartilagem aritenoide também é mais simples, não possuindo os processos corniculado e cuneiforme do cão (Fig. 2.91). A principal diferença no pescoço é a ausência do ligamento nucal no gato.

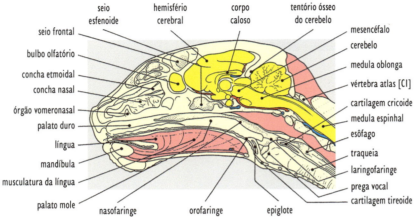

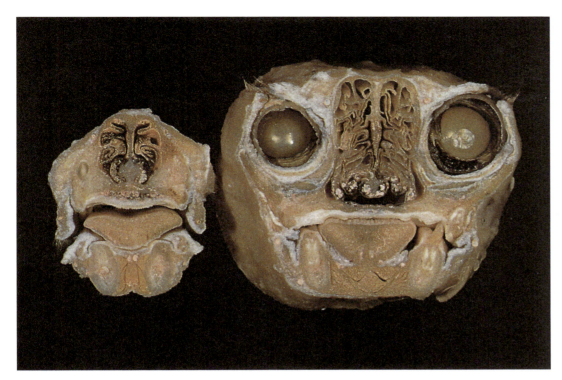

Fig. 10.13 Cabeça em secção transversal: (1) Através da região nasal: aspecto caudal; **(2) Através das órbitas:** aspecto rostral. O esboço dos contornos da cabeça em anexo mostra aproximadamente em que planos esta e as duas secções seguintes foram obtidas. A cabeça usada no seccionamento teve a pele removida. Na secção através da extremidade rostral da cavidade nasal os órgãos vomeronasais são evidentes (compare com a Figura 2.139 do cão). O tecido submucoso na parte ventral da cavidade nasal em ambas as secções possui natureza altamente vascularizada. Comparando-se a segunda secção com a Figura 2.142 do cão observa-se o tamanho relativamente grande dos olhos do gato. Eles também são grandes em relação à cavidade nasal. O gato utiliza o olho em associação dos pelos tácteis do focinho para interpretar o ambiente tanto quanto o cão utiliza o sentido do olfato.

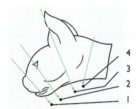

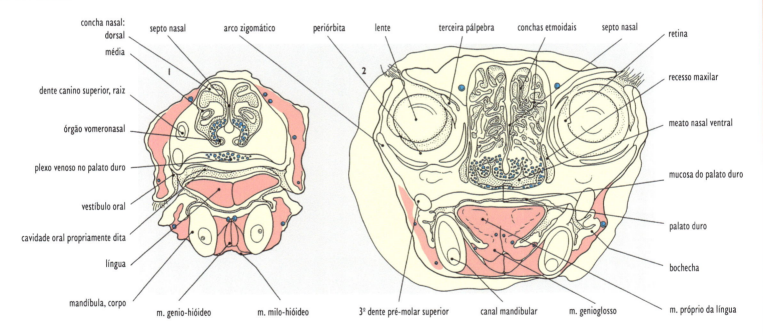

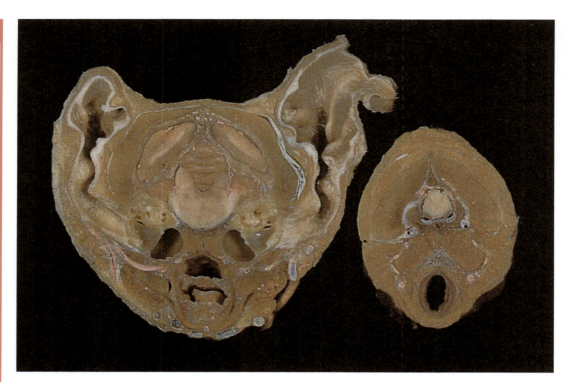

Fig. 10.14 Cabeça em secção transversal: (3) Através da região da orelha: aspecto rostral; **(4) Através da laringe e extremidade craniana do pescoço:** aspecto craniano. A secção da esquerda atravessa o meato acústico, que se abre para as proeminentes cavidades da orelha média em ambos os lados. O septo que subdivide a cavidade em duas câmaras também é visível, sendo um achado que não está presente no cão. Ventralmente, a secção atravessa o palato mole e a extremidade caudal da orofaringe, imediatamente rostral à laringe. A superfície oral da epiglote é evidente. A secção da direita atravessa a cavidade infraglótica da laringe, circundada pela cartilagem cricoide. Neste plano a entrada do esôfago está diretamente dorsal à laringe. Compare com as secções das Figuras 2.145 e 3.37 do cão.

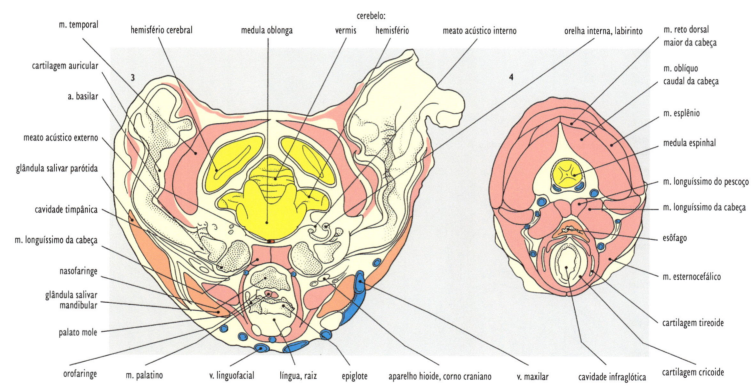

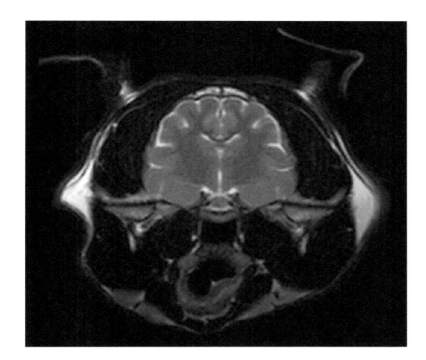

Fig. 10.15 Imagem de ressonância magnética da cabeça: plano transversal, no nível da hipófise, imagem ponderada em T2.

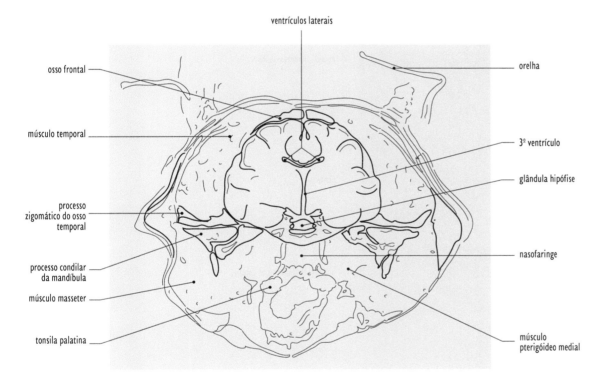

453

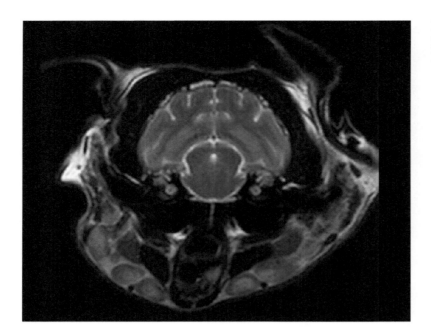

Fig. 10.16 Imagem de ressonância magnética da cabeça: plano transversal, no nível da bolha timpânica, imagem ponderada em T2.

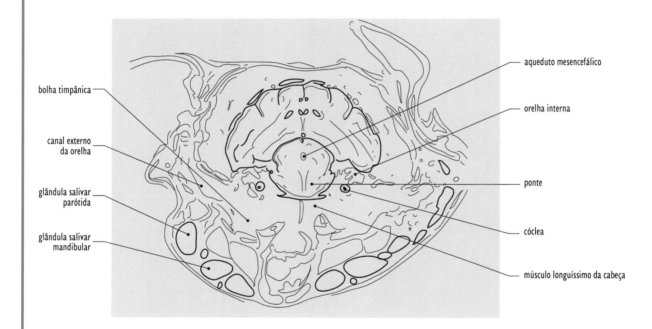

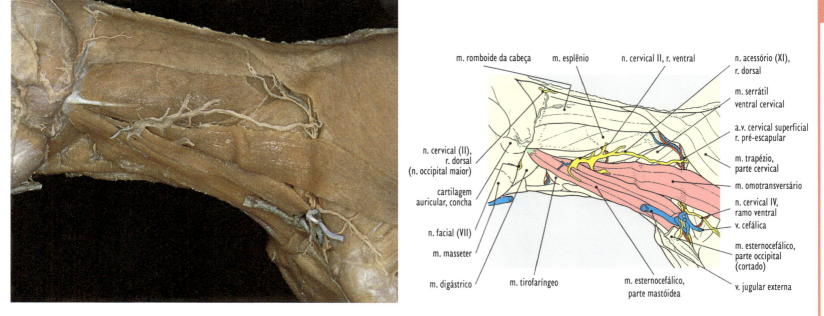

Fig. 10.17 Pescoço após a remoção dos músculos cleidocervical e esterno-occipital: aspecto lateral esquerdo. A parte esterno-occipital do músculo esternocefálico foi removida, juntamente com a veia jugular externa e as glândulas salivares mandibular e parótida. Os músculos cleidocefálico, parte mastóidea e esternomastoide em forma de fita sobrejacentes foram posicionadas ventral e paralelamente ao músculo omotransversário. As estruturas expostas são similares àquelas mostradas na Figura 3.13 do cão.

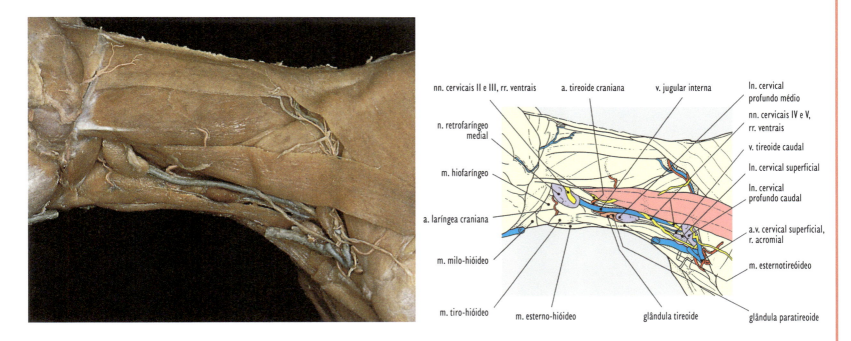

Fig. 10.18 Glândula tireoide e linfonodos do pescoço: aspecto lateral esquerdo. A remoção da parte mastoide dos músculos braquiocefálico e esternocefálico expõe o compartimento "visceral" do pescoço. Os linfonodos retrofaríngeo medial e cervical superficial são evidentes, além do proeminente linfonodo cervical profundo, mostrado na metade ventral do pescoço, que não é evidente no cão (Figs. 3.14 e 3.16). Craniomedial a este linfonodo, a glândula tireoide somente é visível com a porção evidente da paratireoide (Fig. 3.20). A veia jugular interna também é visível, um vaso significativamente maior que o homólogo no cão.

455

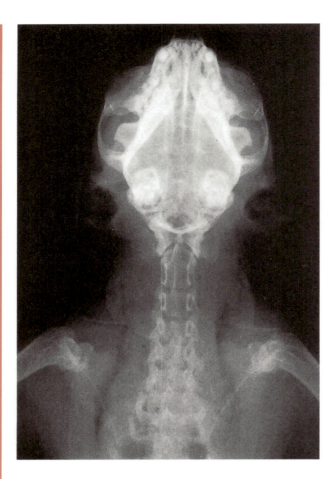
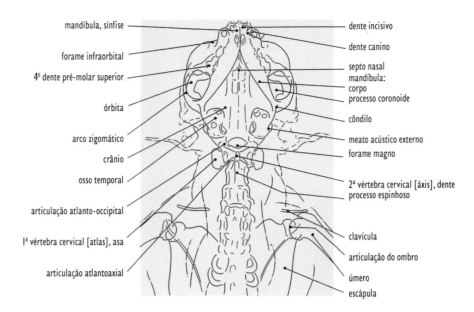

Fig. 10.19 Radiografia da cabeça, pescoço e ombros: aspecto ventrodorsal. O crânio mais arredondado e de constituição bulbosa é mostrado nesta projeção, e as mandíbulas curtas com a articulação temporomandibular exibem pronunciadamente os processos retroarticular e articular. Isto é comparável com o observado na Figura 2.6 do cão. A clavícula aparece como um bastão orientado transversalmente, estando na extremidade lateral cerca de 1 cm cranianamente do tubérculo maior do úmero. Ela é solta da musculatura adjacente e subdivide o músculo braquiocefálico, estando situada em uma linha entre o manúbrio esternal com o processo hamato do acrômio.

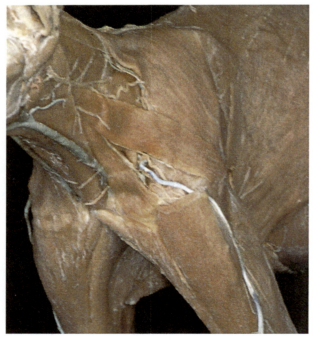
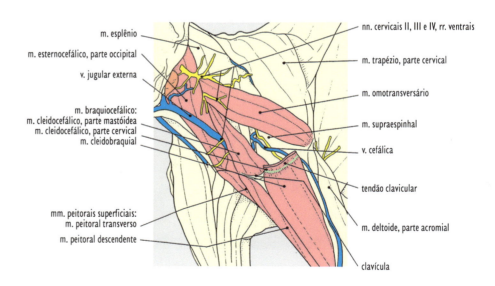

Fig. 10.20 Pescoço após remoção do músculo cleidocervical: aspecto craniolateral. A parte cleidocervical do músculo braquiocefálico foi removida para comparar-se com a Figura 3.9 do cão. A clavícula está exposta, bem como a conexão entre a veia cefálica com a veia jugular externa (a veia omobraquial está ausente no gato). Os músculos cleidobraquial e peitoral superficial estão mostrados; ao contrário do cão ambos prolongam-se ao antebraço. A presença da clavícula significa que a fossa jugular (supraclavicular) não é delimitada pela musculatura peitoral como no cão.

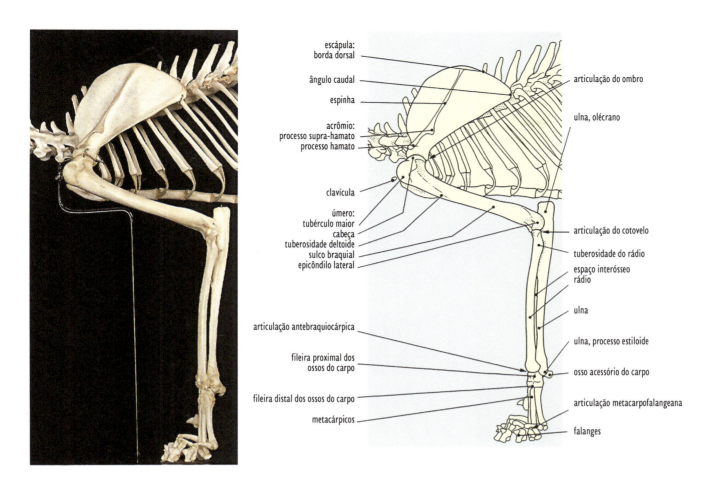

Fig. 10.21 Esqueleto do membro torácico: aspecto lateral esquerdo. Várias diferenças são evidentes nesta visão em comparação com o cão (Figs. 4.8 e 4.47). Embora os ossos possuam uma natureza mais delgada em geral, a escápula possui uma ligeira tuberosidade projetada caudalmente à espinha, e um acrômio maior com os processos hamato e supra-hamato. O olécrano da ulna forma um cotovelo curto e truncado. O forame supracondilar está presente no úmero para a passagem da artéria braquial e nervo mediano (Figs. 10.29 e 10.30), embora o forame supratroclear presente no cão seja ausente no gato. O osso acessório do carpo não é uma estrutura proeminente como no cão.

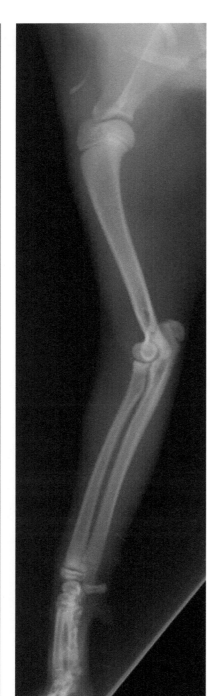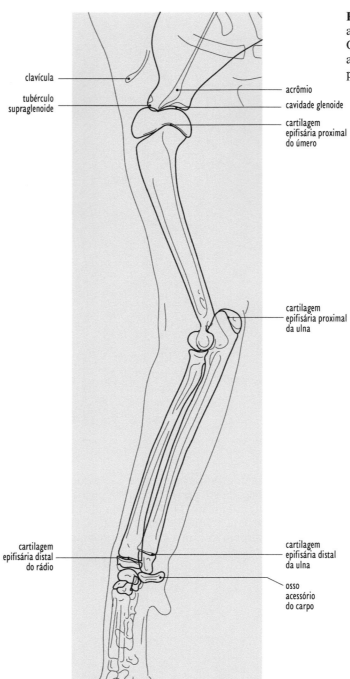

Fig. 10.22 Radiografia do membro torácico: aspecto lateral, seis meses de idade. Observam-se as cartilagens epifisárias abertas no úmero proximal, rádio e ulna proximal e distal, e ossos metacárpicos.

- clavícula
- tubérculo supraglenoide
- acrômio
- cavidade glenoide
- cartilagem epifisária proximal do úmero
- cartilagem epifisária proximal da ulna
- cartilagem epifisária distal do rádio
- cartilagem epifisária distal da ulna
- osso acessório do carpo

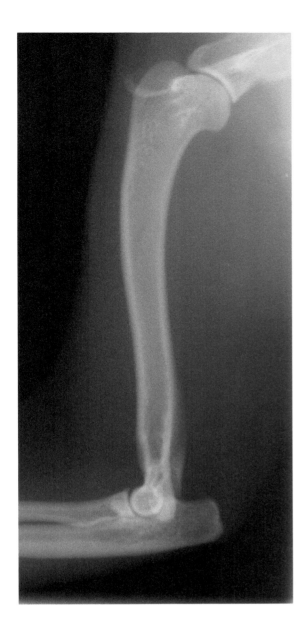
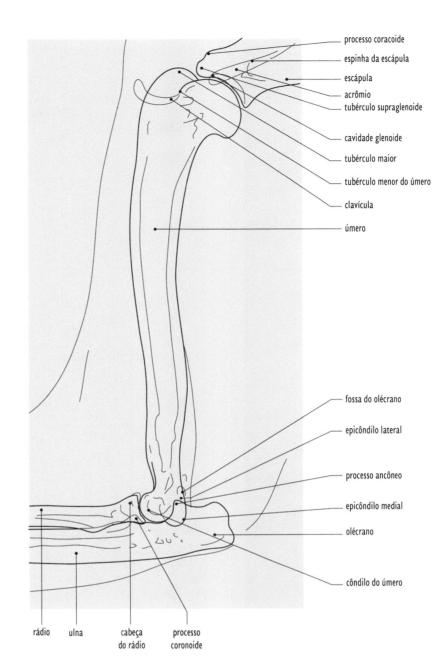

Fig. 10.23 Radiografia do braço: aspecto lateral. A clavícula pode ser vista parcialmente em sobreposição no úmero proximal.

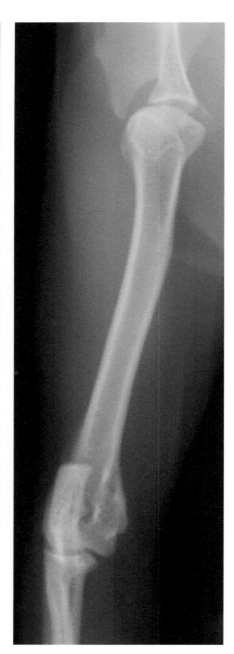
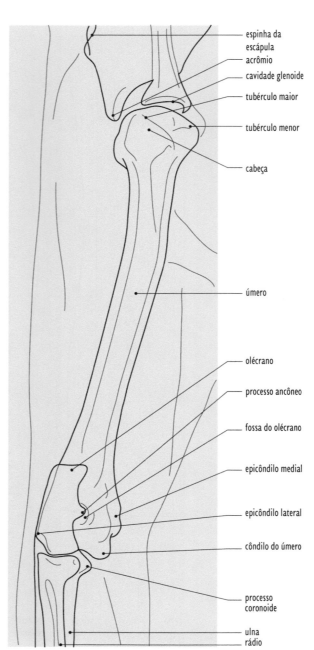

Fig. 10.24 Radiografia do braço: aspecto craniocaudal.

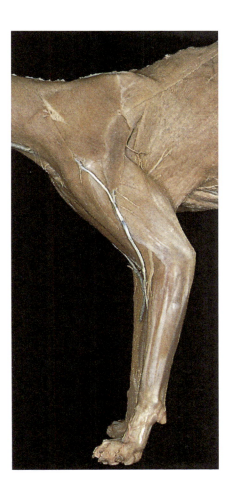
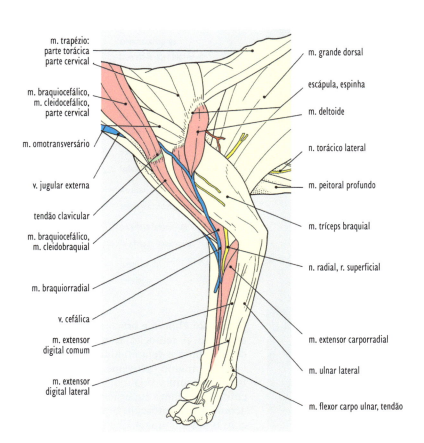

Fig. 10.25 Musculatura superficial do membro torácico: aspecto lateral esquerdo. A fáscia superficial foi removida para expor melhor os músculos superficiais do membro, assim como nas Figuras 4.12, 4.51 e 4.82 do cão. A ausência na região do ombro da veia omobraquial, conexão venosa superficial entre a veia cefálica e a veia jugular externa é evidente, e a subdivisão do músculo deltoide em partes espinhal e acromial é notória. O músculo braquiorradial, consideravelmente mais proeminente, é visível mais distalmente no braço e o músculo extensor carporradial é uma estrutura bipartida.

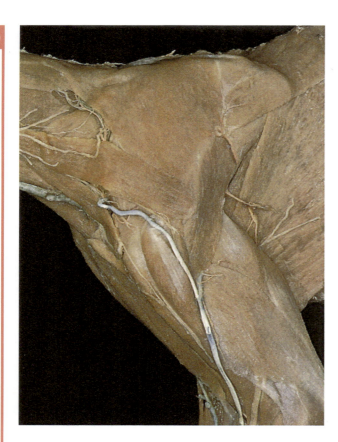
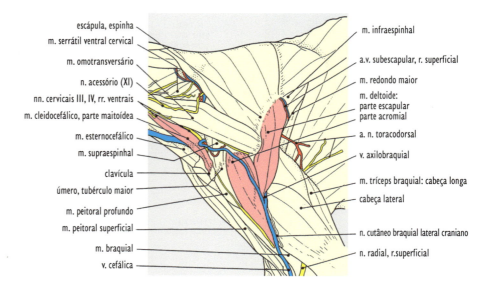

Fig. 10.26 Ombro e braço após remoção do músculo braquiocefálico: aspecto lateral esquerdo. A remoção do músculo braquiocefálico expôs a continuação da veia cefálica para a veia jugular externa na base do pescoço. O nervo cutâneo braquial lateral craniano (proveniente do nervo axilar) aparece caudal ao músculo deltoide bipartido com a veia axilobraquial, e acompanha a veia cefálica no braço. No cotovelo, o ramo superficial do nervo radial aparece no músculo braquial e acompanha o músculo braquiorradial pelo membro torácico. Compare este aspecto com o das Figuras 4.12 e 4.13 no cão.

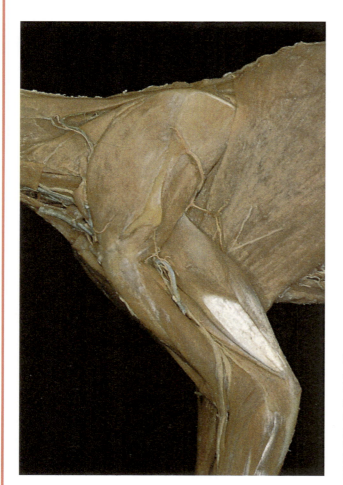
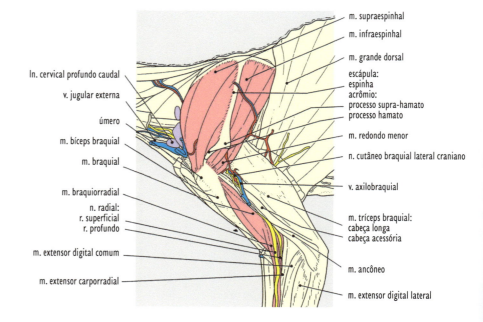

Fig. 10.27 Ombro e braço após remoção do músculo deltoide: aspecto lateral esquerdo. Além da remoção do deltoide, os músculos trapézio, omotransversário e cabeça lateral do tríceps também foram retirados para expor a musculatura intrínseca do membro torácico ao redor da articulação do ombro. A subdivisão do processo acromial é evidente. Cranianamente ao ombro são visualizados o linfonodo cervical profundo e o linfonodo cervical superficial. A remoção da cabeça lateral do músculo tríceps braquial próxima à articulação do cotovelo revela a origem do músculo braquiorradial e a subdivisão do nervo radial. Compare este aspecto com o das Figuras 4.14 e 4.15 do cão.

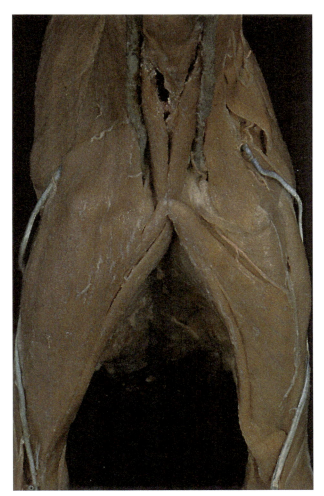
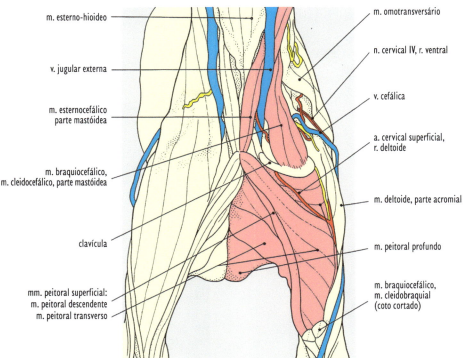

Fig. 10.28 Ombro e braço com a clavícula exposta: aspecto craniano. A clavícula e o músculo cleidomastoide permanecem no lugar após a remoção dos músculos cleidocervical e cleidobraquial. O músculo esternocefálico está localizado na linha média e as inserções peitorais superficial e profunda com o úmero estão expostas. Mais distalmente no braço a continuação dos músculos cleidobraquial e peitoral superficial através do membro torácico foi deixada no lugar. Compare este aspecto com o das Figuras 4.21 e 4.23 do cão.

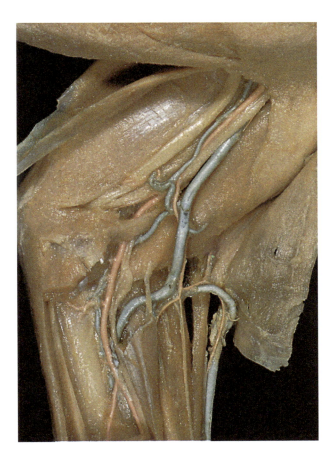
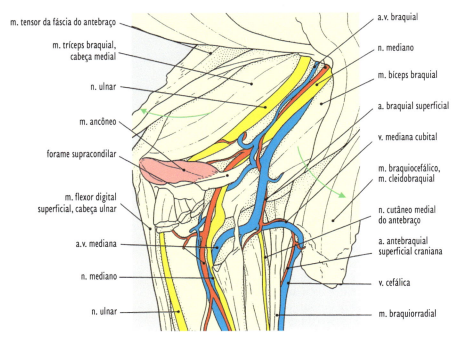

Fig. 10.29 Artéria braquial e nervo mediano na região do cotovelo do membro torácico esquerdo: aspecto medial. O músculo tensor da fáscia do antebraço foi rebatido caudodorsalmente e os músculos cleidobraquial e peitoral superficial foram rebatidos craniodorsalmente. A passagem da artéria braquial e do nervo mediano através do forame supracondilar do úmero e o músculo ancôneo estão apresentados. A remoção dos músculos flexores do membro torácico do epicôndilo medial expõe os nervos mediano e ulnar e a artéria braquial/mediana pelo membro torácico. Compare com a Figura 4.61 do cão.

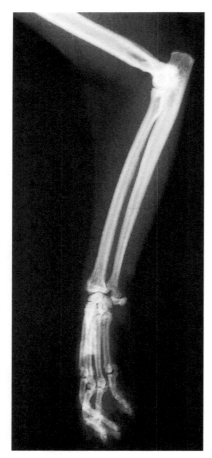
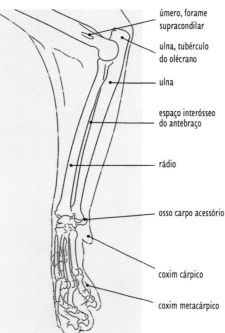

Fig. 10.30 Radiografia do antebraço e mão do membro esquerdo: aspecto craniolateral. O forame supracondilar do úmero está visível e o espaçamento relativamente grande entre os ossos do membro torácico produz um largo espaço interósseo, indicativo da grande extensão da mobilidade do membro torácico/mão do gato. A osteologia da mão é semelhante comparativamente com o cão (Figs. 4.6 e 4.80).

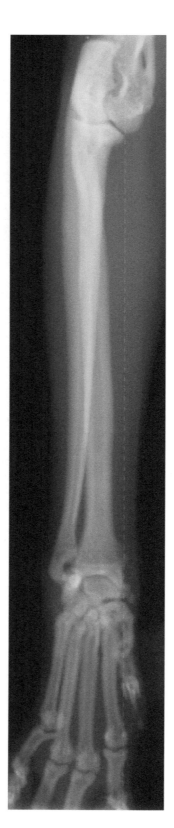
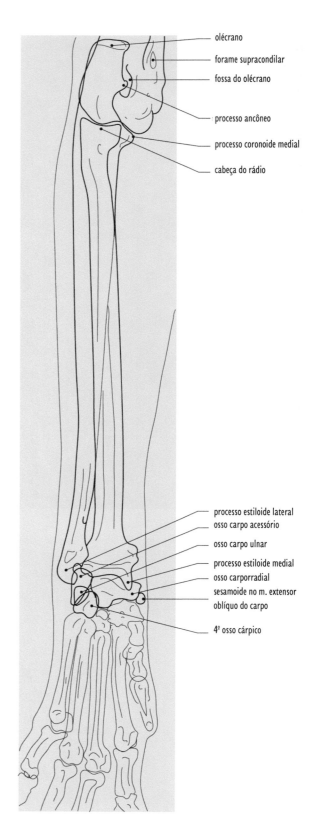

Fig. 10.31 Radiografia do antebraço: aspecto craniocaudal. O forame supracondilar é visível na região medial e distal do úmero.

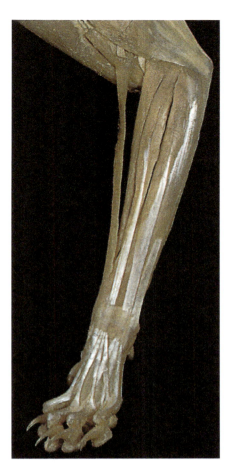
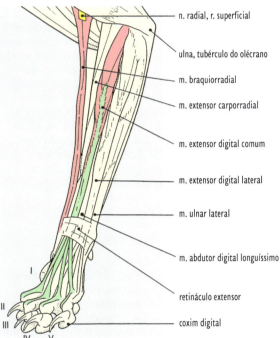
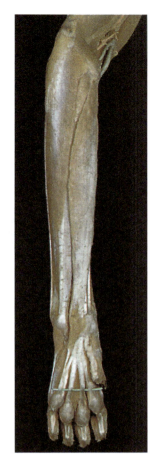
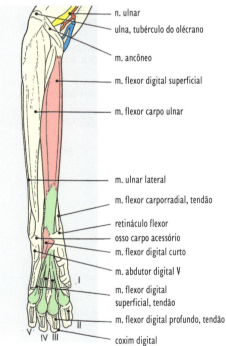

Fig. 10.32 Musculatura do antebraço e mão do membro esquerdo: aspecto craniolateral. Fáscia superficial, vasos e nervos e a cobertura de fáscia profunda do antebraço foram removidas para mostrar os músculos extensores dos carpos e dígitos em uma vista craniolateral do membro torácico. O retináculo extensor do carpo foi mantido no lugar. Compare com as Figuras 4.52 e 4.83 do cão.

Fig. 10.33 Musculatura do antebraço e mão do membro esquerdo: aspecto caudal. Os músculos flexores estão mostrados após remoção parcial do retináculo flexor. O músculo flexor digital profundo, pouco representado no cão já que está abaixo do tendão flexor digital superficial, surge do músculo flexor digital superficial e do retináculo flexor. Compare com as Figuras 4.55 e 4.86 no cão.

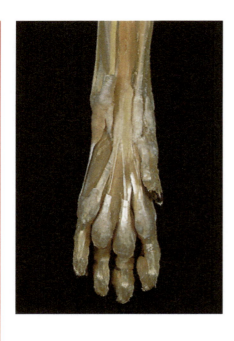
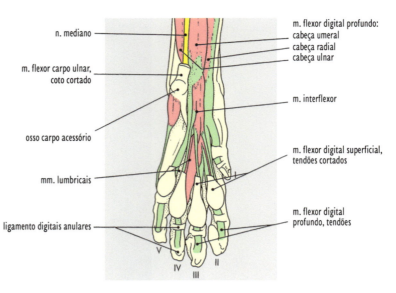

Fig. 10.34 Musculatura da mão esquerda: aspecto palmar. Os músculos flexores carporradial e carpo ulnar e flexor digital superficial foram removidos, bem como o retináculo flexor, evidenciando o músculo flexor digital profundo. O músculo interflexor (cabeça radial do flexor digital superficial) possui tendões que estendem-se até os dedos II, III e IV. Os substanciais músculos lumbricais, que também surgem do tendão flexor digital profundo, são vistos entre os divergentes tendões do interflexor. Compare com a Figura 4.88 do cão.

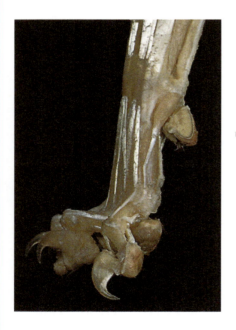
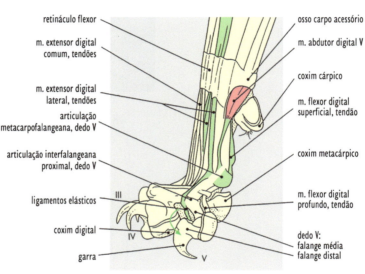

Fig. 10.35 Mão esquerda: aspecto lateral. A limpeza da fáscia e dos vasos superficiais expõe os tendões dos músculos flexores e extensores do dedo V. As garras fortemente curvadas e afiadas são evidenciadas após a retirada de suas bainhas cutâneas. Ao contrário do cão, as articulações interfalangeanas distais estão dispostas de modo que, ao retrair a garra, esta retrocede para trás da falange distal para repousar sobre a falange média, pela tensão nos ligamentos elásticos. A garra do dedo V está exposta para evidenciar os ligamentos elásticos. Compare com a Figura 4.83 do cão.

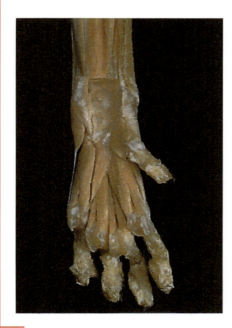
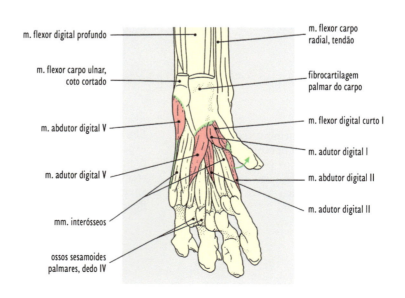

Fig. 10.36 Musculatura intrínseca da mão esquerda: aspecto palmar. A retirada do tendão do músculo flexor profundo expõe a musculatura intrínseca da mão (Fig. 4.88). Músculos adutores e abdutores estão associados aos dedos II e V. O abdutor do dedo II não é representado no cão; os demais músculos são mais importantes do que no cão. O pequeno dedo I também possui os músculos flexor curto e adutor.

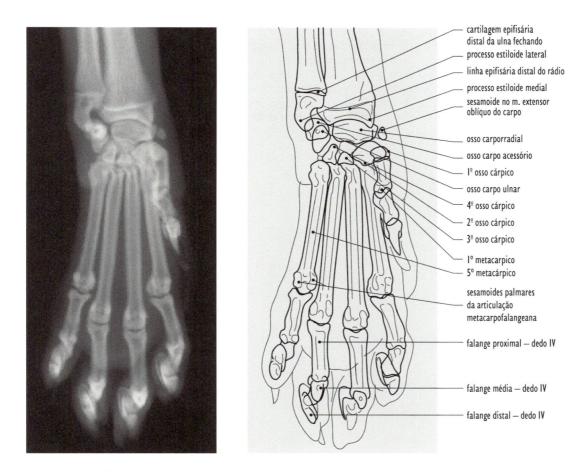

Fig. 10.37 Radiografia da mão: aspecto dorsopalmar. O disco epifisário distal da ulna está aberto.

Legendas:
- cartilagem epifisária distal da ulna fechando
- processo estiloide lateral
- linha epifisária distal do rádio
- processo estiloide medial
- sesamoide no m. extensor oblíquo do carpo
- osso carporradial
- osso carpo acessório
- 1º osso cárpico
- osso carpo ulnar
- 4º osso cárpico
- 2º osso cárpico
- 3º osso cárpico
- 1º metacárpico
- 5º metacárpico
- sesamoides palmares da articulação metacarpofalangeana
- falange proximal – dedo IV
- falange média – dedo IV
- falange distal – dedo IV

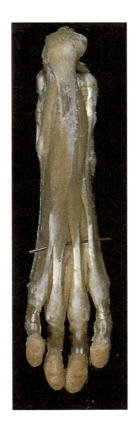
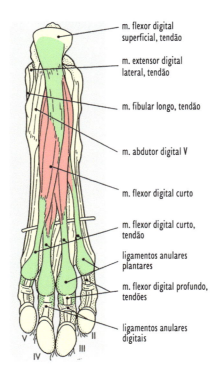

Legendas:
- m. flexor digital superficial, tendão
- m. extensor digital lateral, tendão
- m. fibular longo, tendão
- m. abdutor digital V
- m. flexor digital curto
- m. flexor digital curto, tendão
- ligamentos anulares plantares
- m. flexor digital profundo, tendões
- ligamentos anulares digitais

Fig. 10.38 Musculatura do pé esquerdo: aspecto plantar (1). A retirada da fáscia plantar e dos vasos e nervos superficiais revela o músculo flexor digital curto, não evidente no cão (Fig. 7.81). Ele surge do tendão flexor digital superficial e continua diretamente para os dedos. Um pedaço de fio foi colocado sob os quatro tendões para distingui-los mais facilmente dos tendões subjacentes.

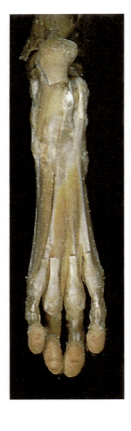
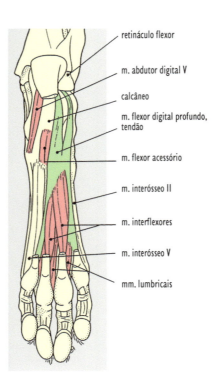

Fig. 10.39 Musculatura do pé esquerdo: aspecto plantar (2). A retirada do músculo flexor digital curto expõe o tendão flexor digital profundo com o proeminente músculo interflexor na superfície ventral. Compare com a Figura 7.85 do cão. Os substanciais músculos lumbricais aparecem distalmente entre os tendões flexores divergentes. O músculo flexor acessório, um pouco mais significativo do que no cão, é visível sob o tendão flexor profundo, ao qual se encontra inserido.

- retináculo flexor
- m. abdutor digital V
- calcâneo
- m. flexor digital profundo, tendão
- m. flexor acessório
- m. interósseo II
- m. interflexores
- m. interósseo V
- mm. lumbricais

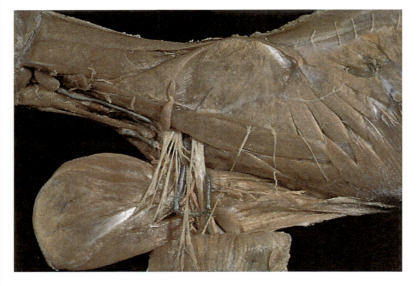

Fig. 10.40 Plexo braquial e estruturas axilares após a rebatimento lateral da escápula: aspecto lateral esquerdo. O músculo serrátil ventral foi separado pela face serrátil da escápula para que essa pudesse ser rebatida lateralmente, de modo a expor a axila por cima, dando uma visão comparável com a da Figura 4.19 do cão. Os nervos maiores derivados do plexo braquial estão mostrados em conjunto com os vasos e linfonodos axilares. Destaca-se um grande linfonodo axilar acessório presente caudalmente na axila, que pode ou não ser encontrado no cão, e um linfonodo cervical profundo situado cranianamente, no limite do pescoço.

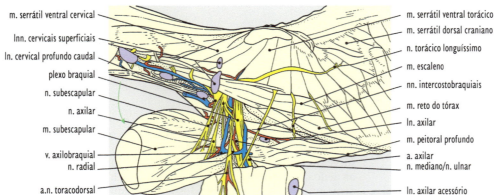

- m. serrátil ventral cervical
- lnn. cervicais superficiais
- ln. cervical profundo caudal
- plexo braquial
- n. subescapular
- n. axilar
- m. subescapular
- v. axilobraquial
- n. radial
- a.n. toracodorsal
- m. serrátil ventral torácico
- m. serrátil dorsal craniano
- n. torácico longuíssimo
- m. escaleno
- nn. intercostobraquiais
- m. reto do tórax
- ln. axilar
- m. peitoral profundo
- a. axilar
- n. mediano/n. ulnar
- ln. axilar acessório

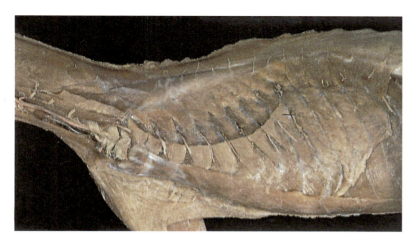
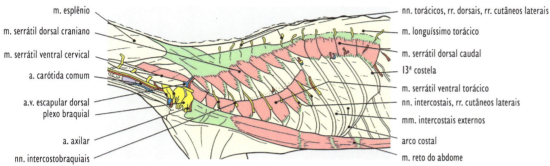

Fig. 10.41 Musculatura superficial do tórax após a remoção do membro torácico: aspecto lateral esquerdo. O membro torácico foi removido pela separação dos vasos e nervos que atravessam a axila, e pelo corte através da musculatura peitoral que se origina no esterno. Subsequentemente os músculos escaleno e serrátil ventral foram retirados, exceto a inserção final do serrátil nas vértebras cervicais e costelas. Mais caudalmente, a retirada do músculo oblíquo externo do abdome exibe a parte de trás dos arcos costais que forma o gradil costal, bem como sua musculatura intercostal (compare com as Figuras 5.12 e 5.13 do cão). O músculo serrátil dorsal é bem-desenvolvido em comparação com o cão, especialmente na parte caudal.

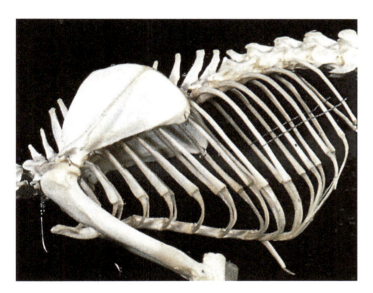
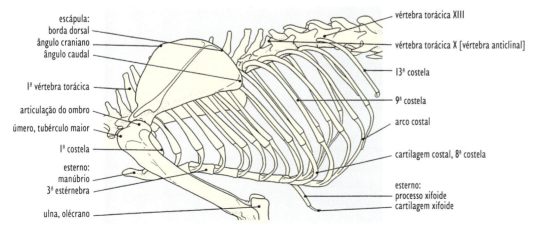

Fig. 10.42 Esqueleto do tórax: aspecto lateral esquerdo. O formato geral do tórax é ligeiramente diferente do cão (Fig. 5.2), sendo mais raso e relativamente comprido, embora haja grandes diferenças entre as raças de cães. Poucas diferenças anatômicas importantes são observadas entre o gato e o cão, exceto que o manúbrio esternal é mais proeminente e a cartilagem xifoide é mais estreita e comprida nos gatos.

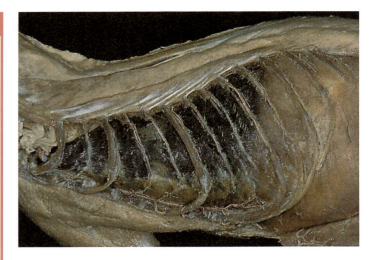

Fig. 10.43 Fáscia endotorácica e músculo transverso do tórax: aspecto lateral esquerdo. A musculatura intercostal foi removida juntamente com várias costelas. Porém, preservou-se a fáscia endotorácica e o músculo transverso do tórax. Compare este aspecto com o da Figura 5.18 do cão – especialmente onde as costelas foram removidas expondo artéria e nervo intercostal na fáscia. Os nervos intercostais, do IX ao XII, e o nervo costoabdominal penetram na superfície do músculo transverso do abdome da parede do abdome. As fibras interdigitadas da porção costal do diafragma e o músculo transverso do abdome, internamente ao arco costal, indicam a posição aproximada da projeção pleural da linha costodiafragmática observada (linha verde tracejada). A artéria torácica interna e seus ramos intercostais ventrais e perfurantes encontram-se sob o músculo transverso do tórax.

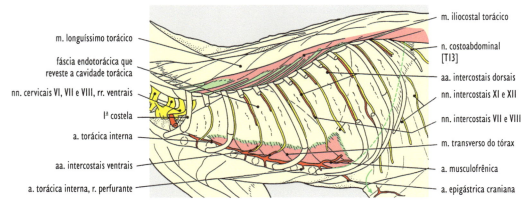

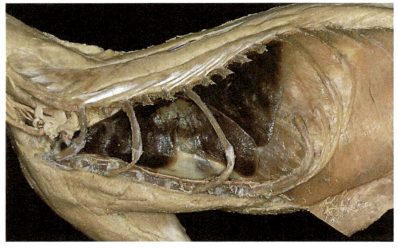

Fig. 10.44 Órgãos torácicos *in situ*: aspecto lateral esquerdo. A fáscia endotorácica e os vasos e nervos foram removidos, deixando as 1ª, 3ª e 6ª costelas no lugar para mostrar a relação entre os órgãos. Compare este aspecto com o da Figura 5.21 do cão. A incisura cardíaca está localizada do lado esquerdo, porém não no cão. A posição aproximada da borda basal (caudal) do pulmão após a expiração está mostrada pela linha tracejada no desenho; a posição da projeção pleural da linha costodiafragmática está representada pela linha verde tracejada, adjacente ao arco costal.

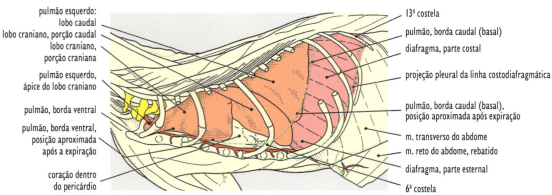

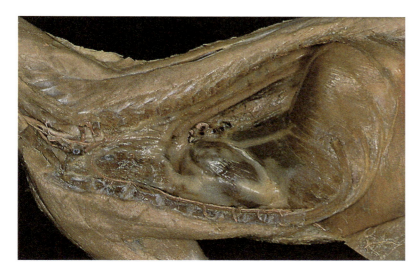

Fig. 10.45 Mediastino após retirada do pulmão esquerdo: aspecto lateral esquerdo. A maior parte do gradil costal e do pulmão foi retirada para mostrar um aspecto comparável com o da Figura 5.28 do cão. A camada brilhante da pleura mediastínica delimita o lado esquerdo do mediastino. Porém, ele é incompleto ao redor da raiz do pulmão. As estruturas da raiz estão visíveis onde elas foram seccionadas para a remoção do pulmão. Quantidades consideráveis de gordura subpleural estão difundidas nos órgãos mediastínicos, embora restos do timo estejam presentes no mediastino craniano. A artéria torácica interna, que não é uma estrutura do mediastino, está localizada próxima ao esterno, com pequenos linfonodos esternais cranianos na extremidade inferior do 2º espaço intercostal.

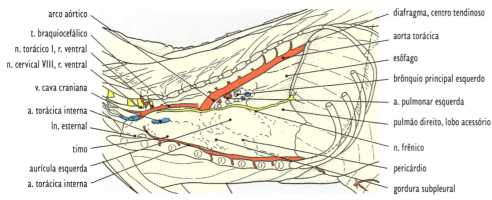

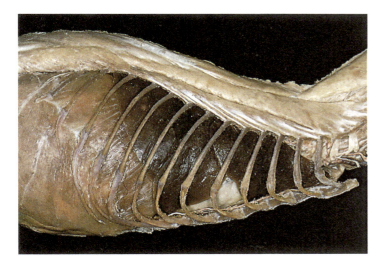

Fig. 10.46 Gradil costal e pulmão *in situ*: aspecto lateral direito. Os espaços intercostais do lado direito do tórax tiveram suas estruturas removidas, incluindo o músculo transverso do tórax, para obter uma imagem comparável com a Figura 5.27 do cão. O pulmão direito apresenta uma considerável incisura cardíaca entre os lobos craniano e médio. Assim como no lado esquerdo, linhas tracejadas no desenho indicam a posição aproximada da borda basal (caudal) do pulmão após a expiração e da projeção pleural da linha costodiafragmática.

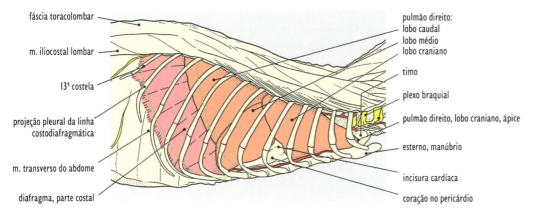

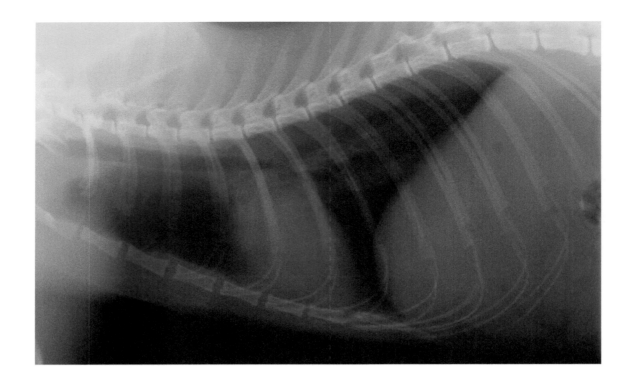
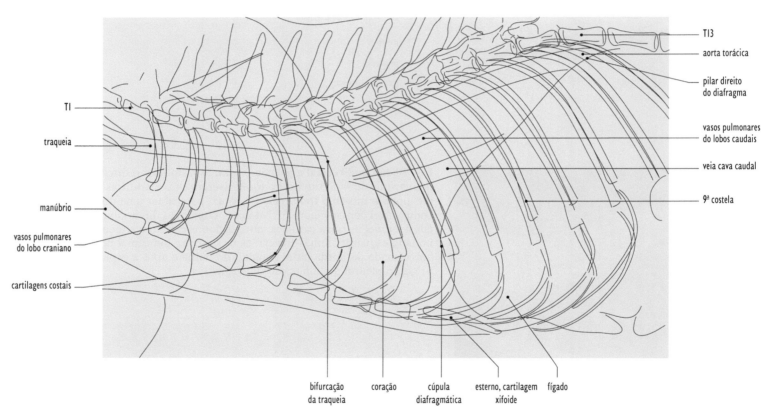

Fig. 10.47 Radiografia do tórax: aspecto lateral. A presença de ar dentro da luz destaca a traqueia. O coração é claramente visível e possui uma orientação ligeiramente mais horizontal do que no cão. Os pulmões são quase visualizados pela presença de ar. As demais estruturas são principalmente tecido mole e mediastínico, não sendo claramente distinguíveis umas das outras.

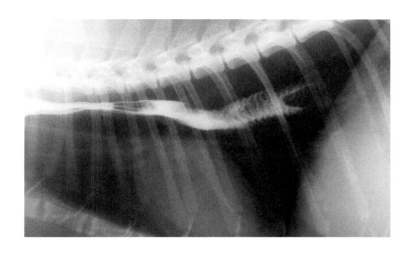
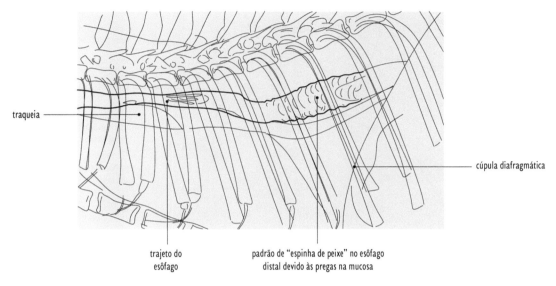

Fig. 10.48 Radiografia do tórax: aspecto lateral, imediatamente após a administração de bário. A superfície da mucosa do esôfago está destacada. A mucosa possui cranianamente um padrão longitudinal e caudalmente uma "espinha de peixe", ou seja, um padrão transversal. Essa mudança representa alterações nas pregas da mucosa e um aumento na proporção de músculo liso dentro da parede.

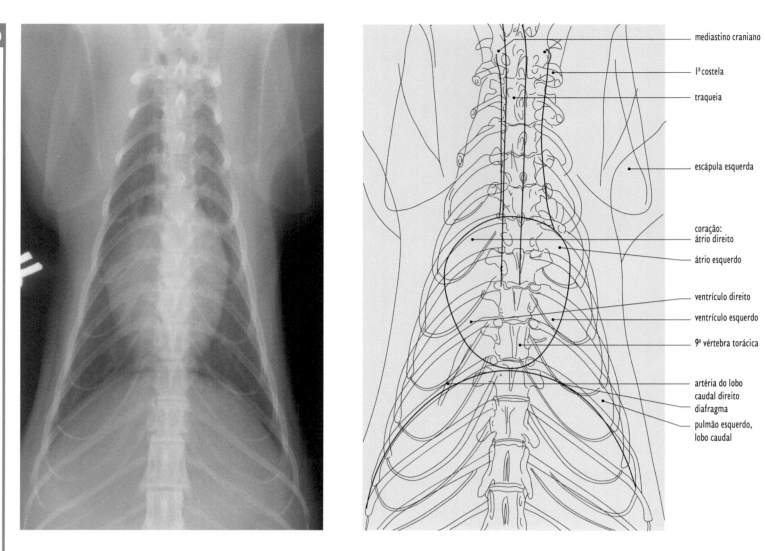

Fig. 10.49 Radiografia do tórax: aspecto dorsoventral. Apenas o pulmão e o coração podem ser facilmente visíveis nesta vista. As demais estruturas mediastínicas estão sobrepostas com a coluna e o esterno.

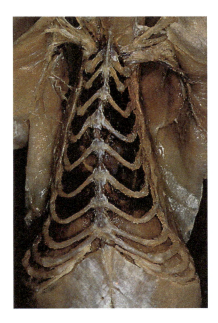
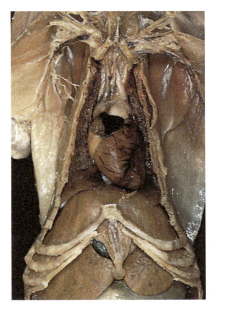
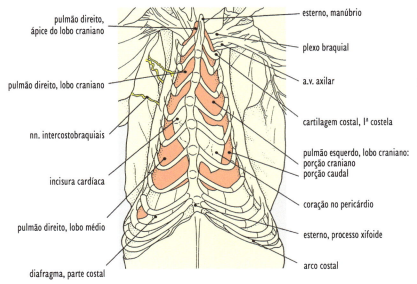
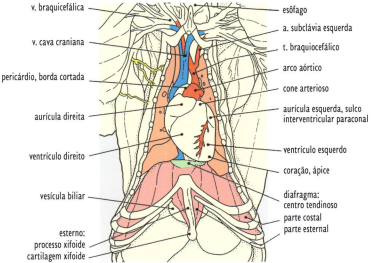

Fig. 10.50 Gradil costal e órgãos torácicos *in situ*: aspecto ventral. A musculatura intercostal e transversa do tórax foi retirada da extremidade ventral dos espaços intercostais para oferecer uma imagem comparável com a da Figura 5.70 do cão. Com o animal em decúbito dorsal, o gradil costal fica um pouco distorcido com as costelas caudais deslocadas caudalmente. Consequentemente, a posição do coração e do pulmão em relação às costelas difere ligeiramente da posição de estação.

Fig. 10.51 Coração e grandes vasos *in situ*: aspecto ventral. A extremidade ventral da 2ª a 8ª costelas e parte do esterno foram removidas, exceto o manúbrio e o processo xifoide. Os pulmões forram cortados no mesmo plano das costelas para expor o coração, cujo pericárdio foi removido. Neste aspecto, comparável com a Figura 5.71 do cão, o posicionamento mais "horizontal" do coração é evidente e a aurícula direita e o arco aórtico são mais visíveis. As fibras esternais do diafragma são evidentes e projetam-se ao processo xifoide.

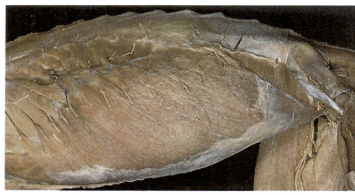

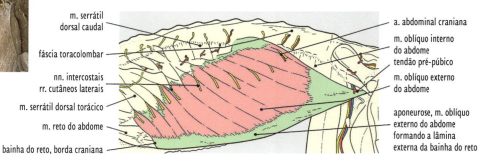

Fig. 10.52 Musculatura da parede abdominal. (1) Músculo oblíquo externo do abdome: aspecto lateral esquerdo. A pele e a fáscia superficial foram removidas expondo o músculo oblíquo externo do abdome e sua aponeurose, que contribui na lâmina externa da bainha do reto. Esta vista é comparável com a Figura 6.14 do cão. Nesta gata castrada, o canal inguinal está inadequadamente representado; no entanto, o canal é essencialmente a mesma estrutura presente na cadela mostrada nas Figuras 8.53 a 8.57.

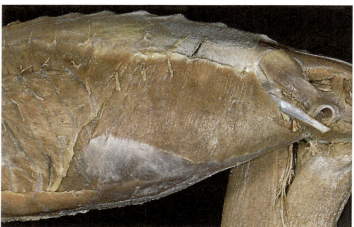

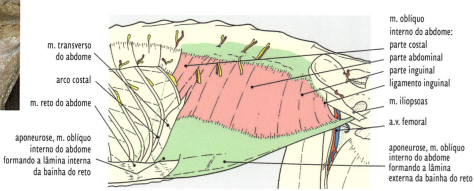

Fig. 10.53 Musculatura da parede abdominal. (2) Músculo oblíquo interno do abdome: aspecto lateral esquerdo. O músculo oblíquo externo e praticamente toda a sua aponeurose de inserção foram removidos, expondo o músculo oblíquo interno do abdome com a participação de sua aponeurose na bainha do reto, de modo comparável com a Figura 6.15 do cão. A posição da projeção pleural da linha costodiafragmática está indicada pela linha tracejada verde no gradil costal, cranianamente ao arco costal, determinado um limite efetivo entre as cavidades torácica e abdominal.

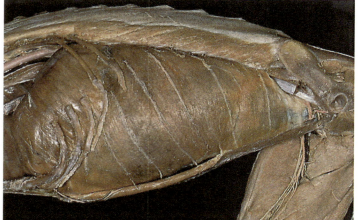

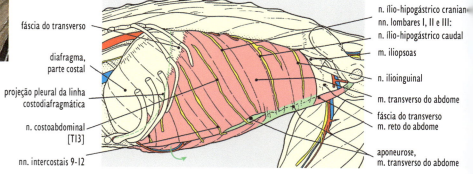

Fig. 10.54 Musculatura da parede abdominal. (3) Músculos transverso e reto do abdome: aspecto lateral esquerdo. A retirada do oblíquo interno do abdome e sua aponeurose expõem os músculos transverso e reto do abdome em vista comparável com a Figura 6.19 do cão. Assim como no cão, a aponeurose do transverso do abdome participa da lâmina externa da bainha do reto, na porção caudal do abdome. Já a lâmina interna é composta unicamente pela fáscia do transverso. A posição da projeção pleural da linha costodiafragmática mostra que a cavidade pleural estende-se ligeiramente caudal a 13ª costela, delimitada lateralmente pela parte costal do músculo oblíquo interno do abdome.

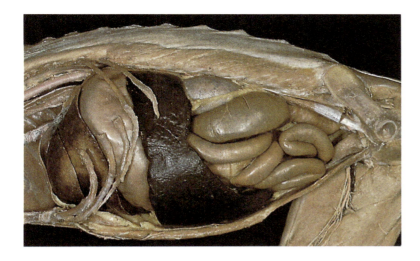

Fig. 10.55 Órgãos abdominais *in situ*: aspecto lateral esquerdo. A parede abdominal esquerda e a metade esquerda do diafragma foram removidas; o omento maior foi separado de sua inserção no estômago e no baço e retirado da superfície intestinal para dar uma vista comparável com a Figura 6.24 do cão. O baço está consideravelmente maior do que o esperado normalmente – um possível contorno "normal" está mostrado pela linha tracejada na superfície do baço. Um aumento similar do baço foi também observado no cão usado para a secção abdominal (Figs. 6.95-6.97)

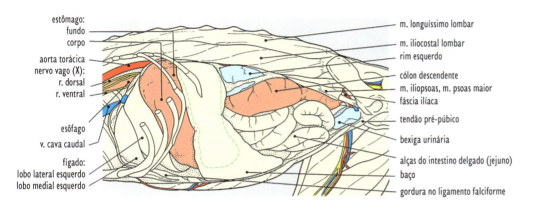

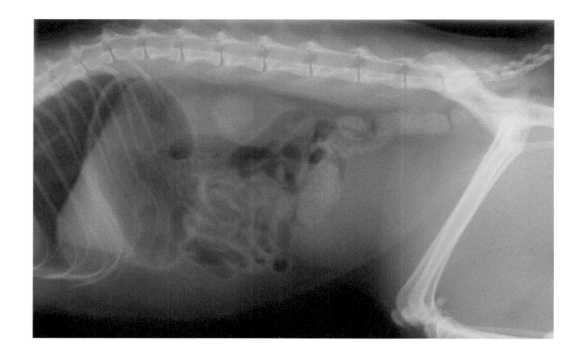
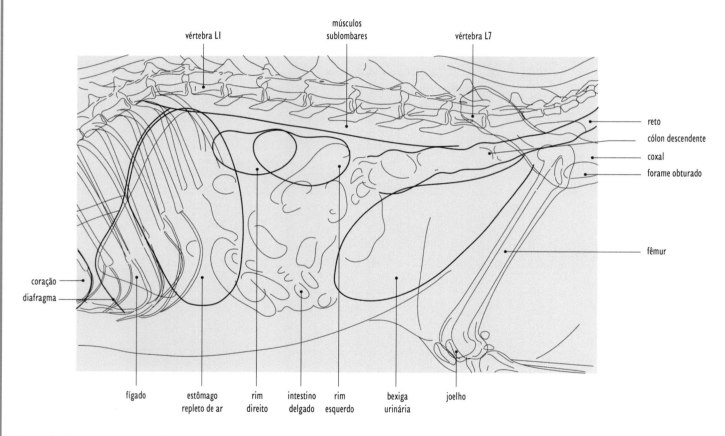

Fig. 10.56 Radiografia do abdome: aspecto lateral. O tamanho pequeno e a grande quantidade de gordura intra-abdominal no gato resultam em mais detalhes intra-abdominais.

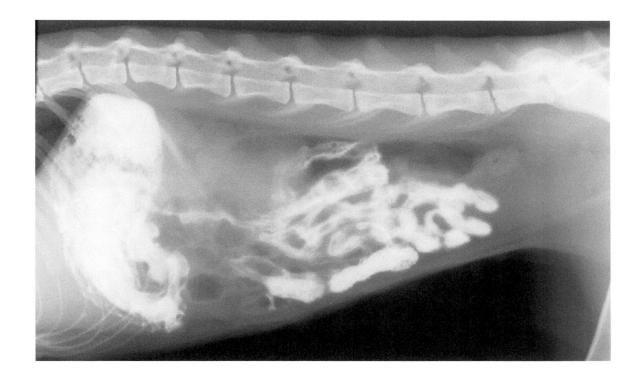

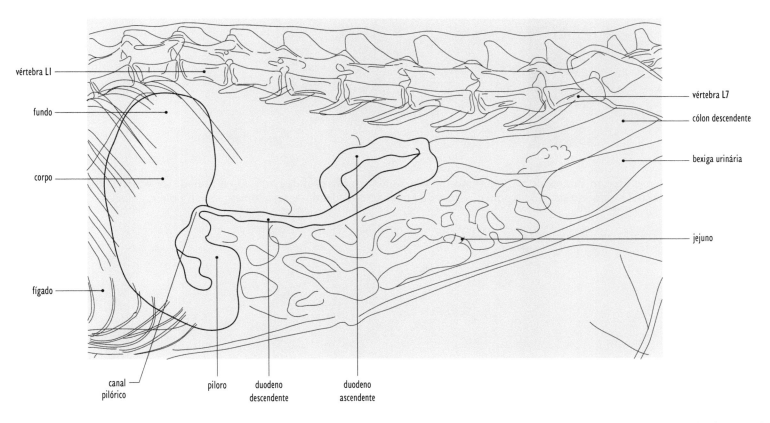

Fig. 10.57 Radiografia do abdome: aspecto lateral, 30 minutos após administração oral de bário. O bário pode ser observado destacando o estômago e o intestino delgado. O intestino delgado ocupa o centro do abdome, estendendo-se caudalmente até o polo craniano da bexiga urinária.

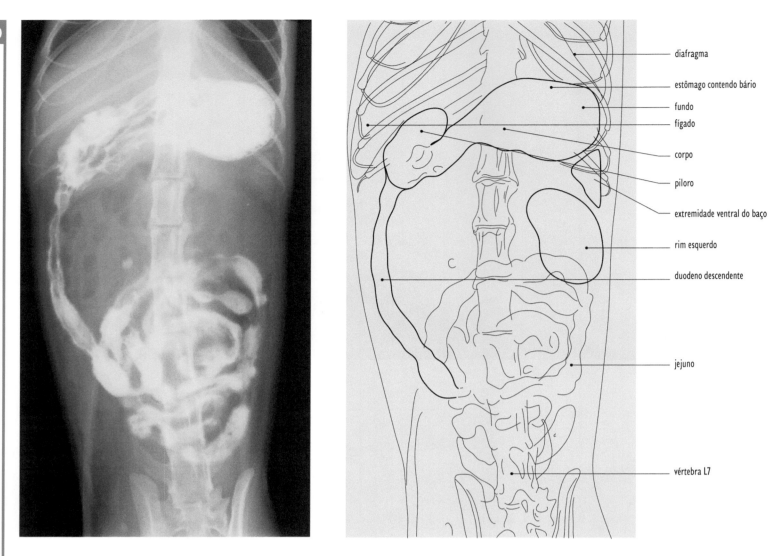

Fig. 10.58 Radiografia do abdome: aspecto ventrodorsal, 30 minutos após a administração oral de bário. O bário pode ser observado destacando o estômago e o intestino delgado. O intestino delgado ocupa o centro do abdome, estendendo-se caudalmente até o polo craniano da bexiga urinária.

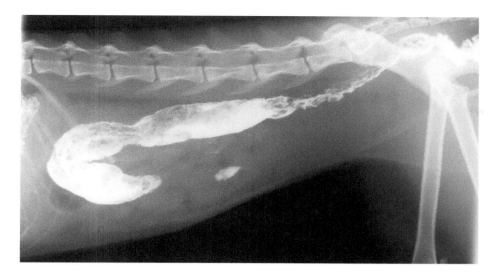

Fig. 10.59 Radiografia do abdome: aspecto lateral, seis horas após a administração oral de bário. O bário pode ser observado destacando o reto, cólon e parte do ceco. Parte do fundo gástrico também está destacada.

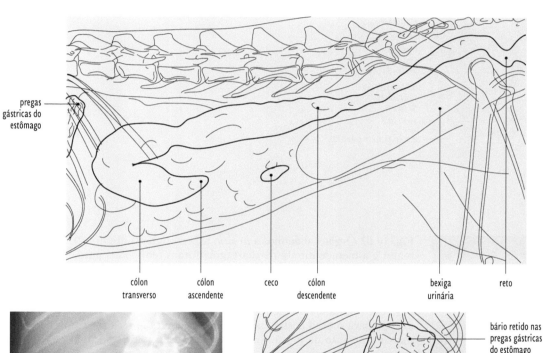

pregas gástricas do estômago — cólon transverso — cólon ascendente — ceco — cólon descendente — bexiga urinária — reto

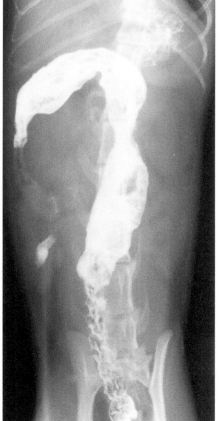
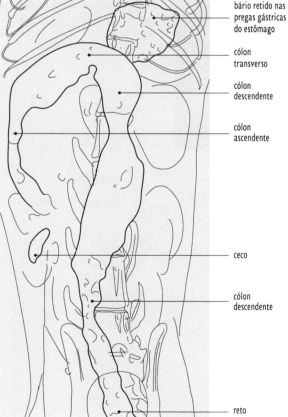

bário retido nas pregas gástricas do estômago — cólon transverso — cólon descendente — cólon ascendente — ceco — cólon descendente — reto

Fig. 10.60 Radiografia do abdome: aspecto ventrodorsal, seis horas após a administração oral de bário. O bário pode ser observado destacando o reto, cólon e parte do ceco. Parte do fundo gástrico também está destacada.

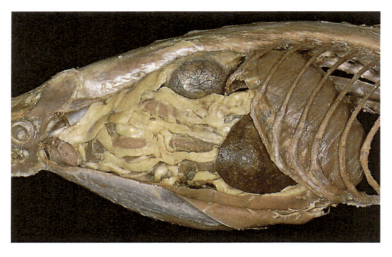

Fig. 10.61 Órgãos abdominais *in situ*: aspecto lateral direito (1). Neste aspecto, a parede abdominal direita foi removida, mas o omento maior foi mantido no lugar recobrindo o intestino delgado para fornecer uma imagem comparável com a Figura 6.48 do cão. O omento maior possui um considerável infiltrado adiposo enquanto outros depósitos de gordura localizam-se ao redor do rim, no teto e no assoalho abdominal, caudal e cranianamente. A rede ramificada de veias é visível na superfície renal através da cápsula fibrosa renal.

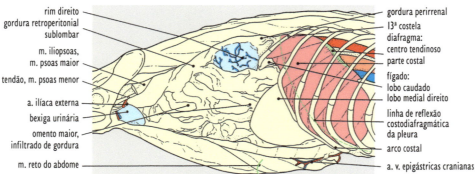

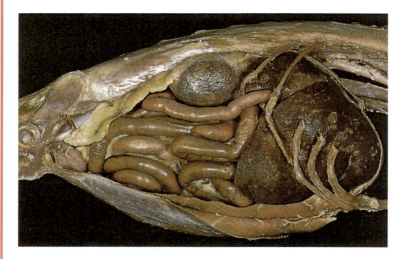

Fig. 10.62 Órgãos abdominais *in situ*: aspecto lateral direito (2). O omento maior e a metade direita do diafragma foram removidos para expor totalmente a cavidade abdominal, comparável com a Figura 6.51 do cão. O fígado destaca-se neste lado juntamente com o duodeno descendente, que percorre ventral e caudalmente o rim direito. A linha de reflexão costodiafragmática da pleura está indicada pela linha verde tracejada que avança para o arco costal, assim como na figura anterior. Essa linha marca a posição da junção das cavidades torácica e abdominal na superfície.

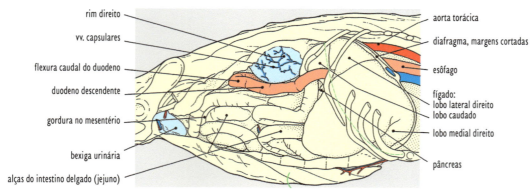

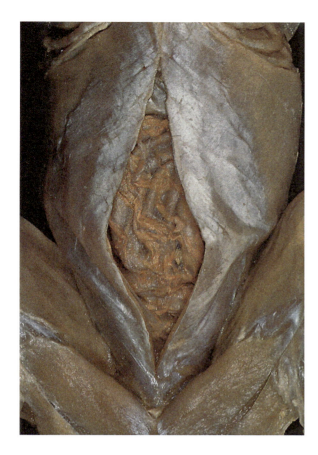
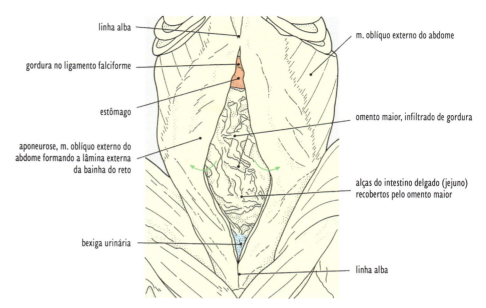

Fig. 10.63 Órgãos abdominais *in situ* visto através de incisão medianaventral: aspecto ventral. Uma incisão longitudinal foi realizada ao longo de três quartos do comprimento da linha alba, e a parede abdominal foi separada para produzir uma vista um tanto comparável com a Figura 6.73 do cão. A abertura medianaventral revela o omento maior infiltrado de gordura recobrindo as alças do intestino delgado. Na extremidade craniana da incisão, o ligamento falciforme foi alcançado e o estômago, na região da curvatura maior, pode ser visualizado; na extremidade caudal a bexiga urinária é visível e não está recoberta pelo omento maior.

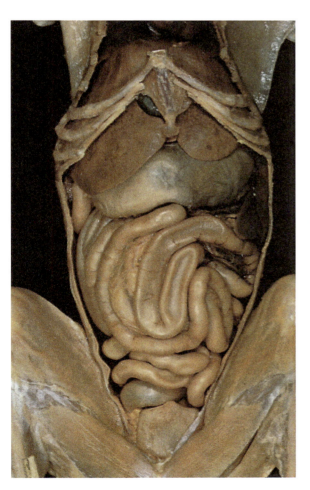
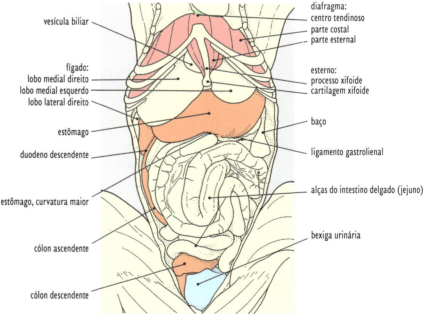

Fig. 10.64 Órgãos abdominais após retirada do omento maior: aspecto ventral. A parede abdominal foi removida e o omento maior foi separado da curvatura maior do estômago e também retirado. Uma vista comparável do cão está apresentada na Figura 6.74. O fígado e o estômago são evidentes, embora no decúbito dorsal o fígado fixado tende a projetar-se mais caudalmente do que poderia estar na posição de estação, sendo portanto, mais visível além do arco costal. O baço deste animal apresenta um tamanho mais próximo do normal, não atingindo ventralmente a linha mediana.

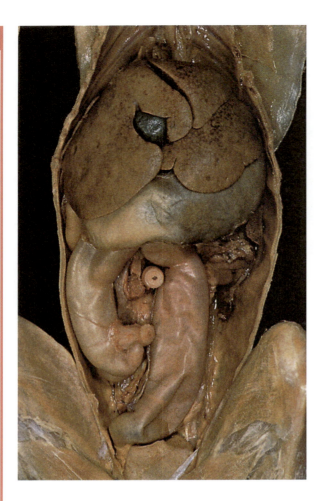
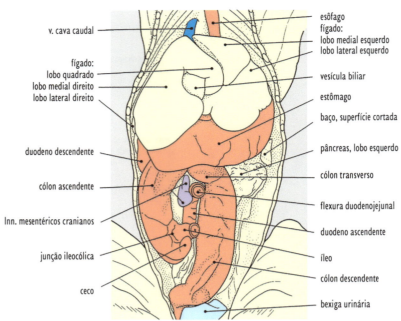

Fig. 10.65 Órgãos abdominais de uma gata castrada após a remoção do jejuno e íleo: aspecto ventral. O jejuno e o íleo foram removidos pela separação da raiz do mesentério e o corte do jejuno na flexura duodenojejunal e junção ileocólica. A gordura da raiz mesentérica foi retirada expondo os linfonodos mesentéricos. O pequeno ceco em forma de vírgula pode ser comparado ao grande e cilíndrico ceco do cão (Fig. 6.75). A retirada do diafragma e dos arcos costais expõe a vesícula biliar e os lobos quadrado e medial direito do fígado, que não são completamente separados (compare com a Figura 6.77 do cão).

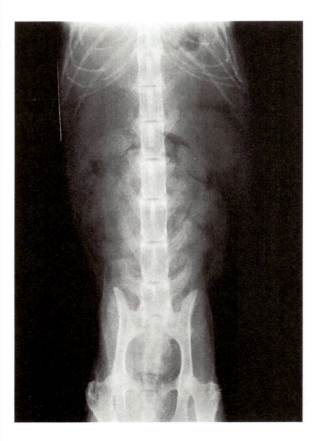
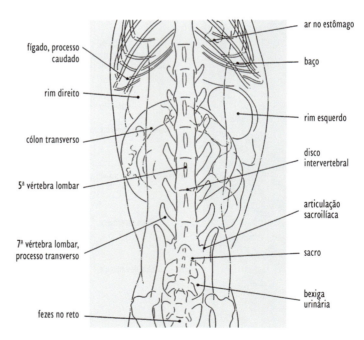

Fig. 10.66 Radiografia do abdome: aspecto ventrodorsal.

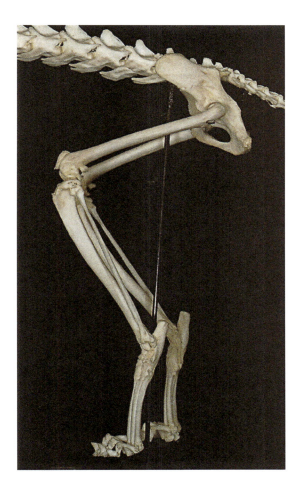
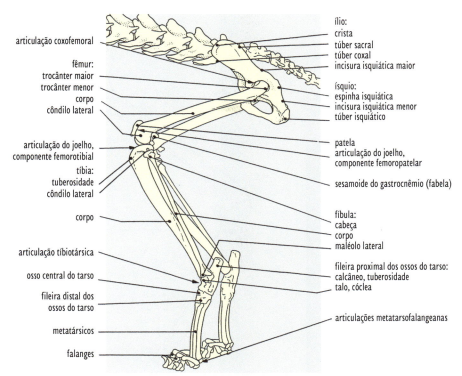

Fig. 10.67 Esqueleto do membro pélvico: aspecto lateral esquerdo. Assim como no membro torácico, a natureza mais delgada e delicada dos ossos pélvicos é evidente. Diferenças anatômicas gerais não são observadas. Os ossos sesamoides são comparáveis às fabelas da articulação do joelho, na extremidade proximal do músculo poplíteo. Grande parte das estruturas do cíngulo pélvico está ilustrada também na radiografia ventrodorsal do abdome/pelve (Fig. 10.66).

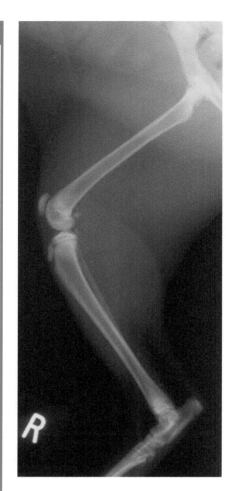
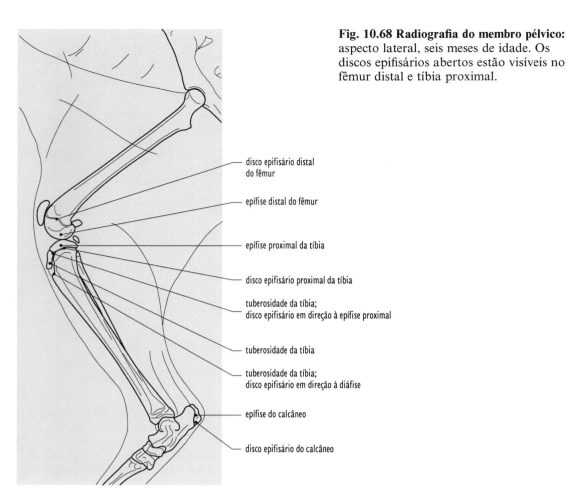

Fig. 10.68 Radiografia do membro pélvico: aspecto lateral, seis meses de idade. Os discos epifisários abertos estão visíveis no fêmur distal e tíbia proximal.

- disco epifisário distal do fêmur
- epífise distal do fêmur
- epífise proximal da tíbia
- disco epifisário proximal da tíbia
- tuberosidade da tíbia; disco epifisário em direção à epífise proximal
- tuberosidade da tíbia
- tuberosidade da tíbia; disco epifisário em direção à diáfise
- epífise do calcâneo
- disco epifisário do calcâneo

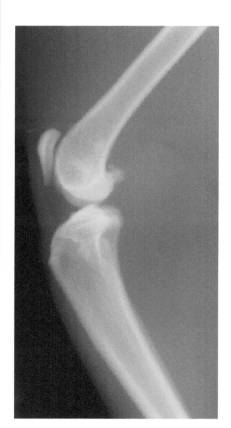
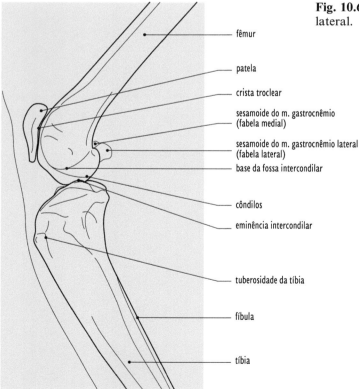

Fig. 10.69 Radiografia do joelho: aspecto lateral.

- fêmur
- patela
- crista troclear
- sesamoide do m. gastrocnêmio (fabela medial)
- sesamoide do m. gastrocnêmio lateral (fabela lateral)
- base da fossa intercondilar
- côndilos
- eminência intercondilar
- tuberosidade da tíbia
- fíbula
- tíbia

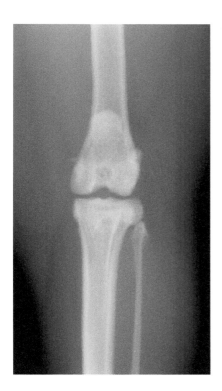
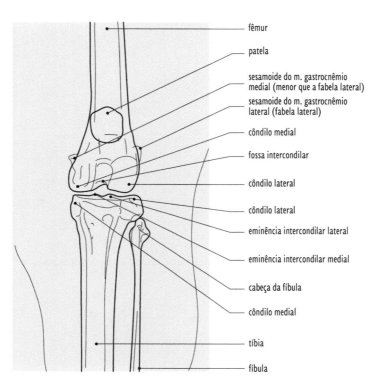

Fig. 10.70 Radiografia do joelho: aspecto craniocaudal. A fabela medial é menos mineralizada comparada com a lateral e por isso aparece menor radiograficamente.

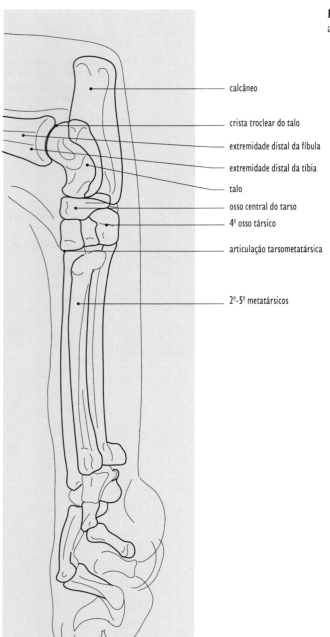

Fig. 10.71 Radiografia do membro pélvico: aspecto lateral.

- calcâneo
- crista troclear do talo
- extremidade distal da fíbula
- extremidade distal da tíbia
- talo
- osso central do tarso
- 4º osso társico
- articulação tarsometatársica
- 2º-5º metatársicos

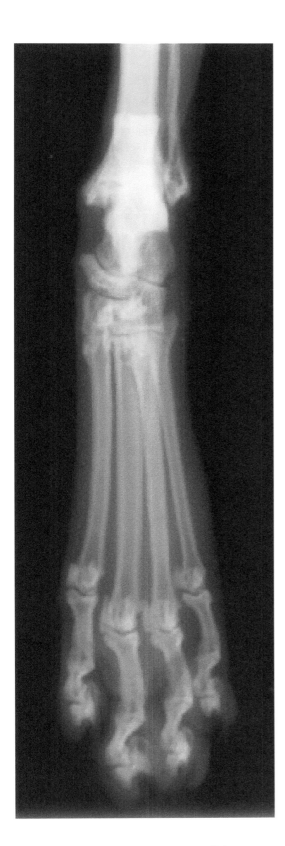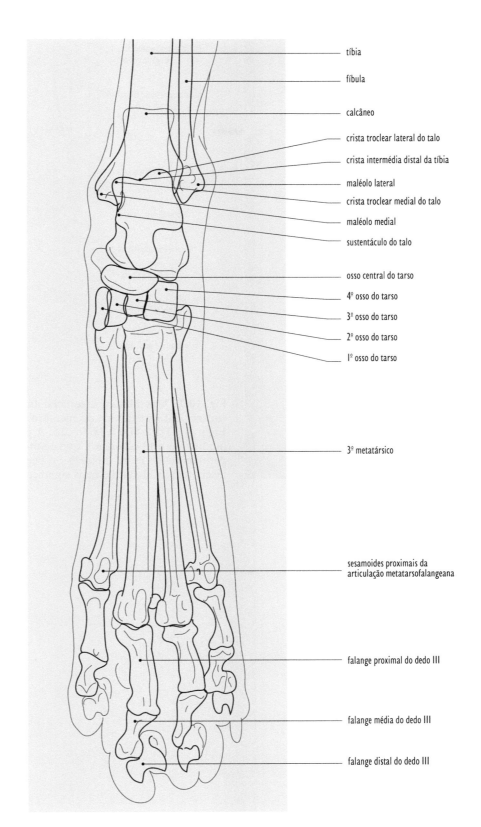

Fig. 10.72 Radiografia do membro pélvico: aspecto dorsoplantar.

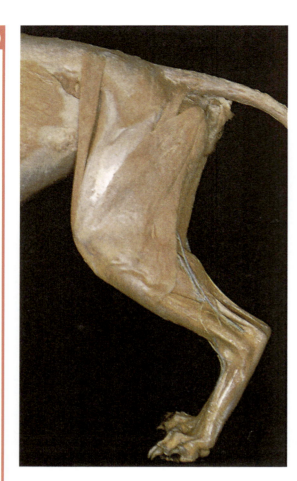
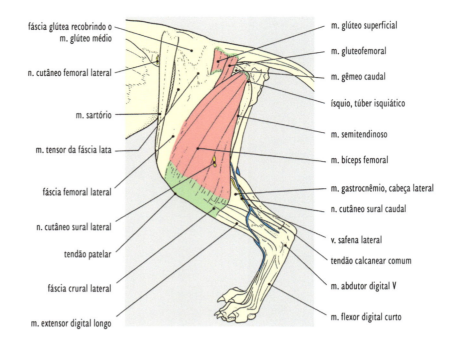

Fig. 10.73 Musculatura superficial do membro pélvico: aspecto lateral esquerdo. A fáscia superficial foi removida do membro para expor os músculos superficiais assim como nas Figuras 7.12, 7.44 e 7.78 do cão. A particularidade no gato é o músculo gluteofemoral (abdutor crural craniano), que é um componente derivado das vértebras caudais II e III, permanecendo entre o bíceps e o pequeno músculo glúteo superficial. O músculo tensor da fáscia femoral lateral é mais significativo do que no cão.

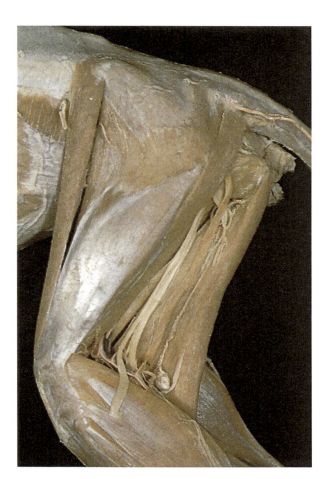
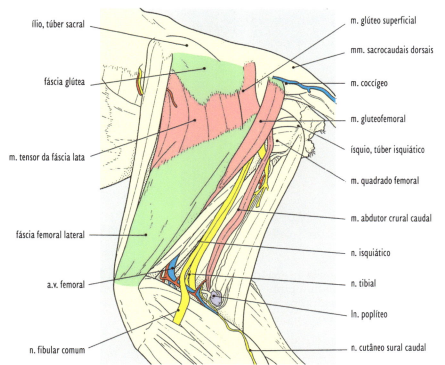

Fig. 10.74 Quadril e coxa após remoção do músculo bíceps femoral: aspecto lateral esquerdo. O músculo bíceps femoral foi removido para expor a completa extensão do músculo gluteofemoral e a maior parte da extensão do músculo abdutor crural caudal. Este aspecto, comparável com o da Figura 7.16 do cão, também mostra que o ligamento sacrotuberoso não é representado no gato, e o bíceps origina-se simplesmente da túber isquiático.

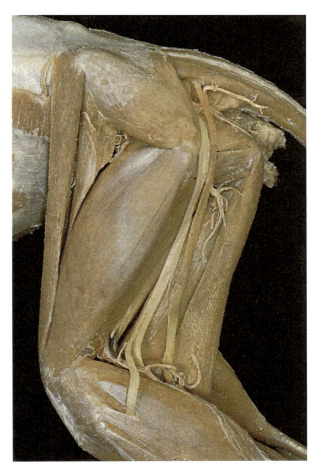
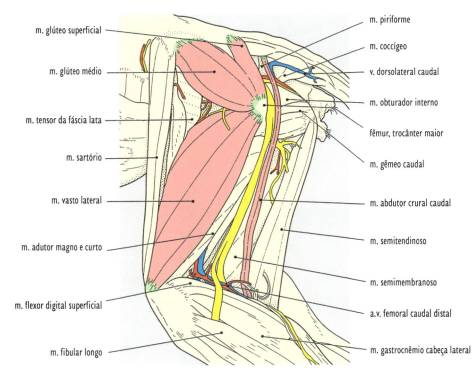

Fig. 10.75 Musculatura profunda do quadril e da coxa: aspecto lateral esquerdo. A retirada do músculo gluteofemoral expõe a origem do músculo abdutor crural caudal das vértebras caudais II e III. As fáscias glútea e femoral lateral foram removidas, expondo os músculos glúteos médio e superficial, bem como o componente vasto lateral do músculo quadríceps femoral. Uma imagem comparável do quadril e coxa do cão é mostrada na Figura 7.17.

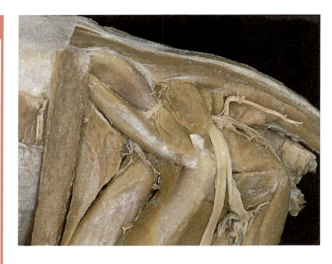
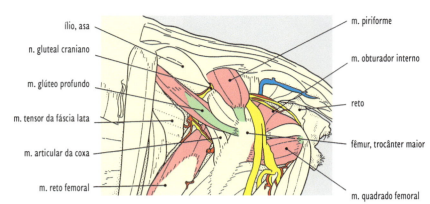

Fig. 10.76 Musculatura profunda do quadril (1): aspecto lateral esquerdo. A retirada dos músculos glúteos superficial, glúteo médio e músculo vasto lateral expõe a musculatura profunda da articulação coxofemoral (piriforme, glúteo profundo, articular e gêmeo) e também o componente reto femoral do músculo quadríceps femoral. Uma imagem comparável do cão está mostrada na Figura 7.18.

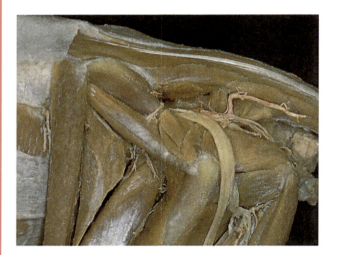
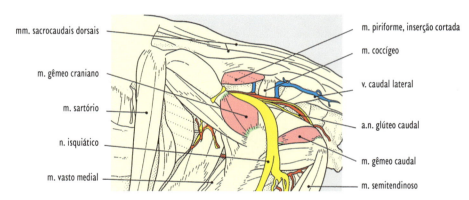

Fig. 10.77 Musculatura profunda do quadril (2): aspecto lateral esquerdo. O músculo piriforme está cortado em sua inserção sacral, mostrando o aparecimento do nervo isquiático da cavidade pélvica. A extensão consideravelmente grande dos músculos gêmeos difere do que é observado no cão (Fig. 7.19).

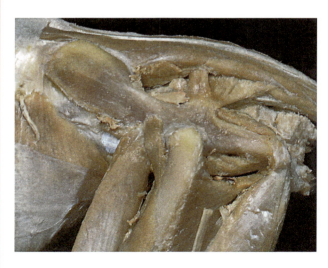
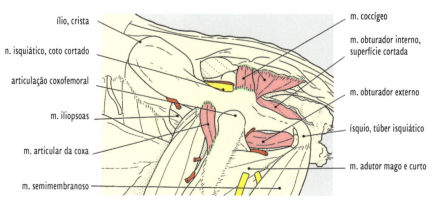

Fig. 10.78 Musculatura profunda do quadril (3): aspecto lateral esquerdo. A retirada do nervo isquiático e dos músculos gêmeo, quadrado femoral, glúteo profundo e obturador interno expõe a maior parte dos ossos pélvicos, sendo uma imagem comparável a Figura 7.24 do cão. O músculo coccígeo surge da espinha isquiática e é consideravelmente mais substancial do que no cão.

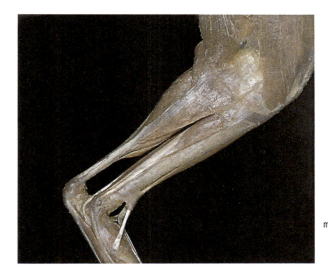
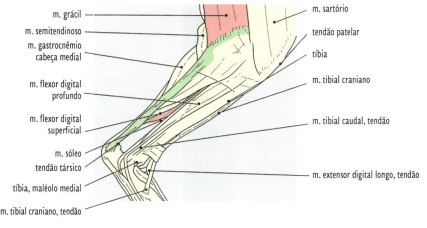

Fig. 10.79 Musculatura da perna e pé do membro pélvico esquerdo: aspecto medial. Pequenas porções do fáscia superficial e os vasos e nervos foram removidos expondo a musculatura da perna (crural) em aspecto comparável com o da Figura 7.45 do cão. O tendão társico do músculo grácil e a associação do tendão do calcanear comum estão apresentados.

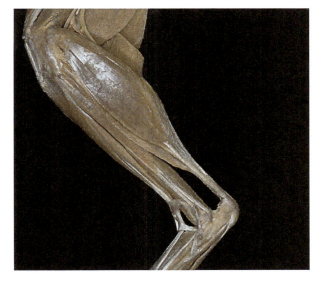
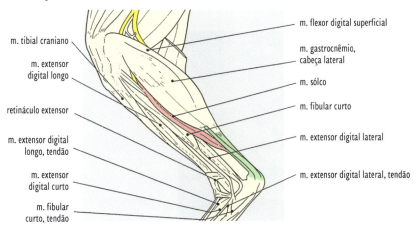

Fig. 10.80 Musculatura da perna e pé do membro pélvico esquerdo: aspecto lateral (1). A retirada do músculo bíceps femoral e da fáscia crural profunda expõe os músculo da perna (crurais) em aspecto comparável com as Figuras 7.44 e 7.49 do cão. O músculo sóleo, não representado no cão, aparece entre o fibular longo e a cabeça lateral do gastrocnêmio, com seu tendão aderido com o tendão calcanear comum.

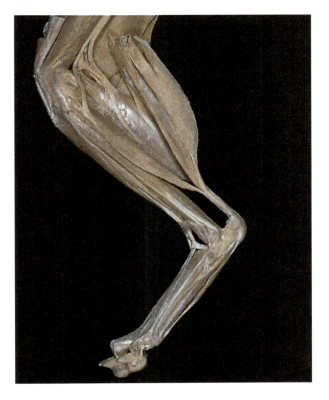
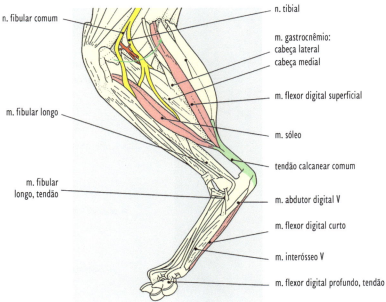

Fig. 10.81 Musculatura da perna e pé do membro pélvico esquerdo: aspecto lateral (2). A cabeça lateral do músculo gastrocnêmio foi cortada no fêmur junto com o músculo flexor digital superficial e rebatido caudolateralmente para expor a extensão total dos músculos sóleo e flexor digital superficial, sendo este último misturado com a cabeça lateral do gastrocnêmio em grande parte de seu comprimento.

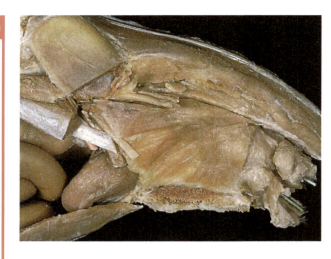
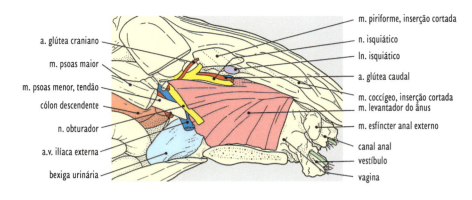

Fig. 10.82 Cavidade pélvica da gata após a remoção do osso coxal esquerdo: aspecto lateral esquerdo. A sínfise pélvica e a asa do ílio foram serradas e o osso coxal removido, juntamente com músculo obturador interno em sua face interna. O aspecto obtido é comparável com a Figura 8.36 da cadela e da Figura 8.19 do cão.

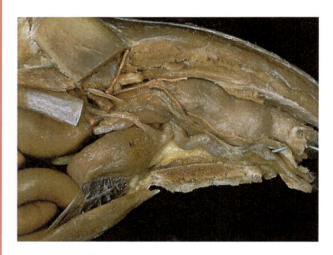
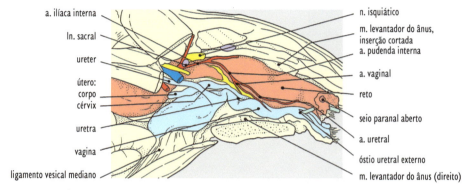

Fig. 10.83 Órgãos pélvicos da gata *in situ*: aspecto lateral esquerdo. O músculo levantador do ânus foi removido e a gordura perineal e as fáscias foram limpas para expor os órgãos pélvicos e dar um aspecto comparável ao da cadela na Figura 8.21.

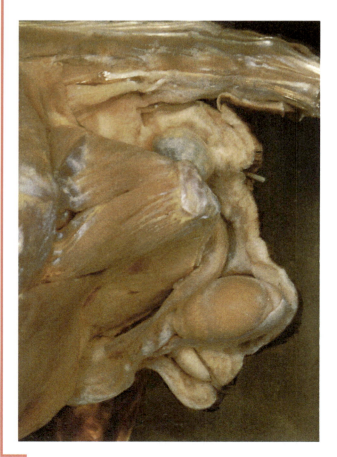
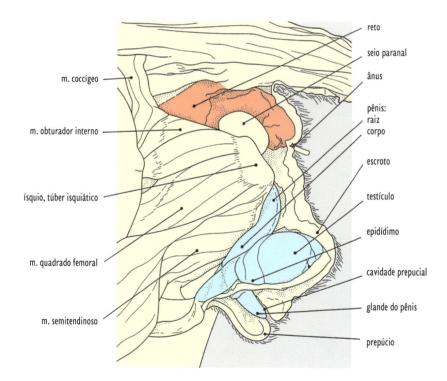

Fig. 10.84 Genitália externa do gato não castrado: aspecto lateral esquerdo. A pele e o tecido subcutâneo foram removidos da metade esquerda da pelve, do escroto e do pênis. O testículo esquerdo está exposto com o epidídimo e o funículo espermático. A raiz e o corpo do pênis estão expostos com a glande do pênis direcionada caudalmente dentro da cavidade prepucial.

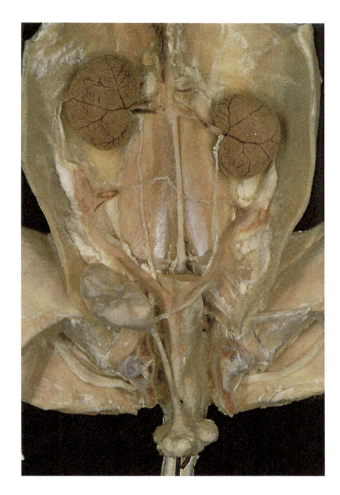
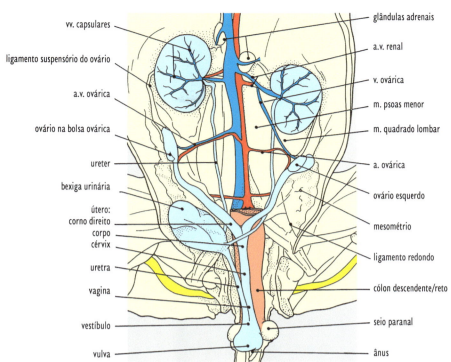

Fig. 10.85 **Aparelho urogenital da gata:** aspecto ventral. O trato gastrointestinal no abdome foi retirado e a pelve aberta pela remoção das seções medioventrais dos ossos coxais (cortes paralelos através do púbis e ísquio em cada lado da linha média). A gordura foi limpa do lado esquerdo do abdome, e a gordura e a cápsula renais foram retiradas, mostrando as veias capsulares características do rim. Aspecto comparável com o da cadela visto nas Figuras 6.84 e 6.85.

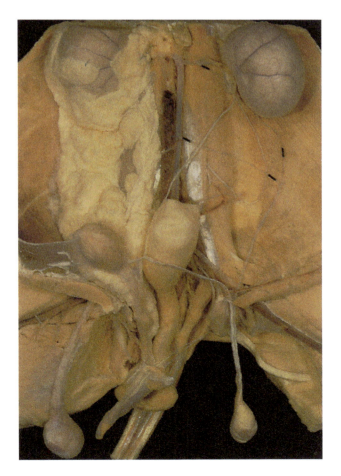
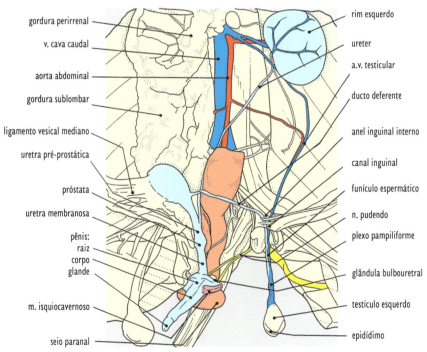

Fig. 10.86 **Aparelho urogenital do gato não castrado:** aspecto ventral. O trato gastrointestinal no abdome foi retirado e a pelve aberta pela remoção da região medioventral de seu assoalho. A virilha esquerda e o músculo isquiocavernoso nela aderido foram cortados e a glândula bulbouretral (não representada no cão) está visível dorsalmente. O pênis direcionado caudalmente está exposto, embora as espículas da glande não sejam visualizadas.

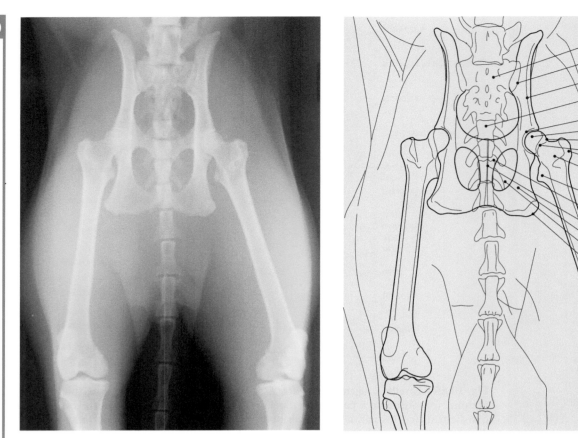

Fig. 10.87 Radiografia da pelve: aspecto ventrodorsal. O acetábulo é mais raso do que o do cão.

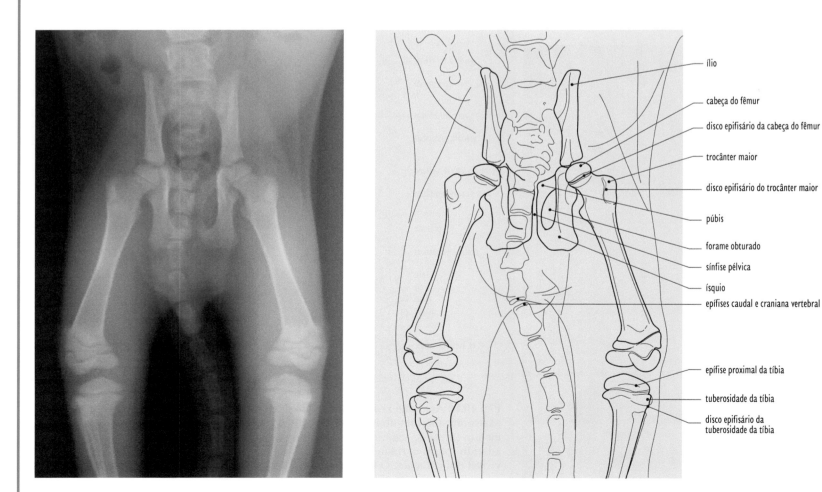

Fig. 10.88 Radiografia da pelve: aspecto ventrodorsal, 12 semanas de idade. As vértebras aparecem relativamente curtas. Os discos epifisários abertos estão visíveis nos corpos vertebrais, na junção entre o ílio e o púbis, na sínfise pélvica, no fêmur proximal e distal e na tíbia proximal.

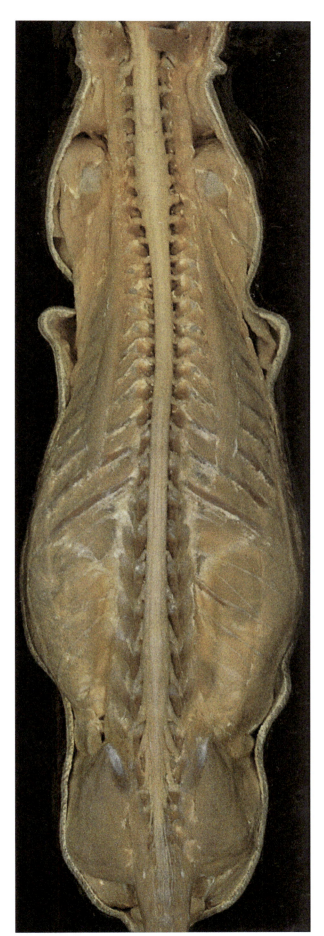
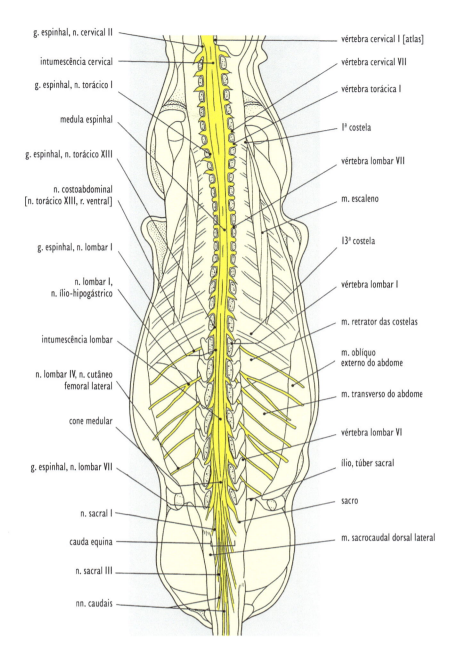

Fig. 10.89 Medula espinhal *in situ*: aspecto dorsal. Toda musculatura epaxial foi removida e o canal vertebral aberto pela retirada dos arcos vertebrais. Dentro do canal, vasos sanguíneos, gordura e as meninges espinhais foram retiradas para expor o comprimento total da medula espinhal. As intumescências cervical e lombar estão evidentemente associadas aos plexos braquial e lombossacral, respectivamente. As raízes dorsais dos nervos espinhais são mostradas com as raízes dorsais ganglionares como expansões proeminentes. A medula termina efetivamente no nível da vértebra lombar VII no meio da "cauda equina", cujas raízes dos nervos estendem-se caudalmente para o canal vertebral sacral. Compare este aspecto com o das Figuras 9.31-9.33 do cão.

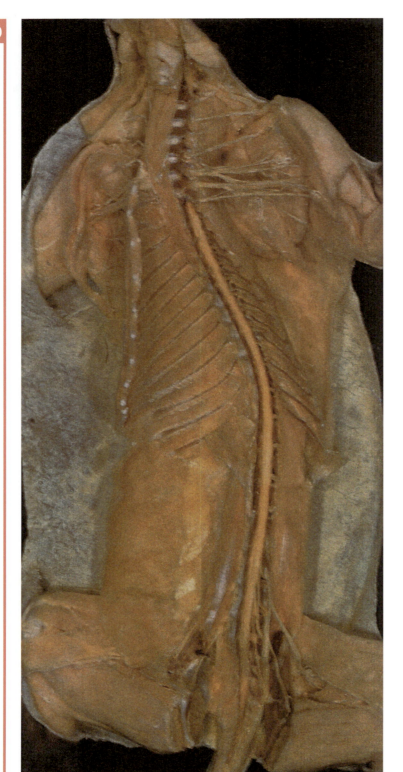

Fig. 10.90 Musculatura subvertebral e medula espinhal *in situ*: aspecto ventral. Uma completa evisceração e retirada das paredes torácica e abdominal do lado esquerdo expõem a musculatura subvertebral do pescoço, do teto do tórax e do abdome. No lado direito, a maior parte do comprimento do tronco simpático direito foi mantido no lugar, mais evidente especialmente nas regiões torácicas e lombar. O componente do tronco vagossimpático próximo à traqueia, em continuação do pescoço, também foi mantido. Os corpos vertebrais das vértebras torácicas e lombares e o sacro foram removidos para abrir o canal espinhal e expor a medula e as raízes dos nervos espinhais. Na região cervical caudal, o plexo braquial e os nervos do membro torácico estão mostrados esticados através da axila aberta.

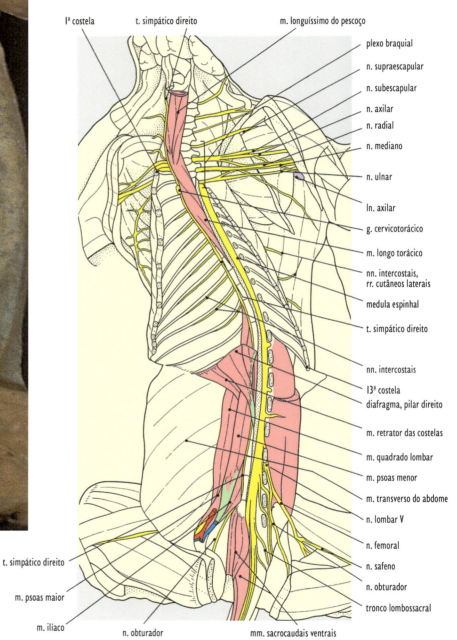

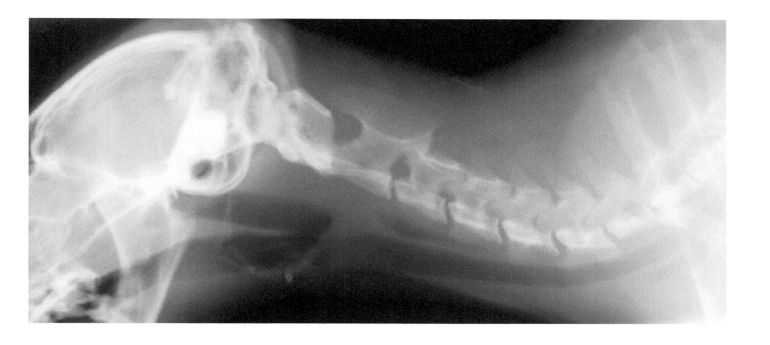

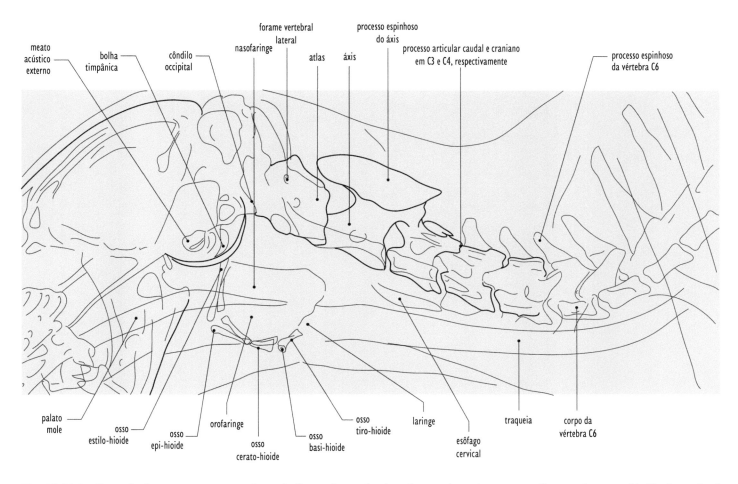

Fig. 10.91 Radiografia do pescoço: aspecto lateral. O canal vertebral pode ser visto claramente. O osso timpano-hioide é cartilaginoso e não visível por radiografia. O esfíncter esofágico craniano está destacado pela presença de ar craniano e caudalmente.

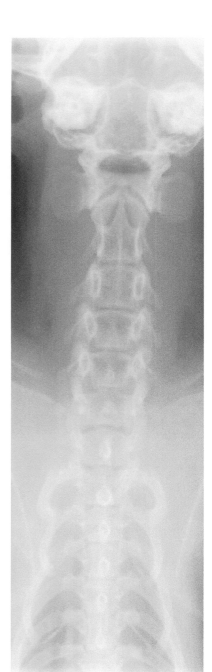
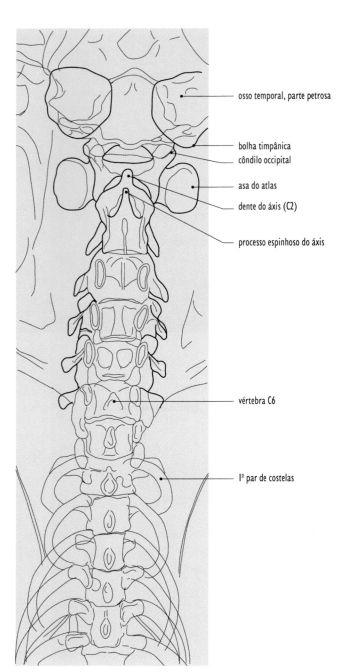

Fig. 10.92 Radiografia do pescoço: aspecto ventrodorsal. As grandes asas do atlas podem ser vistas facilmente. As clavículas são visíveis mediais às articulações do ombro.

- osso temporal, parte petrosa
- bolha timpânica
- côndilo occipital
- asa do atlas
- dente do áxis (C2)
- processo espinhoso do áxis
- vértebra C6
- 1º par de costelas

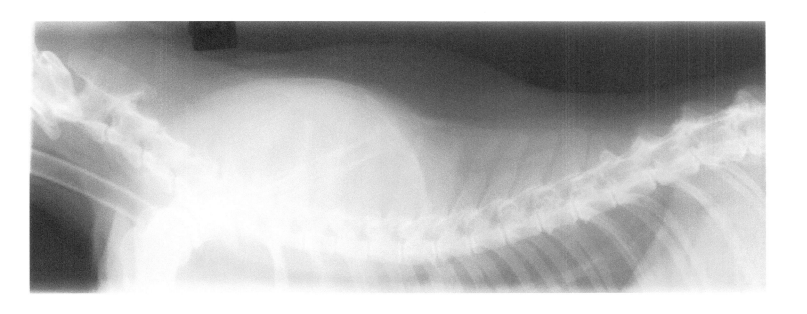

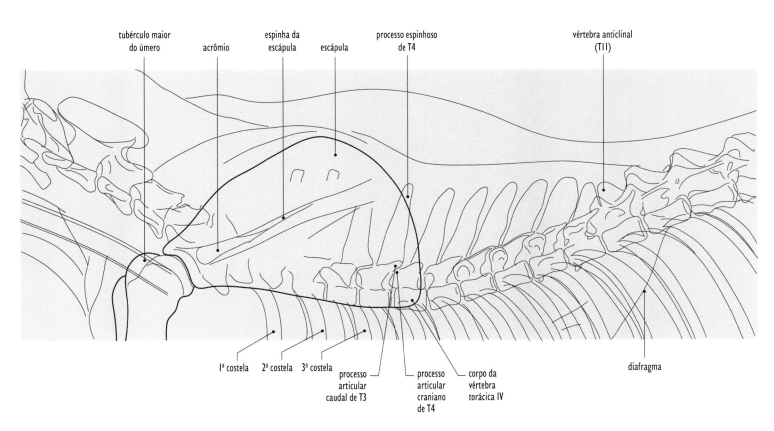

Fig. 10.93 Radiografia da coluna torácica: aspecto lateral. A grande escápula e os músculos do ombro associados estão sobrepostos na coluna torácica craniana.

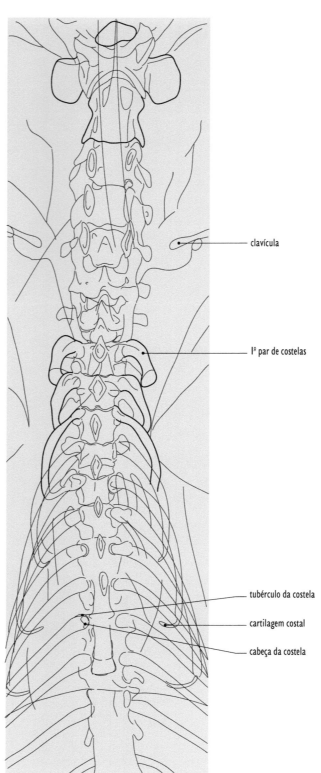

Fig. 10.94 Radiografia da coluna torácica: aspecto ventrodorsal.

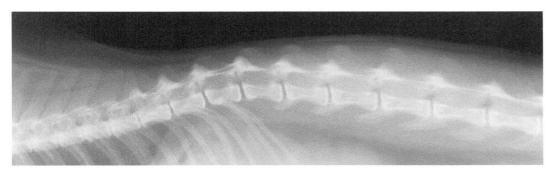

Fig. 10.95 Radiografia da junção toracolombar: aspecto lateral. A mudança na orientação das articulações sinoviais do plano dorsal para o plano sagital pode ser vista entre as vértebras torácicas X e XI. A inclinação do processo espinhoso também muda nesse ponto de uma orientação caudal para uma orientação craniana. A vértebra torácica XI é a vértebra anticlinal no gato.

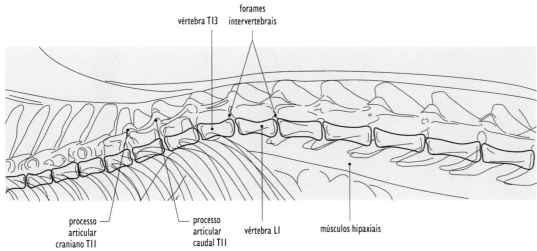

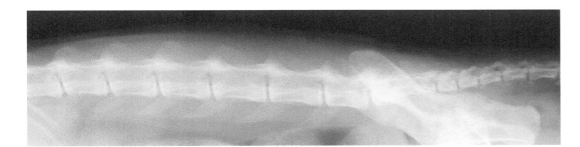

Fig. 10.96 Radiografia da coluna lombar: aspecto lateral.

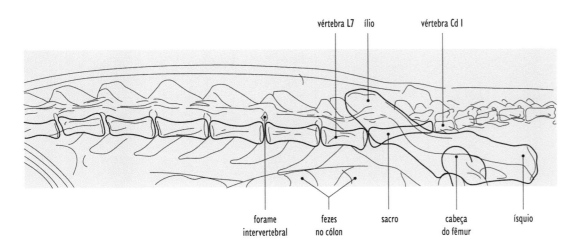

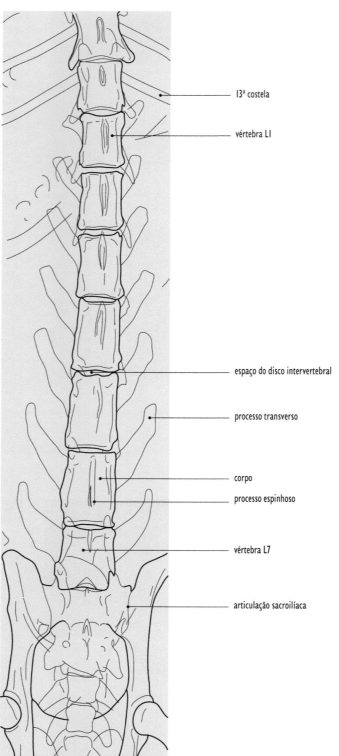

Fig. 10.97 Radiografia da coluna lombar: aspecto ventrodorsal.

- 13ª costela
- vértebra L1
- espaço do disco intervertebral
- processo transverso
- corpo
- processo espinhoso
- vértebra L7
- articulação sacroilíaca

ÍNDICE REMISSIVO

Notas
Artérias, nódulos linfáticos, músculos, nervos, veias e seus troncos, gânglios e ramos estão indexados conforme abreviações usuais (a, ln, m, n, v, t, g, r) como nas legendas das figuras. Para a maioria das outras estruturas, o nome traduzido foi utilizado, mas o nome clássico foi mantido nos casos em que este é mais familiar (p. ex., *cauda equina*).

Em geral, os nomes escolhidos para a legenda dos desenhos seguem a *Nomina Anatomica Veterinaria* (1983)* traduzidos do latim para o português; o índice lista estes nomes como eles aparecem nas legendas.

As referências neste índice são para os números das páginas, não o número das figuras. O índice lista as páginas nas quais cada estrutura foi identificada nos desenhos que acompanham as fotografias. O índice também inclui referências às estruturas e regiões mencionadas nos títulos das fotografias.

A

abdome, 2, 261-332, 478, 479, 480, 481, 484
    assoalho, 265
    características superficiais, 4, 7, 263, 311
    craniano, 302, 321
    esqueleto, 5, 264
    estruturas superficiais, 274
    fáscia superficial, 201, 273, 274, 275, 280, 282, 284, 286, 385, 388, 408
    fáscia transversa, 282
    musculatura da parede, 476
    músculo cutâneo, 273
    nervos autônomos, 294, 295
    nervos cutâneos,
    parede, 275, 276, 277, 278, 279, 280, 281, 282, 299, 300, 312, 313
    regiões topográficas, 4
    secção transversal, 324
    topografia interna, 6
    vísceras, 283,284, 285, 302, 303, 314, 315, 322, 477, 482, 483, 484
abdome craniano, 302, 321
abertura cecocólica, 297, 305, 317
abertura ileal, 297, 317
abertura ileocólica, 305
abertura intrafaríngea, 93
abertura nasal óssea, 12, 13, 14, 48, 66, 75, 444, 445

abertura nasomaxilar, 76
abóboda craniana, raça braquicefálica, 24
acetábulo, fêmur (osso da coxa), 283, 340, 353, 407, 412, 496
acrômio
    escápula, 6, 108, 112, 115, 141, 143, 144, 145, 147, 151, 164, 167, 197, 198, 202, 204, 442, 457, 458, 460, 462, 501
    úmero (osso do braço), 459
adesão intertalâmica, 82, 86, 106
alça subclávia, 224, 225, 228, 229, 230, 243
alça subclávia caudal, 226, 227
alça subclávia craniana, 227
alças jejunais, 291, 480
alvéolo do hipocampo, 85
anel inguinal
    externo, 349
    interno, 495
anel inguinal profundo, 313, 314, 386, 406, 410
anel inguinal superficial, 275, 311, 312, 313, 386, 407, 408, 409, 411
    comissura caudal, 409, 410
    comissura craniana, 386, 410
anel vaginal, 392
Angiostrongyloides, 195
ângulo
    costelas, 198
    mandíbula, 108
ângulo caudal
    escápula, 5, 6, 142, 147, 151, 198, 421, 457, 469
    ombro, 197
ângulo craniano, escápula, 142, 147, 148, 151, 198, 421, 469
ângulo lateral, olho, 20, 42
ângulo medial, olho, 20, 42
antebraço, 2, 177, 179, 180, 181, 182, 183, 464
    características de superfície, 171, 172
    esqueleto, 171, 172
    fáscia superficial, 173
antélice, 20, 29, 33, 112
anticulações falangeanas, distal, 187
antítrago, 26, 28, 30, 49, 112
ânus, 380, 384, 388, 400, 403, 404, 405, 494, 495
aorta, 195, 200, 218, 254, 258, 290
    abdominal, 294, 296, 299, 308, 309, 318, 319, 320, 321, 323, 326, 328, 329, 330, 399, 406, 437, 495
    ascendente, 233, 234, 235, 251
    descendente, 200, 246, 250, 251, 255, 256, 320

    torácica, 221, 222, 223, 229, 230, 231, 233, 236, 237, 238, 252, 260, 282, 284, 285, 294, 302, 320, 324, 325, 437, 471, 477, 482
aparelho hioide, 12, 14, 15, 61, 62, 71, 72, 90, 91, 92, 109, 445, 446
    basi-hioide, 15, 91, 92
    cerato-hioide, 15, 71, 72, 91, 92
    corno craniano, 452
    corno rostral, 71
    epi-hioide, 15, 71, 72, 91, 92
    estilo-hioide, 15, 71, 72, 91, 92
    tiro-hioide, 15, 91, 92
    veja também ossos individuais
ápice
    ceco, 297
    coração, 7, 197, 200, 231, 232, 233, 234, 238, 239, 244, 475
aponeurose palatina, 63, 64, 65, 93, 98
aqueduto mesencefálico, 82, 100, 454
aracnoide, 438
arco, ísquio, 384, 420, 421
arco costal, 2, 3, 4, 5, 6, 197, 238, 239, 241, 242, 263, 264, 277, 280, 282, 283, 301, 311, 313, 315, 327, 395, 442, 469, 475, 476, 482
    características superficiais, 7
arco da aorta, 221, 231, 233, 234, 235, 236, 246, 249, 471, 475
    direito persistente, 195
    secção transversal, 249
arco dorsal
    atlas (C1), 12, 79, 84, 108, 109, 121, 132, 436
    vértebra áxis (C2), 422
arco hioide, 31, 35, 36, 70, 73, 89, 113, 117, 126, 127, 130
arco isquiático, 337, 339, 340, 352, 380, 394, 403, 404, 405, 407, 411, 418
    secção transversal, 417
arco lombocostal, 320
arco palatofaríngeo, 64, 65, 93
    sínfise, 67
arco palmar superficial, 190
arco paraglosso, 16
arco plantar superficial, 372
arco ventral, atlas (C1), 86, 439
arco zigomático, 11, 14, 15, 27, 28, 31, 32, 34, 36, 40, 41, 44, 45, 48, 50, 54, 84, 88, 98, 103, 451, 456
    crânio, 14
    raça dolicocefálica, 22
artéria(s)
    a.n. glúteo caudal, 492
    a. abdominal caudal, 278, 299, 387, 402
    a. abdominal craniana, 276, 277, 280, 281, 291, 293, 300, 302, 307, 319, 320, 328, 397, 398, 399, 476
    a. alveolar inferior, 17, 39, 40, 74, 95, 97, 99
    a. anastomótica, 87

    a. angular da boca, 27, 29, 97
    a. antebraquial profunda, 177, 178
    a. antebraquial superficial craniana, 166, 463
    a. arco hioide, 29
    a. auricular caudal, 27, 31, 33, 35, 58, 132
    r. occipital, 35
    a. auricular rostral, 31
    a. auxiliar, 117, 118, 120, 122, 124, 128, 130, 131, 161, 162, 205, 223, 224, 225, 226, 227, 228, 240, 241, 242, 243, 246, 247, 468, 469, 475
    a. basilar, 67, 68, 71, 80, 81, 83, 87, 101, 452
    a. bicipital, 166, 178
    a. braquial superficial, 166, 175, 178, 463
    a. braquial, 158, 159, 160, 161, 162, 165, 166, 169, 170, 172, 174, 175, 176, 177, 178, 180, 182, 242, 463
    a. broncoesofágica, 231, 233
    r. bronquial, 223, 229
    a. bucal, 37, 41, 45, 55, 98
    a. carótida comum direita, 246
    a. carótida comum esquerda, 235
    a. carótida comum, 58, 61, 62, 72, 73, 74, 89, 91, 93, 94, 116, 119, 120, 122, 127, 128, 131, 132, 134, 135, 137, 138, 151, 154, 214, 225, 226, 227, 228, 229, 469
    a. carótida externa, 57, 58, 60, 61, 62, 71, 72, 74, 90, 91, 93, 94, 101, 121
    a. carótida interna, 46, 58, 61, 62, 72, 73, 74, 79, 80, 81, 83, 86, 87, 93, 94, 99, 100, 101
    r. anastomótico, 47
    a. caudal lateral, 347, 384, 388, 405
    a. caudal mediana, 403, 416
    a. celíaca, 260, 295, 296, 297, 299, 309, 318, 319, 320, 322, 327, 437
    a. cerebelar caudal, 87
    a. cerebelar média, 87
    a. cerebelar rostral, 87
    a. cerebral (cérebro) caudal, 81, 85, 87
    a. cerebral caudal, 87
    a. cerebral média, 81, 83
    a. cerebral rostral, 81, 83, 86
    a. cervical ascendente, 114, 128
    a. cervical profunda, 118, 119, 120, 122, 123, 124, 128, 208, 213, 215, 224, 225, 226, 227, 228, 230, 431, 432, 435, 436
    a. cervical superficial, 116, 117, 124, 129, 130, 131, 136, 137, 138, 149, 150, 154, 156, 158, 159, 160, 161, 162, 201, 206, 208, 225, 227, 228, 240, 241
    r. acromial, 455
    r. cutâneo, 239

---

*Nota da Revisão Científica: na edição brasileira, a nomenclatura anatômica se baseou na *Nomina Anatomica Veterinaria* (2005) e os termos latinos foram traduzidos para o português.

r. deltoide, 128, 137, 162, 226, 239, 463
r. pré-escapular, 111, 112, 113, 114, 115, 135, 201, 202, 428, 429, 430, 455
rr. cutâneos, 111, 201
a. cervical, 127
r. muscular, 59
r. ventral, 59
a. circunflexa caudal do úmero, 159, 162, 166, 247
rr. cutâneos, 201
a. circunflexa femoral lateral, 346, 347, 348, 351, 384, 385, 411, 414
r. descendente, 347
a. circunflexa femoral medial, 312, 314, 315, 351, 387, 391, 411, 414
r. ascendente, 352
r. obturador, 352, 412
r. transverso, 351, 352, 411, 412
a. circunflexa ilíaca profunda, 201, 273, 275, 276, 278, 280, 282, 300, 302, 313, 317, 319, 320, 342, 396, 397, 399, 400, 401
a. circunflexa ilíaca profunda direita, 402
a. circunflexa ilíaca superficial, 312, 331, 350, 351, 384, 409, 411
a. colateral ulnar, 162, 166, 178, 182
a. cólica direita, 328
a. cólica esquerda, 288, 289, 290, 291, 307, 319, 329, 330, 401
a. cólica média, 289, 291, 293, 296, 297, 318
a. comunicante caudal, 83, 87
a. comunicante rostral, 87
a. coronária direita, 233, 234
rr. ventriculares, 232, 243
a. coronária esquerda
r. circunflexo, 253
r. interventricular subsinuoso, 253
r. ventricular, 253
a. coronária esquerda, 232, 233, 244
r. circunflexo, 231, 233, 234, 236, 244, 251, 252
r. interventricular paraconal, 231, 233, 243
r. interventricular subsinuoso, 234, 243
r. septal, 234, 236
r. ventricular, 231, 233
r. ventricular paraconal, 252
a. costoabdominal, 437
a. costocervical, 124, 226, 227, 228, 232, 234, 247
r. muscular, 123, 124, 228
a. cremastérica, 387
a. descendente do joelho, 350, 354, 359, 360
a. digital palmar comum I, 191
a. digital palmar comum II, 190, 191
a. digital palmar comum III, 190, 191
a. digital palmar comum IV, 190, 191
a. digital palmar própria, 190

a. digital palmar própria II axial, 190
a. digital palmar própria III axial, 190, 191
a. digital palmar própria IV axial, 190, 191
a. do bulbo do pênis, 391, 393, 405
a. dorsal do pé, 360, 369, 374, 376, 389, 393
a. dorsal do pênis, 388, 391, 405
r. profundo, 393
a. dorsal do pênis direita, 393
a. dorsal do pênis esquerda, 393
a. epigástrica caudal, 280, 300, 313, 331, 387, 406
rr. laterais, 278
a. epigástrica, 326
a. epigástrica caudal superficial, 278, 280, 311, 387, 392, 408, 409
a. epigástrica craniana, 211, 214, 215, 216, 217, 219, 241, 242, 277, 280, 311, 470, 482
a. epigástrica craniana superficial, 211, 217, 239
a. epigástrica superficial caudal, 276, 281, 284, 300, 331, 389
a. etmoidal externa, 45, 47, 75, 76, 79, 80, 87
a. etmoidal interna, 81, 87, 98
a. facial, 32, 35, 36, 37, 38, 39, 41, 44, 55, 57, 58, 73, 89, 90, 91, 93, 94, 97, 98, 100
r. glandular, 89, 90
a. femoral, 275, 278, 311, 312, 313, 314, 315, 317, 319, 349, 350, 351, 352, 353, 354, 359, 360, 362, 384, 386, 387, 407, 408, 409, 411, 413, 414, 476, 491
a. femoral caudal distal, 359, 367, 491
a. femoral caudal média, 352, 354
a. femoral caudal proximal, 312, 313, 349, 350, 351, 352, 359, 408, 409, 411
a. femoral caudal, r. cutâneo, 343
a. gástrica esquerda, 294, 295, 296, 297, 308, 309, 317, 319, 322, 325, 326
r. esofágico, 324
a. gastroduodenal, 295, 296, 297
a. gastroepiploica esquerda, 284, 285, 288, 322
a. glútea caudal, 345, 347, 384, 385, 389, 401, 403, 404, 414, 415, 416, 417, 433, 492, 494
rr. musculares, 345
a. glútea craniana, 346, 347, 384, 385, 388, 401, 404, 434, 494
a. hepática, 293, 294, 295, 296, 297, 307, 308, 309, 319, 322, 326
rr. direitos, 298
rr. hepáticos, 296, 304, 325
a. ileocólica, 309, 318, 328
r. íleo antimesentérica, 329
a. ilíaca comum, 400
a. ilíaca externa, 280, 282, 284, 286, 290, 291, 296, 299, 301, 304, 308, 317, 318, 319, 331, 388, 389, 392, 400, 401, 406, 412, 413, 437, 482, 494

a. ilíaca externa direita, 402
a. ilíaca externa esquerda, 402
a. ilíaca interna, 286, 287, 288, 289, 291, 296, 297, 331, 388, 389, 395, 399, 413, 437
a. ilíaca interna direita, 402
a. ilíaca interna esquerda, 402
a. iliolombar, 392, 413
a. infraorbitária, 40, 43, 44, 45, 96, 97
a. intercostal 212, 248, 249, 252, 253, 254, 436
rr. cutâneos laterais, 430
a. intercostal dorsal, 218, 324
a. interóssea caudal, 183, 193
a. interóssea comum, 178
a. interóssea craniana, 183
a. jejunal, 289, 328
a. labiríntica, 87
a. laríngea craniana, 58, 60, 62, 72, 73, 91, 92, 117, 120, 121, 122, 132, 455
a. lienal, 288, 291, 293, 294, 295, 296, 297, 308, 309, 317, 319, 321, 322, 326, 327
r. distal, 307, 310
r. gastroepiploico, 306
r. pancreático, 288, 290, 291, 293
r. proximal, 307, 310
a. lingual, 58, 60, 61, 62, 64, 70, 71, 73, 74, 90, 91, 93, 94, 96, 99, 100
a. lombar, 439
a. maxilar, 35, 36, 37, 38, 40, 41, 42, 43, 44, 45, 46, 47, 55, 56, 57, 58, 59, 61, 62, 64, 74, 98, 99, 100
a. maxilar parte pterigopalatina, 55, 64
a. maxilar superficial, 166
a. mediana, 174, 175, 176, 177, 178, 179, 180, 181, 183, 191, 193, 463
a. meníngea média, 83, 85, 86, 87
a. meníngea rostral, 75, 76, 79, 80
a. mentoniana, 28
a. mentoniana caudal, 31, 32
a. mentoniana medial, 34, 39, 40, 43, 95
a. mesentérica, 293
a. mesentérica caudal, 287, 290, 291, 294, 296, 299, 308, 318, 319, 320, 401, 402, 437
a. mesentérica craniana, 293, 294, 295, 296, 297, 299, 307, 309, 317, 318, 319, 320, 321, 328, 437
a. musculofrênica, 212, 242, 470
a. nasal lateral, 30, 32, 34, 38, 40, 43, 44, 49, 53, 94, 95
a. obturatória, 385
a. occipital, 61, 62, 71, 73, 74, 84, 91, 93, 94
r. descendente, 62
r. muscular, 430
t. cervical, 79
a. oftálmica externa, 45, 47, 98
r. muscular ventral, 47
a. oftálmica interna, 47, 87
artérias cerebrais, 87
articulação veja sob nomes individuais

articulação antebraquicárpica, 141, 143, 171, 172, 185, 187, 457
articulação atlantoaxial, 15, 50, 108, 109, 110, 421, 456
articulação atlanto-occipital, 15, 50, 84, 101, 108, 110, 421, 456
articulação cárpica média, 187
articulação carpometacárpica, 187
articulação costocondral, costelas, 123, 198, 210, 211, 241, 243
articulação costoesternal, 225
cartilagem interesternebral, 219, 220
costelas, 123, 198, 218, 226, 242, 243
articulação costotransversal, 439
articulação coxofemoral, 272
articulação cricoaritenoide, 133
articulação crurotarsal, 338, 371, 485
articulação do cotovelo, 2, 3, 139-140, 141, 142, 143, 146, 147, 171, 172, 176, 178, 183
articulação umerorradial, 146
ligamento anular, 183
ligamento colateral lateral, 183
ligamento colateral medial, 183
ligamento oblíquo, 183
osteocondrite, 140
articulação do jarrete, 2, 3
articulação do joelho (joelho), 2, 3, 338, 339, 341, 365, 366, 478, 486, 487
articulação femoropatelar 339, 355, 366, 485
articulação femurotibial, 339, 355, 366
côndilos, 486
eminência intercondilal, 486
ligamento patelar, 339
ossos sesamoides veja ossos sesamoides
articulação do ombro, 2, 3, 5, 142, 143, 144, 145, 147, 168, 456, 457, 469
características de superfície, 141
articulação do quadril, 3, 5, 337, 339, 340, 352, 384, 415, 416, 485, 492
cápsula, 347, 383
direita, 353
secção transversal, 415
articulação femoromeniscal, 366
articulação femoropatelar
articulação do joelho, 339, 355, 366, 485
articulação femorotibial, 341
articulação do joelho, 339, 355, 366
articulação interfalangeana
distal, 142, 171, 172, 355, 371
proximal, 142, 143, 144, 171, 172, 185, 187, 338, 355, 356, 369, 371
articulação intertársica, 371
articulação intervertebral dorsal
vértebra torácica 13 (T13), 425
articulação (junção) costovertebral, 436, 438, 439
articulação lombossacral, 339, 340, 407, 420, 437
ossos sesamoides, 186, 187, 189, 193, 371
articulação metatarsofalangeana, 338, 356, 370, 371, 485

índice remissivo

articulação radioulnar, proximal, 146
articulação sacroilíaca, 340, 407, 413,
    421, 434, 437, 439, 484, 496, 504
  direita, 272
  secção transversal, 413
articulação talocrural, 355
articulação tarsometatársica, 371
articulação temporomandibular
    (mandíbula), 9, 11, 12, 14, 15,
    17, 34, 38, 39, 41, 46, 88, 110,
    444, 445
  cápsula, 74
  fossa mandibular, 37, 56
  processo condiloide, 37
  raça mesocefálica, 23
articulação tibiomeniscal, 366
articulação toracolombar, 425, 503
articulação umerorradial
  articulação do cotovelo, 146
articulação umeroulnar, *veja*
  articulação do cotovelo
articulação zigapofisária, 501
articulações costocondrais (junção
  costocondral), 225, 226
articulações do carpo, 2, 3, 142
  articulação antebraquiocárpica,
    141, 143, 171, 172, 185, 187,
    457
árvore da vida, cerebelo, 82
asa
  atlas (C1), 11, 15, 57, 61, 62, 79,
    84, 108, 109, 110, 113, 115, 117,
    120, 121, 132, 133, 141, 142,
    153, 420, 421, 430, 436, 438,
    456, 500
  ílio, 264, 271, 337, 339, 340, 492
  sacro, 340, 407, 413
assoalho, abdome, 265
assoalho pélvico, 411, 412
atlas (C1), 12, 67, 68, 80, 421, 442,
    444, 450, 497
  arco dorsal, 12, 79, 84, 108, 109,
    121, 132, 436
  arco ventral, 86, 439
  asa (processo transverso), 11, 15,
    57, 61, 62, 79, 84, 108, 109, 110,
    113, 115, 117, 120, 121, 132,
    133, 141, 142, 153, 420, 421,
    430, 436, 438, 456, 500
  corpo, 422
  forame lateral, 79, 121
  forame transverso, 12, 84, 110, 421
  forame vertebral lateral, 12, 421
  incisura alar, 110, 121
  ligamento alar, 439
  ligamento transverso, 439
  massa lateral, 12, 132, 439
  processo articular craniano, 84
  secção transversa, 132
átrio direito, coração, 200, 222, 224,
    230, 231, 232, 234, 235, 244,
    250, 252, 255, 256, 473
átrio esquerdo, coração, 218, 221, 223,
    231, 233, 234, 236, 244, 251,
    252, 255, 256, 473
átrio pilórico, 266, 321
  estômago, 265, 267, 291, 293, 322,
    325
aurícula direita, coração, 231, 232,
    233, 243, 244, 249, 250, 475

aurícula esquerda, coração, 231, 244,
    251, 471, 475
axila, 2, 7, 141, 143, 147, 172

B

baço, 7, 238, 265, 284, 285, 290, 291,
    308, 315, 317, 321, 324, 328,
    477, 483, 484
  cabeça, 480
  extremidade dorsal, 287, 289, 310,
    318, 319, 326, 327
  extremidade ventral, 287, 289, 291,
    302, 303, 304, 305, 316, 321, 326
  hilo, 288, 289, 291, 309, 318, 322,
    326, 327
  polo caudal, 287
  relações superficiais, 6
  secção transversal, 326, 327
  torsão, 261
baço, corpo caloso, 82, 85
bainha carotídea, 130, 134
bainha do tendão, 366
bainha metacárpica, 171
bainha retal, 241, 275, 277, 279, 311,
    312, 313, 408, 410, 411, 476
  lâmina externa, 207, 211, 387
basi-hioide,, 15, 91, 92
bexiga urinária, 6, 7, 265, 284, 286,
    287, 289, 290, 291, 296, 299,
    301, 302, 304, 314, 315, 317,
    318, 319, 340, 351, 382, 388,
    390, 391, 395, 406, 411, 412,
    413, 415, 477, 478, 479, 481,
    482, 483, 484, 494, 495
  ápice, 391
  corpo, 391
  crista uretérica, 318
  istmo, 317, 391, 401
  istmo trígono, 412
  ligamento lateral, 299, 302, 314,
    315, 399, 411
  ligamento medial, 302, 304, 395,
    494, 495
  secção transversal, 413, 414, 415
biópsia hepática, 261-262
boca
  ângulo da, 88
  características superficiais, 16
bochecha, 2, 11, 92, 96, 451
bolha timpânica, 10, 13, 14, 74, 91, 94,
    100, 109, 110, 444, 445, 446,
    447, 454, 499, 500
  crânio, 14
bolsa cutânea marginal, 53, 444
  canal do ouvido, 29
bolsa marginal cutânea, orelhas, 20
bolsa ovariana, 397
  abertura, 396
bolsa pubovesical, 390, 391
bolsa retogenital, 390
bolsa retouterina, 400
bolsa vesicogenital, 391
bolsa vesicouterina, 400
borda caudal, escápula , 5, 147, 198
borda craniana, escápula, 108, 142,
    144, 147, 148, 197, 198
borda dorsal
  escápula, 4, 5, 141, 142, 143, 144,
    147, 148, 150, 151, 153, 198,
    201, 202, 204, 421, 429, 457

ombro, 197
borda esquerda, coração, 200
borda lateral (margem antitrágica),
    20, 33
borda livre, jejuno, 290
borda medial (margem trágica), 20, 33
borda mesentérica, jejuno, 290
borda tricipital do braço (margem),
    171, 197, 201
borda troclear medial, fêmur (osso da
    coxa), 363
borda ventral, mandíbula, 11
borda ventricular direita, coração, 197
borda ventricular esquerda, coração,
    197, 231
borda vertebral, 420
braço, 459, 460, 463
  borda tricipital, 6, 141
  características superficiais, 6, 147
  esqueleto, 147, 148
  fáscia superficial, 148, 149, 239,
    443
  músculos superficiais, 149
brônquio
  lobar direito, 235
  lobar esquerdo, 246
  principal direito, 222, 224, 230,
    232, 234, 237, 251
  principal esquerdo, 221,223, 229,
    231, 233, 235, 238, 246, 251, 471
bulbo, pênis, 380, 392, 393, 405, 418
bulbo da aorta, 233, 234, 244
bulbo da glande, 389, 393
  espaços cavernosos, 392
  pênis, 282, 388, 393
bulbo olfatório, 67, 68, 76, 77, 80, 81,
    82, 84, 86, 87, 449, 450
bulbo timpânico, 15, 63, 64, 66, 71,
    73, 79, 88, 92, 93, 94, 104
  raça mesocefálica, 23
bulbo uretral, 6
bulbo vestibular, 403, 404

C

cabeça, 9-106
  baço, 480
  características superficiais, 11, 48,
    50, 88
  costelas, 198, 439, 502
  esqueleto, 12, 444 *veja também*
    crânio
  estruturas superficiais, 25, 28, 89,
    444
  fêmur (osso da coxa), 339, 340,
    353, 407, 412, 415, 496, 503
  fíbula, 337, 339, 341, 355, 485, 487
  ossos sesamoides, 193
  raça braquiocefálica, 24
  raça mesocefálica, 23
  rádio, 141, 142, 143, 144, 146, 147,
    171, 459, 464
  regiões topográficas, 11
  secção transversal, 94-101, 451, 452
  talo, 369
  úmero (osso do braço), 142, 145,
    147, 198, 457, 460
  variação de conformação, 21
  vasos sanguíneos, 30

cadela, genitália externa, 403, 404
caixa torácica, 211, 214, 237, 242, 471,
    475
calcâneo (osso társico proximal), 355,
    356, 360, 363, 364, 365, 370,
    371, 376, 468, 488
  cartilagem epifisária, 486
  epífise, 486
  sustentáculo do talo, 370, 489
  tuberosidade, 356, 369, 370
canal, mandíbula, 451
canal alar, 88
  crânio, 13
canal anal, 401, 417, 494
  zona colunar (coluna anal), 390
  zona cutânea, 390
canal auditivo, 20, 88
  bolsa cutânea marginal, 29
  externo, 11, 104, 454
  parte horizontal, 33
  parte vertical, 33
canal basifaríngeo, 66, 88
canal central, cordão espinhal, 82
canal condiloide, 66
canal da orelha externa, 11, 104, 454
canal espinhal, 68, 80, 81, 84, 86, 106,
    133, 254, 324, 330, 438, 439,
    449, 450, 452, 497, 498
  canal central, 82
  sulco dorsolateral, 438
canal hipoglosso, 66
canal infraorbital, 43, 46, 75
canal inguinal, 386-387, 409, 410, 413,
    495
canal lacrimal, 55, 75
canal óptico, 13, 66, 79
canal pilórico, 266, 303, 322
  estômago, 265, 293, 297, 317, 318,
    322, 325, 479
canal transverso, 66
  vértebra áxis (C2), 12, 84, 108, 121
  vértebras cervicais, 136, 144, 197
canal vertebral, 394, 424, 425, 426
cápsula
  articulação do quadril, 347, 383
  articulação temporomandibular
    (mandíbula), 74
cápsula interna, 85
  membro caudal, 86
  membro rostral, 86
cárdia, estômago, 265, 266, 310, 318,
    319, 320, 322, 323, 324
carina, traqueia, 236, 251
carpo, 187, 192
  características superficiais, 186
  esqueleto, 186
cartilagem anular, 33, 100
cartilagem aritenoide da laringe, 15,
    65, 68, 93, 110, 133
  processo articular, 65
  processo corniculado, 65
  processo cuneiforme, 65
cartilagem auricular da orelha externa,
    26, 28, 31, 52, 101, 132, 444,
    452
  anti-hélice, 20, 29, 33, 112
  antítrago, 26, 28, 30, 49, 112
  concha, 26, 31, 33, 52, 54, 111, 113,
    121, 455
  escafa, 20, 26, 31, 49, 51, 52, 111, 113

hélice, 112
incisura intertrágica, 33
incisura pretragica (trago-helicina), 33
sulco anti-hélice, 52
trago, 20, 26, 28, 30, 49, 112
cartilagem auricular, escápula, 111
cartilagem costal
13ª costela (costela flutuante), 209, 211, 279
costelas, 117, 118, 120, 122, 198, 199, 209, 210, 211, 220, 225, 226, 227, 239, 241, 242, 244, 249, 277, 314
cartilagem cricoide da laringe, 12, 15, 63, 65, 68, 90, 91, 92, 93, 110, 128, 129, 130, 133, 450
cartilagem epifisária da cabeça, fêmur (osso da coxa), 496
cartilagem epifisária distal, rádio, 467
fêmur (osso da coxa), 486
rádio, 458
ulna, 458, 467
cartilagem epifisária proximal, tíbia, 486
cartilagem epifisária proximal, úmero (osso do braço), 458
cartilagem escutular (escutiforme), 11, 27, 29, 31, 33, 49, 51, 52, 53, 101, 111
cartilagem interesternebral, 216, 242
articulação costoesternal, 219, 220
cartilagem nasal acessória, 75, 76
cartilagem septal, 28, 67, 76, 77
cartilagem timpano-hioide, 12, 63
cartilagem tireoide da laringe, 11, 12, 15, 61, 63, 64, 65, 70, 88, 90, 92, 108, 110, 117, 119, 120, 125, 128, 129, 130, 132, 133, 450, 452
características superficiais, 141
corno caudal, 63, 91
corno rostral, 63, 91
incisura craniana, 73
incisura rostral, 63, 91
lâmina, 63,91
cartilagem vomeronasal, 95
cartilagem xifoide, esterno (osso do peito), 218, 219, 442, 469, 475, 483
cartilagens, traqueia, 15, 63, 65, 88, 91, 128, 129, 134, 135
cartilagens costais, 208, 240, 255, 324, 325, 328, 469, 472, 502
cartilagens nasais, 76, 94
acessória, 75, 76
dorsolateral, 25, 26, 28, 30, 49, 68, 75, 76, 78
ventrolateral, 68, 75, 76, 78
carúncula lacrimal, 20
castração, 261
castração, 262, 379
cauda, 2, 4, 349
base da, 407
características superficiais, 420
raiz da, 2, 339, 418
secção transversal, 418
cauda equina, 394, 439, 497
cavidade abdominal, caudal, 406
cavidade craniana, 15, 445, 446
crânio, 14

raças dolicocefálicas, 22
raças mesocefálicas, 23
secção transversal, 98
cavidade da orelha média (timpânica), 79
cavidade glenoide, escápula, 145, 148, 458
cavidade infraglótica, 92, 93, 452
cavidade nasal, 10, 14, 67, 68, 75, 76, 77, 78, 445
ossos conchais, 15
raça mesocefálica, 23
secção transversal, 95, 96, 97
cavidade oral (boca), características superficiais, 16, 70, 77, 94
cavidade pélvica, 388, 494
vísceras, 494
cavidade pericárdica, 249, 251, 252, 254
seio transverso, 235, 249, 250, 251
cavidade peritoneal, 324, 325, 326, 327
cavidade pleural, 138, 243, 325, 326, 327
borda dorsal, 6
direita, 235, 242, 248, 249, 252, 253
lado esquerdo, 235, 242
limite craniano, 6
cavidade prepucial, 331, 389, 391, 494
cavidade timpânica, 100, 452
ceco, 7, 265, 269, 270, 290, 291, 294, 297, 303, 305, 306, 315, 317, 328, 481, 484
ápice, 297
corpo, 297
secção transversal, 328
centro semioval, 85
cerato-hioide, 15, 71, 72, 91, 92
cerebelo, 67, 68, 80, 81, 84, 85, 101, 106, 132, 449, 450
árvore da vida, 82
hemisfério, 85, 452
lobo rostral, 104
paraflóculo dorsal, 85
paraflóculo ventral, 83, 85
secção transversal, 101
vermis, 85, 452
cérebro, 81, 82, 83, 84, 85, 86
fissura longitudinal dorsal, 99
suprimento sanguíneo, 87
terceiro ventrículo, 82, 453
ventrículos laterais, 453
cérvix, 6, 7, 318, 319, 399, 400, 401, 402, 494, 495
círculo arterial cerebral, 99
claustro, 86
clavícula, 456, 457, 458, 459, 462, 463, 502
clitóris, 400, 401, 404
fossa para o clitóris, 404
cóclea, 371, 454
colículo caudal, 81, 82, 86
comissura, 86
colículo rostral, 81, 82, 86
cólon, 317, 503
ascendente, 7, 269, 270, 291, 297, 305, 317, 328, 481, 483, 484
descendente, 6, 265, 269, 270, 283, 284, 285, 286, 287, 289, 291, 296, 298, 298, 305, 306, 307, 308, 315, 316, 317, 318, 319,

328, 329, 330, 331, 340, 388, 389, 395, 396, 397, 398, 399, 401, 406, 413, 472, 477, 478, 479, 481, 483, 484, 494, 495
flexura direita, 270
flexura esquerda, 270
mesocólon, 288, 289, 296, 305, 308, 315, 328, 329, 330, 331
transverso, 269, 270, 286, 287, 288, 289, 290, 296, 297, 306, 307, 309, 317, 327, 481, 484
coluna lombar, 503, 504
coluna torácica, 501, 502
coluna vertebral, 420-439
ligamentos, 439
ligamentos atlantoaxiais, 439
ligamentos intercapitais, 439
comissura caudal, 82
comissura do hipocampo, 85
comissura dorsal, vulva, 403
comissura habenular, 86
comissura labial ventral, vulva, 401
comissura lateral, pálpebras, 20
comissura medial, pálpebras, 20
comissura (rima pudenda), vulva, 381
comissura ventral, vulva, 399, 403, 404
compartimento lateral, seio frontal, 66, 75, 78, 84, 98
compartimento medial, seio frontal, 66, 75, 78, 84, 97
complexo atlanto-occipital, 432
componente úmero-ulnar, úmero (osso do braço), 147
concha, 26, 31, 32, 33, 52, 54, 111, 113, 121, 455
concha etmoidal, 68, 76, 450, 451
concha nasal dorsal, 68
concha nasal média, 66, 68, 76, 77, 451
concha nasal ventral, 66, 68, 76, 77, 78, 94, 95
conchas (ossos turbinais)
concha nasal dorsal, 68
conchas etmoidais, 68
conchas nasais médias, 68
conchas nasais ventrais, 68
conchas nasais, 78, 450
dorsal, 66, 76, 77, 78, 94, 95, 451
média, 66, 76, 77, 451
ventral, 66, 76, 77, 78, 94, 95
conchas nasais (na cavidade nasal) *veja* osso etmoide
côndilo lateral
fêmur (osso da coxa), 337, 338, 339, 341, 347, 355, 361, 362, 366, 485, 487
tíbia, 337, 338, 339, 341, 355, 366, 485, 487
côndilo medial
fêmur (osso da coxa), 337, 338, 341, 356, 362, 364, 365, 366, 487
tíbia, 337, 338, 341, 356, 362, 487
côndilo occipital, 13, 15, 50, 79, 84, 88, 109, 110, 439, 446, 447, 499, 500
crânio, 12
côndilo (processo condiloide), mandíbula, 13, 14, 15, 35, 88, 453, 456
côndilo, úmero (osso do braço), 459, 460

côndilos, articulação do joelho, 486
cone arterial, 231, 232, 233, 234, 236, 243, 244, 251, 475
cone mandibular, 497
confluência dos seios, 81
conjuntiva, fórnix, 45
conjuntiva bulbar, 44, 45
conjuntiva palpebral, 20
coração, 6, 7, 195, 199, 200, 214, 219, 220, 231-234, 235, 243, 244, 258, 470, 471, 472, 475, 478
ápice, 7, 197, 200, 231, 232, 233, 234, 238, 239, 244, 475
átrio direito, 200, 222, 224, 230, 231, 232, 234, 235, 244, 250, 252, 255, 256, 473
átrio esquerdo, 218, 221, 223, 231, 233, 234, 236, 244, 251, 252, 255, 256, 473
aurícula direita, 231, 232, 233, 243, 244, 249, 250, 475
aurícula esquerda, 231, 244, 251, 471, 475
borda esquerda, 200
borda ventricular direita, 197
borda ventricular esquerda, 197, 231
características superficiais, 231, 239
cordão tendinoso, 231
crista terminal, 250
miocárdio ventricular direito, 244
óstio atrioventricular direito, 244
óstio atrioventricular esquerdo, 233, 235
secção transversal, 250
septo interatrial, 234
septo interventricular, 233, 234, 244
tubérculo intravenoso, 244
vasos coronarianos, 231, 232
ventrículo direito, 200, 231, 232, 233, 234, 236, 243, 250, 251, 252, 253, 254, 255, 256, 473, 475
ventrículo esquerdo, 231, 232, 233, 234, 243, 252, 253, 254, 473, 475
cordão espermático, 287, 416, 495
cordão tendinoso, 232, 233, 234, 236, 244
coração, 231
córnea, 42, 45
corno caudal, cartilagem tireoide da laringe, 63, 91
corno craniano, aparelho hioide, 452
corno rostral
aparelho hioide, 71
cartilagem tireoide da laringe, 63, 91
cornos, útero, 396, 397, 398, 399, 401, 402
corpo
ceco, 297
costelas, 439
estômago, 238, 265, 266, 267, 285, 287, 291, 293, 307, 310, 318, 319, 321, 322, 325, 477, 479, 480
fórnix, 85
ílio, 353, 407
mandíbula, 12, 14, 15, 17, 18, 26, 28, 30, 32, 34, 36, 38, 39, 43, 66, 70, 72, 74, 88, 92, 125, 126, 445, 446, 447, 451, 456

pênis, 6, 380, 390, 393, 494, 495
úmero (osso do braço), 139
útero, 6, 7, 315, 317, 318, 319, 397, 399, 400, 411, 494, 495
vértebra áxis (C2), 109, 422
vértebra cervical 5 (C5), 423
vértebra cervical 6 (C6), 499
vértebra lombar 4 (L4), 426
vértebra torácica 13 (T13), 425
vértebra torácica 6 (T6), 424
vértebras lombares, 504
corpo caloso, 81, 85, 99, 106, 449, 450
corpo, 82, 83, 85
esplênio, 82, 85
joelho, 82, 83, 85
septo, 83
corpo esponjoso, espaços cavernosos do pênis, 331, 391, 392, 393, 404, 405, 418
corpo estriado, 86
globo pálido, 86
núcleo caudal, 81, 83, 85, 86
núcleo lentiforme, 86
corpo geniculado, lateral, 82
corpo mamilar, 82, 87
corpo trapezoide, 87
corpos geniculados (medial e lateral), 82, 86
córtex cerebelar, 82
córtex cerebral, 85
córtex, rim, 290, 320
costela(s), 3, 5, 118, 119, 122, 128, 131, 144, 145, 152, 154, 161, 162, 199, 204, 205, 206, 207, 218, 225, 226, 227, 235, 239, 241, 246, 249, 250, 252, 254, 255, 263, 275, 278, 312, 313, 320, 324, 327, 420, 421, 431
ângulo, 198
articulação costocondral, 123, 198, 210, 211, 241, 243
articulação costoesternal, 123, 198, 218, 226, 242, 243
cabeça, 198, 439, 502
características superficiais, 7
cartilagem costal, 117, 118, 120, 122, 198, 199, 209, 210, 211, 220, 225, 226, 227, 239, 241, 242, 244, 249, 277, 314
corpo, 439
facetas, 124
junção costocondral, 209, 210, 211, 218, 219, 277
nona, 469, 472
pescoço, 198, 439
primeira, 432, 435, 436, 438, 469, 470, 473, 497, 498, 500, 501, 502
cartilagem costal, 475
segunda, 436, 442, 501
sexta, 470
terceira, 501
tubérculo, 198, 439, 502
coxa, 2, 344, 345, 346, 347, 348, 350, 351, 352
características de superfície, 349, 407
características superficiais, 342
esqueleto, 407
fáscia profunda, 334
fáscia superficial, 342, 349, 408

margem craniana, 6, 265, 340
medial, fáscia superficial, 408
músculos superficiais, 343, 349
secções transversais, 353
coxa craniana
músculo cutâneo, 273
nervos cutâneos, 273
coxim digital, 186
coxim do carpo, 171, 173, 176, 186, 187, 188, 190, 193, 464, 466
coxim metacárpico, 2, 141, 172, 186, 187, 188, 193, 464, 466
coxim metatársico, 355, 356, 370, 371, 377
coxins digitais, 2, 141, 185, 186, 188, 190, 193, 355, 356, 370, 371, 372, 465, 466
crânio, 3
arco zigomatico, 14
aspecto dorsal, 48
bolha timpânica, 14
canal alar, 13
características ventrais, 88
cavidade craniana, 14
côndilo occipital, 12
crista nucal, 14
crista orbital ventral, 13
crista sagital externa, 14
forame aéreo caudal, 13
forame alar rostral, 13
forame etmoidal, 13
forame oval, 13
fossa pterigopalatina, 12
fossa temporal, 12
linha nucal, 12
processo coronoide, 12
processo intraparietal, 12
processo jugular, 12
processo retroarticular, 13
protuberância occipital externa, 14
raça braquicefálica, 24
raça dolicocefálica, 22
raça mesocefálica, 23
região craniana, 12
secção mediana, 66
seio frontal, 14
sulco para a v. angular do olho, 13
variação conformacional da cabeça, 21
veja também ossos individuais
crânio (região craniana da cabeça), 2, 3, 79, 84, 442, 444, 456
crista, ílio, 6, 264, 274, 276, 282, 283, 286, 337, 339, 340, 384, 407, 420, 421, 433, 434, 485, 492
crista acetabular dorsal, fêmur (osso da coxa), 496
crista articular, escápula, 138
crista condiloide, 37
crista coronoide, mandíbula, 13, 35, 48
crista do tubérculo maior (ponta do ombro), 142, 144, 145
crista epicondilar lateral, úmero (osso do braço), 147, 166, 171
crista epicondilar medial, úmero (osso do braço), 146, 148, 172
crista facial, 444
crista ilíaca dorsal caudal, ílio, 264
crista ilíaca dorsal craniana, ílio, 264

crista ilíaca ventral caudal, ílio, 264, 339, 407
crista ilíaca ventral craniana, 264
crista ilíaca ventral craniana, ílio, 339, 407
crista intermédia distal, tíbia, 489
crista intermediaria, sacro, 413
crista nucal, crânio, 14
crista nucal (linha), 36, 50, 54, 84, 108, 420, 421
crista orbital ventral, crânio, 13
crista palatina, 94
crista petrosa, 66, 86
crista sacral lateral, 339, 407
crista sacral medial, 339, 340, 413, 420, 421
crista sacral tuber, ílio, 263
crista sagital externa, 11, 15, 36, 38, 40, 48, 50, 51, 53, 54, 84, 108, 444
características superficiais, 48
crista supracondilar lateral, úmero (osso do braço), 142
crista supraventricular, 244
crista temporal, 444
crista tendinosa médio-dorsal, 51, 53
crista terminal, 232, 244
crista terminal, coração, 250
crista troclear lateral
fêmur (osso da coxa), 338, 339, 355
talo, 489
crista troclear medial
fêmur (osso da coxa), 338, 356
talo, 489
crista ungueal, dedo I, 185
crista ungueal da falange distal, 187, 369
crista uretérica, vesícula urinária, 318
cúpula, diafragma, 197, 238, 299, 301, 303, 472, 473
curúnculoa sublingual, 70, 71, 72
curvatura maior, estômago, 6, 7, 287, 289, 293, 302, 303, 304, 306, 307, 316, 318, 483
curvatura menor (incisura angular), estômago, 307, 316, 325
cúspide da válvula semilunar, 244

D

13ª costela (costela flutuante), 3, 5, 198, 201, 202, 203, 205, 209, 239, 241, 260, 263, 275, 276, 277, 281, 282, 284, 299, 301, 304, 311, 313, 314, 315, 316, 319, 320, 323, 325, 395, 397, 399, 402, 421, 433, 434, 435, 436, 437, 442, 469, 470, 471, 482, 497, 498, 504
cartilagem costal, 209, 211, 279
relações de superfície, 6
características superficiais, 4, 7
dedo I, 143, 172, 185, 186, 190
falange digital, 185
falange distal, 186
falange proximal, 185, 186
dedo III, 370, 371
dedo IV, 370
dedo V

falange distal, 466
falange média, 466
dedo(s), 2, 185, 186, 187, 189, 191, 369, 373, 374
articulação metacarpofalangeana, 144
coxim digital, 186
dente, vértebra áxis (C2), 15, 67, 74, 80, 109, 110, 132, 439, 447, 456, 500
dente carniceiro, 45
dente 7 carniceiro, 10, 11, 12
dentes, 9-10, 11, 16, 17, 18
carniceiro, 10, 11, 12
dente pré-molar, 13, 14, 15, 17, 18, 38, 46, 75, 76, 95, 96, 102, 444, 445, 447, 448, 451, 456
dente temporário, 17, 19
dentes caninos, 10, 11, 12, 13, 14, 15, 16, 17, 38, 46, 75, 78, 94, 95, 444, 447, 448, 451, 456
raça mesocefálica, 23
dentes incisivos, 12, 13, 14, 15, 16, 17, 18, 38, 75, 94, 445, 447, 448, 456
dentes molares, 13, 14, 15, 16, 17, 18, 38, 46, 73, 75, 76, 92, 96, 97, 103, 444, 445, 448
dentes mordentes, 45
dentes permanentes, 17, 18
inferiores, 14, 17
setorial, 444
superiores, 14, 17
dentes incisivos, 12, 13, 14, 15, 16, 17, 18, 38, 75, 94, 445, 447, 448, 456
dentes inferiores, 14, 17
dentes molares, 13, 14, 15, 16, 17, 18, 38, 46, 73, 75, 76, 92, 96, 97, 103, 444, 445, 448
dentes permanentes, 17, 18
dentes pré-molares, 13, 14, 15, 17, 18, 38, 46, 75, 76, 95, 96, 102, 444, 445, 447, 448, 451, 456
dentes setoriais, 444
dentes superiores, 14, 17
dentes temporários, 17, 19
dentição, veja dentes
desvios pós-sistêmicos, 261
diafragma, 6, 7, 200, 218, 219, 265, 284, 285, 323, 326, 327, 473, 478, 480, 482, 501
cúpula, 197, 238, 299, 301, 303, 472, 473
forame caudal (hiato), 260, 299, 318, 319
hiato caval, 298
hiato da aorta, 320, 326
hiato esofágico, 309, 317, 318, 320
lado direito parte lombar, 294
lado direito, 299
parte costal, 212, 213, 214, 215, 217, 218, 219, 220, 221, 224, 232, 239, 254, 277, 279, 282, 301, 313, 314, 315, 318, 320, 322, 323, 324, 470, 471, 475, 476, 482, 483
parte esternal, 215, 216, 218, 219, 220, 221, 223, 278, 282, 301, 323, 470, 475, 483

parte lombar, 297, 299, 302, 308, 309, 310, 318, 320, 321, 322, 323
pilar direito, 199, 200, 295, 308, 309, 323, 327, 472, 498
pilar esquerdo, 199, 200, 295, 320, 323, 328
pilar, 291
pilar, esquerdo e direito, 320, 326
secção transversal, 324
tendão central, 212, 213, 217, 218, 224, 232, 235, 236, 254, 282, 283, 299, 302, 303, 314, 315, 318, 320, 323, 471, 475, 482, 483
diafragma pélvico, 412
secção transversal, 417
disco intervertebral, 329, 426, 484
anel fibroso, 135, 329, 439
núcleo pulposo, 135, 329, 439
dispneia, 196
dorso, 2, 4
ducto arterioso patente, 195
ducto biliar, 298, 303, 304, 322, 323, 325
ducto cístico, 298, 299, 304, 322, 323
ducto da glandula sublingual (ducto salivar maior), 56, 90, 99
ducto da glândula zigomática, 39
ducto deferente, 6, 286, 287, 290, 291, 296, 299, 302, 307, 387, 388, 390, 406, 413, 414, 415, 495
abertura, 391
direito, 390, 391
esquerdo, 391
ducto deferente direito, 390, 391
ducto deferente esquerdo, 391
ducto hepático, 298, 304, 322
ducto mandibular, 41, 44, 56, 57, 95, 96
ducto nasolacrimal, 78, 95, 96, 102
ducto parotídeo, 27, 31, 33, 34, 38, 40, 43, 89, 97, 99, 444
ducto torácico, 124, 223, 225, 227, 231, 249
ducto zigomático, 40, 43
ductos salivares, 46, 71
maior, 58, 70, 72, 73
mandibular, 70, 72, 73
menor, 58
ductos salivares principais, 58, 70, 72, 73
duodeno
ascendente, 7, 265, 267, 288, 289, 315, 317, 328, 329, 330, 479, 484
descendente, 6, 7, 265, 266, 267, 296, 297, 298, 302, 303, 304, 306, 314, 315, 316, 317, 321, 325, 326, 327, 328, 329, 330, 479, 480, 482, 483, 484
flexura duodenal caudal, 6, 7, 265, 267, 288, 291, 293, 296, 297, 301, 302, 303, 305, 330
flexura duodenal craniana, 6, 7, 265, 267, 298, 301, 302, 303, 305, 316, 317, 322, 324, 325
mesoduodeno, 290, 291, 293, 296, 298, 305, 306, 316, 321, 327, 328, 329, 330
papila duodenal maior, 303, 304, 317
papila duodenal menor, 317

papilas duodenais, 303
dura-máter, 83, 86
dura-máter craniana, 76, 79, 80, 84, 86, 438
dura-máter espinhal, 84, 438, 439
duto sublingual, maior, 41, 44, 56

E

eminência iliopectínea, 283, 385, 387
eminência iliopúbica, ílio, 264, 407
eminência intercondilar, articulação do joelho, 486
eminência intercondilar lateral, tíbia, 487
eminência intercondilar medial, tíbia, 487
eminência intercondilar, tíbia, 341
endoturbinado, osso etmoide, 76
endoturbinado I, 78
endoturbinado II, 78
endoturbinado III, 77, 78
endoturbinado IV, 77, 78
enterotomias, 261
entrada pélvica, 406, 411
entrada torácica, 226
epicôndilo lateral, 143, 147
fêmur (osso da coxa), 339, 355, 361
úmero (osso do braço), 141, 142, 144, 146, 147, 171, 173, 183, 457, 459, 460
epicôndilo medial, 143
fêmur (osso da coxa), 356
úmero (osso do braço), 144, 172, 175, 176, 182, 183, 459, 460
epidídimo, 388, 389, 415, 416, 417, 418, 494, 495
ligamento caudal, 392
epífise distal, fêmur (osso da coxa), 486
epífise, fíbula, 496
epífise proximal, tíbia, 486
epífises vertebrais
caudal, 496
craniana, 496
epiglote, 14, 15, 64, 65, 70, 91, 92, 101, 110, 450, 452
epi-hioide, 15, 71, 72, 91, 92
epitálamo, 82
escafa, 20, 26, 31, 49, 51, 52, 111, 113
escápula, 3, 5, 6, 108, 110, 137, 139, 168, 169, 248, 249, 456, 473, 501
acrômio, 6, 108, 112, 115, 141, 142, 143, 144, 145, 147, 151, 164, 167, 197, 198, 202, 204, 442, 457, 458, 460, 462, 501
ângulo caudal, 5, 6, 142, 147, 151, 198, 421, 457, 469
ângulo craniano, 142, 147, 148, 151, 198, 421, 469
borda caudal, 5, 147, 198
borda craniana, 108, 142, 144, 147, 148, 197, 198
borda dorsal, 4, 5, 141, 142, 143, 144, 147, 148, 150, 151, 153, 198, 201, 202, 204, 421, 429, 457
borda vertebral, 469
características superficiais, 4
cartilagem auricular, 111

cavidade glenoide, 145, 148, 458
crista articular, 138
espinha, 4, 5, 6, 108, 115, 141, 142, 143, 144, 145, 147, 150, 151, 167, 168, 169, 197, 198, 202, 204, 247, 255, 420, 421, 439, 442, 457, 459, 460, 461, 462, 501
fossa infraespinhosa, 142, 147, 198
fossa subescapular, 148
fossa supraespinhosa, 142, 144, 147, 198
glenoide, 459, 460
incisura escapular, 142, 144, 145, 147, 148, 164
lâmina, 255
pescoço, 198
processo coracoide, 145, 148, 167, 459
processo do acrômio, 421
processo hamato, 457, 462
processo supra-hamato, 457, 462
superfície serrilhada, 148
tubérculo infraglenoide, 147, 198
tubérculo intraglenoide, 148
tubérculo supraglenoide, 137, 142, 144, 145, 148, 198, 458
esclera, 20, 44, 45
escroto, 338, 348, 380, 384, 388, 389, 416, 417, 418, 494
secção transversal, 415, 416
septo, 391
esfíncter anal, externo, 403
esfíncter pilórico, estômago, 317, 318
esôfago, 15, 63, 65, 91, 119, 120, 122, 123, 124, 129, 131, 134, 135, 137, 195, 208, 210, 218, 221, 222, 224, 225, 226, 227, 228, 229, 231, 232, 233, 235, 236, 246, 247, 249, 252, 254, 255, 256, 260, 282, 284, 285, 295, 302, 310, 318, 323, 450, 452, 471, 473, 475, 477, 482, 484
características superficiais, 125
mucosa, 93
proximal, 499
espaço atlanto-occipital, 109, 420, 421
espaço de transporte pré-molar, 16
espaço do disco intervertebral, 504
vértebra torácica XIII (T13), 425
espaço epidural, 84
espaço interdental, 16
espaço interdigital, 185, 186
espaço intermandibular, 88
espaço interósseo, rádio, 457
espaço interósseo, tíbia, 337, 341
espaço pós-canino, 444
espaços cavernosos do pênis, 390, 391
corpo cavernoso, 391, 392, 393, 418
corpo esponjoso, 331, 391, 392, 393, 404, 405, 418
espinha
escápula, 4, 5, 6, 108, 115, 141, 142, 144, 145, 147, 150, 151, 167, 168, 169, 197, 198, 202, 204, 247, 255, 420, 421, 429, 442, 457, 459, 460, 461, 462, 501
ísquio, 485
espinha isquiática, 339, 384
esqueleto axial, 421

esqueleto (inteiro), 3, 442
estenose pilórica, 261
1ª estérnebra, 127, 236, 242
3ª estérnebra, 442, 469
4ª estérnebra, 241
8ª estérnebra, 242
estérnebras, 147
esterno (osso do peito), 3, 4, 5, 145, 218, 219, 221, 224, 239, 247, 249, 243, 255, 324, 442, 469, 475, 483
características superficiais, 4
cartilagem xifoide, 218, 219, 442, 469, 475, 483
estérnebras, 147
manúbrio, 6, 7, 108, 117, 118, 124, 125, 127, 128, 141, 142, 143, 144, 159, 197, 198, 206, 208, 209, 220, 225, 226, 227, 239, 242, 243, 442, 469, 471, 472, 475
processo xifoide, 4, 7, 197, 198, 215, 237, 239, 241, 242, 243, 260, 263, 284, 311, 313, 314, 315, 469, 475, 483
xifoesterno, 472
estilo-hioide, 15, 71, 72, 91, 92
estômago, 7, 265, 291, 305, 316, 317, 480, 483, 484
antro pilórico, 265, 267, 291, 293, 322, 325
canal pilórico, 265, 293, 297, 317, 318, 322, 325, 479
cárdia, 265, 266, 310, 318, 319, 320, 322, 323, 324
corpo, 238, 265, 266, 267, 285, 287, 291, 293, 307, 310, 318, 319, 321, 322, 325, 477, 479, 480
curvatura maior, 6, 7, 287, 289, 293, 302, 303, 304, 306, 307, 316, 318, 483
curvatura menor (incisura angular), 307, 316, 325
esfíncter pilórico, 317, 318
fundo, 7, 238, 265, 266, 267, 284, 285, 287, 289, 290, 291, 293, 310, 318, 319, 320, 322, 324, 325, 477, 479, 480
óstio cárdíco, 293, 294
piloro, 7, 293, 298, 303, 304, 305, 306, 316, 480
pregas gástrcias, 291, 310
pregas rugosas, 199, 269, 481
secção transversal, 325
superfície da serosa, 200
etmoturbinados, 18, 97, 103, 446, 448, 449
raça braquicefálica, 24
raça mesocefálica, 23
extremidade dorsal, baço, 287, 289, 310, 318, 319, 326, 327
extremidade ventral, baço, 287, 289, 291, 302, 303, 304, 305, 316, 321, 326

F

face, 2, 3
face orbital, 30
a. braquial profunda, 162, 166
a. do pênis, 392, 418

a. escapular dorsal, 118, 120, 122, 123, 138, 207, 208, 213, 226, 227, 228, 469

a. escapular, rr. cutâneos, 428

a. esfenopalatina, 71, 72, 75, 76, 78, 79
   r. dorsal, 76

a. espinhal ventral, 67, 73, 81, 83, 86, 87, 133

a. faríngea ascendente, 93, 94

a. femoral profunda, 276, 278, 279, 282, 284, 286, 300, 302, 319, 392, 395, 406, 411, 412

a. frênica caudal, 294, 299, 320, 322, 323

a. frênica craniana, 222

a. frenicoabdominal, 320

a. ovárica, 320, 402, 495

a. palatina maior, 45, 47, 78, 95, 97

a. palatina menor, 47

a. palpebral superior lateral, 25, 27, 28, 32, 35, 49, 53

a. pancreaticoduodenal caudal, 291, 293, 296, 297, 317, 318, 328, 329

a. pancreaticoduodenal craniana, 298, 305, 321, 326, 327, 329

a. perínea, 358

a. perínea ventral, 393, 403

a. poplítea, 364, 365, 367

a. profunda do pênis, 391, 393

a. prostática, 388, 389, 390, 391

a. pudenda externa, 275, 279, 280, 300, 313, 349, 385, 387, 389, 391, 409, 410, 414

a. pudenda interna, 384, 388, 389, 390, 392, 399, 402, 404, 405, 414, 415, 417, 494

a. pudenda interna direita, 390

a. pudenda interna esquerda, 390

a. pudendoepigástrica, 300

a. pulmonar, 224, 235, 236, 237, 238

a. pulmonar direita, 232, 233, 234, 235, 236, 250, 251

a. pulmonar esquerda, 221, 231, 235, 236, 246, 251, 471

a. radial, 174, 175, 177, 178, 180

a. recorrente ulnar, 177, 178

a. renal, 290, 291, 294, 295, 299, 318, 319, 320, 328, 495

a. renal direita, 308, 321

a. renal esquerda, 308
   r. adrenal caudal, 295

a. retal caudal, 403

a. retal craniana, 319, 331, 406, 414

a. sacral mediana, 319, 331, 413, 414, 415, 437

a. safena, 349, 350, 354, 359, 367

a. safena medial, r. caudal, 356
   r. articular do joelho, 349
   r. caudal, 358, 359, 368
   r. craniano, 358, 359, 368

a. septal caudal, 78

a. subclávia, 70, 124, 131, 224, 226, 227, 228, 231, 235, 255

a. subclávia direita, 243, 246

a. subclávia esquerda, 221, 223, 225, 229, 235, 243, 246, 247, 248, 475

a. subescapular, 162, 166, 247, 248
   rr. cutâneos, 201, 202, 273, 429
   r. superficial, 462

a. sublingual, 39, 41, 43, 44, 56, 58, 71, 72, 73, 74, 96, 99

a. submentoniana, 27, 31, 34, 39, 41, 43, 44, 58, 90

a. supraescapular, 159, 160, 162, 165, 166, 167

a. supraespinhosa, 128

a. temporal profunda caudal, 36, 37

a. temporal profunda rostral, 37, 41, 44, 45

a. temporal profunda, 31, 35, 38, 40, 54

a. temporal rostral, 55

a. temporal superficial, 32, 35, 36, 55, 58

a. testicular, 281, 283, 284, 286, 288, 289, 290, 291, 293, 294, 302, 304, 306, 330, 331, 387, 389, 495

a. tibial craniana, 361, 362, 363, 365, 368, 374, 375, 376

a. tireóidea craniana, 59, 61, 62, 90, 91, 92, 120, 122, 124, 130, 455
   r. muscular, 127

a. torácica externa, 117, 123, 124, 157, 159, 162, 226, 228, 241, 247

a. torácica interna direita, 235, 248

a. torácica interna esquerda, 224, 226, 228, 230, 247, 248, 249

a. torácica interna, 214, 215, 219, 220, 222, 224, 225, 226, 227, 236, 238, 243, 246, 250, 252, 254, 324, 470, 471
   r. intercostal ventral, 212
   r. perfurante, 211, 470
   rr. cutâneos ventrais, 239
   rr. intercostais ventrais, 217, 242
   rr. perfurantes 212, 240, 241, 242

a. torácica interna, 221, 471

a. torácica lateral, 158, 159, 160, 161, 162, 166, 202, 240, 241, 242, 274

a. toracodorsal, 154, 160, 161, 162, 165, 166, 241, 242, 248, 249, 462, 468

a. transversa da face, 27, 29, 31, 33

a. transversa do cotovelo, 166, 178, 182

a. ulnar, 174, 177, 180, 181

a. uretral, 389, 494

a. uterina, 396, 397, 398, 399, 400

a. vaginal, 399, 400, 494

a. vertebral, 61, 62, 80, 81, 83, 84, 87, 121, 122, 124, 132, 133, 134, 135, 136, 137, 138, 208, 214, 216, 219, 225, 226, 227, 228, 230, 436, 438
   r. espinhal, 436, 438
   r. muscular dorsal, 121
   r. muscular ventral, 121

a. vertebral torácica, 225, 227, 436, 438

a. vesical caudal, 400

aa. cerebrais, 84

aa. hepáticas, 323, 324

aa. intercostais, 250

aa. intercostais dorsais, 217, 221, 230, 237, 246, 470

aa. intercostais IX, 217

aa. intercostais ventrais, 470

aa. intercostais X, 217
   rr. cutâneos laterais, 204, 205, 206, 207, 208, 210, 275, 276

aa. jejunais, 287, 290, 293, 294, 305, 315, 317, 318, 321, 328, 329, 330

aa. lombares, 433, 434, 437

aa. nasais caudais laterais, 75, 76, 78

aa. pulmonares, 222, 252, 253

aa. renais, 299

face serreada, escápula , 148

facetas, costelas, 124

falange
   crista ungueal, 185
   processo ungueal

falanges (ossos falangeanos), 3, 442, 457, 485
   distal, 144, 171, 172, 187, 191, 192, 193, 355, 369, 371, 467, 489
   dorsal, 356
   médio, 144, 171, 172, 185, 186, 187, 192, 193, 355, 356, 369, 371, 467, 489
   proximal, 142, 144, 171, 172, 185, 186, 187, 191, 192, 193, 355, 356, 369, 371, 377, 467, 489

faringe, 58, 59, 60, 61, 62, 63, 64, 65, 67, 68, 70

fáscia, *ver sob nomes individuais*

fáscia axilar, 239

fáscia braquial medial, 241

fáscia bucofaríngea, 35, 36, 58, 62, 91

fáscia caudal, 403

fáscia cervical profunda, 134

fáscia crural, lateral, 490

fáscia endotorácica, 212, 242, 260, 470

fáscia espermática, 275, 386

fáscia espermática externa, 386

fáscia espinhotransversa, 138

fáscia esplâncnica externa, 386

fáscia faríngea, 63

fáscia faringeana externa, 61

fáscia femoral, lateral, 344, 345, 413, 443, 490, 491

fáscia glútea, 443, 491

fáscia ilíaca, 283, 477

fáscia lata, 342, 345

fáscia mesentérica, 27, 30
   nervos superficiais, 31
   vasos sanguíneos, 31

fáscia nasofrontal, 51

fáscia orbital, 30 42, 53

fáscia preputial, 385

fáscia pré-vertebral, 134

fáscia superficial
   abdome, 201, 273, 274, 275, 280, 284, 286, 385, 289, 408
   braço, 148, 239, 443
   bucal, 125
   cervical, 125
   coxa, 342, 349, 408
   coxa medial, 408

femoral, 443

glútea, 443
   tecido adiposo, 427

ombro, 148

omobraquial, 125, 201, 427

parotidomassetérica, 125

peitoral, 125, 201, 239, 273

pélvico, 408

submandibular, 125

tarso, 357

tórax (peito), 201

fáscia temporal, 30, 49, 51, 101

fáscia toracodorsal, 252

fáscia toracolombar, 201, 202, 204, 207, 210, 212, 218, 254, 274, 275, 276, 277, 281, 283, 286, 300, 344, 345, 427, 428, 429, 430, 443, 471, 476

fáscia transversa, abdome, 282

fáscia transversal, 476

fáscia traqueal própria, 134

fáscia trasnversa (fáscia transversal), 280, 281, 283, 288, 289, 300, 313, 387

fascículo cuneiforme, 86

fêmur (osso da coxa), 3, 353, 354, 361, 366, 367, 442, 478, 486, 487
   acetábulo, 283, 340, 353, 407, 412, 496
   borda troclear medial, 363
   cabeça, 339, 353, 407, 412, 415, 496, 503
   cabeça, ligamento, 353
   cartilagem epifisária da cabeça, 496
   cartilagem epifisária distal, 486
   colo, 339, 340, 353, 496
   côndilo lateral, 337, 338, 339, 341, 347, 355, 361, 362, 366, 485, 487
   côndilo medial, 337, 338, 341, 356, 362, 364, 365, 366, 487
   corpo, 5, 337, 339, 341, 347, 384, 485
   crista acetabular dorsal, 496
   crista troclear lateral, 338, 339, 355
   crista troclear medial, 338, 356
   epicôndilo lateral, 339, 355, 361
   epicôndilo medial, 356
   epífise distal, 486
   fossa extensora, 339
   fossa intercondilar, 337, 341, 487
   fossa poplítea, 334
   fossa trocantérica, 337, 340
   ligamento patelar, 338
   menisco medial, 362
   sesamoide lateral, 486, 487
   sesamoide medial, 486, 487
   trocânter maior, 4, 5, 337, 339, 340, 345, 346, 347, 384, 415, 420, 433, 485, 491, 492, 496
   trocânter menor, 337, 340, 352, 353, 416, 496
   tróclea, 341
   tuberosidade supracondilar lateral, 339

fibrocartilagem
   osso do pênis, 392
   tarso, 377

fibrocartilagem palmar do carpo, 466

fibrocartilagens parapatelares, 365

fíbula, 3, 356, 365, 366, 367, 368, 369, 370, 371, 376, 442, 486, 487, 489

índice remissivo

511

cabeça, 337, 339, 341, 355, 485, 487
corpo, 337, 338, 341, 355, 485
distal, 488
epífise, 496
maléolo lateral, 337, 338, 355, 363, 369, 370, 485, 489
fígado, 6, 7, 265, 301, 315, 316, 321, 323, 472, 478, 479, 480
lobo caudal, 296, 298, 299, 302, 303, 317, 318, 482
lobo caudal, processo caudado, 299, 302, 303, 304, 318, 319, 321, 326, 484
lobo caudal, processo papilar, 287, 289, 291, 293, 306, 307, 309, 323, 324, 325
lobo lateral direito, 299, 301, 302, 303, 304, 315, 316, 323, 324, 326, 482, 483, 484
lobo lateral esquerdo, 238, 284, 285, 287, 289, 291, 293, 301, 302, 303, 304, 307, 310, 315, 316, 321, 323, 324, 325, 326, 327, 477, 484
lobo medial direito, 293, 296, 299, 301, 302, 303, 304, 315, 316, 321, 323, 324, 326, 327, 482, 483, 484
lobo medial esquerdo, 238, 284, 285, 287, 289, 291, 293, 296, 302, 304, 307, 315, 316, 324, 325, 326, 477, 483, 484
lobo quadrado, 302, 304, 315, 316, 324, 325, 326, 327, 484
porta, 298
secção transversal, 324
filamento terminal, 394
filtro, 16, 88
fímbria do hipocampo, 85
fise tuberosa tibial, 486
fissura horizontal, 220
fissura longitudinal, 85
fissura longitudinal dorsal do cérebro, 99
fissura mediana ventral, 87
fissura oblíquoa, 215, 219, 220
fissura orbital, 13, 66, 79
fissura palatina, 18, 48, 78, 448
fissura petro-occipital, 66
fissura pseudossilviana, 81
fissura timpano-occipital, 88
fissura transversa, 84
fissura umbilical, 288, 291, 293, 296, 297, 298, 301, 302, 303, 305, 316, 317, 322, 324, 325, 330
flexura duodenojejunal, 287, 288, 289, 306, 317, 484
flexura esplênica, cólon, 270
foice cerebral, 81, 86
forame
mandíbula, 74
veja sob nomes individuais
forame aéreo caudal, crânio, 13
forame alar rostral, 13
crânio, 13
forame caval (hiato), diafragma, 260, 299, 318, 319
forame caval *veja* diafragma
forame esfenopalatino, 66, 78, 79
forame estilomastoide, 13

forame etmoidal, 13, 66
crânio, 13
labirinto, 14, 75, 76
osso etmoide, 78
forame hipoglosso, 88
forame infraorbital, 11, 12, 13, 32, 34, 39, 40, 48, 75, 444, 456
forame interventricular, 81, 82
forame intervertebral, 2, 12, 108, 424, 426, 444, 499, 503
forame intervertebral 1, 108, 109
forame intervertebral 2, 50, 109
forame intervertebral 3, 109
forame intraventricular, 82
forame jugular, 66
forame lacrimal, 75
forame lateral, atlas (C1), 79, 121
forame magno, 13, 50, 73, 88, 110, 436, 456
forame mandibular, 66
forame mastoide, 13, 66
forame maxilar, 75
forame mentoneano, 32, 38
mandíbula, 12, 13
forame mentoneano médio, 11, 13, 34
forame mentoniano caudal, 13, 34
forame mentoniano rostral, 13
forame obturador, 315, 339, 340, 352, 353, 407, 416, 496
secção transversal, 416
forame oval, 88
crânio, 13
forame palatino (maior e menor), 88
forame retroarticular, 13
forame sacral pélvico, 407
forame supracondilar, 463
forame supracondilar, úmero (osso do braço), 146, 464
forame transverso
atlas (C1), 12, 84, 110, 421
vértebra áxis (C2), 50, 73, 109, 421
forame transverso, vértebras cervicais, 108, 109
forame vertebral lateral, 422
atlas (C1), 12, 421
vértebra áxis (C2), 50
fórmula dentária, 17
permanente, 17
temporária (decíduos ou de leite), 17
fórnix, 82, 85, 86
corpo, 85
pilar, 85
fórnix prepucial, 388, 389, 391
fossa, mandíbula, 13, 14, 43
fossa cerebelar, 66, 86
fossa coronoide, úmero (osso do braço), 147
fossa craniana caudal, 66
fossa craniana da cavidade craniana média, 66, 83, 85
rostral, 83
fossa craniana média da cavidade craniana, 66, 83, 85
fossa craniana rostral, 66
fossa craniana rostral da cavidade craniana, 83
fossa cubital, 143, 172
fossa do atlas, 499
fossa do olécrano, úmero (osso do braço), 146, 147, 459, 460, 464

fossa esfenoide, 66
fossa extensora, fêmur (osso da coxa), 339
fossa frontal, 48
fossa hipofisária, 66
fossa infraespinhosa, escápula, 142, 147, 198
fossa infratemporal, 55
fossa intercondilar, fêmur (osso da coxa), 337, 341, 487
fossa interpeduncular, 87
fossa intervertebral, 503
fossa intervertebral, vértebra áxis (C2), 421
fossa ísquiorretal, 339, 380, 420
tecido adiposo, 427
secção transversal, 417
fossa jugular, 4, 7, 108, 111, 112, 113, 125, 136, 143, 147, 197, 201, 239
características superficiais, 125
fossa mandibular, articulação temporomandibular (mandíbula), 37, 56
fossa mesentérica, 13, 35
fossa omobraquial superficial, 201
fossa oval, 232, 234, 235, 244
fossa paralombar, 4, 263
fossa pararretal, 390, 400
fossa poplítea, 339, 355
fossa poplítea, fêmur (osso da coxa), 334
fossa pterigopalatina, 13, 55, 56, 75
tecido adiposo, 97
secção transversal, 97
fossa pterigopalatina, crânio, 12
fossa radial, úmero (osso do braço), 146
fossa subescapular, escápula, 148
fossa supraespinhosa, escápula, 142, 144, 147, 198
fossa temporal, 37, 38, 40, 43, 48, 50, 54, 84
crânio, 12
fossa tonsilar, 16, 63, 92
fossa transversa, 282
fossa trocantérica, 353, 416
fêmur (osso da coxa), 341
talo, 355, 363, 369, 371, 376
úmero (osso do braço), 144, 146
frênulo língual, 70, 96
fundo, estômago, 7, 238, 265, 266, 267, 284, 285, 287, 289, 290, 291, 293, 310, 318, 319, 320, 322, 324, 325, 477, 479, 480
fundo nasal, 76

G

gânglio(s)
g. celíaco, 295, 327
g. celiacomesentérico, 309
g. cervical craniano, 64, 101
t. simpático, 63
g. cervical médio, 224, 227, 228, 229, 230, 243, 246
g. cervicotorácico, 214, 221, 224, 225, 226, 227, 228, 229, 230, 498
g. ciliar, 47
g. distal, 63, 64

g. lombar tronco simpático, 437
g. mesentérico caudal, 296
g. pterigopalatino, 45, 47
garras, 2, 141, 143, 171, 172, 185, 186, 193, 338, 355, 356, 369, 466
base das, 186, 370
parede, 185, 370
garupa, 344, 345, 346, 347, 348
características superficiais, 342
fáscia profunda, 343
fáscia superficial, 342
músculos superficiais, 343
gato macho inteiro, genitália externa, 494
gengiva, 11, 16, 38
borda mucosa vestibular, 38
genitália, *veja* genitália externa
genitália externa, 385
cadela, 403-404
características superficiais, 380
gato macho inteiro, 494
macho, 404-405
giro cíngulo, 82, 83
giro occipital, 83
giro para-hipocampal, 83
giro próprio, 82
glande, parte longa, 388, 389, 393
espaços cavernosos, 391, 392
pênis, 282, 413
glande do pênis, *veja* pênis
glândula adrenal, 291, 293, 295, 298, 307, 308, 309, 310, 320, 327, 495
direita, 299
esquerda, 294, 318, 319, 320, 321
glândula bucal ventral, 27, 28, 30, 32, 35, 37, 39, 40, 55
glândula bulbouretral, 495
glândula do timo, 221, 222, 223, 225, 471
glândula lacrimal, 42, 45, 46
glândula nasal, lateral, 76, 78
glândula paratireoide, 62, 90, 120, 121, 130, 455
glândula pituitária, 82, 86, 99, 105, 106, 449, 453
secção transversal, 99
glândula prostática, 6, 379, 382, 389, 390, 391, 415, 416, 495
secção transversal, 416
glândula tireoide, 62, 107, 108, 120, 121, 130, 455
aspecto ventral, 129
lobo direito, 129, 134
lobo esquerdo, 90
glândula zigomática, 97
ducto, 37
glândulas anais, 379, 403
glândulas mamárias, 311, 349
abdominais caudais, 311, 312, 408
abdominais cranianas, 311
inguinais esquerdas, 409
inguinais, 311, 408
papilas mamárias *veja* papilas mamárias das glândulas mamárias
torácicas caudais, 239
torácicas caudais, 311
glândulas palatinas, 63, 71, 93, 98
glândulas salivares
mandibular, 11, 27, 29, 30, 32, 34,

36, 39, 43, 44, 54, 56, 73, 74, 88, 89, 101, 108, 113, 115, 117, 120, 125, 126, 127, 132, 443, 444, 452, 454
  molar, 444
  parotidea, 25, 26, 29, 30, 32, 37, 89, 91, 100, 101, 108, 111, 112, 113, 115, 119, 125, 127, 132, 443, 444, 452, 454
  secção transversal, 101
  sublingual, 34, 36, 39, 40, 41, 43, 44, 46, 56, 57, 70, 71, 73, 89, 100
  zigomática, 34, 35, 37, 39, 40, 54, 55
glenoide, escápula, 459, 460
globo pálido, 86
glote, 92, 93, 132, 133
gordura infrapatelar, 360, 367
gordura inguinal, 311, 408
gordura perineal, 283, 284, 301, 303, 304, 315, 321, 395, 482, 495
gordura retroperitoneal, 301, 303
gordura retroperitonial sublombar, 482
gordura sublombar, 495
gordura subperitonial, 328, 329
gordura subpleural, 222, 320, 471

H

hámulo, osso pterigoide, 66
haste (corpo)
  fêmur (osso da coxa), 5, 337, 339, 341, 347, 384, 485
  fíbula, 337, 338, 341, 355, 485
  ílio, 276, 283, 384, 394
  rádio, 142, 143, 171, 172, 185, 186
  tíbia, 337, 338, 341, 355, 356, 485
  ulna, 142, 144, 146, 147
  úmero (osso do braço), 142, 144, 146, 147
hélice, 112
hélice da cartilagem auricular, 20, 33
  antelice, 33
  borda lateral (margem antitrágica), 20, 33
  borda medial (margem trágica), 20, 33
  espinha, 26, 29, 31, 33, 49, 51, 52, veja também cartilagem da orelha externa
  incisura intertrágica, 31
  pilar lateral, 20
  pilar medial, 20, 31, 33
  trago, 33
hemisfério, cerebelo, 85, 452
hemisfério cerebelar, 87
hemisférios cerebrais, 68, 77, 82, 83, 106, 449, 450, 452
  lobo frontal, 80, 84, 98
  lobo occipital, 80, 84
  lobo parietal, 80, 84, 104
  lobo piriforme, 80, 81, 83
  lobo temporal, 80, 84, 104
  secção transversal, 99, 100
hérnias, 379
hiato caval, diafragma, 298
hiato da aorta, 309
  diafragma, 320, 326

hiato esofágico
  diafragma, 309, 317, 318, 320
hilo, baço, 288, 289, 291, 309, 318, 322, 326, 327
hipocampo, 81, 83, 85, 86
hipófise, 82, 87

I

íleo, 269, 270, 287, 290, 291, 294, 297, 305, 306, 315, 317, 328, 329, 331, 484
  abertura, 306
  esfíncter, 297
  secção transversal, 329
  superfície glútea, 346
ílio, 5, 340, 347, 413, 439, 496, 503
  asa, 264, 271, 337, 339, 340, 492
  características superficiais, 4
  corpo, 276, 283, 384, 394
  corpo, 353, 407
  crista, 6, 264, 274, 276, 282, 283, 286, 337, 339, 340, 384, 407, 420, 421, 433, 434, 485, 492
  crista, tuberosidade sacral, 263
  eminência iliopúbica, 264, 407
  espinha ilíaca dorsal caudal, 264
  espinha ilíaca dorsal craniana, 264
  espinha ilíaca ventral caudal, 264, 339, 407
  espinha ilíaca, ventral craniana, 339, 407
  incisura isquiática maior, 337, 340, 421, 485
  linha arqueada, 407
  superfície glútea, 346
  tuberosidade coxal (ponta do quadril), 2, 4, 5, 6, 263, 264, 274, 276, 282, 283, 286, 337, 339, 348, 384, 407, 485
  tuberosidade sacral, 5, 263, 264, 274, 276, 282, 283, 286, 337, 339, 340, 342, 344, 345, 346, 348, 384, 421, 485, 497
  características superficiais, 4
  espinha ilíaca dorsal craniana, 339
ilioinguinal, 476
incisura alar
  atlas (C1), 110, 121
  vértebra áxis (C2), 50
incisura cardíaca, 6, 471, 475
incisura craniana, cartilagem tireoide da laringe, 73
incisura escapular, 142, 144, 145, 147, 148, 164
incisura intertrágica, 27, 31, 33, 49
incisura intertrágica, ouvidos, 20
incisura isquiática, menor, 385, 421
incisura isquiática maior, 384
incisura isquiática maior, ílio, 337, 340, 421, 485
incisura isquiática menor, 337, 339, 340, 485
incisura mandibular, 13, 36
incisura poplítea, tíbia, 337
incisura pré-trágica (trago-hélice), ouvido, 20
incisura pré-trágica (trago-helicina), 33

incisura rostral, cartilagem tireoide da laringe, 63, 91
incisura troquelar, ulna, 146, 147
infundíbulo da hipófise, 87, 396, 397, 398, 399
insirura pré-trágica, 27
intersecção clavicular no m braquiocefálico, 240
intestino delgado (alças), 265, 283, 285, 286, 287, 301, 302, 303, 314, 326, 327, 395, 399, 477, 478, 482, 483
íris, 20
ísquio, 339, 340, 348, 353, 412, 496, 503
  arco isquiático, 337, 339, 340, 380, 384, 394, 404, 407, 418, 420, 421
  espinha isquiática, 339
  espinha, 485
  incisura isquiática menor, 337, 339, 340, 485
  sínfise, 407
  túber isquiático, 4, 6, 337, 339, 340, 343, 344, 345, 347, 348, 380, 384, 394, 404, 407, 412, 418, 420, 421, 485, 490, 491, 492, 494

J

jarrete veja tarso
jejuno, 266, 267, 268, 270, 287, 289, 301, 329, 330, 331, 479
  borda livre, 290
  borda mesentérica, 290
  secção transversal, 329
joelho, corpo caloso, 82, 83, 85
joelho, veja articulação do joelho (joelho)
jugo alveolar, 12
junção articular caudal, vértebra áxis (C2), 436
junção cervicotorácica, 438
junção costocondral, costelas, 209, 210, 211, 218, 219, 277
junção íleocólica, 328, 484
junção lombossacral, 421
junção ureterovesical, 272
junção vestibulovaginal, 382

L

lábio, vulva, 403, 404
lábios
  comissura dos lábios no ângulo da boca, 16
  lábio inferior, 11, 16
  lábio superior, 11, 16, 77
lado direito, diafragma, 299
lado direito parte lombar, diafragma, 294
lâmina, cartilagem tireoide da laringe, 63, 91
lâmina, escápula, 255
lâmina assoalho (lâmina transversa), osso etmoide, 66
lâmina cribiforme, 18, 66, 84, 106, 446, 447, 448, 449
  osso etmoidal, 15, 78, 445

raça braquicefálica, 24
raça dolicocefálica, 22
raça mesocefálica, 23
lâmina interna, osso frontal, 76
lâmina lateral, osso etmoide, 76
lâmina orbital (lâmina lateral), osso etmoide, 78
lâmina perpendicular, osso etmoide, 78
lâmina terminal, 82
laparoscopia, 261
laparotomia, 261
laringe, 2, 15, 62, 63, 64, 65, 67, 90, 91, 110, 130, 445, 499
  aspecto ventral, 129
  cartilagens laríngeas, veja sob nomes individuais
  interior, 92
  secção transversal, 113
  ventrículo, 92
  vestíbulo, 92
laringofaringe, 65, 93, 101, 133, 450
  secção transversal, 132
lente, 97, 103, 451
ligamento acetabular transverso, 353, 386, 412
ligamento anular, cotovelo, 183
ligamento anular palmar, 193
ligamento arterioso, 231, 233
ligamento atlantal transverso (ligamento do atlas), 132
ligamento caudal, epidídimo, 392
ligamento colateral lateral, articulação do cotovelo, 183
ligamento colateral medial, 360, 361, 362, 365, 366
  articulação do cotovelo, 183
ligamento colateral mediano, 182
ligamento coronário, 323
ligamento costotransverso dorsal, 436, 438, 439
ligamento cruzado caudal, 365, 366
ligamento cruzado craniano, 365
ligamento denticulado, 438
ligamento do olécrano, úmero (osso do braço), 183
ligamento duodenocólico, 317
ligamento falciforme (fígado), 283, 301, 302, 303, 323
  tecido adiposo em, 314, 321, 326, 327, 395, 477, 483
ligamento femoropatelar, lateral, 261, 366
ligamento frenicopericardíco, 222, 224, 230
ligamento gastroesplênico, 289, 308, 309, 310, 316, 326, 483
  tecido adiposo, 306
ligamento glenoumeral medial, 168
ligamento hepatoduodenal, 304
ligamento inguinal, 275, 276, 278, 280, 300, 311, 313, 314, 315, 317, 319, 386, 387, 407, 410, 411, 413, 476
ligamento intercapital, 439
ligamento intercapital, coluna vertebral, 439
ligamento interósseo, 183
ligamento largo, 314, 399
  tecido adiposo, 314, 315, 411

índice remissivo

513

mesométrio, 399
mesossalpinge, 396
mesovário, 396
útero, 395
ligamento lateral colateral, 182, 359, 361, 363, 365, 366
ligamento lateral, vesícula urinária, 299, 302, 314, 315, 399, 411
ligamento longitudinal dorsal, 439
ligamento mediano, vesícula urinária, 302, 304, 395, 494, 495
ligamento meniscofemoral, 366
ligamento metacárpico acessório, 180
ligamento nucal, 62, 118, 119, 120, 124, 134, 135, 136, 137, 208, 209, 210, 211, 420, 431, 432, 435
ligamento oblíquo, articulação do cotovelo, 183
ligamento óptico, 54
ligamento orbital, 11, 12, 32, 34, 38, 40, 42, 48, 53, 54, 55, 84
ligamento palpebral medial, 30, 34, 39, 42, 49, 54
ligamento patelar
    fêmur (osso da coxa), 338
    articulação do joelho (joelho), 339
ligamento pericardiofrênico, 260
ligamento próprio, ovário, 395, 396, 397, 398
ligamento pulmonar, 218, 221, 222, 229, 234, 235, 237, 238, 253
ligamento redondo, 495
    tecido adiposo no, 314
    útero, 395
ligamento sacrotuberoso, 339, 345, 346, 347, 348, 384, 385, 404, 416, 417, 433, 434, 439
ligamento supraespinhoso, 119, 123, 138, 207, 208, 209, 210, 211, 219, 420, 428, 429, 431, 432, 434, 435
ligamento suspensório do, ovário, 395, 396, 397, 398, 399, 402, 495
ligamento transverso, 365
    atlas (C1), 439
    ossos sesamoides, 192
ligamento triangular
    direito, 323
    esquerdo, 309, 323
ligamento vestibular da laringe, 64, 65, 68
ligamento vocal, 64, 65, 68
ligamentos *veja sob nomes individuais*
ligamentos alares, atlas (C1), 439
ligamentos angulares, palmar, 191
ligamentos anulares digitais, 466, 467
    digital distal, 376
    digital proximal, 376
ligamentos anulares plantares, 467
ligamentos atlantoaxiais, coluna vertebral, 439
ligamentos elásticos, 466
ligamentos elásticos dorsais, 189, 372, 374, 376
ligamentos glenoumeral, medial e lateral, 168
ligamentos tarsais colaterais mediais, 370
ligamentos tarsais laterais
    lateral, 370

medial, 370
ligamentos társicos colaterais laterais, 370
limite faringoesofágico, 93
linfonodo(s)
    ln. axilar, 154, 158, 159, 165, 166, 248, 468, 498
    ln. axilar acessório, 157, 158, 160, 161, 240, 241, 468
    ln. cervical profundo caudal, 455, 462, 468
    ln. cervical profundo médio, 455
    ln. cervical superficial, 112, 113, 149, 455
    ln. cólico, 291, 401
    ln. cólico esquerdo, 389
    ln. esternal, 214, 418, 216, 219, 220, 221, 222, 223, 224, 225, 226, 227, 228, 230, 249, 471
    ln. hepático, 293, 294, 295, 296, 326
    ln. hipogástrico, 319, 331, 389, 390, 392
    ln. ilíaco medial, 288, 290, 291, 299, 307, 319, 400, 402, 406
    ln. ilíaco medial direito, 402
    ln. inguinal superficial, 276, 278, 280, 281, 284, 300, 311, 312, 349, 350, 385, 387, 407, 408, 411, 414
    ln. isquiático, 494
    ln. mandibular, 27, 98, 101, 126, 127
    ln. mesentérico craniano, 329
    ln. parotídeo, 9, 11, 31, 444
    ln. parotídeo superficial, 444
    ln. poplíteo, 339, 343, 345, 355, 357, 358, 359, 360, 367, 491
    ln. renal, 294
    ln. retrofaríngeo médio, 11, 57, 73, 74, 88, 90, 91, 108, 116, 118, 120, 125, 127, 128, 129, 132, 133, 455
    ln. sacral, 494
    ln. traqueobrônquico direito, 235
    ln. traqueobrônquico esquerdo, 223, 229, 231, 233, 246
    ln. traqueobrônquico médio, 223, 224, 229, 230, 231, 232, 233, 234, 236, 246, 251, 252
    lnn mediastínicos cranianos, 221, 222, 227, 248
    lnn. cervicais superficiais, 108, 114, 135, 150, 152, 197, 468
    lnn. cólicos, 297
    lnn. ilíacos mediais, 296, 297
    lnn. inguinais superficiais, 409
    lnn. mandibulares, 11, 29, 30, 88, 89, 108, 113, 119, 122, 444
        caracerísticas superficiais, 125
    lnn. mediastínicos cranianos, 223, 224, 225, 226, 228
    lnn. mediastínicos, 246
    lnn. mesentéricos cranianos, 289, 290, 291, 293, 295, 305, 315, 317, 321, 327, 328, 484
    lnn. traqueobronquiais direitos, 250
    lnn. traqueobronquiais esquerdos, 250

língua, 11, 16, 58, 59, 60, 61, 67, 68, 70, 88, 90, 102, 105, 445, 450, 451
    ápice, 70
    corpo, 70
    dorso, 38, 70, 95
    estruturas superficiais, 89
    raiz, 65, 70, 452
    secção transversal, 96, 97, 98, 99
linha alba, 7, 240, 241, 311, 312, 313, 330, 349, 407, 408, 411, 483
linha arqueada, ílio, 407
linha de reflexão costodiafragmática da pleura, 197, 213, 214, 216, 218, 220, 239, 277, 279, 281, 283, 300, 301, 302, 470, 471, 476, 482
linha mesentérica, 37
    mandíbula, 35
linha nucal, 48, 50
    crânio, 12
linha temporal, 11, 36, 40, 48, 50, 53, 54, 84
    veja também osso frontal
lissa, 70, 71, 95
lobectomia pulmonar, 196
lobo frontal, hemisférios cerebrais, 80, 84, 98
lobo occipital, hemisférios cerebrais, 80, 84
lobo olfatório, 106
lobo parietal, hemisférios cerebrais, 80, 84, 104
lobo piriforme, hemisférios cerebrais, 80, 81, 83
lobo rostral, cerebelo, 104
lobo temporal, hemisférios cerebrais, 80, 84, 104
lobos do fígado, *veja* fígado
luxação da patela, 333

M

m. cervicoescutular, 49,51, 111
macho, genitália externa, 404-405
maléolo lateral, fíbula, 337, 338, 355, 363, 369, 370, 485, 489
maléolo medial
    talo, 489
    tíbia, 337, 338, 356, 369, 370, 493
mandíbula, 2, 3, 442, 444, 450
    ângulo, 108
    borda ventral, 11
    canal, 451
    côndilo (processo condiloide), 13, 14, 15, 35, 88, 453, 456
    corpo, 12, 14, 15, 17, 18, 26, 28, 30, 32, 34, 36, 38, 39, 43, 66, 70, 72, 74, 88, 92, 125, 126, 445, 446, 447, 451, 456
    crista coronoide, 13, 35, 48
    forame mentoneano, 12, 13
    forame, 74
    fossa mesentérica, 13, 35
    fossa, 13, 14, 43
    incisura mandibular, 13, 36
    incisura, 14
    linha mesentérica, 35
    processo angular, 11, 13, 14, 15, 22, 35, 36

raças mesocefálicas, 23
processo coronoide, 13, 14, 15, 17, 35, 36, 48, 54, 55, 74, 98, 445, 446, 456
raças mesocefálicas, 23
processo retroarticular, 14
raças braquiocefálicas, 24
ramo, 13, 15, 17, 34, 35, 36, 92, 99, 445
sínfise, 12, 13, 15, 18, 66, 67, 70, 71, 72, 88, 94, 126, 447, 456
superfície medial do ângulo, 74
manúbrio, 199
esterno (osso do peito), 6, 7, 108, 117, 118, 124, 125, 127, 128, 141, 142, 143, 144, 159, 197, 198, 206, 208, 209, 220, 225, 226, 227, 239, 242, 243, 442, 469, 471, 472, 475
mão, 2, 187, 188, 189, 190, 191, 192
características superficiais, 171, 172, 186
esqueleto, 171, 172, 186
fáscia superficial, 173
margem orbital, 75
margem púbica, 311
margem tricipital, 4
massa lateral, atlas (C1), 12, 132, 439
maxila, 32, 39, 48, 75, 95, 96, 102
crista da concha, 78
recesso, 451
maxila, processo palatino, 95
meato acústico externo, 12, 13, 14, 15, 33, 34, 36, 38, 43, 54, 79, 84, 88, 100, 110, 445, 446, 452, 456, 499
meato acústico interno, 66, 452
meato nasal
comum, 95
dorsal, 66, 77, 95
médio, 66, 76, 77, 78, 95
ventral, 66, 77, 78, 95, 451
meato nasofaríngeo, 66, 67, 68, 77, 97, 449
vômer, 76
mediastino, 254, 260, 471
dorsal caudal, 230
nervos, 223, 224
vasos, 223, 224
ventral, 222, 250, 251, 252, 253
mediastino caudal, 235
parte ventral, 216, 221
mediastino craniano, 199, 200, 473
nervos, 227, 228
secção transversal, 248
vasos, 227, 228
mediastino ventral, tecido adiposo, 225, 226
medula, 80
rim, 290
medula oblonga, 81, 82, 84, 85, 106, 449, 450, 452
membrana atlanto-occipital dorsal, 84
membrana cricotireoide (ligamento), 63, 65, 90, 128
membrana cricotraqueal (ligamento), 90, 91, 128, 130
membrana timpânica, 100
secção transversal, 100
membrana tiro-hioide, 63, 90
membro locomotor, 464
musculatura, 493

índice remissivo

membro pélvico, 333-377, 486
    características superficiais, 338
    esqueleto, 337, 485
    musculatura, 493,
    musculatura superficial, 490
membro pélvico, cápsula interna, 86
membro rostral, cápsula interna, 86
membro torácico, 139-193, 464
    características superficiais, 141, 143
    esqueleto, 142, 144, 458
meninges espinhais, 438, 439
menisco, lateral, 365, 366
menisco medial, 363, 365, 366
    fêmur (osso da coxa), 362
mento, 11, 16, 88, 126
mesencéfalo, 100, 449, 450
    secção transversal, 100
mesentério
    tecido adiposo, 303
    raiz do, 305, 306
mesentério, 289, 291, 305, 326, 327, 328, 329, 330, 395
    tecido adiposo, 284, 302, 314, 482
    linfáticos, 289
    raiz do mesentério, 288
    vasos, 289
mesocólon, 288, 289, 296, 305, 308, 315, 328, 329, 330, 331, 401
mesoduodeno, 290, 291, 293, 296, 298, 305, 306, 316, 321, 327, 328, 329, 330
mesométrio, 396, 495
    ligamento largo, 399
    útero, 398
mesosalpinge
    ligamento largo, 396
    útero, 397, 398
mesovário, ligamento largo, 396
mesovário, útero, 397, 398
metencéfalo, secção transversal, 101
mielencéfalo, 132
miocárdio
    septo interventricular, 244
    ventricular direito, 244
    ventricular esquerdo, 244
miocárdio ventricular direito, 244
    coração, 244
miocárdio ventricular esquerdo, 244
miocardiopatia, 195
miotomia pectínea, 333
mucosa
    esôfago, 93
    orofaringe, 90
mucosa bucal, 73, 74
mucosa laringofaringeana, 93
mucosa lingual, 96
mucosa palatina, 67
mucosa sublingual, 41, 56, 70, 71, 72, 73, 90, 95
músculo(s)
    m. abdutor crural caudal, 345, 353, 354, 367, 491
    m. abdutor curto do polegar, 192
    m. abdutor do dedo V, 186, 190, 191, 192, 361, 363, 374, 375, 376, 465, 466, 467, 468, 490, 493
    m. abdutor longuíssimo do polegar, 173, 174, 175, 180, 182, 183, 189, 192, 193, 467
    m. acessório, 161

m. adutor, 313, 314, 347, 348, 349, 350, 351, 352, 353, 354, 359, 360
m. adutor curto, 408, 409, 411, 412, 491, 492
m. adutor digital, 192, 376
m. adutor do dedo II, 192, 376, 466
m. adutor grande, 315
m. adutor longuíssimo, 351, 408, 409, 410, 411, 415
m. adutor longuíssimo do dedo, 465
m. adutor magno, 312, 345, 384, 408, 409, 411, 412, 415, 417, 491, 492
m. ancôneo, 164, 173, 462
m. aritenóideo transverso, 64
m. articular da coxa, 346, 347, 412, 415, 492
m. articular do joelho, 347
m. auricular superficial médio, 33
m. bíceps braquial, 137, 138, 156, 157, 158, 159, 160, 161, 162, 165, 166, 167, 168, 169, 170, 171, 172, 175, 176, 177, 178, 180, 182, 183, 240, 241, 462, 463
m. bíceps femoral, 339, 342, 343, 344, 345, 347, 351, 353, 354, 355, 357, 358, 367, 368, 394, 405, 416, 417, 418, 443, 490
    tendão calcanear, 357, 361, 362
m. biventre cervical, 117, 118, 119, 120, 121, 133, 134, 135, 136, 137, 430
m. braquial, 147, 163, 164, 169, 170, 171, 173, 175, 176, 182, 183, 462
m. braquicefálico, 111, 112, 113, 115, 116, 119, 126, 127, 130, 133, 134, 136, 137, 138, 161, 203, 240, 241, 428, 429, 443, 456, 461, 463
m. braquiorradial, 164, 173, 174, 175, 177, 178, 461, 462, 463, 465
m. bucinador, 126, 444
m. bucinador parte bucal, 26, 28, 30, 31, 32, 34, 37, 89, 95
m. bucinador parte molar, 29, 32, 35, 36, 95, 97
m. bulboesponjoso, 343, 385, 388, 390, 391, 393, 404, 405, 418
m. ceratofaríngeo, 62, 63, 65
m. cerato-hióideo, 61, 63, 65, 68, 70, 90, 101
m. cervicoauricular, 49, 51, 111, 132, 444
m. cervicoauricular profundo maior, 27, 29, 31, 51, 52, 53, 111
m. cervicoauricular profundo menor, 52
m. cleidocefálico, 147
m. cleidocefálico parte cervical, 429, 443, 444, 456, 461
m. cleidocefálico parte mastoide, 456, 462, 463
m. cleidocleidobraquial, 128, 129, 147, 149, 150, 155, 156, 157, 158, 162, 163, 164, 165, 169, 170, 176, 240, 443, 456, 461, 463

m. cleidomastóideo, 57, 89, 90, 94, 132, 134, 135, 150, 152
m. coccígeo, 344, 345, 347, 348, 384, 391, 403, 404, 405, 416, 417, 491, 492, 494
m. complexo, 117, 118, 133, 134, 135, 136, 137, 430, 431
m. constritor da vulva, 403, 412
m. constritor do vestíbulo, 403
m. coracobraquial, 159, 162, 166, 167
m. cremaster, 282, 386, 388, 410, 412, 415
m. cricoaritenóideo dorsal, 64, 91, 93, 133
m. cricoaritenóideo lateral, 63, 64, 65, 92, 133
m. cricofaríngeo, 63, 65, 90, 91, 93, 130
    sínfise, 67
m. cricotireóideo, 61, 63, 65, 90, 117, 120, 128, 130
m. cutâneo do colo, 149
m. cutâneo do tronco, 149, 150, 157, 158, 160, 161, 168, 169, 170, 201, 202, 203, 239, 240, 250, 273, 274, 311, 427, 443
m. deltoide, 112, 115, 137, 138, 149, 150, 152, 155, 156, 163, 164, 168, 169, 202, 204, 247, 443, 461
    ramos, 161
m. deltoide parte acromial, 147, 456, 462, 463
m. deltoide parte escapular, 147, 462
m. digástrico, 29, 32, 41, 44, 46, 55, 56, 57, 59, 71, 73, 74, 99, 100, 101, 104, 105, 121, 125, 126, 127, 128, 455
m. digástrico ventre caudal, 37, 39, 43, 89, 91
m. digástrico ventre rostral, 31, 34, 37, 39, 43, 89
m. epitrocleoanconeu, 463, 465
m. escaleno, 115, 116, 129, 134, 135, 136, 137, 138, 151, 154, 160, 161, 162, 240, 242, 247, 250, 468, 497
m. escaleno dorsal, 205
m. escaleno médio, 203, 204, 205
m. escaleno ventral, 205
m. escapular ventral, 207
m. escutuloauricular profundo maior, 52
m. escutuloauricular superficial acessório, 49, 51, 52, 111
m. escutuloauricular superficial dorsal, 25, 27, 28, 30, 51
m. escutuloauricular superficial médio, 52
m. esfíncter externo do ânus, 345, 384, 388, 389, 391, 400, 403, 404, 405, 418, 494
m. esfíncter interno do ânus, 403
m. esfíncter profundo do pescoço parte intermédia, 25, 112, 126
m. esfíncter profundo do pescoço parte interna, 26
m. esfíncter profundo do pescoço parte palpebral, 25, 26

m. esfíncter superficial do pescoço, 111, 125, 239
m. espinhal cervical, 118, 119, 120, 122, 123, 134, 135, 136, 137, 138, 208, 431, 432
m. espinhal torácico, 119, 123, 138, 153, 207, 208, 211, 248, 249, 430, 431
m. esplênico, 57, 114, 115, 116, 132, 133, 134, 135, 136, 137, 150, 151, 152, 153, 154, 206, 214, 216, 220, 429, 430, 452, 455, 456, 469
m. esternocaudal dorsal medial, 434
m. esternocefálico, 25, 28, 33, 34, 74, 89, 90, 112, 113, 114, 115, 116, 120, 124, 125, 126, 127, 129, 130, 133, 134, 135, 136, 137, 147, 155, 156, 157, 158, 159, 161, 462
m. esternocefálico direito, 225
m. esternocefálico parte mastóidea, 455, 463
m. esternocefálico parte occipital, 444, 452, 455, 456
m. esterno-hióideo, 25, 27, 28, 32, 34, 59, 61, 63, 64, 70, 72, 89, 113, 115, 116, 117, 118, 119, 120, 124, 126, 127, 128, 132, 133, 134, 135, 136, 137, 455, 463
m. esterno-hióideo direito, 225
m. esternomastóideo, 26, 30, 34, 46, 57, 89, 90, 91, 132, 133
m. esterno-occipital, 26, 30, 34, 46, 52, 54, 57, 111, 129, 132, 429, 443
m. esternotireo-hióideo, 127, 134, 138, 158, 241, 455
m. esternotireóideo, 115, 116
m. estilofaríngeo, 63, 93
m. estiloglosso, 41, 56, 58, 59, 61, 62, 65, 68, 70, 71, 72, 73, 90, 91, 96, 98, 100
m. estilo-hióideo, 46, 57, 89, 90, 127
m. extensor, 360
m. extensor carpo radial, 147, 164, 171, 172, 173, 174, 175, 176, 177, 178, 180, 182, 183, 188, 189, 193, 461, 465
m. extensor digital comum, 171, 173, 174, 176, 182, 183, 188, 189, 193, 357, 461, 462, 465
m. extensor digital curto, 363, 372, 373, 374, 375, 376, 377, 493
m. extensor digital lateral, 173, 174, 175, 176, 182, 183, 188, 189, 193, 363, 365, 368, 372, 373, 374, 375, 376, 377, 461, 462, 465, 493
    tendão, 369, 466, 493
m. extensor digital longuíssimo, 355, 357, 360, 361, 362, 363, 365, 366, 368, 372, 373, 375, 376, 377, 490, 493
    tendão, 355, 367, 493
m. extensor do dedo II, 182, 183, 189
m. extensor do polegar II, 182, 183, 189

515

m. extensor longuíssimo do hálux, 363, 365, 376

m. extensor radial, 462

m. extensor radial do carpo, 166

m. fibular curto, 357, 360, 361, 363, 365, 368, 375, 377, 493
  tendão, 493

m. fibular longuíssimo, 355, 357, 359, 360, 361, 363, 364, 368, 372, 373, 374, 375, 491, 493
  sulco para, 369
  tendão, 467, 493

m. fibular longuíssimo, 361, 363

m. flexor curto do dedo I, 466

m. flexor curto do polegar, 192

m. flexor digital comum, 190, 191, 192, 193, 364, 372, 375, 376, 377, 466, 493
  cabeça da ulna, 181, 182, 183, 466
  cabeça do rádio, 177, 178, 180, 181, 182, 183, 466
  cabeça do úmero, 175, 177, 178, 179, 180, 181, 182, 183, 466
  tendão, 186, 370, 465, 466, 468, 493
  tendões, 186, 467

m. flexor digital curto, 465, 467, 490, 493
  tendão, 467

m. flexor digital lateral, 376
  tendão, 467

m. flexor digital longuíssimo, 360, 362, 364, 368, 373, 374, 375, 376, 377

m. flexor digital superficial, 172, 174, 175, 176, 177, 178, 179, 180, 181, 183, 190, 191, 192, 193, 355, 357, 358, 359, 360, 361, 362, 363, 364, 367, 368, 372, 373, 374, 375, 376, 377, 465, 466, 491, 493
  tendões, 186, 356, 370, 465, 466, 467

m. flexor digital superficial cabeça da ulna, 463

m. flexor do dedo V, 190, 191, 192

m. flexor longuíssimo do hálux, 357, 359, 360, 361, 362, 363, 364, 367, 368, 373, 374, 375, 376, 377

m. flexor radial do carpo, 174, 175, 176, 177, 178, 179, 180, 181, 183, 192, 193
  tendão, 465, 466

m. flexor ulnar do carpo, 171, 172, 174, 175, 180, 181, 186, 188, 190, 191, 192, 465, 466
  cabeça da ulna, 173, 174, 175, 176, 177, 178, 179, 180, 181, 183
  cabeça do úmero, 173, 174, 176, 177, 179, 180, 181, 183
  tendão, 461

m. frontal, 25, 26, 28, 30, 42, 49, 51

m. frontoescutular, 443, 444

m. gastrocnêmio, 338, 345, 347, 349, 357, 358, 359, 363, 364, 368, 493

sesamoide, 361, 362
sesamoide lateral, 366
sesamoide medial, 366
tendão, 341, 361, 362

m. gastrocnêmio cabeça lateral, 339, 355, 360, 367, 490, 491, 493

m. gastrocnêmio cabeça medial, 360, 367, 493

m. gêmeo caudal, 490, 491

m. gêmeo craniano, 492

m. genioglosso, 41, 43, 44, 46, 56, 58, 61, 62, 65, 67, 70, 89, 90, 96, 98, 100, 101, 451

m. genio-hióideo, 25, 39, 43, 46, 56, 58, 61, 64, 67, 96, 99, 101, 451

m. glúteo médio, 274, 339, 343, 344, 345, 413, 415, 416, 433, 490, 491

m. glúteo profundo, 346, 414, 415, 433, 434, 492

m. glúteo superficial, 339, 343, 344, 345, 403, 404, 405, 416, 417, 490, 491

m. gluteofemoral, 443, 490, 491

m. grácil, 311, 312, 343, 348, 349, 350, 351, 354, 356, 358, 359, 367, 384, 407, 408, 409, 411, 417, 418, 493

m. grande do dorso, 147, 149, 150, 152, 154, 157, 158, 159, 160, 161, 163, 165, 168, 169, 170, 197, 201, 202, 203, 240, 242, 248, 249, 250, 251, 254, 274, 312, 313, 427, 428, 429, 433, 443, 461, 462

m. hélix, 27, 29, 31, 33

m. hioepiglótico, 65, 90

m. hiofaríngeo, 59, 60, 63, 64, 71, 90, 91, 93, 101, 455

m. hioglosso, 59, 60, 61, 64, 65, 70, 71, 89, 90, 98, 100, 127, 129, 130

m. hioglótico, 101

m. hióideo, 25, 46

m. ilíaco, 276, 279, 281, 319, 348, 351, 352, 384, 385, 387, 394, 412, 414, 498

m. iliocostal, 324, 330, 432

m. iliocostal lombar, 197, 209, 210, 211, 212, 213, 216, 217, 219, 220, 254, 256, 263, 275, 277, 278, 279, 282, 286, 300, 301, 313, 314, 320, 420, 428, 433, 434, 435, 471, 477

m. iliocostal torácico, 119, 122, 153, 197, 204, 205, 206, 207, 208, 209, 211, 212, 213, 214, 215, 219, 220, 225, 226, 248, 252, 253, 254, 263, 275, 281, 283, 428, 431, 433, 434, 470

m. iliocostal torácico lombar, 218

m. iliopsoas, 276, 279, 281, 282, 283, 300, 312, 315, 319, 340, 346, 347, 348, 349, 350, 351, 352, 384, 385, 387, 408, 412, 413, 415, 476, 477, 482, 492

m. infraespinhal, 137, 138, 139, 147, 150, 152, 153, 163, 164, 167, 168, 169, 202, 203, 204, 247, 249, 428, 462

m. intercostal externo, 119, 248, 249, 253, 429

m. intercostal interno, 209, 248, 249, 250, 252, 253

m. intercostobraquial, 149

m. interescutalo, 25, 26, 28, 49, 51

m. interespinhal, 247, 249

m. interespinhal torácico, 215, 219

m. interflexor, 181, 192, 466

m. interósseo, 188, 190, 191, 192, 193

m. interósseo II, 374, 375, 376, 468

m. interósseo III, 193

m. interósseo IV, 376

m. interósseo V, 373, 374, 375, 376, 468, 493

m. interparietoauricular, 49, 51, 53

m. interparietoescutular, 30, 49, 51

m. intertransversário dorsal caudal, 344, 346, 404, 405, 428, 433

m. intertransversário dorsal cervical, 118, 432

m. intertransversário dorsal médio, 434

m. intertransversário intermédio cervical, 121

m. intertransversário ventral caudal, 405

m. intertransversário ventral cervical, 121

m. isquiocavernoso, 343, 384, 385, 390, 391, 393, 404, 405, 412, 418, 495

m. isquiouretral, 403, 404, 405, 412

m. levantador da costela, 252, 253

m. levantador da pálpebra superior, 42, 45, 47, 58

m. levantador direito do ânus, 390, 494

m. levantador do ânus, 318, 388, 391, 394, 404, 405, 412, 415, 416, 417, 494

m. levantador do lábio maxilar, 28, 30, 49, 95

m. levantador do véu palatino, 60, 63, 64, 65, 68, 80

m. levantador esquerdo do ânus, 390, 494

m. levantador medial do ângulo do olho, 25, 26, 28, 30, 42, 49, 51

m. levantador nasolabial, 25, 26, 28, 42, 94, 95, 443, 444

m. levantador nasolabial parte maxilar, 49

m. levantador nasolabial parte nasofrontal, 49

m. longuíssimo da cabeça, 57, 59, 63, 64, 65, 67, 68, 94, 101, 115, 116, 118, 119, 120, 122, 123, 128, 131, 132, 133, 134, 136, 151, 226, 228, 436, 452, 454

m. longuíssimo do pescoço, 67, 68, 73, 74, 94, 123, 124, 129, 133, 134, 135, 136, 137, 138, 222, 224, 225, 226, 227, 228, 230, 235, 236, 237, 238, 246, 249, 452, 498

m. longuíssimo do tórax, 498

m. longuíssimo torácico, 151

m. longuíssimo, 324, 330

m. longuíssimo cervical, 116, 119, 135, 136, 137, 138, 153, 206, 214, 216, 220, 248, 430, 431

m. longuíssimo da cabeça, 117, 134, 207, 430, 431

m. longuíssimo do dorso, 331, 413

m. longuíssimo do tórax, 117, 118, 119, 122, 123, 138, 152, 153, 204, 205, 206, 208, 210, 211, 213, 215, 218, 220, 227, 248, 249, 252, 254, 256, 275, 276, 277, 279, 281, 283, 428, 429, 430, 431, 433, 469, 470

m. longuíssimo lombar, 254, 279, 283, 339, 428, 433, 435, 477

m. mandibular, 52

m. mandibuloauricular, 33, 52

m. masseter, 52, 53, 54, 74, 84, 89, 91, 92, 98, 100, 105, 126, 443, 444, 453, 455
  fáscia massetérica, 29, 32, 54

m. maxilonasolabial, 94

m. mentoniano, 25, 31, 68, 70
  r. dorsal da boca, 26

m. mio-hióideo, 26, 28, 30, 32, 34, 39, 40, 41, 43, 55, 56, 59, 61, 64, 65, 67, 70, 71, 73, 74, 89, 90, 91, 96, 99, 101, 126, 451, 455
  r. comunicante, 74

m. multífido, 324

m. multífido cervical, 62, 118, 119, 120, 122, 123, 134, 135, 136, 137, 211, 431, 432, 435

m. multífido do tórax, 138, 248, 249, 252, 254, 432, 433, 434, 435

m. multífido lombar, 330, 331, 433, 434, 435

m. oblíquo auricular parte marginal, 27, 29, 31, 33

m. oblíquo caudal da cabeça, 60, 61, 117, 118, 121, 132, 133, 430, 431, 432, 452

m. oblíquo craniano da cabeça, 59, 60, 62, 116, 117, 118, 132, 430, 431, 432

m. oblíquo dorsal, 47

m. oblíquo externo do abdome, 154, 203, 205, 206, 207, 209, 214, 240, 274, 275, 276, 277, 279, 311, 312, 313, 317, 324, 327, 331, 348, 349, 385, 386, 387, 408, 409, 410, 411, 428, 443, 476, 483, 497
  r. cutâneo lateral, 274
  tendão abdominal, 386, 409
  tendão pélvico, 386, 409

m. oblíquo externo do abdome parte costal, 202, 203, 204, 208, 275

m. oblíquo externo do abdome parte lombar, 203, 204, 208, 274, 275

m. oblíquo interno, 218

m. oblíquo interno do abdome, 205, 207, 208, 209, 211, 218, 277, 278, 279, 281, 312, 313, 314, 315, 319, 329, 331, 342, 384, 386, 387, 410, 411, 428, 443, 476

m. oblíquo interno do abdome
parte abdominal, 274, 275, 276, 277, 476

m. oblíquo interno do abdome
parte costal, 203, 209, 217, 275, 276, 277, 476

m. oblíquo interno do abdome
parte inguinal, 274, 275, 276, 386, 476

m. oblíquo ventral, 45, 47, 97

m. obturador externo, 352, 492

m. obturador interno, 343, 345, 348, 352, 384, 385, 392, 403, 404, 405, 412, 416, 418, 433, 491, 492, 494
tendão, 347, 348, 416

m. obturador interno, 385
tendão, 383

m. occipital, 49, 51

m. omotransversário, 57, 59, 60, 112, 113, 114, 131, 134, 135, 136, 149, 150, 155, 169, 202, 203, 429, 443, 455, 456, 461, 462, 463

m. orbicular caudal da cabeça, 119, 120

m. orbicular craniano da cabeça, 119, 120

m. orbicular da boca, 26, 28, 94, 95

m. orbicular do olho, 28, 30, 34, 39, 42, 49, 51, 54, 443

m. palatino, 64, 93, 98, 100, 452

m. palatofaríngeo, 63, 64, 65, 68, 93, 132

m. parótido auricular, 25, 26, 28, 30, 112, 126

m. pectíneo, 275, 276, 278, 280, 281, 311, 312, 313, 314, 349, 350, 351, 353, 384, 385, 387, 408, 409, 411, 414
tendão, 414

m. peioral superficial parte transversa, 127, 240

m. peitoral caudal, 241

m. peitoral descendente, 154, 155, 156, 157, 240, 456, 463

m. peitoral profundo, 137, 138, 149, 152, 154, 155, 156, 157, 158, 159, 161, 165, 166, 169, 170, 172, 197, 201, 202, 203, 204, 208, 239, 241, 247, 249, 251, 253, 254, 274, 443, 461, 462, 463, 468
aponeurose, 157

m. peitoral profundo direito, 210, 211, 213, 217, 219

m. peitoral profundo esquerdo, 214, 220

m. peitoral profundo parte abdominal, 240, 311, 313

m. peitoral superficial, 112, 117, 126, 127, 137, 138, 147, 156, 206, 239, 247, 462

m. peitoral superficial parte descendente, 127, 240

m. peitoral superficial transverso, 155, 156, 157, 240, 456, 463

m. piriforme, 346, 415, 491, 492, 494

m. platisma, 25, 51, 95, 96, 97, 111, 113, 125, 126, 133, 201, 443

m. poplíteo, 360, 362, 364, 365, 366, 367, 368
tendão, 341, 366

m. prepubiano, 273, 274, 276, 279, 329

m. prepucial, 201, 277, 282, 284, 385

m. pronador quadrado, 181, 182, 183

m. pronador redondo, 172, 174, 175, 176, 177, 178, 179, 180, 182, 183

m. próprio lingual próprio, 65, 70, 71, 72, 90, 96, 99, 451

m. psoas maior, 276, 278, 279, 280, 281, 286, 287, 289, 291, 296, 301, 319, 328, 330, 331, 348, 352, 384, 385, 387, 388, 396, 400, 402, 406, 408, 409, 411, 412, 477, 482, 494, 498
fáscia ilíaca, 392
tendão, 386

m. psoas menor, 276, 278, 282, 284, 286, 320, 327, 328, 330, 331, 387, 402, 495, 498
tendão, 413, 482, 494

m. pterigofaríngeo, 60, 63, 64, 65, 68, 70, 93, 99, 100, 101

m. pterigóideo, 41, 56, 61, 74, 100

m. pterigóideo lateral, 37, 39, 40, 43, 44, 46, 56, 58, 99, 105

m. pterigóideo medial, 39, 40, 43, 44, 45, 46, 55, 56, 73, 74, 91, 92, 93, 94, 97, 98, 99, 103, 105, 453

m. quadrado da coxa, 345, 346, 347, 348, 351, 352, 384, 411, 412, 417, 418, 491, 492, 494

m. quadrado lombar, 237, 287, 299, 320, 321, 324, 326, 330, 331, 402, 437, 439, 495, 498

m. quadrado plantar, 376, 468

m. quadríceps da coxa, 339, 354, 355

m. quadríceps maior, 338

m. radial
r. lateral, 176
r. medial, 176
r. superficial, 176

m. redondo maior, 151, 152, 154, 163, 164, 165, 166, 168, 169, 204, 247, 249, 443, 462

m. redondo menor, 164, 462

m. reto da coxa, 286, 345, 346, 347, 348, 350, 351, 353, 354, 384, 394, 414, 492
tuberosidade, 385

m. reto do abdome, 202, 203, 204, 206, 207, 208, 209, 210, 211, 212, 215, 240, 274, 275, 276, 277, 278, 279, 280, 281, 282, 284, 286, 290, 291, 299, 300, 301, 304, 312, 313, 324, 329, 331, 387, 395, 410, 413, 469, 470, 476, 482

m. reto do tórax, 117, 118, 119, 160, 205, 206, 207, 209, 240, 468

m. reto dorsal, 45, 47

m. reto dorsal intermédio da cabeça, 62, 121

m. reto dorsal maior da cabeça, 60, 61, 118, 119, 120, 121, 124, 132, 133, 431, 432

m. reto dorsal maior da cabeça
parte profunda, 432

m. reto lateral, 45, 47

m. reto lateral da cabeça, 132, 133, 432

m. reto medial, 47

m. reto ventral, 45

m. reto ventral da cabeça, 64, 73, 101, 119

m. retococcídeo, 390, 404, 405, 417, 418

m. retrato do bulbo, 47

m. retrato medial do ângulo do olho, 28

m. retrator das costelas, 320, 436, 437, 497, 498

m. retrator do pênis, 391, 393, 404, 418

m. retrator lateral do ângulo do olho, 25, 26, 30, 42, 49

m. romboide, 119, 151, 153, 205, 207, 430

m. romboide cervical, 115, 134, 135, 136, 137, 150, 153, 163, 165, 428, 429

m. romboide da cabeça, 57, 114, 133, 134, 153, 163, 165, 428, 429, 455

m. romboide parte torácica, 138

m. romboide torácico, 150, 153, 163, 165, 204, 247, 428, 429

m. sacrocaudal dorsal lateral, 331, 344, 405, 428, 497

m. sacrocaudal dorsal medial, 428

m. sacrocaudal ventral lateral, 344, 346, 384, 390, 405

m. sacrocaudal ventral medial, 389

m. sartório, 263, 274, 311, 312, 313, 314, 339, 342, 343, 344, 345, 346, 347, 348, 349, 350, 351, 353, 354, 356, 357, 358, 367, 408, 413, 414, 433, 443, 490, 491, 492, 493

m. sartório parte caudal, 409

m. sartório parte craniano, 409

m. semiespinhal cervical, 208, 209, 210, 211

m. semiespinhal da cabeça, 117, 133, 134, 135, 136, 137, 214, 220, 431
m. biventer cervical, 132
m. complexo, 132

m. semiespinhal torácico, 119, 123, 138, 153, 204, 206, 207, 208, 209, 210, 220, 248, 249, 256, 428, 429, 430, 431

m. semimembranoso, 343, 344, 345, 347, 348, 349, 350, 351, 352, 353, 354, 358, 359, 367, 404, 405, 411, 417, 418, 491, 492
tendão, 364

m. semitendinoso, 339, 342, 343, 344, 345, 346, 352, 353, 354, 355, 357, 358, 359, 367, 405, 418, 443, 490, 491, 492, 493, 494

m. serrátil dorsal caudal, 204, 205, 207, 208, 275, 429, 469, 476

m. serrátil dorsal craniano, 115, 116, 119, 151, 152, 153, 154, 204, 205, 206, 207, 247, 250, 251, 429, 430, 468, 469

m. serrátil ventral, 165, 168, 169, 205, 429

m. serrátil ventral cervical, 113, 114, 115, 116, 117, 120, 134, 135, 136, 137, 150, 152, 153, 154, 163, 205, 429, 430, 455, 462, 468, 469

m. serrátil ventral do dorso, 204

m. serrátil ventral do tórax, 119, 138, 150, 152, 153, 154, 160, 162, 163, 205, 241, 242, 247, 249, 429, 430, 468, 469, 476

m. sóleo, 493

m. subescapular, 138, 154, 165, 167, 168, 169, 248, 249, 468

m. supinador, 182, 183

m. supraespinhoso, 108, 112, 113, 114, 115, 136, 137, 138, 139, 147, 150, 152, 153, 154, 156, 163, 164, 165, 167, 168, 169, 204, 247, 428, 429, 456, 462

m. temporal, 35, 50, 54, 73, 74, 84, 98, 100, 104, 105, 121, 430, 443, 444, 452, 453
características superficiais, 48
fáscia temporal, 32, 33, 52, 53

m. tensor da fáscia do antebraço, 151, 157, 160, 161, 162, 163, 165, 166, 169, 170, 202, 203, 240, 463

m. tensor da fáscia lata, 314, 339, 343, 344, 345, 346, 350, 351, 353, 411, 413, 433, 443, 490, 491, 492

m. tensor do tímpano, 100

m. tensor do véu palatino, 59, 60, 63, 64, 68, 80, 93, 94, 99

m. tibial caudal, 360, 362, 364, 365, 373, 375
tendão, 493

m. tibial craniano, 338, 339, 343, 355, 356, 357, 358, 359, 360, 361, 362, 363, 364, 372, 373, 374, 375, 376, 493
tendão, 355, 360, 493

m. tireoaritenódeo, 63, 64, 91, 92

m. tireofaríngeo, 57, 61, 63, 64, 71, 90, 91, 93, 129, 132, 133, 455

m. tireo-hióideo, 29, 57, 60, 72, 90, 113, 115, 117, 121, 128, 130, 132, 133, 455

m. tiróideo, 37, 62

m. trago-helicíneo, 27, 29, 31, 33, 49

m. transverso direito do tórax, 223, 231, 233, 235, 237

m. transverso do abdome, 213, 218, 219, 242, 243, 277, 278, 279, 281, 300, 313, 314, 315, 316, 317, 319, 320, 328, 329, 410, 470, 471, 476, 497, 498
parte costal, 278, 279, 280, 281, 300
parte lombar, 278, 279, 280, 281, 387

m. transverso do tórax, 212, 217, 237, 242, 250, 252, 253, 470

índice remissivo

517

m. transverso esquerdo do tórax, 220, 232, 236
m. trapézio, 163, 428
m. trapézio parte cervical, 112, 113, 114, 135, 136, 137, 149, 155, 168, 202, 203, 427, 428, 429, 443, 455, 456, 461
m. trapézio parte torácica, 147, 149, 202, 203, 247, 250, 251, 274, 428, 443, 461
m. traqueal, 134
m. tríceps braquial, 138, 147, 168, 169, 171, 172, 197, 239, 443, 461
m. tríceps braquial, cabeça acessória, 164, 169, 170, 462
m. tríceps braquial, cabeça lateral, 149, 150, 156, 163, 169, 170, 173, 202, 462
m. tríceps braquial, cabeça longa, 149, 150, 163, 164, 166, 169, 170, 178, 202, 462
m. tríceps braquial, cabeça medial, 162, 165, 166, 169, 170, 178, 240, 463
m. ulnar lateral, 171, 173, 174, 175, 176, 179, 181, 182, 183, 185, 186, 188, 189, 190, 193, 461, 465
m. uretral, 391, 412, 417
m. vasto intermédio, 347, 353, 354
m. vasto lateral, 344, 345, 346, 347, 353, 354, 357, 491
   fáscia lata, 343
m. vasto medial, 347, 348, 350, 351, 353, 354, 359, 360, 384, 394, 492
m. ventricular, 64
m. vocal, 64, 65, 92, 133
m. zigomático, 25, 26, 28, 30, 42, 45, 49, 443
m. zigomático-auricular, 25, 27, 29
m. cleidocefálico, parte cervical, 26, 28, 30, 32, 33, 34, 44, 46, 51, 52, 53, 54, 111, 112, 125, 130, 149, 150, 240
mm. extensores do carpo, 443
mm. extensores do tarso, 443
mm. extensores dos dedos, 443
mm. flexores do tarso, 443
mm. flexores dos dedos, 443
mm. gêmeos, 348, 353, 384, 416
mm. genioglossos, 90
mm. glúteos, 342, 399, 401, 428
mm. intercartilaginosos externos, 241
mm. intercartilaginosos internos, 211, 241
mm. intercostais, 210, 246
   r. cutâneos ventrais, 157
mm. intercostais externos, 154, 204, 205, 206, 207, 208, 209, 241, 242, 275, 276, 277, 278, 282, 313, 314, 432, 434, 435, 469
mm. intercostais internos, 211, 237, 242, 282, 312, 314, 436, 438
mm. interespinhais, 124, 237, 434, 435
mm. interflexores, 374, 377, 468
mm. interósseos, 171, 172, 192, 355, 356, 370, 372, 377, 466
mm. intertransversai caudais ventrais, 417

mm. intertransversais caudais, 418
mm. intertransversais caudais dorsais, 417
mm. intertransversais cervicais, 134, 431, 432
   dorsais, 116
   intermédios, 116
   ventrais, 116
mm. intertransversais cervicais intermédios, 114, 118
mm. intertransversais cervicais ventrais, 62, 114, 118, 119
mm. levantadores das costelas, 237, 435
mm. lumbricais, 192, 376, 466, 468
mm. papilares, 231, 232, 233, 234, 244
mm. pectíneos, 232, 244
mm. peitorais, 125, 161
mm. peitorais direitos, 209
mm. peitorais profundos, 205
mm. peitorais superficiais, 156, 157, 158, 159, 161, 169, 170, 205, 456, 463
mm. pterigóideos, 37, 39
mm. retos, 97
mm. romboides, 154
mm. rotatores, 237, 248, 435
mm. sacrocaudais, 427
mm. sacrocaudais dorsais, 403, 404, 418, 491, 492
mm. sacrocaudais dorsais laterais, 413, 417, 433
mm. sacrocaudais dorsais mediais, 413, 417, 433
mm. sacrocaudais ventrais, 404, 418, 498
mm. sacrocaudais ventrais laterais, 414
mm. sacrocaudais ventrais mediais, 414
mm. transversos auriculares, 52
mm. trapézios, 154
mm. vastos, 413
mm.oblíquos auriculares, 52
músculos epaxiais, região do pescoço, 430
músculos extensores digitais e do carpo, 141, 143
músculos flexores digitais e do carpo, 141, 143

N

narinas, 16
   narina externa, 75, 77
   narinas internas, coanas, 76, 88
nariz, características superficiais, 16
nasofaringe, 14, 15, 65, 67, 68, 70, 77, 79, 80, 94, 98, 100, 103, 445, 450, 452, 453, 499
   raça mesocefálica, 23
   secção transversal, 98, 99
nervo(s)
   n. abducente, 47, 80, 86, 87, 99
   n. acessório XI, 58, 59, 60, 61, 63, 64, 71, 72, 73, 74, 80, 81, 82, 83, 85, 86, 87, 93, 101, 112, 114, 116, 117, 118, 121, 127, 132, 133, 134, 149, 150, 462

   r. comunicante, 114
   r. dorsal, 57, 90, 112, 113, 114, 129, 455
   r. ventral, 57, 89, 90, 115, 129
n. alveolar inferior, 39, 40, 41, 43, 55, 56, 74, 95, 97, 99
n. auricular caudal, 29, 33, 35, 51
n. auricular magno, 29, 31, 51
   r. dorsal, 52
n. auricular rostral, 33
n. auriculopalpebral, 25, 29, 56
   r. zigomático, 27, 31, 42, 49
   rr. palpebrais, 49
   t. auricular rostral, 31
   t. palpebral, 31
n. auriculotemporal, 25, 37, 39, 41
   r. comunicante, 29, 31
   r. transverso da face, 27, 29, 31
n. axilar, 149, 154, 159, 162, 166, 468, 498
n. braquiocefálico, 241
n. bucal (mand V), 35, 36, 39, 40, 42, 45, 55, 58
n. cardíaco, 225, 228
n. cervical I, 25, 87, 121, 122
   r. dorsal (n. suboccipital), 62
   r. muscular, 90
   rr. dorsais, 25
   r. ventrais, 52, 59, 60, 61, 62, 90, 116, 121, 122, 128
   t. comunicante, 57
n. cervical II, 25, 32, 51, 57, 121, 122, 432, 436
   g. espinhal, 497
   n. auricular magno, 112
   n. transverso do pescoço, 25
   r. comunicante, 114
   r. dorsal (n. occipital maior), 51, 59, 61, 111, 117, 118, 429, 455
   r. lateral, 111
   r. ventral, 25, 26, 28, 29, 30, 31, 34, 51, 57, 59, 61, 62, 112, 115, 117, 118, 129, 130, 131, 455
n. cervical III, 25, 121
   g. espinhal, 438
   r. dorsal, 27, 28, 51, 59, 60, 111, 131, 431, 438
   r. lateral, 111
   r. ventral, 25, 59, 60, 111, 112, 114, 130, 131
n. cervical IV
   r. comunicante, 114
   r. dorsal, 26, 121
   r. lateral, 111, 131
   r. ventral, 111, 112, 121, 131, 149, 202, 455, 463
n. cervical V, 130
   r. dorsal, 117, 431
   r. ventral, 114, 131, 150
n. cervical VI, 135, 429
   r. cutâneo, 427
   r. dorsal, 427
   r. ventral, 137
n. cervical VII, 438
   gânglio espinhal, 438
   r. ventral, 219
n. cervical VIII, r. ventral, 227, 471
n. cervicoauricular profundo maior, 429

n. cervicoauricular superficial, 53
n. ciliar curto, 47
n. costoabdominal (TXIII), 278, 280, 300, 313, 470, 476, 497
n. cutâneo caudal do antebraço, 149, 157, 162, 165, 166, 178
n. cutâneo femoral caudal, 342, 343, 344, 345, 391, 394, 404
n. cutâneo femoral lateral, 278, 313, 317, 319, 320, 342, 343, 344, 345, 348, 490, 497
n. cutâneo lateral craniano do antebraço, 164, 462
n. cutâneo medial do antebraço, 166, 174, 175, 178, 463
n. cutâneo sural caudal, 343, 345, 347, 357, 358, 359, 490, 491
n. cutâneo sural lateral, 342, 345, 490
n. digital dorsal comum, 188
n. digital palmar comum II, 190
n. digital palmar comum III, 190
n. digital palmar comum IV, 190
n. digital palmar próprio II abaxial, 190
n. digital palmar próprio II axial, 190
n. digital palmar próprio V axial, 190
n. digital plantar comum II, 372
n. digital plantar comum III, 372
n. digital plantar comum IV, 372
n. digital plantar II abaxial, 372, 373
n. digital plantar V abaxial, 372, 373
n. dorsal do pênis, 405
n. espinhal torácico, 210
n. esplâncnico maior, 237, 294, 295, 299, 307, 308, 309
n. esplâncnico menor, 295, 307
n. etmoidal, 47
n. facial VII, 29, 30, 31, 32, 34, 36, 39, 41, 43, 46, 51, 53, 55, 56, 59, 60, 62, 74, 80, 81, 82, 83, 86, 87, 93, 94, 100, 444, 455
   n. auricular caudal, 111
   r. auriculopalpebral, 97
   r. do pescoço, 27, 29, 98, 126
   r. dorsal da boca, 26, 27, 28, 29, 30, 31, 33, 49, 89, 95, 96, 97, 98, 126
   r. ventral da boca, 31, 33
   t. ventral da boca, 29, 31
n. faringoesofágico, 63, 64
n. femoral, 276, 279, 282, 284, 286, 315, 346, 347, 348, 350, 351, 352, 384, 385, 387, 394, 412, 498
   rr. musculares, 394
n. frênico, 115, 116, 120, 122, 123, 124, 128, 129, 130, 131, 136, 208, 210, 213, 218, 221, 223, 224, 225, 226, 227, 228, 230, 232, 235, 236, 243, 246, 248, 249, 250, 252, 260, 314, 471
n. frênico direito, 235, 248
n. frontal (oft V), 45, 46, 47
n. genitofemoral, 279, 300, 349, 386, 387, 402, 408, 409, 410

n. glossofaríngeo IX, 63, 64, 71, 72, 80, 81, 82, 83, 87
   r. faríngeo, 71
   r. lingual, 70, 71
   r. seio carotídeo, 71
n. glúteo caudal, 345, 492
n. glúteo craniano, 345, 346, 388, 434, 492
n. hipogástrico, 400
n. hipoglosso XII, 31, 41, 44, 46, 57, 59, 61, 62, 63, 64, 70, 71, 72, 73, 74, 83, 86, 87, 89, 90, 91, 92, 93, 98, 101, 121
   r. descendente, 58, 59, 60
   r. descendente distal, 31, 36
   r. muscular, 32, 35, 57, 58, 59, 60, 70, 72, 115, 117, 118, 121
n. ílio-hipogástrico caudal, 278, 280, 300, 313, 497
n. ílio-hipogástrico craniano, 278, 280, 300, 313, 320
n. ilioinguinal, 278, 280, 300, 402
n. infraorbital (max V), 30, 40, 43, 45, 46, 47
   r. alveolar superior, 47
   r. labial maxilar, 53, 95
   r. labial superior, 40, 43, 44
   r. nasal externo, 95
   rr. alveolares superiores rostrais, 75
   rr. labiais superiores, 32, 34, 38, 46
   rr. nasais externos, 32, 34, 38, 40, 43, 44, 46, 49, 53
n. infraorbital, 96, 97
n. intercostal, 163, 212
n. intercostal III, r. cutâneo lateral, 201
n. intercostal IX, 211, 215, 242, 280
   r. muscular distal, 217, 219
n. intercostal V, 436
n. intercostal VII
   r. mamário medial, 239
   r. muscular distal, 210
n. intercostal VIII
   r. cutâneo lateral, 277
   r. muscular distal, 277
n. intercostal XI, 277
n. intercostal XII, 279, 313
   r. muscular distal, 218
n. intercostobraquial, 151, 158, 161
n. intercostobraquial II, 240
n. intercostobraquial III, 201, 203, 239
n. isquiático, 345, 347, 348, 351, 352, 353, 354, 359, 384, 394, 399, 411, 416, 417, 433, 434, 491, 492, 494
   r. muscular, 345, 383
   rr. musculares, 394
n. laríngeo caudal, 63, 64, 134
   r. externo, 121
   r. interno, 121
n. laríngeo craniano, 63, 71, 72
   r. externo, 59, 62, 64, 119, 120, 122, 124
   r. interno, 59, 62, 64, 119, 120, 122, 124
n. laríngeo cranial X

r. externo, 57, 117
r. interno, 57, 117
t. externo, 60
t. interno, 60
n. laríngeo recorrente, 91, 117, 119, 120, 121, 134, 135, 136, 137, 229, 246
n. laríngeo recorrente X, 116, 131
n. laríngeo recorrente X, 223
n. lingual (mand V), 39, 40, 41, 43, 44, 46, 55, 56, 58, 59, 60, 70, 71, 72, 73, 74, 90, 97, 98
   t. comunicante, 41
n. lombar I
   g. espinhal, 497
   r. dorsal, 434, 435
   r. ventral, 437
n. lombar III, r. ventral, 278
n. lombar IV, 497
   r. ventral, 201, 273, 274, 278, 280
n. lombar V, 498
   r. dorsal, 437, 439
n. lombar VII
   g. espinhal, 497
   raiz dorsal, 439
   r. ventral, 394, 413
n. mandibular (V), 35, 37, 39, 40, 41, 42, 43, 46, 56, 58, 73, 74
   n. da boca, 55
   r. auriculotemporal, 35
   r. massetérico, 35
n. mastigador, nn. temporal profundos, 36
n. maxilar (V), 37, 41, 43, 45, 47, 55, 58, 98
   tecido adiposo ao redor, 54
n. mediano, 159, 160, 161, 162, 165, 166, 169, 170, 172, 174, 175, 177, 178, 179, 180, 181, 183, 191, 193, 463, 466, 468, 498
   r. muscular, 177, 180
n. mentoniano caudal, 32
n. mentoniano medial, 34, 39, 40, 43, 95
n. mentoniano rostral, 38
n. milo-hióideo (mand V), 29, 31, 32, 35, 36, 37, 38, 39, 40, 41, 43, 44, 56, 74, 99
   r. comunicante com n. facial, 55
   r. cutâneo, 89
   r. digástrico, 74
   ramo superficial, 98
n. mioglosso XII, 56
n. musculocutâneo, 158, 159, 160, 162, 165, 166, 169, 178
   r. anastomótico, 166, 178
n. nasal caudal, 75, 76, 79
n. nasociliar (oft V), 47
n. obturador, 276, 280, 312, 313, 314, 315, 349, 350, 351, 352, 386, 387, 388, 391, 394, 399, 400, 401, 408, 409, 412, 494, 498
n. occipital maior, 52
n. oculomotor III, 47, 80, 86, 87, 99
   nn. cranianos, 98
   r. dorsal, 47
n. oftálmico (V), 47, 99
n. olfatório I, 75, 76, 79, 80, 81, 87

n. óptico II, 47, 79, 80, 81, 82, 83, 86, 87, 99
n. palatino maior, 47
n. peitoral caudal, 159, 160, 161
n. peitoral craniano, 157
n. pélvico, 390, 391
n. perineal (períneo), 394, 404
n. peroneal, 368
n. peroneal comum, 345, 347, 357, 359, 360, 361, 362, 363, 365, 367, 491, 493
n. peroneal profundo, 361, 363, 365, 368, 374, 375, 376
n. peroneal superficial, 357, 360, 361, 363, 365, 368, 372, 373
n. plantar lateral, 372, 376
n. plantar medial, 372
n. pterigopalatino (max V), 45, 47
n. pudendo, 343, 391, 394, 403, 404, 495
n. radial, 159, 160, 162, 166, 170, 171, 468, 498
   r. lateral, 173, 175, 188
   r. medial, 166, 173, 174, 175, 177, 178, 188
   r. muscular, 164
   r. profundo, 164, 170, 173, 462
   r. superficial, 149, 163, 166, 170, 173, 174, 175, 177, 178, 183, 188, 461, 462
n. radial superficial, 462, 465
n. recorrente, 123
n. recorrente laríngeo, 63, 64, 124, 226, 228, 230, 231, 234, 248
n. retal caudal, 403
n. sacral I, 497
   r. cutâneo, 404
   r. dorsal, 342, 343
   r. ventral, 394, 404
n. sacral III, 497
   r. ventral, 342, 343
n. safeno, 315, 348, 349, 350, 351, 352, 353, 354, 358, 359, 367, 384, 385, 394, 411, 412, 498
   r muscular, 383
n. subclávio, 70
n. subescapular, 154, 159, 162, 165, 166, 468, 498
n. sublingual (mand V), 41, 44, 46, 56, 58, 65, 71, 72, 73
n. supraescapular, 154, 159, 160, 162, 165, 166, 167, 498
n. temporal profundo, 42, 45, 55, 56
n. temporal profundo V, 54
n. tibial, 345, 347, 356, 357, 358, 359, 360, 361, 362, 363, 364, 367, 368, 372, 373, 374, 375, 376, 491, 493
n. tibial, 373
n. torácico, r. dorsal, 438
n. torácico I, 131
   r. ventral, 119, 120, 122, 123
n. torácico I
   g. espinhal, 497
   r. ventral, 209, 222, 224, 225, 226, 227, 228, 229, 230, 471
n. torácico II
   r. comunicante, 227
   r. ventrais, 225, 227, 228

n. torácico III, r. ventral, 225
n. torácico lateral, 149, 154, 157, 158, 159, 160, 161, 162, 166, 202, 205, 241, 247
n. torácico lateral, 274, 461
n. torácico longo, 117, 118, 120, 123, 152, 154, 160, 204, 206, 248, 468
n. torácico longo, 119
n. torácico XIII
   g. espinhal, 497
   r. dorsal, 434, 435
n. torácico
   r. cutâneo lateral, 275
   r. dorsal, 275
n. toracodorsal, 154, 159, 160, 161, 162, 165, 166, 240, 241, 242, 462, 468
n. transverso da face, 25
n. transverso do pescoço, 27, 29, 31, 112
n. troclear IV, 47, 82, 86, 87, 99
n. ulnar, 157, 159, 160, 162, 165, 166, 169, 170, 172, 174, 175, 176, 177, 178, 179, 180, 181, 182, 183, 188, 193, 463, 465, 468, 498
   antebraço caudal, 149
   r. dorsal, 173, 174, 176, 179, 188, 190
   r. palmar, 173, 174, 179, 180, 190, 191
   r. superficial, 190, 191
n. vago X, 63, 64, 71, 72, 80, 81, 82, 83, 86, 87, 101, 224, 225, 226, 227, 229, 231, 232, 234, 235, 243, 247, 248, 249, 250
   gânglio distal, 64
   r. dorsal, 218, 221, 223, 229, 230, 231, 232, 281, 283, 285, 294, 295, 324, 477
   r. ventral, 229, 230, 231, 232, 281, 283, 285, 294, 477
n. vago X direito, 246
   r. ventral, 229, 231, 246
n. vago X esquerdo, 246
n. vertebral, 225, 227, 228, 229, 230
n. vestibulococlear VIII, 80, 81, 82, 83, 86, 87
n. zigomático (max V), 25, 28, 31, 37, 40, 44, 45, 46, 55
   r. zigomaticofacial, 27
   r, zigomaticotemporal, 27, 49
n. zigomaticofacial, 28, 45
n. zigomaticotemporal, 28, 45
n.auriculopalpebral VII
   r. auricular rostral, 33
   r. comunicante, 33
   r. transverso da face, 33
n.trigêmeo V, 32, 80, 81, 82, 83, 86, 87
nn. cardíacos, 223, 227, 229, 230, 231, 232
nn. caudais, 497
nn. cervicais II
   rr. dorsais, 431
   rr. ventrais, 126, 444, 455, 456
nn. cervicais III, rr. dorsais, 111, 118, 149, 431
nn. cervicais III, rr. ventrais, 114, 115, 116, 126, 432, 444, 455, 456, 462

nn. cervicais IV
rr. dorsais, 111, 112, 118, 119, 120, 149
rr. ventrais, 58, 114, 115, 116, 119, 120, 122, 123, 126, 432, 444, 455, 456, 462

nn. cervicais V
rr. dorsais, 111, 112, 118, 119, 120
rr. ventrais, 58, 114, 115, 116, 119, 120, 122, 123

nn. cervicais VI, 131
r. comunicante, 230
rr. dorsais, 111, 112, 118, 119, 120, 149
rr. ventrais, 58, 114, 115, 116, 119, 120, 122, 123, 226, 455, 470

nn. cervicais VII, 131
r. comunicante, 230
rr. dorsais, 111, 112, 118, 119, 120
rr. ventrais, 58, 114, 115, 116, 119, 120, 122, 123, 124, 209, 214, 225, 226, 227, 228, 230, 470

nn. cervicais VIII, 131
rr. dorsais, 111, 112, 118, 119, 120
rr. ventrais, 58, 114, 115, 116, 119, 120, 122, 123, 124, 209, 214, 225, 226, 227, 228, 230, 470

nn. esplâncnicos maiores, 437
nn. esternotiróideos, 134
nn. intercostais, 210, 237, 498
rr. cutâneos laterais, 154, 201, 202, 203, 205, 206, 274, 469, 476, 498
rr. cutâneos laterais distais, 240
rr. cutâneos ventrais, 239
rr. musculares proximais, 204, 206, 207, 208, 210, 275, 276, 430

nn. intercostais, III, 205, 241
rr. cutâneos laterais, 273
nn. intercostais II, 205, 241
rr. cutâneos laterais, 273
nn. intercostais IX, 476
nn. intercostais VII, 470
nn. intercostais VIII, 470
nn. intercostais X, 241, 243, 278, 280, 300, 313, 476
nn. intercostais XI, 241, 243, 278, 280, 300, 313, 470, 476
nn. intercostais XII, 241, 243, 278, 280, 300, 313, 470, 476
nn. intercostobraquiais, 154, 160, 202, 468, 469, 475
nn. lombares, 437
rr. cutâneos dorsais, 201, 273, 274, 427
rr. cutâneos dorsais, 273, 274, 427, 433, 434
rr. cutâneos laterais, 201, 428

nn. lombares I, 476
rr. cutâneos laterais, 273, 274
rr. ventrais, 278, 280, 300

nn. lombares II, 476
rr. cutâneos laterais, 273, 274
rr. ventrais, 278, 280, 300

nn. lombares III, 476
rr. cutâneos laterais, 273, 274
rr. ventrais, 280, 300

nn. lombares V, rr. ventrais, 394
nn. lombares VI, rr. ventrais, 394
nn. peitorais caudais, 162
nn. peitorais cranianos, 159
nn. perineais, 403
nn. sacrais I, r. ventrais, 342, 343
nn. sacrais II, r. ventrais, 342, 343
nn. sacrais
r. dorsais, 439
rr. cutâneos, 403
rr. ventrais, 384, 403

nn. torácicos
rr. cutâneos laterais, 201, 202, 204, 205, 206, 207, 208, 209, 210, 211, 217, 218, 219, 273, 274, 427, 428, 430, 435, 469
rr. dorsais, 201, 202, 204, 205, 206, 207, 208, 209, 210, 211, 217, 218, 219, 237, 273, 274, 276, 427, 428, 430, 432, 435, 469
rr. laterais, 276
rr. mediais, 237

nervos autônomos, tórax (peito), 229
nervos cutâneos, tórax (peito), 202
nervos olfatórios, 67
núcleo caudado, 81, 83, 85, 86
núcleo cuneiforme, lateral, 86
núcleo lentiforme, 86

O

olécrano
ulna, 4, 6, 141, 142, 146, 147, 148, 164, 171, 172, 176, 179, 198, 457, 469
úmero (osso do braço), 183, 459, 460, 463

olho, 9
ângulo lateral, 20, 42
ângulo medial, 20, 42
características superficiais, 20
conjuntiva palpebral, 20
córnea, 42
esclera, 20
estrutura superficial, 42
lente, 97, 103, 451
pupila, 20

ombro, 2, 139, 167, 463
ângulo caudal, 197
borda dorsal, 197
características superficiais, 147, 197
esqueleto, 147, 148, 198
fáscia superficial, 148, 149, 201
músculos extrínsecos dos membros torácicos, 203
músculos superficiais, 149
nervos cutâneos, 202

omento maior, 284, 285, 288, 296, 301, 302, 303, 304, 305, 314, 315, 316, 317, 321, 322, 324, 325, 326, 327, 328, 329, 482, 483
ligamento gastroesplênico, 238
omento menor, 305, 307, 308, 309, 316, 317, 318, 322, 325
órbita, 12, 15, 48, 442, 444, 456
conteúdo, 47

parede medial, 448
secção transversal, 97
orelha, 10
bolsa marginal cutânea, 20
características superficais, 20
incisura intertrágica, 20
incisura pré-trágica (trago-helicina), 20
orelha interna, 454
labirinto, 104, 452
orgão vomeronasal, 76, 95, 450, 451
ducto, 76
orifício externo, uretra, 400
orifício prepucial, 380, 389, 391
orifício uretral externo, 380, 392
orofaringe, 14, 15, 65, 67, 98, 100, 445, 450, 452, 499
cavidade, 63, 64
mucosa, 90
raça mesocefálica, 23
secção transversal, 100
ossículos auditivos (bigorna e martelo), 100
osso acessório do carpo, 141, 142, 171, 172, 173, 174, 179, 180, 181, 186, 187, 188, 190, 191, 193, 457, 458, 464, 465, 466
osso basiesfenoide, 67, 73, 99
osso basi-hioide, 12, 14, 63, 64, 65, 68, 73, 88, 90, 110, 125, 128, 129, 130, 499
características superficiais, 141
osso basioccipital, 67
osso cerato-hioide, 12, 14, 61, 63, 64, 73, 90, 101, 110, 499
osso do pênis, 382, 392, 393, 413, 414
fibrocartilagem, 392
osso epi-hioide, 12, 14, 60, 61, 62, 63, 64, 70, 92, 100, 110, 499
veja também aparelho hioide
osso esfenoide, 65, 68, 74, 77, 80, 81
osso estilo-hioide, 12, 60, 61, 62, 74, 92, 100, 110, 499
veja também aparelho hioide
osso etmoide
endoturbinado, 76
forame etmoidal, 78
lâmina cribiforme, 15, 78, 445
lâmina lateral, 76
lâmina orbital (lâmina lateral), 78
lâmina perpendicular, 78
lâmina transversa, 66
lâmina transversa, 76, 77
parte cartilaginosa, 77
parte membranosa, 77
parte óssea, 77
processo uncinado, 76
osso frontal, 11, 48, 103, 105, 446, 453
lâmina inferior, 76
plano exterior, 76
processo zigomático (supraorbital), 11, 32, 36, 38, 40, 42, 45, 48, 50, 53, 54, 84, 444, 445
raça mesocefálica, 23
osso incisivo, 11, 48, 67, 68, 75, 76, 77, 94
osso isquiorretal, características superficiais, 4
osso maxilar, 77
osso metacárpico (5), 3, 141, 185, 186, 187, 189

base, 142, 143, 171, 185
cabeça, 185
corpo, 185
proeminência base lateral, 186
osso metatársico 1, 371, 377, 489
osso metatársico 2, 337, 356, 369, 371, 373, 375, 377, 488
base, 338
superfície dorsal, 356
osso metatársico 3, 355, 356, 369, 374, 377, 488, 489
osso metatársico 4, 355, 369, 377, 488
osso metatársico 5, 3, 337, 355, 369, 370, 371, 373, 375, 376, 377, 488
base, 186, 338, 369, 370
cabeça, 369, 370
corpo, 369, 370
proeminência lateral da base, 369
superfície lateral da base, 355
osso nasal, 28, 32, 48, 49, 54, 75, 76, 77, 95, 446
extremidade rostral, 76
processo septal, 77
osso naso-hioide, 63
osso occipital, processo jugular, 14
osso pré-esfenoide, 67, 73, 77, 78, 98
osso pterigoide, 13, 65, 73, 98
hámulo, 74, 88, 94
osso púbico
pécten, 353, 412
tuber, 412
osso radial do carpo, 172, 185, 186, 187, 193, 464, 467
osso sesamoide poplíteo, veja ossos sesamoides
osso temporal
osso petroso temporal, 456
processo mastoide, 11, 14, 15, 84
processo zigomático, 54, 105, 447, 453
osso tiro-hioide, 12, 14, 64, 65, 70, 72, 110, 499
veja também aparelho hioide
osso ulnar do carpo, 171, 185, 193, 464, 467
osso vômer, 77, 102, 103, 447
osso zigomático
processo frontal, 38, 40, 42, 48, 50, 444, 445, 447
processo temporal, 447
osso(s) endoturbinado(s), 66, 75, 102
ossos, veja ossos específicos
ossos cárpicos proximais, 144, 457
ossos conchais, cavidade nasal, 15
ossos distais do carpo, 144, 171, 185, 186, 193, 457
ossos do carpo, 171, 172, 185, 187, 442
osso cárpico I, 467
osso cárpico II, 467
osso cárpico III, 467
osso cárpico IV, 464, 467
osso acessório do carpo, 141, 142, 171, 172, 173, 174, 179, 180, 181, 186, 187, 188, 190, 191, 193, 457, 458, 464, 465, 466
osso cárpico radial, 172, 185, 186, 187, 193, 464, 467
osso cárpico ulnar, 171, 185, 193, 464, 467

ossos cárpicos distais, 144, 171, 185, 186, 193, 457
ossos cárpicos proximais, 144, 457
ossos ectoturbinados, 75, 78
   ossos etmoidais, 84
ossos esternoides proximais, 171
ossos etmoidais, 84
ossos metacárpicos (1-4), 171, 172, 180, 182, 185, 186, 187, 188, 189, 193, 370, 442, 457
   base, 193
   corpo, 193
   superfície dorsal, 143, 171, 172, 185
   tubérculos planares, 370
ossos metatársicos, 442, 485
   superfície dorsal, 355, 369
ossos palatinos, 47, 67, 73, 74, 76, 77, 79, 96
ossos palmares do carpo, 466, 467
ossos pélvicos (esqueleto pélvico), 3, 384, 385, 442
ossos sesamoides, 192, 337, 363, 364, 365, 366, 367, 467
   articulação metacarpofalangeana, 186, 187, 189, 193, 371
   cabeça, 193
   ligamento transverso, 192
   palmar, 466, 467
   sesamoide, 485
   sesamoides dorsais, 187, 189, 193, 371
   sesamoides proximais, 186, 187, 193, 337, 355, 356, 370, 371, 377, 489
   dedo, 5, 142
ossos sesamoides dorsais, 187, 189, 193, 371
ossos tarsais, 442
   calcâneo (osso tarsal proximal), 337, 485
   central, 337, 355, 356, 369, 370, 371, 485, 488, 489
   distal, 337, 485
   primeiro, 371, 377
   processo plantar, 370
   proximal, 337, 485
   quarto, 355, 369, 370, 371, 377, 488, 489
   segundo, 356, 369, 370, 371, 377, 489
   talo, 337, 485
   terceiro, 355, 356, 369, 370, 371, 377, 489
ossos tarsais distais, 337, 485
ossos társicos centrais, 337, 355, 356, 369, 370, 371, 485, 488, 489
ossos társicos proximais, 337, 485
osteocondrite, articulação do cotovelo, 140
osteocondrite dissecante, escápula, 139
óstio atrioventricular
   direito, 232, 233, 234
   esquerdo, 233, 234, 236, 244
óstio cardíaco, estômago, 293, 294
óstio pulmonar, 244, 250
ovário, 318, 319, 395, 396, 397, 399, 401, 495
   bolsa, 398
   direito, 6
   esquerdo, 7, 317, 318, 398, 495

ligamento próprio, 395, 396, 397, 398
ligamento suspensor, 395, 396, 397, 398, 399, 402, 495

P

palato
   mole, 10, 14, 15, 16, 65, 67, 68, 70, 76, 77, 79, 91, 92, 93, 99, 100, 110, 445, 446, 449, 450, 452, 499
     raça mesocefálica, 23
   duro, 14, 16, 66, 67, 68, 71, 72, 73, 74, 76, 77, 88, 92, 93, 94, 96, 445, 446, 450, 451
     raça mesocefálica, 23
pálpebra inferior, pálpebras, 11, 20, 42
pálpebra superior, 11, 20, 42, 54
pálpebras, 45, 55
   comissura lateral, 20
   comissura medial, 20
   pálpebra inferior, 11, 20, 42
   pálpebra superior, 11, 20, 42, 54
   3ª pálpebra, 20, 42, 45, 451
pâncreas, 306, 307, 314, 315, 316, 318, 482
   corpo, 293, 305, 306, 317, 318, 321
   ducto, 298
   lobo direito, 291, 294, 295, 297, 298, 302, 303, 304, 317, 318, 321, 326, 327, 328
   lobo esquerdo, 288, 289, 290, 291, 293, 295, 309, 317, 318, 321, 326, 327, 484
papila duodenal maior, 303, 304, 317
papila duodenal menor, 317
papila mamária inguinal, 7, 311
papilas duodenais, 303
papilas mamárias, 265
papilas mamárias abdominais caudais, 7, 311, 349, 407, 408
papilas mamárias abdominais cranianas, 7, 311, 381
papilas mamárias das glândulas mamárias, 239
   abdominal, 265
   abdominal caudal, 7, 311, 349, 407, 408
   abdominal craniana, 7, 311, 381
   inguinal, 349, 407, 408
   torácica, 381
   torácica caudal, 7, 239, 311
papilas mamárias inguinais, 349, 407, 408
papilas mamárias torácicas, 381
papilas mamárias torácicas caudais, 7, 239, 311
paraflóculo do cerebelo (dorsal e ventral), 87
paraflóculo dorsal, cerebelo, 85
paraflóculo ventral, cerebelo, 83, 85
paralisia radial, 139
parede pélvica, 392, 394
parte costal, diafragma, 212, 213, 214, 215, 217, 218, 219, 220, 221, 224, 232, 239, 254, 277, 279, 282, 301, 313, 314, 315, 318, 320, 322, 323, 324, 470, 471, 475, 476, 482, 483

parte do esterno, diafragma, 215, 216, 218, 219, 220, 221, 223, 278, 282, 301, 323, 470, 475, 483
parte lombar, diafragma, 297, 299, 302, 308, 309, 310, 318, 320, 321, 322, 323
patela (cobertura do joelho), 2, 5, 338, 339, 341, 342, 349, 355, 356, 357, 360, 361, 363, 365, 366, 367, 442, 485, 486, 493
   crista troclear, 486
pé, 2, 371, 372, 373, 375, 376, 468, 488, 489
   características superficiais, 355, 356, 369, 370
   esqueleto, 355, 356, 369, 370
   fáscia superficial, 357
   secções transversais, 377
pécten pubiano, 5, 281, 283, 339, 385, 407
pedúnculo cerebelar rostral, 86
pedúnculo cerebral, 82, 87
pedúnculo olfatório, 68, 80, 81, 87
pedúnculos cerebelares
   caudal, 82, 86
   médio, 82, 86
   rostral, 86
peito, 2
pele do prepúcio, 201, 282, 284
pelos supraorbitais táteis, 11
pelos táteis bucais, 11
pelos táteis dos lábios e mento, 11, 16, 48
pelve renal, 271
pélvis, 340, 379-418, 478, 496
   características superficiais, 380, 407
   esqueleto, 407
   vísceras, 389, 390
pênis, 348, 391, 392, 415, 416, 417
   bulbo, 380, 392, 393, 405, 418
   corpo, 6, 380, 390, 393, 494, 495
   glande do bulbo, 282, 388, 393
   glande do pênis, 6, 380, 393, 494, 495
   parte longa, 6, 284
   parte longa da glande, 282, 413
   pilar, 418
   pilar direita, 392
   pilar esquerda, 388, 389, 391
   raiz, 380, 384, 393, 494, 495
   secção transversal, 393, 414, 415, 416, 418
   septo, 393
   sulco uretral, 393
   túnica albugínea, 390, 391
pericárdio, 213, 218, 221, 222, 226, 231, 232, 235, 243, 260, 471, 475
periórbita, 37, 38, 40, 42, 44, 54, 97, 451
peritôneo parietal, 302, 406
   m. transverso do abdome, 299
   parede abdominal direita, 299
   parte costal do diafragma, 299
   parte esternal do diafragma, 299
pés *veja* membro pélvico
pescoço, 500
   costelas, 198, 439
   escápula, 198
   fêmur (osso da coxa), 339, 340, 353, 496

rádio, 144, 146, 171
talo, 369
úmero (osso do braço), 145, 147
pilar
   diafragma, 291
   fórnix, 85
   pênis, 418
pilar (tarso), 2, 362, 365
   características superficiais, 355, 356
   direita, 320
   esqueleto, 355, 356
   fáscia superficial, 357
   musculatura, 493
pilar cerebral, 82
pilar direito
   diafragma, 199, 200, 295, 308, 309, 323, 327, 472, 498
   pênis, 392
pilar direito (tarso), 320
pilar esquerda
   diafragma, 199, 200, 295, 320, 323, 328
   pênis, 388, 389, 391
pilar lateral, 20
pilar medial, 20, 31, 33
piloro
   estômago, 7, 293, 298, 303, 304, 305, 306, 317, 480
pinna, 2, 11, 50, 108, 453
   características superficiais, 48
pirâmide, 87
pirâmide renal, 320
plano externo, osso frontal, 76
plano nasal, 11, 16, 48, 77, 88
pleura, diafragmática, 221
pleura mediastinal no mediastino dorsal, 214
plexo adrenal, 295, 308
plexo barquial, 154, 468
   paralisia, 139
plexo braquial, 119, 123, 127, 128, 129, 130, 138, 205, 208, 213, 225, 226, 240, 242, 243, 431, 468, 469, 471, 475, 498
plexo celíaco, 294, 295
plexo celíaco mesentérico, 313
plexo coroide ventrículo lateral, 81, 85
plexo hepático, 295
plexo intermesentérico, 319
plexo lombossacral, 394
plexo mesentérico caudal, 296
plexo mesentérico craniano, 291, 294, 295
plexo oftálmico, 37, 39, 40, 44, 45, 47, 79, 80, 98
plexo palatino, 93
plexo pampiniforme, 388
plexo pampiniforme, 415, 495
plexo pélvico, 400
plexo pterigóideo, 41, 44, 45, 59, 61
plexo venoso palatino, 62, 63, 72, 73, 92, 93, 94, 95, 451
plexo vertebral externo dorsal, 84, 329, 431
plexo vertebral externo ventral, 81, 83
plexo vertebral interno dorsal, 86, 133, 135, 324
plexo vertebral interno ventral, 73, 79, 80, 132, 138, 247, 249, 252, 253, 325, 438, 439

521

pólo caudal, baço, 287
pólo caudado do rim, 289, 319
polo craniano do rim, 289, 319, 327
ponta da mandíbula, 2
ponta do cotovelo, 457
ponta do jarrete, 2, 336
ponte, 81, 82, 87, 106, 449, 454
ponto lacrimal, 20
porta hepática, 299
posição (anatômiva) das valvas do tronco pulmonar, *veja* valvas cardíacas
prega alar, 68, 78
prega ariepiglótica, 65, 132
   sínfise, 67
prega basal, 78
prega da veia cava, 244, 253, 254, 260
prega da virilha, 7, 311, 407
   tecido adiposo, 427
prega do flanco, 2, 4, 7, 311, 339, 349, 407
   fáscia, 408
prega ileocecal, 297, 305
prega palatofagíngea, 65, 67, 70
prega reta, 78
prega sublingual, 70
prega tonsilar, 65, 67
prega umbilical, tecido adiposo na, 314
prega vestibular, 65, 92, 132
   sínfise, 67
prega vocal, 92, 450
   sínfise, 67
pregas gástricas, estômago, 291, 310
pregas rugosas, estomago, 199, 269, 481
prepúcio (bainha), 2, 4, 263, 331, 385, 388, 494
   características superficiais, 380
processo anconeal, ulna, 146
processo ancôneo, úmero (osso do braço), 459, 460
processo articular caudal
   vértebra áxis (C2), 12, 110
   vértebra cervical III (C3), 422
   vértebra cervical IV (C4), 421, 438
   vértebra cervical V (C5), 423
   vértebra cervical VII (C7), 436
   vértebra lombar II (L2), 437
   vértebra lombar III (L3), 439
   vértebra lombar IV (L4), 426
   vértebra torácica VI (T6), 424
   vértebra torácica I (T1), 436
   vértebra torácica III (T3), 501
   vértebra torácica XI (T11), 503
   vértebra torácica XIII (T13), 436
   vértebras lombares, 421
processo articular craniano
   atlas (C1), 84
   vértebra áxis (C2), 421, 439
   vértebra cervical IV (C4), 438
   vértebra cervical V (C5), 423
   vértebra lombar IV (L4), 426
   vértebra torácica IV (T4), 501
   vértebra torácica V (T5), 438
   vértebra torácica VII (T7), 424
   vértebra torácica XI (T11), 503
   vértebras lombares, 421
   vértebras torácicas, 225
processo articular esquerdo, vértebra torácica, 212

processo condiloide, articulação temporomandibular (mandíbula), 37
processo coracoide, escápula, 145, 148, 167, 459
processo coronoide, úmero (osso do braço), 171
processo coronoide
   crânio, 12
   radio, 459, 460
   ulna, 146, 172
processo do olécrano (ponta do cotovelo), ulna, 2, 5, 142, 146, 147, 171, 172, 464, 465
processo espinhal dorsal
   vértebra cervical VI (C6), 499
   vértebra lombar IV (L4), 426
   vértebra torácica VI (T6), 424
processo espinhoso
   vértebra torácica I (T1), 436
   vértebra torácica VII (T7), 421
   vértebra torácia X (T10), 436
processo espinhoso dorsal
   vértebra áxis (C2), 500
   vértebra torácica XIII (T13), 425
   vértebras lombares, 339, 504
processo espinhoso largo dorsal, vértebra áxis (C2), 499
processo estiloide
   rádio, 143, 144, 172, 185, 186
   ulna, 140, 141, 142, 144, 171, 185, 186, 457
processo estiloide lateral
   rádio, 464
   ulna, 186
processo estiloide medial, 467
   rádio, 186
   ulna, 464
processo hamato, escápula, 457, 462
processo intraparietal, crânio, 12
processo jugular, 13, 15, 50, 62, 79, 84, 88, 91, 92, 94
   crânio, 12
processo mamilar
   vértebra lombar II (L2), 437
   vértebra torácica 13 (T13), 436
   vértebras lombares, 435
processo mamilar, vértebra lombar III (L3), 421
processo mastoide, 13, 35, 36, 38, 50, 57, 79, 88, 108, 444
   osso temporal, 11, 14, 15, 84
processo paracondilar, 61, 109, 110, 444
processo plantar, ossos do tarso, 370
processo retroarticular, 88
   mandíbula, 14
   crânio, 13
processo septal, osso nasal, 77
processo supra-hamato, escápula, 457, 462
processo ungueal da falange distal, 187, 369
processo ungueal, dedo I, 185
processo vaginal (saco), 275, 276, 279, 281, 284, 300, 312, 313, 314, 315, 349, 350, 386, 387, 388, 408, 409, 410, 411, 414
   cavidade, 389
processo xifoide, esterno (osso do peito), 4, 7, 197, 198, 215, 237,

239, 241, 242, 243, 260, 263, 284, 311, 313, 314, 315, 469, 475, 483
processo zigomático (supraorbital), osso frontal, 11, 32, 36, 38, 40, 42, 45, 48, 50, 53, 54, 84, 444, 445
processo zigomático, osso temporal, 54, 105, 447, 453
processos articulares craniano e caudal, vértebra cervical, 109, 110, 122, 123, 124, 135, 219, 225, 422
processos espinhosos
   vértebra áxis (C2), 11, 50, 84, 108, 109, 110, 121, 141, 142, 420, 421, 436, 439, 456
   vértebra lombar I (L1), 434
   vértebra lombar III (L3), 421
   vértebra lombar VII (L7), 433, 437
   vértebra lombares, 4, 5, 263, 264, 420, 428, 433, 435
   vértebra torácica, 124, 141, 197, 198, 215, 219, 420, 430
   vértebras cervicais, 109, 124, 137, 215, 219, 225
processos transversos
   vértebra áxis (C2), 50, 73, 108, 422
   vértebra cervical IV (C4), 421
   vértebra cervical VI (C6), 423
   vértebra cervical VII (C7), 436
   vértebra lombar III (L3), 421
   vértebra lombar IV (L4), 426
   vértebra lombar V (L5), 434
   vértebra lombar VII (L7), 437, 484
   vértebra torácica, 138
   vértebra torácica VI (T7), 421
   vértebras cervicais, 108, 109, 110, 120, 122, 123, 134, 136, 141, 142, 212, 219, 225, 226, 420
   vértebras lombares, IV, V, 263, 264, 329, 420, 435, 504
prolapso retal, 379
promontório, sacro, 407
protuberância occipital externa, 11, 15, 36, 38, 48, 50, 53, 54, 84, 108, 111, 420, 421, 430
   crânio, 14
   raça dolicocefálica, 22
púbis, 275, 318, 340, 496
   borda, 6, 263
   pécten, 264, 280, 340, 352, 407
   sínfise, 407
   tendão pré-pubico, 263
pulmões, 260, 325, 471
   ápice da incisura craniana, 7
   ápice direito, 6, 226
   ápice esquerdo, 124, 219, 225
   ápice, 236, 238
   borda ventral, 6, 213, 236
   caudal (borda basal), 6, 197, 212
   direito, 7, 216, 220, 235, 237
   esquerdo, 219, 236, 238
   fissura horizontal, 216, 235
   fissura oblíqua, 216
   impressão cardíaca, 235
   incisura cardíaca, 7, 235, 243
   lobo médio, 7
pulmões, bordas e superfícies
   borda caudal (basal), 214, 215, 216, 217, 218, 219, 220, 470

borda dorsal, 218, 220, 237, 238
borda ventral, 215, 216, 218, 219, 220, 225, 235, 237, 238, 470
incisura cardíaca do pulmão direito, 216, 220, 237
superfície costal, 218
superfície diafragmática, 218
pulmões, lobação
   pulmão direito, ápice do lobo craniano, 475
   pulmão direito, incisura cardíaca, 214
   pulmão direito, lobo acessório, 222, 224, 229, 231, 233, 235, 237, 238, 243, 254, 258, 260, 283, 285, 310, 471
   pulmão direito, lobo caudal, 214, 216, 220, 221, 229, 231, 235, 237, 251, 252, 258, 260, 471
   pulmão direito, lobo craniano, 123, 214, 216, 220, 221, 223, 225, 226, 227, 229, 231, 233, 235, 237, 243, 248, 249, 250, 251, 255, 471, 475
   pulmão direito, lobo craniano, ápice, 471
   pulmão direito, lobo médio, 214, 216, 220, 221, 229, 231, 235, 237, 238, 243, 251, 252, 254, 255, 260, 283, 324, 471, 475
   pulmão direito, lobo ventral, 214
   pulmão esquerdo, ápice do lobo craniano, 125, 226
   pulmão esquerdo, fissura oblíqua, 213
   pulmão esquerdo, lobo acessório, 253
   pulmão esquerdo, lobo apical, 470
   pulmão esquerdo, lobo caudal, 212, 213, 215, 217, 218, 219, 222, 233, 235, 236, 238, 243, 251, 253, 254, 258, 260, 309, 310, 324, 470, 473
   pulmão esquerdo, lobo craniano, 123, 129, 130, 209, 210, 211, 212, 213, 224, 226, 230, 232, 236, 243, 251, 255, 475
   pulmão esquerdo, lobo craniano, parte caudal, 218, 219, 225, 235, 236, 238, 243, 253, 254, 470, 475
   pulmão esquerdo, lobo craniano, parte craniana, 219, 235, 236, 238, 243, 470, 475
   pulmão esquerdo, lobo médio, 253
pulmões esquerdos *veja* pulmões
pupila, 20

Q

quadril, 491
   características superficiais, 263
   fáscia superficial, 273
   musculatura profunda, 492
quiasma óptico, 82, 87, 106, 449

R

raça braquicefálica
   cabeça, 24

crânio, 24
etmoturbinados, 24
lâmina cribiforme, 24
mandíbula, 24
seio esfenoide, 24
raça dolicocefálica
cavidade craniana, 22
lâmina cribiforme, 22
protuberância occipital externa, 22
seio frontal, 22
raça mesocefálica
articulação temporomandibular, 23
cavidade craniana, 23
cavidade nasal, 23
crânio, 23
etmoturbinados, 23
lâmina cribiforme, 23
nasofaringe, 23
orofaringe, 23
osso frontal, 23
processo angular da mandíbula, 23
processo coronoide mandibular, 23
seio esfenoide, 23
seio frontal, 23
rádio, 3, 148, 172, 175, 180, 182, 183,
185, 186, 187, 193, 442, 459,
460, 464
cabeça, 141, 142, 143, 144, 146,
147, 171, 459, 464
cartilagem epifisária distal, 458
espaço interósseo, 457
haste (corpo), 142, 143, 171, 172,
185, 186
pescoço, 144, 146, 171
processo coronoide, 459, 460
processo estiloide, 143, 144, 172,
185, 186
processo estiloide lateral, 464
processo estiloide medial, 186
superfície medial, 172
tuberosidade, 172
tuberosidade lateral (radial), 142,
146
tuberosidade radial, 457
rafe dorsal da concha, 78
rafe escrotal, 380
rafe tendinosa mediana dorsal, 111
raiz aórtica, 256
recesso costodiafragmático, 212, 214,
215, 217, 219, 221, 222, 324
recesso costomediastinal, 213, 215,
221, 222
recesso esfenoide, 77, 78, 80
recesso infundibular, 86
recesso maxilar, 96
recesso piriforme, 132
região abdominal, 2, 7
caudal, 2, 4, 261
média, 2, 4, 7
craniana, 2, 7
lateral esquerda, 4, 7
região abdominal caudal, 2, 4, 261
região abdominal craniana, 2, 4, 7,
261
região abdominal lateral, esquerda, 4,
7
região abdominal lateral esquerda, 4,
7
região abdominal média, 2, 4, 7, 261
região anal, 380, 381

região antebraquial, 2, 141, 143
região auricular, 11, 53
estruturas superficiais, 27, 29, 51
nervos superficiais, 31
vasos sanguíneos, 31
região axilar, 141, 143
região braquial (braço), 2,7,141, 143
secção transversal, 168
região bucal (boca), 11
região caudal (cauda), 380, 381
veja também cauda
região cervical craniana, 438
região cervical sub-hioide, estruturas
superficiais, 126
região cervical ventral, estruturas
superficiais, 126
região costal, 2, 4, 7, 263
região crural, 2, 333, 338
secções transversais, 367-371
região cubital (cotovelo), 141, 143
região da articulação do ombro, 141,
143
região da articulação do quadril, 334
região da articulação joelho, 338, 359
secções transversais, 367-371
região da articulação
temporomandibular, 11
região da coxa, 333
região da mão, 2
região da narina, 10, 11
região do calcâneo, 338
região do carpo, 141, 143
região do cotovelo, 182
região do membro pélvico, 2
região do membro torácico, 2, 7, 141
região do olécrano, 141
região do pé, 2
região do pescoço, 2, 11, 107-138, 141,
499
características superficiais, 50, 108,
125, 141, 420
dorsal, 2
esqueleto, 108, 142, 444
estruturas superficiais, 25, 111, 125,
427, 444
fáscia superficial, 239
lateral, 2, 141, 143
margem ventral, 2, 107, 125
músculos epaxiais, 430
músculos superficiais, 428, 429
parótida, 107
região pré-escapular, 107
secções transversais, 131-138
região do túber isquiático, 336
região dorsal do pescoço, 141, 143
região escapular, 2, 4, 141, 143
secção transversal, 168
região esternal, 2, 4, 7
processo xifoide, 5
região facial, 11, 12 53
crânio, 2
características superficiais, 49
região falangeana (digital), 141, 143,
333, 338
região faríngea, 11, 57, 141
região femoral, 2, 7, 338, 380, 381
características superficiais, 339
esqueleto, 339
região frontal, 11
região glútea, 263, 333, 380, 381

região hipocondríaca esquerda, 4, 7
região infraorbital, 11
região inguinal esquerda, 4, 7
região inguinal
esquerda, 4, 7
fáscia superficial, 408
região interescapular, 4
músculos superficiais, 429
região intermandibular cervical,
características superficiais, 126
região laríngea, 11, 57, 92, 141
região lombar, lombo, 2, 4, 263, 434
músculos superficiais, 428
estruturas superficiais, 427
região mandibular, 11
região maxilar, 11
região mentoneana, 11
região mesentérica, 11
estruturas superficiais, 27, 29
região metacárpica, 141, 143
região metatársica, 333, 338
região nasal, 11
região occipital, secção transversal,
101
região orbital, 11
estruturas superficiais, 42
região parietal, 11
região parotídea, 11, 141
estruturas superficiais, 27, 29
nervos superficiais, 31
vasos sanguíneos, 31
região patelar, 338
região pélvica, 2, 336
características superficiais, 339
esqueleto, 339
estruturas superficiais, 427
músculos superficiais, 428
região perinatal, componente
urogenital, 7
região perineal, 333, 338
região perirrenal, 380, 381
região poplítea, 338
região pré-esternal (peito), 2, 4, 7
região prepucial (púbica), 4
região pubiana, 7
região retroauricular, 53
estruturas de superfície, 51
região sacral, 263, 434
região supratroclear, úmero (osso do
braço), 144
região tarsal (jarrete), 333, 338
região temporal, 11
estruturas superficiais, 27, 29
nervos superficiais, 31
vasos sanguíneos, 31
região torácica (peitoral), 2, 4, 7
região traqueal, 11, 141
região tricipital, 141
região tuberal da coxa, 334
regiao umbilical, 4, 7
região urogenital (triângulo
urogenital), 380, 495
regiao ventral do pescoço, 143
região vertebral torácica, 2, 4
estruturas superficiais, 427
músculos superficiais, 428
região xifoide, 4, 7
região zigomática, 11
regiões cranianas da cabeça, 2, 11, 53
características superficiais, 49, 51

regiões dorsais (costas), 2, 4
regiões topográficas do corpo, 2
retina, 97, 451
retináculo transversal do úmero, 167,
168
retináculo extensor (carpo), 173, 175,
188, 189, 193, 465, 466, 493
distal, 360, 374, 375
proximal, 360, 374, 375
retináculo extensor distal (carpo), 360,
374, 375
retináculo flexor, 179, 180, 190, 193,
465, 468
retináculo extensor proximal, 360,
361, 362, 375
reto, 6, 7, 265, 269, 390, 400, 416, 478,
481, 484, 492, 494, 495
cavidade, 390
reto do abdome, 252
rim, 305, 319, 395, 396, 397, 398, 399,
402
córtex renal, 290, 320
hilo, 290, 319, 320, 322
medula, 290
pelve renal, 271
pirâmide renal, 320
pólo caudal do rim, 289, 319
polo craniano do rim, 289, 319, 327
rim direito, 6, 7, 265, 271, 298, 299,
302, 303, 304, 305, 318, 319,
321, 326, 328, 478, 482, 484
rim esquerdo, 6, 7, 271, 283, 284,
286, 288, 307, 308, 309, 315,
317, 318, 319, 477, 478, 480,
484, 495
secção transversal, 327
rim orbital (margem óssea orbital), 45
periósteo, 42
rima glótica, 92
ruga palatina, 68, 88

s

saco lacrimal (fossa para), 12, 13, 48,
75
saco pleural, 6
sacro, 3, 340, 394, 415, 421, 434, 437,
439, 442, 484, 496, 497, 503
asa, 340, 407, 413
crista intermediaria, 413
crista sacral lateral, 339, 407
crista sacral medial, 339, 340, 413,
420, 421
forame sacral pélvico, 407
promontorio, 407
sartório parte craniana, 345
secção mediana, crânio, 66
secção transversal
atlas (C1), 132
vértebra áxis (C2), 133
vértebra cervical, 134-137
seio basilar, 67, 68, 80, 81, 83, 84, 86,
101, 438
seio carótido, 72, 94
seio cavernoso, 73, 80, 86
seio coronário, 234, 244
abertura, 234
seio esfenoide, 446, 449, 450
raça braquicefálica, 24
raça mesocefálica, 23

seio frontal, 15, 18, 79, 106, 445, 446, 447, 448, 449, 450
  compartimento lateral, 66, 75, 78, 84, 98
  compartimento medial, 66, 75, 78, 84, 97
  crânio, 14, 22
  raça doliocefálica, 22
  raça mesocefálica, 23
  secção transversal, 98
  septo, 77
seio interbasilar ventral, 86
seio intercavernoso, 86
seio pedroso ventral, 79, 86, 100
seio reto, 81
seio sagital dorsal, 67, 68, 79, 80, 81, 84, 100, 438
seio temporal, 79, 83, 84, 85, 86, 100, 438
seio transverso, 68, 79, 80, 81, 83, 84, 101, 438
seios durais, 83
  venoso, 84
seios venosos durais, 84
sela túrcica, 86
septo
  escroto, 391
  pênis, 393
septo frontal, 68
septo interatrial, 235
  coração, 234
septo interventricular, 233, 236, 252, 253, 254
  coração, 233, 234, 244
  miocárdio, 244
septo nasal, 15, 67, 102, 451, 456
  mucosa, 76
  parte cartilaginosa, 77
  parte ventral, 76
septo nasal ósseo, vômer composto, 448
septo orbital, 54
septo pelúcido, 82, 85
sesamoide do joelho
  ossos sesamoides, 485
sesamoide lateral, fêmur (osso da coxa), 486, 487
sesamoide medial, fêmur (osso da coxa), 486, 487
sínfise pélvica, 339, 352, 385, 388, 389, 392, 412, 415, 416, 496
  parte púbica, 315
sínfise púbica, 394
sínfise
  ísquio, 407
  mandíbula, 12, 13, 15, 18, 66, 67, 70, 71, 72, 88, 126, 447, 456
sítio intertubercular, úmero (osso do braço), 140
substância rostral perfurada, 87
sulco antelicíneo, 52
sulco braquial (musculoespiral)
  úmero (osso do braço), 142, 147, 457
sulco coronário, tecido adiposo, 250
sulco cruzado, 82, 83, 84
sulco do hipocampo, 83
sulco dorsolateral, cordão espinhal, 438
sulco extensor (muscular), tíbia, 339, 355

sulco intertubercular (bicipital), úmero (osso do braço), 137, 144, 145, 148
sulco interventricular subsinuosal, 232, 234, 244
sulco jugular, 143
sulco muscular, tíbia, 361
sulco paraconal interventricular, 233, 243, 244
sulco pectoral mediano, 7, 112, 125, 143, 172, 311
sulco peitoral, lateral, 172
sulco rinal caudal, 87
sulco uretral, pênis, 393
superfície articular craniana, vértebra áxis (C2), 12, 50, 73, 74, 80, 110
superfície da sola, 185
superfície glútea, ílio, 346
superfície medial, radio, 172
superfície medial do ângulo, mandíbula, 74

T

tálamo, 86
talo, 355, 356, 370, 371, 488, 489
  cabeça, 369
  crista troclear, 488
  crista troclear lateral, 489
  crista troclear medial, 489
  maléolo medial, 489
  pescoço, 369
  tróclea, 355, 363, 369, 371, 376
talos sustentáculos, calcâneo (osso tarsal proximal), 370, 489
tarso, 371, 372, 373, 375, 376
  características superficiais, 369, 370
  esqueleto, 369, 370
  veja também ossos tarsais
  fáscia superficial, 357
  fibrocartilagem, 377
  secções transversais, 377
tarso veja pilar (tarso)
tecto mesencefálico, 106
tegmento mesencefálico, 82
tendão acessório do calcâneo, 358
tendão calcâneo, 364
  comum, 355, 356
tendão central, diafragma, 212, 213, 217, 218, 224, 232, 235, 236, 254, 282, 283, 299, 302, 303, 314, 315, 318, 320, 323, 471, 475, 482, 483
tendão clavicular 456, 461
tendão lingual, 70
tendão patelar (ligamento), 342, 349, 355, 357, 358, 359, 360, 361, 362, 363, 364, 365, 366, 367, 443, 490
tendão pré-púbico, 275, 278, 279, 281, 283, 311, 313, 314, 315, 385, 390, 394, 407, 408, 409, 410, 411, 412, 476, 477
tendão simfiseal, 275, 280, 282 284, 385, 388, 408, 411, 416, 417
tendão tarsal, 493
tentório cerebelar, 450
tentório do cerebelo, 83, 85
tentório ósseo, 66, 83
tentório ósseo do cerebelo, 449

terceira pálpebra, 20, 42, 45, 451
terceiro ventrículo, 86, 99
terceiro ventrículo, cérebro, 82, 453
terminação rostral, osso nasal, 76
testículos, 6, 343, 348, 388, 389, 392, 416, 417, 418, 494
  esquerda, 495
teto do mesencéfalo, 82
tíbia, 3, 349, 358, 359, 360, 364, 365, 366, 367, 368, 369, 370, 371, 373, 375, 442, 487, 493
  área intercondilar craniana, 341
  articulação tibiofibular, proximal, 341
  articulação tibiomeniscal, 366
  borda craniana (crista), 338, 341, 355, 356, 361
  cartilagem epifisária proximal, 486
  côndilo lateral, 337, 338, 339, 341, 355, 366, 485, 487
  côndilo medial, 337, 338, 341, 356, 362, 487
  crista, 333
  crista intermédia distal, 489
  distal, 488
  eminência intercondilar, 341
  eminência intercondilar lateral, 487
  eminência intercondilar medial, 487
  epífise proximal, 486
  espaço interósseo, 337, 341
  físe tuberosa, 496
  físe tuberosa tibial, 486
  haste (corpo), 337, 338, 341, 355, 485
  incisura poplítea, 337
  maléolo medial, 337, 338, 356, 369, 370, 493
  margem craniana, 334
  sulco extensor (muscular), 338, 355
  sulco muscular, 361
  tuberosidade, 338, 341, 349, 355, 356, 359, 360, 361, 485, 496
  tuberosidade tibial, 486
tiro-hioide, 15, 91, 92
tonsila palatina, 63, 65, 68, 91, 92, 99, 100, 453
  secção transversal, 99, 100
tonsilas, 92
toracocentese, 196
toracotomia, 195
tórax (peito), 2, 195-260, 472, 473
  características superficiais, 4, 7, 197, 239
  esqueleto, 5, 198, 469
  estruturas superficiais, 239, 240
  fáscia superficial, 201
  musculatura superficial, 469
  músculos extrínsecos dos membros torácicos, 203
  nervos autônomos, 229
  nervos cutâneos, 202
  regiões topográficas, 4
  topografia interna, 6
  vísceras in situ, 215, 470, 475
trabécula, 232
trabécula cárnea, 234, 244
trago, 20, 26, 28, 30, 33, 49, 112
traqueia, 15, 108, 117, 125, 130, 131, 136, 138, 143, 151, 199, 200,

205, 214, 216, 223, 224, 226, 227, 229, 231, 232, 233, 247, 249, 255, 450, 472, 473, 499
  aspecto ventral, 129
  bifurcação, 197, 199, 246, 251, 256
  bifurcação traqueal, 472
  carina, 251
  cartilagens, 15, 63, 65, 88, 91, 128, 129, 134, 135
  ligamentos, 129
trato olfatório, 77
  lateral, 87
  medial, 87
trato olfatório lateral, 87
trato olfatório medial, 87
trato óptico, 82, 87
trato reprodutivo, cadela, 395-399
triângulo femoral, 7, 311, 349, 408, 411
trígono, vesícula urinária, 412
trocânter maior, fêmur (osso da coxa), 4, 5, 263, 337, 338, 340, 345, 346, 347, 384, 415, 420, 433, 485, 491, 492, 496
trocânter menor, fêmur (osso da coxa), 337, 340, 352, 353, 416, 496
tróclea (cartilaginosa), 355, 365
tróclea cartilaginosa, 47
tronco
  t. braquiocefálico, 221, 223, 228, 229, 231, 232, 233, 234, 235, 243, 246, 248, 471, 475
  t. lombar, 296, 400, 401, 402
  t. lombossacral, 385, 388, 394, 399, 400, 401, 415, 439
  t. pudendoepigástrico, 313, 386, 387, 411, 412
  t. pulmonar, 231, 234, 235, 236, 250, 251
  t. simpático, 64, 72, 218, 221, 223, 224, 225, 226, 227, 229, 230, 237, 246, 253, 281, 284, 285, 302, 320, 325
    rr. comunicantes, 224, 229, 230
  t. simpático direito, 498
  t. simpático lombar, 437
  t. vagal X central, 221, 235, 246
  t. vagal X dorsal, 229, 230
  t. vagal X ventral, 229, 233
  t. vago X ventral, 231
  t. vagossimpático, 58, 59, 60, 61, 62, 63, 64, 72, 73, 91, 92, 93, 94, 116, 118, 119, 120, 121, 123, 124, 129, 130, 131, 132, 133, 134, 135, 136, 137, 154, 214, 225, 226, 227, 228, 229, 243, 246
  t. vasossimpático, 63
tuba uterina ascendente, 396, 397, 398
tubas uterinas descendentes, 396, 397, 398
tuber coxal (ponta do quadril), íleo, 2, 4, 5, 6, 263, 264, 274, 276, 283, 283, 286, 337, 338, 348, 384, 407, 485
tuber coxal veja ílio
tuber isquiático (túber isquiático), 4, 6, 337, 338, 340, 343, 344, 345, 347, 348, 380, 384, 394, 404, 407, 412, 418, 420, 421, 485, 490, 491, 492, 494

524

túber isquiáticotúber isquiático, secção transversal, 418
tuber sacral,
   ílio *veja* ílio
   veja íleo
tubérculo, costelas, 198, 439, 502
tubérculo da sela, 86
tubérculo infraglenoide, escápula , 147, 198
tubérculo intervenoso, 232, 234, 235
tubérculo intraglenoide, escápula, 148
tubérculo intravenoso, coração, 244
tubérculo maior (ponta do ombro),
   úmero (osso do braço), 2, 4, 5, 6, 108, 112, 130, 137, 141, 142, 143, 144, 145, 147, 148, 156, 163, 164, 165, 167, 197, 198, 241, 457, 459, 462, 469, 501
tubérculo menor, úmero (osso do braço), 137, 143, 144, 145, 148, 167, 459, 460
tubérculo muscular, 88
tubérculo supraglenoide, escápula, 137, 142, 144, 145, 148, 198, 458
tubérculo uretral, 404
tubérculo ventral, vertebras cervicais, 108
tuberisquiático, 496
tuberosidade
   rádio, 172
   tíbia, 338, 341, 349, 355, 356, 359, 360, 361, 485, 496
tuberosidade deltoide, 143
   úmero (osso do braço), 142, 144, 147, 457
tuberosidade deltoide, úmero (osso do braço), 141
tuberosidade do calcâneo, 337, 338, 371
tuberosidade lateral, rádio, 142, 146
tuberosidade maxilar, 13, 75
tuberosidade para o m. redondo maior, úmero (osso do braço), 148
tuberosidade radial, rádio, 457
tuberosidade supracondilar lateral, fêmur (osso da coxa), 339
tuberosidade tibial, 486
tubo auditivo, 67, 99
   abertura faríngea, 65, 80
tubos uterinos, 395, 396, 397, 399, 401
   ascendente, 396, 397, 398
   descendente, 396, 397, 398
túnica albugínea (testis), 393, 404, 405,
túnica vaginal parietal, 392
turbinados nasais, 18
   raça braquicefálica, 24

U

ulna, 3, 181, 183, 185, 186, 187, 193, 442, 457, 459, 460, 464
   cartilagem epifisária distal, 458, 467
   haste (corpo), 142, 144, 146, 147
   incisura troquelar, 146, 147
   olécrano, 4, 6, 141, 142, 146, 147, 148, 164, 171, 172, 176, 179, 198, 457, 469

processo ancôneo, 146
processo coronoide, 146, 172
processo estiloide, 140, 141, 142, 144, 171, 185, 186, 457
processo estiloide lateral, 186
processo estiloide medial, 464
processo olécrano (ponta do ombro), 2, 5, 142, 146, 147, 171, 172, 464, 465
umbigo, 2, 4, 7, 263, 299, 311
úmero (osso do braço), 3, 110, 145, 169, 170, 171, 183, 442, 456, 462
   acrômio, 459
   cabeça, 142, 144, 145, 147, 198, 457, 460
   capítulo, 144, 146, 147
   cartilagem epifisária proximal, 458
   componente umeroulnar, 147
   côndilo, 459, 460
   corpo, 139, 142, 144, 146, 147
   crista do tubérculo maior (ponta do ombro), 142, 144, 145
   crista epicondílea lateral, 147, 166, 171
   crista epicondílea medial, 146, 148, 172
   crista supracondilar lateral, 142
   epicôndilo lateral, 141, 142, 144, 146, 171, 173, 183, 457, 459, 460
   epicôndilo medial, 144, 172, 175, 176, 182, 183, 459, 460
   forame supracondilar, 146, 464
   fossa coronoide, 147
   fossa do olécrano, 146, 147, 459, 460, 464
   fossa radial, 146
   lado intertubercular, 140
   ligamento do olécrano, 183
   linha triciptal, 147
   olécrano, 183, 459, 460, 464
   pescoço, 145, 147
   processo ancôneo, 459, 460
   processo coronoide, 171
   região supratroclear, 144
   sulco braquial (musculoespiral), 142, 147, 457
   sulco intertubercular (bicipital), 137, 144, 145, 148
   tróclea, 144, 146
   tubérculo maior (ponta do ombro), 2, 4, 5, 6, 108, 112, 130, 137, 141, 142, 143, 144, 145, 147, 148, 156, 163, 164, 165, 167, 197, 198, 241, 457, 459, 462, 469, 501
   tubérculo menor, 137, 143, 144, 145, 148, 167, 459, 460
   tuberosidade decoide, 141
   tuberosidade deltoide, 141, 142, 144, 147, 457
   tuberosidade para o músculo redondo maior, 148
unciforme, apófise, osso etmoide, 76
ureteres, 265, 288, 289, 290, 291, 293, 296, 299, 306, 308, 310, 318, 319, 329, 330, 331, 382, 388, 389, 390, 391, 399, 400, 401, 402, 406, 413, 494, 495
   direito, 271, 298, 321, 402
   esquerdo, 271, 315
   orifício, 400, 412

uretra, 6, 317, 318, 331, 382, 393, 399, 400, 401, 402, 412, 413, 414, 416, 417, 418, 494, 495
   abertura, 404
   orifício externo, 400
   uretra membranosa, 382, 495
   uretra pelvica, 6, 389, 390, 391
   uretra peniana, 382, 392
   uretra pré-prostática, 495
   uretra prostática, 382, 391, 415
útero, 6, 7, 318, 319, 397
   cérvix, 6, 7, 318, 319, 399, 400, 401, 402, 494, 495
   corno direito, 6, 315, 317, 318, 319, 397, 401, 402, 495
   corno esquerdo, 7, 315, 395, 402
   cornos, 396, 397, 398, 399, 401, 402
   corpo, 6, 7, 315, 317, 318, 319, 397, 399, 400, 411, 494, 495
   ligamento largo, 395
   ligamento redondo, 395
   mesométrio, 398
   mesosalpinge, 397, 398
   mesovário, 397, 398

V

vagina, 6, 7, 382, 400, 402, 404, 494, 495
   craniana, 382
   orifício, 401
   vestíbulo, 382, 401, 494, 495
valva atrioventricular, 234
valva atrioventricular esquerda, 197, 231, 233, 234, 236, 252
valvas atrioventriculares direitas, 231, 232, 233, 234, 244, 251
valvas cardíacas (posições anatômicas)
   atrioventricular direita, 231, 232, 233, 234, 244, 251
   atrioventricular esquerda, 197, 231, 233, 234, 236, 252
   pulmonar direita, 234, 236
   pulmonar, 197, 221, 233, 234, 236, 244, 250, 251
      cúspide semilunar, 231
      direita, 234, 236
      óstio pulmonar, 231
   valva aórtica, 197, 234, 236, 244
   valva atrioventricular, 234
   válvula semilunar esquerda, 234
   válvula semilunar, 233
vaso aferente linfático, 284, 289
vaso linfático, 283
vasos coronários, coração, 231, 232
vasos pulmonares, 235
veia cava
   caudal, 199, 200, 258, 472
   craniana, 255
veia(s)
   v. abdominal caudal, 402
   v. abdominal craniana, 293, 307, 319, 320, 397, 398, 399
   v. abdominal craniana esquerda, 308
   v. alveolar inferior, 39, 40, 74, 95, 97, 99
   v. angular do olho, 25, 26, 28, 30, 32, 38, 39, 40, 42, 44, 45, 47, 53, 54, 97
      sulco para, 13

v. antebraquial profunda, 177
v. auricular caudal, 25, 27, 29, 31, 33, 35, 51, 52, 113, 132
v. auricular profunda, 35
v. auricular rostral, 25, 27, 29, 31, 49
v. auricular temporomandibular, 35
v. axilar, 120, 122, 130, 138, 154, 158, 159, 160, 205, 223, 224, 225, 226, 228, 230, 242, 243, 247, 468, 475
v. axilobraquial, 138, 149, 156, 163, 164, 169, 201, 226, 228, 242, 462, 468
v. ázigos, 222, 224, 229, 230, 232, 234, 235, 236, 238, 246, 250, 251, 252, 254, 302, 320
v. braquial, 157, 158, 159, 160, 165, 166, 169, 170, 174, 175, 176, 180, 182, 240, 241, 242, 463
v. braquiocefálica, 130, 138, 227, 228, 230, 243, 475
v. bucal, 37, 45, 55, 98
v. cardíaca magna, 231, 234, 236, 243, 244, 254, 253
v. cardíaca média, 243, 244
v. caudal dorsolateral, 443, 491
v. caudal femoral distal, 345, 347, 359, 360, 361, 367, 491
v. caudal femoral média, 352, 354
v. caudal femurais proximal, 312, 313, 349, 350, 351, 352, 408, 409, 411
v. caudal lateral, 343, 344, 345, 347, 384, 385, 388, 404, 492
v. caudal mediana, 416
v. cava caudal, 221, 222, 224, 230, 232, 234, 235, 236, 237, 244, 253, 254, 260, 290, 291, 294, 295, 296, 297, 298, 299, 301, 302, 303, 305, 306, 307, 309, 310, 318, 319, 321, 323, 324, 326, 327, 328, 329, 330, 402, 406, 477, 484, 495
v. cava craniana, 222, 224, 225, 226, 227, 228, 230, 231, 232, 234, 235, 236, 238, 243, 244, 248, 249, 471, 475
v. cefálica, 112, 116, 126, 129, 130, 137, 140, 143, 147, 149, 150, 154, 155, 156, 157, 158, 159, 160, 161, 162, 163, 165, 166, 169, 170, 171, 172, 173, 174, 175, 176, 177, 178, 183, 185, 186, 188, 190, 193, 197, 201, 226, 228, 240, 241, 247, 443, 455, 456, 461, 462, 463
v. cefálica acessória, 175, 183, 188, 193
v. cerebral magna, 81, 85
v. cerebral ventral, 81
v. cervical, 127
v. cervical profunda, 118, 120, 122, 123, 128, 138, 208, 215, 225, 227, 228, 429, 431, 432, 435
   r. cutâneo, 428
v. cervical superficial, 116, 117, 129, 130, 136, 149, 150, 154, 156, 158, 159, 161, 162, 201, 206, 228, 240, 241

525

r. acromial, 136, 455
r. deltoide, 137, 226
r. pré-escapular, 112, 114, 202, 428, 429, 430
rr. cutâneos, 201
v. circunflexa femoral lateral, 346, 347, 348, 351, 384, 385, 411, 414
v. circunflexa femoral medial, 312, 314, 349, 351, 387, 408, 409, 410, 411, 414
r. ascendente, 352
r. profundo, 351
r. transverso, 351, 352
v. circunflexa profunda do ílio, 201, 313, 317, 319, 342, 396, 397, 399, 400, 401, 406
v. circunflexa superficial do ílio, 350, 351, 384, 409
v. circunflexa umeral caudal, 247
rr. cutâneos, 201
v. circunflexa umeral craniana, 159, 166
v. colateral ulnar, 166
v. cólica direita, 328
v. cólica esquerda, 329, 330
v. condilóidea, 79, 86
v. coroide, 81
v. costocervical, 214, 216, 221, 222, 223, 224, 225, 226, 227, 228, 235, 243, 255
v. craniana da tíbia, 361, 362, 363, 365, 368, 373, 374, 375, 376
v. descendente do joelho, 350, 354, 359, 360
v. digitais dorsais próprias, 372
v. digitais própria, 188
v. digital dorsal comum, 188
v. digital dorsal comum I, 188
v. digital dorsal comum II, 372
v. digital dorsal comum III, 369, 372, 377
v. digital dorsal comum IV, 372
v. digital palmar própria V, 188
v. digital plantar comum II, 372
v. digital plantar comum III, 372
v. digital plantar comum IV, 372
v. do bulbo do pênis, 405
v. do canal do hipoglosso, 79
v. dorsal direita do pênis, 393
v. dorsal do nariz, 25, 26, 28, 30, 32, 34, 38, 40, 43, 44, 46, 49, 53, 94, 95
v. dorsal do pé, 389, 393
v. dorsal do pênis, 385, 388, 405
r. profunda, 393
v. dorsal esquerda do pênis, 393
v. emissária occipital, 79
v. epigástrica, 326
v. epigástrica caudal, 280, 313, 387
v. epigástrica caudal superficial, 278, 280, 311, 387, 408, 409
v. epigástrica craniana, 217, 277, 280, 311, 482
v. epigástrica craniana superficial, 211, 217, 239
v. escapular, rr. cutâneos, 428
v. escapular dorsal, 138, 469
v. facial, 25, 26, 27, 28, 30, 32, 34, 35, 36, 38, 39, 40, 41, 42, 43, 44, 45, 46, 53, 55, 57, 89, 97, 98,

113, 117, 119, 122, 126, 127, 130, 132, 443, 444
v. facial profunda, 32, 35, 36, 39, 41, 42, 43, 44, 45, 47, 55, 97
r. anastomótico, 47
v. facial transversa, 29, 31, 32
v. femoral, 275, 278, 312, 313, 314, 315, 319, 349, 350, 351, 352, 353, 354, 360, 362, 384, 386, 387, 408, 409, 411, 413, 414, 476, 491
v. femoral profunda, 276, 278, 279, 282, 284, 286, 395, 412
v. frênica, 320
v. frênica caudal, 299, 322, 323
v. frênica craniana, 221, 222
v. gástrica direita, 325
v. gástrica esquerda, 322, 325
r. esofágico, 324
v. gastricoepiploica esquerda, 285, 288, 322
v. glútea caudal, 345, 347, 384, 385, 389, 392, 401, 403, 404, 415, 416, 417, 433
rr. musculares, 345
v. glútea craniana, 346, 347, 384, 385, 388, 401, 404, 434
v. hepática, 293, 298, 306, 307, 316
v. ileocólica, 328
r. ileo antimesenterico, 329
v. ilíaca comum, 296, 331, 389, 392, 400, 412
v. ilíaca externa, 280, 282, 284, 286, 290, 291, 296, 300, 301, 304, 308, 317, 318, 319, 331, 388, 392, 400, 401, 406, 413, 494
v. ilíaca interna, 287, 288, 289, 291, 296, 297, 331, 388, 392, 395, 399, 413, 414
v. ilíaca interna direita, 390
v. íliolombar, 413
v. infraorbital, 34, 38, 40, 43, 44, 45, 53, 96
v. intercostal, 212, 248, 249, 252, 253, 254, 436
rr. cutâneaos laterais, 430
v. intercostal dorsal, 324
v. interespinhosa, 138
v. interóssea caudal, 183, 190, 193
v. interóssea craniana, 183
v. intervertebral, 121, 135, 138, 436, 438
v. jejunal, 289, 328
v. jugular externa, 11, 25, 26, 28, 30, 57, 88, 89, 91, 111, 112, 113, 116, 126, 134, 135, 137, 154, 155, 157, 158, 159, 160, 161, 162, 206, 214, 225, 226, 228, 230, 240, 241, 242, 443, 455, 456, 461, 462, 463
características superficial, 125
v. jugular interna, 58, 59, 60, 62, 73, 79, 89, 90, 92, 93, 101, 127, 128, 129, 130, 131, 133, 134, 135, 136, 137
v. labial craniana, 53, 89, 349
v. labial inferior, 27, 28, 31, 32, 36, 95, 126

v. labial superior, 26, 28, 30, 32, 34, 38, 40, 43, 44, 49, 95
dorsolateral, 25
v. laríngea craniana, 35, 37, 58, 60, 89, 91, 92, 115, 117, 120, 121, 122, 132
v. lateral do nariz, 30, 32, 34, 38, 44
v. lateral do tarso, 372, 373
v. linear, 288, 290, 291, 307, 321, 326, 327
v. lingual, 29, 31, 32, 35, 36, 39, 41, 43, 44, 46, 55, 57, 58, 60, 61, 62, 64, 71, 89, 90, 96, 99, 100, 113, 117, 122, 126, 130, 132
v. lingual, 70
v. linguofacial, 27, 28, 32, 35, 36, 89, 91, 112, 113, 130, 133, 452
v. malar, 34
v. maxilar, 26, 28, 31, 32, 35, 36, 38, 41, 43, 44, 46, 55, 56, 57, 59, 61, 62, 64, 89, 91, 99, 100, 101, 112, 113, 118, 121, 126, 127, 130, 132, 133, 444, 452
v. medial do tarso, 357, 372, 373
v. mediana, 177, 178, 183, 463
v. mediana do cotovelo, 162, 165, 166, 170, 173, 174, 175, 241, 463
v. meníngea média, 83
v. mentoniana caudal, 31, 32
v. mentoniana medial, 34, 39, 40, 43, 95
v. mesentérica caudal, 290, 291
v. mesentérica craniana, 291, 297, 315, 317, 328
v. metacarpiana palmar IV, 190
v. obturatória, 385
v. oftálmica externa dorsal, 47
v. oftálmica extrena ventral, 97
r. anastomótico, 45, 47
v. omobraquial, 112, 126, 128, 136, 149, 155, 157, 163, 201, 203, 240
v. ovárica, 318, 319, 396, 397, 398, 399, 401, 402, 495
v. palatina, 41, 58, 59, 61, 62, 93, 94, 98, 99
v. palatina maior, 45
v. palpebral superior medial, 42, 45, 53
v. pancreaticaduodenal caudal, 328, 329
v. pancreaticaduodenal craniana, 298, 305, 326, 327, 329
v. pênis, 418
v. perineal ventral, 393
v. peroneal, 358
v. poplítea, 364, 365, 367
v. porta, 293, 294, 295, 296, 297, 298, 305, 306, 307, 309, 316, 317, 318, 321, 322, 323, 324, 325, 326, 327
r. direito, 298, 299, 325
r. esquerdo, 298, 299
v. prostática, 389
v. pudenda externa, 275, 278, 279, 280, 281, 313, 349, 385, 387, 389, 391, 409, 410, 414
v. pudenda interna, 388, 389, 391, 392, 412, 417
v. pudendo-epigástrica, 313, 352

v. pulmonar, 218, 235, 252, 256
v. pulmonar direita, 251
v. pulmonar esquerda, 251
v. radial, 180
v. recorrente ulnar, 177
v. renal, 290, 291, 299, 308, 318, 319, 321, 328, 495
v. renal esquerda, 308
v. retal craniana, 414
v. safena lateral, 342, 343, 347, 355, 357, 359, 367, 368, 443, 490
r. caudal, 357, 358, 368, 372, 373
r. cervical, 358
r. craniana, 356, 357, 368, 372, 373
v. safena média, 349, 350, 359, 367
v. safena medial, 354, 367
r. articular do joelho, 358, 359
r. caudal, 356, 358, 359
r. craniana, 338, 357, 358, 359, 373
v. subescapular, 154, 160, 165, 166, 247, 248
rr. cutâneos, 201, 202, 273, 429
r. superficial, 462
v. sublingual, 41, 44, 56, 58, 65, 70, 71, 72, 90, 95, 96, 98
v. submentoniana, 29, 31, 35, 36, 39, 43, 56, 58, 70, 89, 95, 96, 99, 126
v. superficial da glande, 389, 413
v. supraescapular, 159, 160, 162, 165, 166, 167
v. temporal profunda, 31, 35, 38, 40, 54
v. temporal profunda caudal, 36, 37
v. temporal superficial, 27, 29, 31, 32, 33, 35, 45
v. temporomandibular articular, 41, 55, 62, 64, 79
v. temporomandibular articular, 56, 58, 61
v. testicular, 330, 495
v. tireóidea caudal, 116, 118, 123, 128, 130, 134, 137, 455
v. tireóidea craniana, 89, 128, 130
v. tireóidea média, 89, 128, 130, 134
v. torácia interna, 214, 220, 224, 225, 226, 227, 228, 230, 236, 238, 243, 247, 250, 254, 324
r. intercostal ventral, 212
r. perfurante, 211
rr. cutâneos ventrais, 239
rr. intercostais ventrais, 242
rr. perfurantes, 212, 240, 241, 242
v. torácica externa, 138, 157, 159, 226, 228, 247
v. torácica interna direita, 235
v. torácica interna esquerda, 228, 230, 249
v. torácica lateral, 160, 166, 202, 242, 274
v. toracodorsal, 160, 165, 166, 242, 248, 249
v. ulnar, 174, 177, 179, 180, 181
v. uretral, 389

v. uterina, 396
v. vertebral, 61, 62, 79, 122, 124, 132, 133, 134, 136, 137, 138, 208, 214, 216, 219, 225, 226, 227, 228, 230, 436
    r. muscular dorsal, 121
vv. capsulares, 482, 495
vv. cardíacas direitas, 232, 243
vv. digitais dorsais próprias, 373
vv. diploicas, 80, 81, 83
vv. dorsais do cérebro, 79, 80, 81
vv. hepáticas, 260, 296, 297, 299, 304, 307, 317, 319, 323, 324, 325
vv. intercostais dorsais, 221, 230, 237, 246, 250
vv. jejunais, 290, 328, 329, 330
vv. lombares, 433, 434, 437
vv. pulmonares, 222, 224, 229, 230, 231, 232, 233, 235, 236, 237, 238, 246, 253
vv. pulmonares direitas, 231, 232, 233, 235
vv. pulmonares esquerdas, 233, 234, 235, 236
vv. renais, 307
vv. torácicas internas, 230, 248
ventrículo, laringe, 92
ventrículo direito, coração, 200, 231, 232, 233, 234, 236, 243, 250, 251, 252, 253, 254, 255, 256, 473, 475
ventrículo esquerdo, coração, 231, 232, 233, 234, 243, 252, 253, 254, 473, 475
ventrículo laríngeo, 64, 65, 68, 70
ventrículo lateral, 85, 100, 105
    corno caudal, 85
    corno rostral, 85, 86
    teto, 85
vérmis, cerebelo, 85
vértebra áxis (C2), 11, 67, 68, 73, 442, 444, 499
    arco dorsal, 422
    articulação caudal, 436
    canal transverso, 12, 84, 108, 121
    características superficiais, 141
    corpo, 109, 422
    dente, 15, 67, 74, 80, 109, 110, 132
    forame transverso, 50, 73, 109, 421
    forame vertebral lateral, 50
    incisura alar, 50
    processo articular caudal, 12, 110

processo espinhoso, 11, 50, 84, 108, 109, 110, 121, 141, 142
processo transverso (asa), 50, 73, 108
secção transversal, 133
superfície articular craniana, 12, 50, 73, 74, 80, 110
vértebra caudal IV (Cd4), 421
vértebra cervical I (C1) *veja* atlas (C1)
vértebra cervical II (C2) *veja* vértebra áxis (C2)
vértebra cervical III (C3), 499
    processo articular caudal, 422
vértebra cervical IV (C4), 444, 499
    processo articular caudal, 421, 438
    processo articular craniano, 438
    processo transverso, 421
vértebra cervical V (C5)
    corpo, 423
    processo articular caudal, 423
    processo articular craniano, 423
vértebra cervical VI (C6), 500
    corpo, 499
    processo espinhoso dorsal, 499
    processo transverso, 423
vértebra cervical VII (C7), 421, 497
    processo articular caudal, 436
    processo transverso, 436
vértebra lombar I (L1), 421, 478, 479, 497, 503, 504
    processo espinhoso, 434
vértebra lombar II (L2)
    processo acessório, 437
    processo articular caudal, 437
    processo mamilar, 437
vértebra lombar III (L3)
    processo articular caudal, 439
    processo espinhoso, 421
    processo mamilar, 421
    processo transverso, 421
vértebra lombar IV (L4)
    corpo, 426
    laminar, 426
    processo articular caudal, 426
    processo articular craniano, 426
    processo espinhal dorsal, 426
    processo transverso, 426
vértebra lombar V (L5), 406, 484
    processo transverso, 434
vértebra lombar VI (L6), 5, 497
vértebra lombar VII (L7), 407, 421, 478, 479, 480, 503, 504

processo espinhoso, 433, 437
processo transverso, 437, 484
vértebra torácica I (T1), 469, 472, 497
    processo articular caudal, 436
    processo espinhoso, 436
vértebra torácica III (T3), processo articular caudal, 501
vértebra torácica IV (T4), 501
    processo articular craniano, 501
vértebra torácica IX (T9), 473
vértebra torácica V (T5), processo articular craniano, 438
vértebra torácica VI (T6)
    corpo, 424
    processo articular caudal, 424
    processo espinhosos dorsal, 424
vértebra torácica VII (T7), 497
    processo articular craniano, 424
    processo espinhoso, 421
    processo transverso, 421
vértebra torácica X (T10), 5, 421, 469
    processo espinhosos, 436
vértebra torácica XI (T11), 501
    processo articular caudal, 503
    processo articular craniano, 503
vértebra torácica XIII (T13), 442, 469, 472, 503
    articulação intervertebral dorsal, 425
    corpo, 425
    espaço do disco intervertebral, 425
    lâmina, 425
    processo acessório, 436
    processo articular caudal, 436
    processo espinhosos dorsal, 425
    processo mamilar, 436
vértebras caudais, 3, 339, 403
    secção transversal, 416
vértebras cervicais, 3, 11, 108, 145, 211, 422
    arco, 135
    canal transverso, 136, 144, 197
    forame transverso, 108, 109
    processos articulares craniano e caudal, 109, 110, 122, 123, 124, 135, 219, 225, 422
    processos espinhosos, 109, 124, 137, 215, 219, 225
    processos transversos, 108, 109, 110, 120, 122, 123, 134, 136, 141, 142, 212, 219, 225, 226, 420
    secção transversal, 134-137
    tubérculo ventral, 108

vértebras lombares, 3, 5, 326, 328, 331, 394, 425, 427
    características superficiais, 4
    corpo, 504
    processo articular caudal, 421
    processo articular craniano, 421
    processo espinhoso dorsal, 339, 504
    processo mamilar, 435
    processos acessórios, 435
    processos espinhosos, 4, 5, 263, 264, 420, 428, 433, 435
    processos transversos, 4, 5, 263, 264, 329, 420, 435, 504
    secção transversal, 331
vértebras torácicas, 3, 199, 200, 211, 264, 325, 424
    características superficiais, 4
    processo articular craniano, 225
    processo articular esquerdo, 212
    processo espinhoso, 124, 141, 197, 198, 215, 219, 420, 430
    processo transverso, 138
    secção transversa, 138, 247, 248, 249, 250, 251, 252, 253, 254
vesícula biliar, 296, 297, 303, 305, 316, 323, 325, 475, 483, 484
    secção transversal, 325
vestíbulo, 381
    assoalho, 404
    laringe, 92
    parede dorsal, 403
    vulva, 7
vestíbulo nasal, 76, 78, 94
    prega alar, 77
vestíbulo oral, 92, 94, 97, 451
    mucosa, 16
véu medular rostral, 82
véu palatino, 65, 67
vômer, 96
vulva, 6, 7, 349, 400, 407, 411, 495
    comissura dorsal, 403
    comissura labial ventral, 401
    comissura ventral, 399, 403, 404
    fenda (rima pudenda), 381
    fenda vulvar, 403
    lábio, 403, 404
    vestibulo, 7

Z

zona cutânea do ânus, 380